原作

第5版

U0188514

主编·江基尧　冯军峰

颅脑创伤

临床救治指南

GUIDELINES FOR
THE CLINICAL MANAGEMENT
OF HEAD TRAUMA

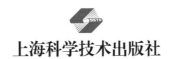

上海科学技术出版社

图书在版编目（ＣＩＰ）数据

颅脑创伤临床救治指南 / 江基尧，冯军峰主编. --
上海 : 上海科学技术出版社，2024.4
ISBN 978-7-5478-6509-5

Ⅰ. ①颅… Ⅱ. ①江… ②冯… Ⅲ. ①颅脑损伤—诊
疗—指南 Ⅳ. ①R651.1-62

中国国家版本馆CIP数据核字(2024)第021746号

颅脑创伤临床救治指南
主编　江基尧　　冯军峰

上海世纪出版(集团)有限公司
上 海 科 学 技 术 出 版 社　出版、发行
(上海市闵行区号景路 159 弄 A 座 9F－10F)
邮政编码 201101　　www.sstp.cn
常熟高专印刷有限公司印刷
开本 787×1092　1/16　印张 17.25
字数 450 千字
2024 年 4 月第 1 版　2024 年 4 月第 1 次印刷
ISBN 978－7－5478－6509－5/R·2944
定价：88.00 元

内容提要

21世纪以来,国内外从事颅脑创伤工作的临床医师致力于开展随机病例对照研究和队列研究,为临床救治提供了具有指导意义的循证医学证据,极大地推动了全球临床医师对于颅脑创伤患者的临床规范化救治和个体化精准治疗。本书邀请80多位具有丰富临床经验的知名专家和临床一线年轻医师,结合国内外重要循证医学证据和我国国情编写,可供从事颅脑创伤救治的临床医护人员参考。

编者名单

主　编　江基尧　冯军峰
执行主编　毛　青　黄贤键
副主编（以姓氏拼音为序）
　　　　高国一　胡　锦　邱炳辉　王清华　王玉海　杨小锋　张永明

编　委（以姓氏拼音为序）

包义君	中国医科大学附属第四医院	蒋秋华	江西省赣州市人民医院
陈礼刚	西南医科大学附属医院	雷　霆	华中科技大学附属同济医院
陈文劲	首都医科大学宣武医院	李立宏	空军军医大学第二附属医院
邓　磊	中国人民解放军联勤保障部队第九〇八医院	李维平	深圳市第二人民医院
		梁洪生	哈尔滨医科大学第一附属医院
方文华	福建医科大学第一附属医院	刘建民	海军军医大学第一附属医院
冯　光	河南省人民医院	刘劲芳	中南大学湘雅医院
冯　华	陆军军医大学第一附属医院	刘　鹏	江西赣南医学院附属医院
冯军峰	上海交通大学医学院附属仁济医院	刘伟明	首都医科大学附属北京天坛医院
高　峰	宁波大学附属人民医院	龙连圣	湖州学院附属南太湖医院
高国一	首都医科大学附属北京天坛医院	马驰原	中国人民解放军东部战区总医院
高　亮	同济大学附属第十人民医院	毛　青	上海交通大学医学院附属仁济医院
杭春华	南京大学医学院附属鼓楼医院	牟朝辉	浙江省台州市中心医院
胡　锦	复旦大学附属华山医院	邱炳辉	南方医科大学南方医院
胡晓华	武警浙江总队杭州医院	屈　延	空军军医大学第二附属医院
黄齐兵	山东大学齐鲁医院	石广志	首都医科大学附属北京天坛医院
黄贤键	深圳市第二人民医院	汪永新	新疆医科大学第一附属医院
江基尧	上海交通大学医学院附属仁济医院	王茂德	西安交通大学第一附属医院
江荣才	天津医科大学总医院	王鹏程	海南省人民医院

王清华　南方医科大学珠江医院

王玉海　中国人民解放军联勤保障部队第九〇四医院

王　中　苏州医科大学第一附属医院

徐　蔚　昆明医科大学第二附属医院

杨朝华　四川大学华西医院

杨理坤　中国人民解放军联勤保障部队第九〇四医院

杨小锋　浙江大学医学院附属第一医院

姚洁民　广西南宁市第二人民医院

于如同　徐州医科大学附属医院

张建宁　天津医科大学总医院

张　弩　温州医科大学第二附属医院

张永明　安徽省第二人民医院

赵建农　海南省人民医院

钟春龙　同济大学附属东方医院

参编人员（以姓氏拼音为序）

艾尔帕提·买买提　新疆医科大学第一附属医院

陈祥昕　南京大学医学院附属鼓楼医院

陈　鑫　中南大学湘雅医院

龚　如　上海交通大学医学院附属仁济医院

韩冰莎　河南省人民医院

何征晖　上海交通大学医学院附属仁济医院

惠纪元　上海交通大学医学院附属仁济医院

蒋丽丹　首都医科大学宣武医院

李　峰　南方医科大学珠江医院

李　磊　同济大学附属第十人民医院

李振兴　中国人民解放军东部战区总医院

李志红　空军军医大学第二附属医院

刘　珉　同济大学附属东方医院

刘志勇　四川大学华西医院

马子轩　上海交通大学医学院附属仁济医院

疏龙飞　中国人民解放军联勤保障部队第九〇四医院

苏高健　深圳市第二人民医院

孙种夷　中南大学湘雅医院

王　聪　湖州学院附属南太湖医院

王　俊　南方医科大学珠江医院

温　良　浙江大学医学院附属第一医院

翁维吉　上海交通大学医学院附属仁济医院

徐巳奕　同济大学附属东方医院

余　泽　武警浙江总队杭州医院

俞丽生　温州医科大学第二附属医院

袁　强　复旦大学附属华山医院

张连富　安徽省第二人民医院

张　明　河南省人民医院

张泽立　山东大学齐鲁医院

赵经纬　首都医科大学附属北京天坛医院

周梦良　中国人民解放军东部战区总医院

朱　洁　中国人民解放军联勤保障部队第九〇四医院

前　言

　　《颅脑创伤临床救治指南》于 2002 年第 1 版出版,此后分别于 2003 年、2007 年和 2015 年更新为第 2 版、第 3 版和第 4 版。经过 20 多年的沉淀和积累,受到广大神经外科临床医师的广泛好评,令我们深感欣慰。自 2015 年出版第 4 版以来,全球颅脑创伤救治高级别循证医学证据不断涌现,极大地推动了全世界颅脑创伤临床规范化救治和精准治疗,改变了许多不合理的临床治疗方法。为了及时向国内临床医师提供国内外权威颅脑创伤治疗规范和新进展,我们在本次修订时,在参照国内外最新临床循证医学研究证据和结合我国国情的基础上,增加了颅脑创伤患者多模态脑监测技术、脑血管损伤治疗、硬膜下积液处理和脑康复等章节,使得第 5 版的内容更全面、更实用、更权威。

　　目前我国颅脑创伤救治方面仍然存在不足,各省市之间医疗资源和水平差距大;三级甲等医院临床医护人员对颅脑创伤患者诊治不够重视;基层医院重型颅脑创伤患者抢救设备和监护仪器缺乏;不少医院尚无重症监护病房(ICU)或神经重症监护病房(NICU)。此外,颅脑创伤诊治也存在一定的不合理性,特别是有关颅脑创伤患者手术指征、手术方法、用药原则及康复措施等都存在一定程度的不确定性,这些因素不但直接影响患者的治疗效果,而且可能会增加患者死残率。所以,推广颅脑创伤的规范化治疗显得十分紧迫和必要。

　　加强颅脑创伤患者救治的规范化、个体化、精准化,是各国神经外科医师共同关注的问题。我们在结合国内外循证医学基础上,牵头编写和制订了 14 个中国第一版有关颅脑创伤治疗的指南和专家共识,分别刊登于《中华神经外科杂志》和《中华创伤杂志》,有力地促进了我国颅脑创伤规范化治疗。

　　我们再次组织国内颅脑创伤专家,在阅读大量国内外文献的基础上,结合我国的具体国情,采纳国内外颅脑创伤救治方面的主流观点及新概念、新方法和新技术,列举了当前国内外有关颅脑创伤临床研究的主要观点和重要循证医学证据。所列研究证据数据客观详细,资料来源清楚,论点科学公正,方法具体实用,期望对我国神经外科医护人员在临床救治颅脑创伤患者实践中起到指导作用。当然,临床医师在实际临床工作中,不能教条地执行指南给出的推荐,而应根据颅脑创伤患者的实际病情和个体差异,做出适当调整,制订合理的个体化精准诊治方案。

重型颅脑创伤的临床治疗是个长期复杂的难题,不可能在短期内取得突破性进展和提高。已经发表的国际多中心临床循证医学研究(去骨瓣减压术、颅内压监测技术、短时程亚低温技术、超大剂量激素、超大剂量白蛋白、镁制剂、钙拮抗剂等)也不是完美无缺,同样存在局限性,中国神经外科医师要客观、全面、理智地解读国外循证医学研究,不能误读和扩大化,才能将循证研究结果合理地应用于我国颅脑创伤患者治疗。当然,不可能通过一种药物或一种方法根本性改善重型颅脑创伤患者的预后。但是,通过临床医护人员的不懈努力,结合本医院具体实际情况和患者个体差异,严格落实《颅脑创伤临床救治指南》中的基本原则,就能使颅脑创伤患者尽可能得到规范和精准的治疗和护理,重型颅脑创伤患者的治疗效果就能得到逐步提高。中国颅脑创伤数据库前瞻性队列研究和回顾性分析也证明了中国颅脑创伤救治成功率的显著提高。

《颅脑创伤临床救治指南》不同于其他类型专业书,编写形式也不同于其他专业参考书。尽管编者都是具有丰富临床经验的专家,但仍然难免存在不足之处,诚恳希望读者批评指正,以利于再版时修改与补充。

江基尧　冯军峰
2024 年 1 月

目　录

第 1 章　颅脑创伤救治体系与早期专科救治·1

第 2 章　颅脑创伤患者血压和呼吸复苏·11

第 3 章　颅脑创伤患者血压和脑灌注压的维持·23

第 4 章　颅脑创伤患者手术指征·29

第 5 章　颅脑创伤患者手术方案·34

第 6 章　颅脑创伤患者颅内压监测指征及方法·42

第 7 章　颅脑创伤患者颅内高压治疗阈值及方法·52

第 8 章　颅脑创伤患者血气指标监测及其意义·61

第 9 章　颅脑创伤患者 CT 扫描价值·67

第 10 章　颅脑创伤患者多模态脑监测技术·81

第 11 章　颅脑创伤患者激素的应用·87

第 12 章　颅脑创伤患者过度通气的应用·96

第 13 章　颅脑创伤患者亚低温治疗·103

第 14 章　颅脑创伤患者巴比妥疗法·111

第 15 章　颅脑创伤患者高渗性脱水的应用·115

第 16 章　颅脑创伤患者钙拮抗剂的应用·120

第 17 章　颅脑创伤患者阿片受体拮抗剂的应用·130

第 18 章　颅脑创伤患者脑细胞保护药物的选择·137

第 19 章　颅脑创伤患者预防性抗癫痫治疗·142

第 20 章　颅脑创伤患者应激性溃疡的防治·151

第 21 章　颅脑创伤患者凝血功能异常的防治·158

第 22 章　颅脑创伤患者脑血管损伤的治疗·164

第 23 章　颅脑创伤患者营养支持・173

第 24 章　颅脑火器伤清创术・181

第 25 章　颅脑创伤患者脑脊液漏的处理・186

第 26 章　颅脑创伤患者硬膜下积液的处理・193

第 27 章　颅脑创伤患者颅内感染的处理・198

第 28 章　颅脑创伤患者脑积水的诊断和处理・207

第 29 章　颅脑创伤患者意识障碍的催醒治疗・213

第 30 章　颅脑创伤患者颅骨缺损成形术的临床管理・221

第 31 章　颅脑创伤后脑功能障碍患者的高压氧治疗・227

第 32 章　颅脑创伤患者预后因素・232

第 33 章　儿童颅脑创伤救治・239

第 34 章　老年颅脑创伤救治・251

第 35 章　慢性硬膜下血肿的治疗・260

颅脑创伤救治体系与早期专科救治

Establishing trauma care system and implementing early specialized care for traumatic brain injury

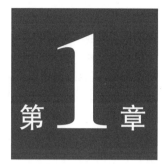

第1章

（高亮　李磊）

- 在各种类型的创伤中,颅脑创伤(traumatic brain injury, TBI)是导致死亡和残疾的主要原因。TBI的早期救治在提高患者生存率和康复水平方面具有重要作用,其早期专科救治的初步评估和治疗通常覆盖了创伤救治体系的院前和急诊入院至少两个重要环节。
- 中度和重度 TBI 院前处理的主要目标是预防和治疗低血压和缺氧,改变院前管理,使氧合和血压恢复正常,可能会改善预后。因此,院前的气道管理、血压管理、神经系统评估和抗纤维蛋白溶解疗

法显得尤为重要,但目前部分治疗措施和手段还存在一定的争议性。
- 在中度或重度颅脑创伤患者的早期入院阶段,根据高级创伤生命支持(advanced trauma life support, ATLS)方案进行治疗和诊断评估。气道管理、生命体征及神经系统功能评估、颅内压、血液检查、CT 检查是重中之重。
- 总而言之,建立完善的创伤救治体系和实施规范的颅脑创伤早期专科救治,对减少创伤患者死亡和残疾具有重要意义。

一、概述

　　创伤是当今世界范围内的一个重大公共卫生问题。据统计,2019 年全球约有 7.14 亿人遭受了各种意外伤害,其中约 430 万人死于创伤,占当年全球死亡人数的 7.6%。创伤相关的死亡主要集中在中低收入国家,这些国家承担了约 90% 的全球创伤死亡。与之相比,高收入国家的创伤死亡比例较低,仅为 5.48%。在中低收入国家,属于较低社会经济阶层的地区创伤病死率更高,这与该地区贫困人口较多有关。既往研究表明,贫困是创伤的一个重要风险因素,来自贫困家庭的人更容易遭受创伤,创伤病死率也更高。

　　总的来说,在全球范围内,创伤已成为导致死亡的第三大常见原因,尤其在 10～49 岁年龄组中,创伤更是这个年龄段的首要死因。道路交通伤害是创伤死亡的主要原因,这类创伤多发生在

青少年和年轻成年人群体,而老年人跌倒引起的创伤也逐渐增加。不仅如此,大量非致命性创伤也增加了急诊就诊人数并导致残疾。因此,预防伤害事故的发生已被列为联合国可持续发展目标之一,需要各国高度重视。

　　创伤不仅严重危害了人的健康,也对国家经济造成了重大负面影响。据模拟估计,2015—2030 年全球将因交通事故创伤而损失约 18 万亿美元的 GDP。尽管中低收入国家承担了最大的创伤相关残疾负担,但目前承担经济损失的主要是高收入国家。例如在交通事故伤害中,中低收入国家占创伤残疾调整寿命年损失的很大比例,而其承担的经济损失仅占全球损失的 46.4%。预估随着中低收入国家的发展,其创伤相关经济损失还将进一步增加。

　　目前,全球创伤系统发展极不平衡。创伤系统是指配备创伤救治设施的创伤应对网络,其中心环节包括急救分流、医院创伤中心、手术资源、

重症监护病房（intensive care unit，ICU）等。根据创伤中心的规模和能力，可以分为一级到四级，一级创伤中心发展最不完善，四级最为精细化。与之相比，高收入国家以三四级创伤中心为主，中低收入国家以一、二级创伤中心为主。这与两者在救护车、医护人员和创伤治疗规范执行方面的差异有关。由于创伤系统的这些差异，中低收入国家的创伤病死率约为高收入国家的两倍。

除此之外，各国和地区的急诊外科发展也非常不平衡。急诊外科是一种将创伤救治理念扩展到其他急诊疾病的外科专科。它强调团队合作、规范流程、持续改进，主要针对需要急诊手术或术后ICU监护的危重症患者。目前，全球不同国家在急诊外科发展方面存在显著差异。最成熟的模式见于北美，欧洲和亚洲一些国家也有所发展。但大多数中低收入国家仍存在明显短板。这反映了各国在医疗资源、需求和优先顺序上的差异。因此，如何根据本地实际推进急诊外科发展，是摆在中低收入国家面前急需解决的问题。

创伤与重症监护关系密切。创伤管理重点在于生命体征监测和支持治疗，这与ICU监护的理念和做法高度契合。充分的ICU监测对改善创伤预后有重要作用，但目前全球ICU资源分布极不均衡。高收入国家每10万人拥有5～30张ICU床位，而低收入国家仅有0.1～2.5张。重症监护需要大量医疗资源投入，这限制了中低收入国家ICU的发展。同时，这些国家面对大量创伤患者时，常常超出ICU容量，一些重症患者只能在普通病房治疗，影响了救治质量。如何在资源有限的情况下提高ICU利用效率，也是摆在这些国家当下医疗发展阶段面前的难题。

综上而言，创伤是一个全球性问题，其在健康和经济的影响尤其对中低收入国家带来了极大的挑战。全球在创伤救治体系和急诊外科方面存在严重不平衡，这更加大了中低收入国家的创伤救治压力。国际社会和各医疗中心应共同努力，互相学习和借鉴、互相协助，以期改善创伤预后。

二、论点形成过程

通过 PubMed 检索自 2015 年（本书第 4 版出版时间）以来，以 trauma system（创伤救治系统）、traumatic brain injury（颅脑创伤）等为关键词的相关文章，选择最新指南及专家共识、高级别临床研究文献等，阐述和总结创伤救治体系建设和颅脑创伤早期专科救治实施的相关经验。

三、科学基础与循证医学证据

创伤救治系统（trauma system）是指在一定地域内，为创伤患者提供连续和规范化救治的相关机构、流程、人员、设备、信息平台等要素的有机组合。它强调从事故现场到医院的连续救治，不同医疗机构及各学科之间的协作，以及质量控制与数据统计。创伤救治系统的最终目标是最大限度地减少创伤患者的死亡和残疾。

创伤救治系统起源于20世纪60年代的美国，经过半个世纪的发展，已在美国、加拿大、澳大利亚、英国、德国、法国等国家和地区广泛建立。我国自20世纪80年代起探索创建创伤救治系统，至今已初步形成以省级创伤中心为龙头的分级救治网络体系；但与发达国家相比，我国创伤救治系统建设仍存在一定差距。构建创伤救治系统是提高创伤救治效果、减少创伤患者病死率的重要举措。完善和规范创伤救治系统，对我国改善创伤救治水平，保障人民群众生命安全和健康具有重大意义。

（一）创伤救治系统

1. 完整的创伤救治系统　通常包括以下方面的内容。

（1）创伤发生通报系统：创伤发生通报系统是指在创伤发生后，通过系统化的流程将事件通报给急救调度中心，以启动创伤救治系统的响应机制。发达国家通常拥有覆盖全国的统一急救调度电话号码（如美国的911），一旦发生创伤，目击者只需拨打这个号码，就可立即获得急救派遣。2020年我国公安部办公厅和国家卫生健康委员会办公厅联合发布《关于健全完善道路交通事故警医联动救援救治长效机制的通知》，明确各地公安机关、卫生健康行政部门要建立警医联动协作机制；有条件地区可针对性布设交通事故急救网点，提高急救效率。联合推进"122""120"联动接警机制建设,通过设立联合接警席位、开通三方通话等方式,实现警医联合接警、统一布警、同步出警,缩短院前医疗急救反应时间。我国道路交通持续快速发展,机动化进程不断加快,道路交通事故多发易发,据统计,我国交通事故死亡人数中当场死亡的占 20.8%,未当场死亡但在救护人员到达之前死亡的占 27.2%,抢救无效死亡的占 52%,事故伤员病死率和死伤比较高,相当比例交通事故伤员因贻误救治时机而死亡。通过建立和完善创伤发生通报系统,可以缩短创伤发现与救治之间的时间间隔,提高创伤患者的存活率。

(2) 现场急救和转运:现场急救和转运是创伤救治系统的重要环节,通常涉及以下方面。① 急救人员的到场时间:急救人员必须在最短时间内赶到事故现场,以实施现场急救。② 现场救治:根据病情采取气道管理、止血包扎等救命急救措施,同时启动创伤中心预警系统,进行病情通报。③ 现场分流:根据患者伤势严重程度判断最合适的接收医院,区分为直接送创伤中心或送次级创伤医院。④ 转运方式选择:根据情况选择适当的转运工具,如基层转运使用急救车,需要长途转运则升级为救护飞机等。⑤ 转运途中的监护:转运过程中对生命体征实施持续监测,并进行必要的急救治疗,合理的现场急救和分流转运在创伤系统发挥重要作用,直接影响患者救治效果和预后。

(3) 创伤医院网络:创伤医院网络由不同层次的医院组成,实现资源共享、分工合作、优势互补,共同提高救治效果,一般可分为以下 3 级。① 基层医院,主要负责提供基础的创伤急救,包括气道管理、止血、骨折固定等,并与创伤中心医院建立转诊关系。② 区域创伤医院,具备一定的创伤诊疗能力,可以收治中等程度创伤患者。并与创伤中心医院形成合作网络,进行患者转诊。③ 创伤中心医院,区域内具备雄厚的医疗救治能力的大型综合医院,拥有全天候的创伤专家团队、手术室、ICU 等硬件设施,可以收治各类严重创伤患者。

(4) 医院间转送:当基层医院或区域创伤医院的诊疗能力无法满足患者需要时,通过建立转

运系统将患者转送至上级创伤医院或创伤中心是重要的环节。规范的医院间转送对保障患者救治至关重要,主要包括以下环节。① 转运前充分准备,包括病情稳定化处理、转运批文准备、医疗记录准备等。② 转运途中监护,如配合良好的成熟医疗团队监护转运过程中的生命体征。③ 明确分工,发送医院、接收医院、转运团队各司其职,信息沟通畅通。④ 选择合适转运工具,根据情况选择飞机、救护车等转运工具。

(5) 创伤中心:创伤中心是创伤系统的核心,在全系统中起龙头带动作用。创伤中心的建设水平直接决定创伤系统整体救治能力和水平,其主要特征包括以下几个方面。① 强大的硬件设施:在硬件上拥有电子 ICU、手术室、介入放射室、创面修复中心等各类必需的设施。② 完善的专家团队:由创伤外科、神经外科、重症医学、康复医学等多学科专家组成的创伤救治团队。③ 全天候的救治能力:能够全天候、不间断地对各类创伤进行充分的救治。④ 信息系统建设:建立创伤患者档案,开展创伤登记,进行数据统计分析。⑤ 科研与教学能力:开展创伤救治相关的科研工作,培养创伤医疗专业人才。

(6) 多学科合作:创伤救治需要外科学、急诊医学、重症医学、康复医学、护理学等多学科紧密配合和协作。不同学科应加强合作,共同制订创伤救治的多学科诊疗方案;各学科专家互相交流培训,提高整体创伤救治水平;建立多学科团队合作机制,在救治中各司其职、互相配合。在学术研究上,各学科应开展创伤救治关键问题的交叉研究。在信息建设方面,应建立信息共享平台,实现患者信息在不同学科之间的互通,有助于整合资源,提高救治效果。

(7) 质量控制与数据统计:创伤系统要建立规范的质量控制和评价体系,质量控制是推动创伤系统不断完善的关键。常见措施包括:① 监测质量指标,采用创伤病死率、术后感染率等客观指标进行监测。② 建立创伤数据库,收集系统内所有创伤患者信息。③ 数据分析,对数据库信息进行统计分析,找出系统优势和不足。④ 制订改进方案,针对系统存在的问题,逐一设计和讨论改进

措施。⑤ 结果反馈,将质量控制结果反馈给系统内各医院和救治团队。

(8) 康复系统:创伤救治不能仅仅停留在急救阶段,还需要建立完善的创伤康复系统,系统而完整的康复干预对提高患者生活质量意义重大。康复系统通常包括:① 医院内康复,对患者进行早期功能锻炼,进行职能评估和制订康复计划。② 门诊康复,通常指患者出院后在医院门诊进行定期康复治疗。③ 社区康复:与社区医疗机构合作,提供近距离康复服务。④ 居家康复,通过上门服务、远程指导等形式开展康复治疗。

(9) 公众教育和预防:公众教育和预防对减少创伤发生具有重要作用,从根本上提高了全民医学健康素养和生活质量水平。良好的创伤体系在这一环节应该做到:① 向公众宣传基本的创伤急救知识,培训民众自救互救技能,提高急救知识。② 开展有针对性的创伤预防教育,提高安全意识。③ 分析各类创伤发生规律,找出危险因素。④ 根据数据分析结果,有针对性地根据危险因素制订预防对策措施。

创伤救治系统是一个配套完善、环环相扣的有机整体,每个组成部分都对系统效果有重要影响。要充分认识创伤救治系统的重要性,采取有效措施推进我国创伤救治系统建设,使之与经济社会发展相适应。

2. 创伤分类诊断与评估　是创伤救治的基础,可为临床提供创伤严重程度判断、损伤部位筛查及后续治疗方案选择等重要参考,应贯穿到创伤救治体系的全方位、全过程。正确评估创伤严重程度,对指导后续救治至关重要。轻度评估可能导致必要的检查和治疗被延误,严重评估则可能导致过度治疗和医疗资源浪费。一般创伤评估的原则包括:① 系统化评估,采用标准化流程,对各系统损伤进行评估。② 重点关注生命威胁,识别最危及生命的损伤。③ 动态评估,病情变化需要持续重新评估。④ 综合判断,结合各项评估结果进行综合分析。

3. 创伤救治体系的评估内容　① 损伤机制评估:了解损伤机制可以提示可能的高危部位,以便医师进行重点评估。例如高速车祸增加颅脑

创伤、胸腹部损伤的风险;高处坠落可致骨盆骨折;爆炸可导致开放性骨折及组织撕裂伤等。② 生命体征评估:评估患者的意识状态、瞳孔大小对光反射、呼吸状况、心率及血压等生命体征,可以判断脑功能及脑干功能是否受损,提示全身情况是否存在危险。③ 局部体征评估:检查创面情况,了解伤口部位是否存在明显的皮肤组织损伤、骨折、出血等情况;局部触诊是否存在压痛或存留骨折、骨片等;进行各系统听诊,是否存在呼吸音减弱等异常。这些局部体征可以提示损伤的具体部位。④ 辅助检查评估:进行 CT、MRI 等影像学检查,可以提示损伤的部位、范围及严重程度,是评估损伤情况的重要手段。还可以进行血常规、电解质、凝血功能等实验室检查,以全面了解损伤对机体的影响。⑤ 神经系统评估:系统地进行神经系统检查,评估意识状态、肢体肌力、肢体感觉、反射等。可以判断是否存在颅脑创伤及脊髓损伤,并可以提示损伤的部位与严重程度。这是颅脑创伤不可或缺的评估内容。⑥ 创伤评分:可以使用创伤评分系统对损伤进行评分,如 ISS 评分、RTS 评分等。这可以快速提示创伤的严重程度,判断预后和指导救治,但评分系统不能替代全面评估。创伤的评分种类和方法较多,每一种方法针对创伤的种类、范围、救治环境、救治时机的不同各有其特点和适应性。各种创伤评分系统均有优、缺点,在应用时还需要根据其适应性及评估准确性进行筛选,以科学、简便、精确为原则。医疗团队应结合患者具体情况,进行系统而全面的综合评估,才能正确判断创伤情况,指导后续治疗。评估并不是一次完成的,要根据病情变化进行动态评估。

(二)颅脑创伤

1. 概述　颅脑创伤(traumatic brain injury, TBI)指头颅部,特别是脑受到外来暴力打击所造成的脑部损伤,可导致意识障碍、记忆缺失及神经功能障碍。其常见原因包括交通事故、工伤事故、意外坠落、运动损伤、失足跌倒等,此外还有战时如枪伤、炸伤等火器伤等。按暴力作用于头部的方式可分为直接暴力致 TBI 和间接暴力致 TBI;按外伤后脑组织是否与外界相通可分为闭合性颅

脑创伤和开放性颅脑创伤。暴力损伤是以着力点的损伤或脑灰质的挫伤为特征,引起脑实质及表面出血。头部受到严重打击后,可在两个部位发生脑损伤即着力点局部、着力点对侧,后一种情况又称之为对冲性损伤。按出血部位可分为脑内血肿、硬脑膜下血肿和硬脑膜下积血。① 脑内血肿:较大范围的脑实质内破裂出血,无包膜包围,边界不清。可表现为对侧肢体乏力、失语等。② 硬脑膜下血肿:血肿位于脑与硬脑膜之间,可压迫脑组织产生神经症状。③ 硬脑膜下积血:小面积脑表面出血,血液沿脑沟聚集。也可按损伤程度分为轻度、中度和重度 TBI 等。

2. 致伤原因和致伤机制　了解致伤原因和致伤机制,对于理解病例的病理生理变换、全面把握病情现状和可能的进展至关重要。例如,颅脑炸伤和枪弹伤是由于爆炸物和高速枪弹对颅脑的直接作用而产生的严重损伤。这种类型的伤害通常是开放性的,这意味着它不仅伴随着组织的撕裂伤,还可能伴随颅骨的严重骨折。严重交通事故中的颅面部合并颅脑创伤,面部受到损伤导致颧骨、上颌骨等面骨骨折,骨折片可继发损伤颅内血管、脑组织,产生颅内出血等继发性颅脑创伤。正确分类有助于全面评估损伤情况,准确判断预后,指导后续治疗。还可以提高警惕伴发的特定部位损伤风险,进行重点检查。

TBI 是导致死亡和残疾的主要原因。2013年,仅美国约有 250 万人次到急诊科(emergency department, ED)就诊,28.2 万人次住院治疗,5.6 万人因 TBI 死亡。许多幸存者严重残疾,造成了重大的社会经济负担。2010 年,TBI 在美国造成的直接和间接经济损失约为 765 亿美元,更严重的 TBI 造成的经济损失更大。

TBI 的严重程度最常用格拉斯哥昏迷量表(Glasgow coma scale, GCS)进行分级,在最初复苏后和受伤后 48 小时内进行评估。严重颅脑创伤(severe traumatic brain injury, sTBI)的定义是GCS 评分低于 9 分。以前,GCS 评分 9~12 分被认为是中度损伤,GCS 评分 13~15 分被认为是轻度损伤。但最近,学界认识到 GCS 评分为 13 分的患者中有 1/3 以上存在颅内病变,因此对这一分类进行了重新评估,将 GCS 评分为 9~13 分的患者视为中度损伤,14~15 分的患者视为轻度损伤。

过去 20 年来,严重颅脑创伤患者护理的主要进展之一是制订了遵循国际和国内指南的标准化方法。脑外伤基金会(Brain Trauma Foundation, BTF)于 2016 年发布了严重创伤性脑损伤管理指南,并在其后的年份中不断更新。这些指南旨在利用现有证据提供管理建议,以减少异质性并改善患者预后。遗憾的是,由于缺乏针对严重创伤性脑损伤患者多方面护理的随机对照临床试验,这意味着一些治疗理念的支持数据相对较弱。尽管如此,有证据表明,在有神经外科支持的中心进行治疗,尤其是在神经重症监护病房根据指南驱动的方案进行治疗,患者的预后会更有优势。

3. 早期救治　是 TBI 管理中的关键环节,它不仅可以避免潜在的并发症,还可以在很大程度上塑造患者的康复轨迹。TBI 早期救治的核心原则包括以下几方面。① 早期干预:在颅脑创伤发生后的最早时间内,尽快评估患者的神经状态、生命体征和影像学结果。早期干预可以减轻损伤的程度,避免继发性脑损害,提高康复潜力。② 个体化治疗:TBI 的类型和严重程度因人而异。因此,制订个体化的治疗计划至关重要。基于患者的伤情、合并症、年龄和医疗史等因素,医疗团队应该调整治疗策略,以最大限度地满足每个患者的需求。③ 综合协作:早期颅脑创伤救治需要多学科专业人员的紧密协作。急救医师、神经外科专家、放射科医师、护士等各个领域的专业人员需要共同制订治疗计划,确保在短时间内提供全面的支持和治疗。④ 防止并发症:早期控制颅内高压、预防感染等并发症对于患者的恢复至关重要。医疗团队应该密切关注患者的生理状态,采取适当的措施以降低并发症的风险。⑤ 持续监测与调整:随着时间的推移,颅脑创伤患者的病情可能会发生变化。医务人员需要持续监测患者的状况,根据监测结果及时调整治疗计划,以确保治疗的有效性和适应性。⑥ 沟通与家属支持:在早期救治过程中,与患者家属的有效沟通和支持同样重要。医疗团队应提供清晰的治疗解释,尊重家属的意愿,并为其提供情感上的支持。⑦ 临床实践指南:依据最新的医学证据和研究成果,颅脑创伤早期救治的指南和准则应被严格遵循。临床实践指南将为医务人员提供基于科学证据的治疗建议,确保救治过程更加规范和可靠。

通过坚守这些原则,可以在早期救治阶段为颅脑创伤患者提供最佳的护理和支持,最大限度地改善其预后和生活质量。早期干预、个体化治疗、协作与沟通的综合应用将构建一个完善的救治体系,使患者能够在面对挑战时获得最佳的护理。

4. 初步评估和救治 颅脑创伤早期专科救治的初步评估和治疗通常覆盖了创伤救治体系的院前和急诊入院至少两个重要环节。

(1)院前:中度和重度 TBI 院前处理的主要目标是预防和治疗低血压和缺氧,这两种全身性损伤是 TBI 后继发损伤的主要原因。受伤的大脑在最初的 24 小时内特别容易受到继发伤害。在一项临床试验和人群研究的荟萃分析中,缺氧($PaO_2<$ 60 mmHg)和低血压(收缩压<90 mmHg)分别出现在 50%和 30%的患者中,并且分别与较高的不良预后可能相关:缺氧(比值比 2.14);低血压(比值比 2.67)。即使是低正常血压也可能与不良预后有关。欧洲创伤登记处对 5 057 名创伤性脑损伤患者进行的一项分析显示,在控制了潜在的混杂因素后,入院收缩压<90 mmHg 的死亡概率增加了两倍,收缩压<100 mmHg 的死亡概率增加了一倍,入院收缩压<120 mmHg 的死亡概率增加了 1.5 倍。

改变院前管理,使氧合和血压恢复正常,可能会改善预后。

1)院前气道管理:建议对 TBI 患者、GCS 评分<9 分、无法保护气道或尽管使用了补充氧气,但 SpO_2 仍<90%的患者进行院前气管插管。未插管的患者应根据需要补充氧气,以维持 $SpO_2>$ 90%~93%。

当有插管指征但缺乏足够的专业知识,或插管尝试不成功时,应在进行基本气道开放操作或气道辅助措施的同时进行球囊面罩通气。

院前插管的益处尚不确定,现有的研究结果

相互矛盾。大型观察性研究并未发现院前插管的益处,在某些情况下还发现院前插管会带来伤害。一项分析表明,由航空医护人员(通常在危重患者管理方面比地面医护人员更有经验)进行院前插管与更好的预后相关。在澳大利亚一项针对 312 名经地面转运的 sTBI 患者的随机试验中,与在医院插管相比,由医护人员进行的院前快速序列插管在 6 个月后可获得更好的功能预后(在扩展的 GCS 中,获得良好预后的患者比例分别为 51% 和 39%)。

因此,急救医疗服务(emergency medical service,EMS)系统在制订针对严重创伤性脑损伤患者使用院前插管的方案时,应考虑以下因素:① 对院前医疗服务人员进行适当的快速插管实践培训并持续保持技能至关重要。② 插管后应避免通气不足和过度通气,在这种情况下,定量毛细血管通气图可能会有所帮助。③ 快速顺序插管后可能会出现血流动力学不稳定,因此应在到达急诊室之前立即采取措施纠正低血压。④ 虽然伤势较重、GCS 评分较低的患者更有可能需要插管,但 GCS 不应是决定院前插管的唯一因素,最初神经系统检查结果不佳的患者通常会在到达急诊室之前病情有所好转。可能影响训练有素的医护人员做出插管决定的因素包括:低 GCS 评分;尽管使用了气道复位和基本辅助措施(口咽通气装置、鼻咽通气装置、吸痰),但胸廓起立不佳;$SpO_2<$90%~93%;尽管使用了补充氧气;脑疝的临床症状;误吸;转运时间过长。⑤ 在有插管指征但无法进行插管时,使用声门上气道装置可能会挽救生命。

2)血压管理:院前环境中预防低血压的最佳方法是使用等渗晶体液进行充分的液体复苏。虽然高渗盐水具有理论上的益处,包括在持续失血的患者中需要较低的容量来实现血管内充盈,但院前环境中的随机对照试验并未显示出其益处。

3)神经系统评估:创伤性脊髓损伤患者应被假定为脊柱骨折,并在转运过程中采取适当的预防措施稳定和固定脊柱。院前对 GCS 的评估有助于做出早期分流决定。

4)院前抗纤维蛋白溶解疗法:不建议进行院

前抗纤维蛋白溶解治疗。在一项针对 966 名创伤性脑损伤且 GCS 评分≤12 分的患者的随机试验中,在受伤后两小时内进行院前氨甲环酸给药并不能改善病死率或 6 个月的神经功能预后。

(2) 急诊科:在中度或重度颅脑创伤患者的早期入院阶段,根据高级创伤生命支持(ATLS)方案进行治疗和诊断评估。针对 TBI 的重要注意事项包括:

1) 对于 GCS 评分<9 分、无法保护气道、使用补充氧气后仍无法维持 SpO_2>90% 或有脑疝临床表现的所有患者,此时应进行气管插管。充足的氧合(PaO_2>60 mmHg)仍然是首要任务。

2) 生命体征包括心率、血压、呼吸状态(脉搏氧饱和度、毛细血管)和体温,需要持续监测。要严格避免缺氧、换气不足、换气过度和低血压。

3) 应根据 ATLS 算法评估患者是否有其他系统性创伤。

4) 应尽快完成神经系统检查,以确定 TBI 的临床严重程度。在这种情况下,GCS 通常用于评估和交流神经系统状况。瞳孔检查对创伤性脑损伤患者至关重要。全面无反应性量表(full outline of unresponsiveness, FOUR)评分是评估 TBI 患者的另一种量表。与 GCS 相比,FOUR 的潜在优势包括:可以对插管患者的损伤进行分级并评估脑干功能。对创伤性脑损伤与 GCS 的前瞻性比较表明,两者预测长期预后的能力相当。医疗团队应经常评估神经系统状况。在受伤后的最初几个小时内,病情恶化很常见。可能需要中断镇静剂输注,以便进行最能反映患者实际神经状况的检查。

5) 颅内压(intracranial pressure, ICP)升高的评估和处理应从急诊室开始。如果患者出现即将发生或正在发生脑疝的临床症状,必须立即采取紧急治疗措施。这些体征包括明显的瞳孔不对称、单侧或双侧瞳孔固定和散大、强直姿势、呼吸抑制以及高血压、心动过缓和呼吸不规则的"库欣三联征"。符合标准的患者可在急诊室安置 ICP 监测仪。TBI 患者一旦血流动力学稳定,就应立即转到有神经外科专科救治体系的医疗中心。

6) 应检查全血细胞计数、电解质、葡萄糖、凝

血参数、血液酒精含量和尿液毒理学。如存在凝血异常,应立即开始努力逆转凝血病。抗纤维蛋白溶解疗法建议在受伤后 3 小时内,对因中度创伤性脑损伤(GCS 评分>8 分但<13 分)入院的患者立即使用抗纤维蛋白溶解药物氨甲环酸。这种治疗似乎是安全的,而且可降低病死率。在急诊室对其他 TBI 患者使用氨甲环酸也是合理的。例如,sTBI 但有双侧反应性瞳孔的患者,以及轻度创伤性脑损伤(GCS 评分>12 分)但有颅内出血证据的患者。不过,这些患者的获益尚不确定。在 CRASH-3 试验中,9 202 名 GCS 评分<13 分或在受伤后 3 小时内经 CT 表明有颅内出血迹象的 TBI 患者随机接受氨甲环酸或安慰剂治疗,结果显示氨甲环酸对中度创伤性脑损伤患者有益。总体而言,氨甲环酸组与 TBI 相关的死亡风险无显著性差异(18.5% vs. 19.8%,RR 0.94,95% CI 0.86~1.02);如果排除瞳孔无反应(双侧或单侧)的患者,这一差异具有统计学意义(11.5% vs. 13.2%,RR 0.87,95% CI 0.77~0.98)。在轻度至中度 TBI 患者中,死亡明显减少(5.8% vs. 7.5%,RR 0.78,95% CI 0.64~0.95),但在重度 TBI 患者中则没有明显减少(RR 0.99,95% CI 0.91~1.07)。在轻度至中度损伤患者中,氨甲环酸的益处与时间高度相关,但在重度损伤患者中,氨甲环酸的益处与时间无关。接受氨甲环酸治疗的患者发生血管闭塞的比例并没有增加(1.5% vs. 1.3%)。其他一些较小规模的临床试验也证明了氨甲环酸在创伤性脑损伤中的安全性,但个别试验并未证明氨甲环酸对创伤性脑损伤有益。对这些数据以及 CRASH-3 的荟萃分析表明,氨甲环酸对创伤性脑损伤患者的病死率有一定的益处,这也支持了我们的建议,即在中度创伤性脑损伤患者受伤后 3 小时内使用氨甲环酸。虽然重度创伤性脑损伤和双侧反应性瞳孔患者以及轻度损伤和 CT 显示有颅内出血证据的患者也可能获益,但这些人群对病死率的影响尚不确定。

7) CT 是头部创伤急性期的首选影像学检查方式,中度和重度 TBI 患者应尽快进行 CT 检查,某些病理结果可能预示着挽救生命的神经外科干预措施。通常,CT 平扫可发现颅骨骨折、颅内血

肿和脑水肿。中度和重度 TBI 患者普遍会出现这些情况,因此指南建议所有 GCS 评分为 14 分或更低的 TBI 患者都应进行紧急的头部 CT 扫描。如果临床病情恶化,则应进行后续 CT 复查。

8) 钝性脑血管损伤筛查:颈动脉和椎动脉损伤最常见于颅底或椎体骨折累及这些血管的易损段。虽然钝性脑血管损伤(blunt cerebrovascular injury, BCVI)可能会在受伤时导致脑卒中,但创伤与脑血管事件之间通常有几小时到几天的潜伏期。由于在这一潜伏期内进行抗血栓治疗可预防后续的缺血性卒中,因此识别 BCVI 非常重要。建议使用扩展丹佛标准(expanded Denver criteria, EDC)来识别 BCVI 的高危患者,并进行头颈部多层 CT 血管造影来筛查此类损伤。

四、小结

建立完善的创伤救治体系和实施规范的颅脑创伤早期专科救治,对减少创伤患者死亡和残疾具有重要意义。

在创伤救治体系建设方面,我国已初步建立起以省级创伤中心为龙头,区域创伤医院和基层医院为支撑的分级救治网络,并形成了完整的系统框架。但与发达国家相比,在体系的科学性、规范性、连续性上还存在差距,亟须加强顶层设计,完善组成要素,强化质量控制,以增强创伤救治的整体效能。

在颅脑创伤早期救治方面,随着微创技术和理念的进步,各类颅脑创伤的早期诊断和治疗方案也在不断完善,但仍需注意把握手术时机,采取精准、个体化治疗,以提高救治效果。

五、前景与展望

随着医疗科技的迅速进步和国家对健康事业的持续投入,我国的创伤医疗救治已经取得了长足的进步。但展望未来,我们仍然面临着一些挑战和机遇。

在创伤救治体系建设方面,我们需要进一步优化和完善。建议构建科学合理的区域创伤医院布局。当前的创伤医院分布可能还存在一些不均匀或者重复建设的问题。为此,我们需要进行科学合理的区域创伤医院布局。这不仅意味着在大城市或经济发达地区建立先进的创伤医疗中心,更要考虑到偏远地区和基层的需求,确保每个患者无论身处何处,在发生创伤后都能在最短的时间内得到最专业的治疗。提升基层创伤急救能力不仅是一项关键任务,更是一项长期、系统的工程。这需要我们从培训医护人员、配备先进医疗设备、完善救治流程等多方面入手,确保即便是在基层,患者在发生创伤后也能得到及时和有效的救治。与此同时,加强与上级医疗机构的沟通与合作,形成有效的上下级救治网络,也是提高基层创伤急救能力的关键。此外,数据统计和分析在创伤救治中起到了举足轻重的作用。完善的数据统计和分析体系不仅能为我们提供准确的创伤发生率、治疗效果等重要数据,还可以帮助我们及时发现并改正存在的问题,优化救治策略。需要加大对数据统计和分析体系的投入和支持,以保证数据的准确性和及时性。预防胜于治疗。在此基础上,我们还需要扩大公众创伤预防教育,让每一位公民都了解创伤的危害和预防措施,增强全民的创伤防护意识。通过组织各类公益活动、制订教育计划、利用各种媒体宣传等方式,让创伤预防知识深入人心。

颅脑创伤是创伤医疗中最为复杂、最为紧迫的部分,生命风险极高,后遗症严重。因此,对其治疗手段的选择、应用和创新显得尤为重要。TBI 救治模式和方法受到了许多因素的制约,包括设备的先进性、医师的经验和技能、手术环境等。这就要求我们不断地对现有的救治模式和方法进行优化和创新,以适应不断变化的医疗环境和患者需求。特别是在急诊手术、微创手术、高精度成像等关键技术领域,我们需要引入和推广更多先进的技术和设备,提高救治效率和成功率。多中心临床研究在这方面起到了不可替代的作用。它不仅能够为我们提供丰富的数据和经验,帮助我们更好地理解和评估各种救治方案的优缺点,还能够通过多中心的资源整合和共享,推动TBI 救治技术的快速发展。这也意味着,我们需要加强多中心之间的合作与交流,形成一个互补、互助的研究网络,共同推进 TBI 救治的进步。精准医疗理念和新技术的推广应用则为 TBI 救治带来了新的机遇,随着基因组学、蛋白质组学等领域的研究深入,我们已经开始从分子、细胞乃至整体水平,对 TBI 患者进行更加精准的诊断和治疗。这意味着,未来我们有希望根据每个患者的具体情况,制订最合适的救治方案,最大化地提高治疗效果,减少不良反应和后遗症。此外,随着人工智能、机器学习等技术的快速发展,TBI 早期专科救治也有望引入更多智能化、自动化的技术和设备。这将为我们提供更为准确的诊断建议、更为快捷的治疗方案,帮助我们更好地应对各种复杂、突发情况。

我国的创伤医疗救治正处于一个关键的转折点。通过不断的改革创新,补足短板,突破瓶颈,我们有信心、有希望进一步提高我国创伤医疗救治的整体水平,为广大患者提供更好的医疗服务。

六、主要依据(表 1 - 1)

表 1 - 1 国内外有关创伤救治体系与实施颅脑创伤早期专科救治的研究概要和主要结论

作 者	研 究 概 要	结 论
Juelsgaard, 2018	接受丹麦急救中心重症监护团队院前治疗的 211 份 TBI 及非 TBI 颅内病变患者	非 TBI 人群指南遵循率 69%,TBI 人群中指南遵循率 74%,指南依从性和控制后收缩压水平应成为急救中心关注重点,以避免二次脑损伤
Parikh, 2019	美国俄亥俄州创伤和紧急医疗服务登记处 2008—2012 年数据回顾性队列研究 二次过度诊断(SO)被定义为随后被转到 I/II 级创伤中心、未进行外科手术干预并在入院 48 小时内存活出院	纳入分析的 7 881 名患者中 12.2% 存在 SO;该地区主要创伤中心的分布与 SO 有很大关系;选择最近医疗设施或使用现场创伤分流流程显著增加 SO
Planquart, 2019	法国 6 家 I 级创伤中心受钝性创伤治疗的 510 名患者 全身 CT 扫描前进行扩展的创伤超声重点评估(E - FAST)	17 例(3.3%)处置方案不当的病例中,13 例偏离现有指南,4 例是由于对 E - FAST 的错误解读;E - FAST 临床评估以及有针对性的胸部/骨盆 X 线检查,有助于确定适当的治疗方案
Sewalt, 2020	英国主要创伤中心(MTC)组成的创伤审计与研究网络(TARN)开展的回顾性观察队列研究 28 家重症创伤医疗中心的 47 157 名患者	各中心之间的病死率差异很小;住院量与院内病死率呈线性关系,且不相关;相似结构和护理流程的中心能为重伤患者带来相似的治疗效果
Alao, 2020	阿联酋艾因(Al Ain)市医院创伤登记数据前瞻性收集＋回顾性分析 第一阶段 2 573 名患者 第二阶段 3 519 名患者	创伤系统的发展使住院创伤患者的病死率降低了 56%,尽管受伤的严重程度有所增加;伤害发生率下降了 38.2%,主要体现在道路交通碰撞和工伤方面;老年人跌倒仍是一个需要解决的重大问题
Haslam, 2020	创伤网络实施后英国国家严重创伤护理临床审核数据观察研究 统计从急救中心启动到创伤科(TU)或主要创伤中心(MTC)、CT 检查、紧急手术及死亡终点的时间	二次转运与影像检查明显延迟、手术延迟和病死率增加有关;与 MTC/TU 相比,重症监护中心的关键干预措施实施更快
Beck, 2023	澳大利亚维多利亚州 2016—2018 年期间重大创伤患者回顾性研究 计算转运到 128 个创伤中心的交通时间	直接送往严重创伤医疗服务机构的患者比例随着转运时限增加/直升机急救服务使用概率增加/医院患者阈值的降低而增加;开发了一种稳健且以创伤系统特征数据为导向的方法来优化医疗服务最佳配置
Kwon, 2023	韩国回顾性全国队列研究 在全国范围内建立 17 个区域创伤中心 改善院前转运系统并在此基础上建立国家创伤系统	可预防的创伤病死率(PTDR)和风险调整后创伤病死率大幅下降;重症患者病死率从 81.50% 下降至 66.17%

续　表

作　者	研　究　概　要	结　论
James, 2023	法国国家重大创伤登记处开展的多中心队列研究 涉及电动摩托车、自行车或摩托车的道路交通事 故(RTC)后入院的5 233名患者	涉及电动摩托车的外伤事故显著增加,且重型 TBI的比例更高
Medrano, 2023	为美国5个州建立了由地面紧急医疗服务、直升 机紧急医疗服务和指定的Ⅰ~Ⅴ级创伤中心组成 的创伤系统模型 分析以确定增设Ⅰ/Ⅱ级创伤中心的最佳地点	地理位置上各级创伤中心的存在无法抹平获 得初级创伤治疗的差距;强调建立全国性创伤 系统数据库的必要性,以准确界定医疗服务 差距
Zhou, 2023	南昌大学第一附属医院收治的回顾性单中心研究 创伤中心建成前后分别有172、259名患者登记	创伤中心建成后完成CT检查、急诊手术和输 血的时间缩短,但患者的总支出有所增加;创 伤中心的建立有利于患者的存活

参考文献

请扫描二维码
阅读本章参考文献

颅脑创伤患者血压和呼吸复苏

Resuscitation of blood pressure and respiration in traumatic brain injury

（黄齐兵　张泽立）

- 密切监测血压,维持血压在正常水平(目标血压与年龄相关)。
- 密切监测血氧饱和度(SpO_2),避免 $SpO_2 < 90\%$,动脉氧分压(PaO_2) < 60 mmHg。
- 避免低碳酸血症($PaCO_2 < 35$ mmHg)和高碳酸血症($PaCO_2 > 45$ mmHg)。
- 在现场和院前救治过程中应密切监测血压(5~10 分/次),维持收缩压(SBP)在与年龄相关的合适水平(28 天及以下:> 70 mmHg,1~12 个月:> 84 mmHg,1~5 岁:> 90 mmHg,6 岁及以上儿童:> 100 mmHg,成人:> 110 mmHg)。存在低血压的患者应静脉使用平衡盐溶液或血液制品尽快纠正;格拉斯哥评分(GCS)$\leqslant 8$ 分且怀疑颅内压(ICP)增高的患者,可选择高渗盐溶液进行血压复苏;尽量缩短低血压的持续时间。

- 在现场和院前救治过程中,应使用持续 SpO_2 监测并维持其在 90% 以上,尽量避免 $SpO_2 < 90\%$ 或 $PaO_2 < 60$ mmHg。保持气道通畅,经鼻塞或面罩吸氧,如低氧血症无法纠正,可置入口咽或鼻咽通气道,应用球囊面罩(BVM)辅助通气;对于显著意识障碍、气道保护能力差且 $SpO_2 < 90\%$ 的患者,需由经过严格培训的急救人员行镇静麻醉药物辅助的快速顺序气管插管(RSI)并避免相关并发症;避免未经评估常规行气管插管。
- 维持 $PaCO_2$ 35~45 mmHg,应避免通气不足引起的高碳酸血症($PaCO_2 > 45$ mmHg);除脑疝患者外,应避免过度通气引起的低碳酸血症($PaCO_2 < 35$ mmHg);建议应用呼末二氧化碳(ETCO$_2$)监测 CO_2 波形图指导通气管理。

一、概述

脑组织具有高代谢、耗氧量大、低储备、对缺氧耐受性差的生理特点,其正常的生理功能维持高度依赖脑血流以提供足够的氧和葡萄糖。对于中重型颅脑创伤(TBI)患者,在发生原发性损伤后,由低血压、低氧血症或低碳酸血症等导致的继发性脑损伤可对患者的预后产生显著的不良影响,特别是低血压和低氧血症同时出现时,对患者预后的影响更加显著,因此现场及院前避免出现以上原因导致的继发性损伤显得尤为重要。提出血压和 SpO_2 复苏的阈值

是非常必要的,院前应对两者进行严密监测,快速纠正低血压和低氧血症,尽量缩短其持续的时间。同时需要强调的是,当血压和 SpO_2 高于阈值但存在下降趋势时,应避免其下降至阈值时才开始干预,而应当尽量采取措施避免其下降至阈值。

对于 TBI 患者,血压降低的程度和低血压持续的时间与不良预后呈明显的相关性,其背后蕴藏着多种病理生理机制。如果患者存在脑血管自身调节机制,自动调节范围内的 SBP 下降会引起脑血管扩张以维持脑血流量(CBF)的稳定,由此带来的脑血容量(CBV)增加会导致 ICP 增高;

而如果自身调节机制受损或血压超出自动调节范围，SBP 下降可导致 CBF 下降引起脑缺血，这也是低血压导致继发性脑损伤的重要因素。既往低血压的定义为 SBP＜90 mmHg，而最新的多项研究表明，成人 TBI 患者需要更高水平的 SBP。从新生儿到老年患者，根据年龄的变化，院前治疗的目标 SBP 也不尽相同。TBI 患者的低血压通常与由失血等原因引起的低血容量有关，经静脉液体复苏可增加心脏的前负荷从而提高心输出量，复苏液体种类的选择也是近年来多项临床研究关注的重点，平衡盐溶液或血液制品是常用的复苏用液体，针对 GCS≤8 分且怀疑 ICP 增高的患者可选择高渗盐溶液进行血压复苏。

低氧血症可导致氧输送减少，继而引起脑组织缺氧，与不良预后密切相关。气道管理、吸氧和通气是急救现场和院前纠正 TBI 患者低氧血症的重要措施。对可疑的 TBI 患者，现场及院前应清除气道分泌物，保持气道通畅，采用持续鼻塞或面罩给氧。对于 SpO₂＜90％的患者，可提高吸氧流量或浓度，置入口咽或鼻咽通气道，应用 BVM 辅助通气，如低氧血症仍无法纠正，可考虑行气管插管。有关 TBI 患者院前气管插管是否获益的临床研究众多，早期的研究结果表明，气管插管可增加病死率。进一步研究发现，病死率增加的原因主要包括未正确识别需行气管插管的人群、实施插管人员培训不足、现场及院前转运时间延长、正压通气引起低血压、过度通气等，因此严格把握气管插管适应证，由经严格培训的急救团队成员进行快速诱导插管（RSI），并预防低血压、过度通气等插管相关并发症，可使该类患者在纠正低氧血症中获益。

过度通气引起的低碳酸血症（$PaCO_2$＜35 mmHg）可引起 TBI 患者脑血管收缩，存在脑缺血的风险；通气不足引起的高碳酸血症（$PaCO_2$＞45 mmHg）可引起脑血管扩张，导致 ICP 增高。因此，应维持 $PaCO_2$ 在 35～45 mmHg 范围内，院前应用 $ETCO_2$ 监测 CO_2 波形图有利于对 $PaCO_2$ 的精确管理，以避免低碳酸或高碳酸血症的发生。

二、论点形成过程

通过 PubMed 网站查询自 1977 年至今的文献，关键词如下：颅脑创伤、低血压、复苏、低氧血症、院前或现场、气管插管、通气、低碳酸血症或高碳酸血症等，共发现 375 篇临床研究或综述，依据其研究设计和结果进行筛选和分析，明确 TBI 患者现场或院前血压和呼吸复苏的相关问题。

三、科学基础

1. 低血压、低氧血症与 TBI 患者预后的关系
TBI 患者院前常发生低血压或低氧血症，两者增加重型颅脑创伤（sTBI）的病死率和致残率已被大规模临床研究数据所确证。2020 年，Gravesteijn BY 等对欧洲前瞻性研究 CENTER - TBI 的 3 878 例患者进行研究，结果显示院前低血压（SBP＜100 mmHg）和低氧血症（SpO₂＜90％）在所有 TBI 患者的发生率分别为 6％和 3％，GCS＜8 分的 sTBI 患者发生率分别为 13％和 7％。2002 年，我国学者江基尧教授在美国《神经创伤杂志》（Journal of Neurotrauma）上发表论文，分析 846 例 sTBI 患者的临床资料，评价低氧血症、年龄、GCS、瞳孔和 ICP 变化等指标与患者预后的关系，结果表明 PaO_2＜60 mmHg 的患者病死率为 56.18％，恢复良好率 10.11％，PaO_2＞80 mmHg 的患者病死率为 21.84％，恢复良好率 38.57％，两者差异具有统计学意义。2007 年，Lenartova L 等对 396 例 GCS≤8 分的 sTBI 患者分析发现，SBP＜90 mmHg，呼吸＜10 次/分的患者 ICU 和 90 天病死率高，预后差。2007—2014 年，基于 4 万余例 TBI 病例建立了 IMPACT（International Mission for Prognosis and Analysis of Clinical Trials）和 CRASH（Corticosteroid Randomization After Significant Head injury）数据库，临床预后预测模型显示，低血压和低氧血症是 6 个月格拉斯哥预后评分（GOS）不良预后的危险因素，两者合并存在时预后更差。2007 年，McHugh GS 等对 IMPACT 数据库中 5 661 例低氧血症、6 629 例低血压、4 195 例低体温的中重型 TBI 患者进行 Meta 分析，发现低氧血症、低血压和低体温与患者预后显著相关。

2014 年，Tohme S 等开展的一项前瞻性队列研究，观察了 589 例 sTBI 患者院前低血压、低氧血症与低体温对病死率和 14 天意识状态的影响，结果发现 4.1% 出现低血压、12.6% 出现低氧血症、24.8% 出现低体温；院前低血压和低体温与病死率相关；低氧血症与伤后 14 天意识状态相关。2016 年，Spaite DW 等对 13 151 例 TBI 患者院前低血压（SBP<90 mmHg）和低氧血症（SpO_2<90%）与院内病死率的关系进行研究，将患者分为无低血压或低氧组、低血压组、低氧血症组、低血压合并低氧组，其病死率分别为 5.6%、20.7%、28.1% 和 43.9%，可见低血压和低氧血症对病死率的影响，尤其是两者合并出现时病死率增高显著。2019 年，Gang MC 等对 3 642 例 TBI 患者进行研究，建立 TBI 新院前创伤评分（new prehospital trauma score for TBI, NTS‑TBI）预测患者的病死率和出院 GOS 评分，结果发现院前 SBP<90 mmHg 和 SpO_2<90% 与住院病死率和出院 GOS 评分呈显著相关性，利用 SBP、GCS 运动评分、SpO_2 和年龄建立的 NTS‑TBI 评分可以良好地预测住院病死率和出院 GOS 评分。2023 年，Lee J 等对 248 例 TBI 患者进行研究，并应用包含 SBP 和 SpO_2 在内的国家早期预警评分（national early warning score, NEWS）预测住院病死率，结果发现死亡组 SBP 和 SpO_2 显著低于生存组，院前 NEWS 评分可用于预测住院病死率（AUC=0.843）。2023 年，Rice AD 等对 12 582 例 10 岁以上 TBI 患者进行研究，分析院前和（或）入院时低血压（SBP<90 mmHg）与病死率的关系，结果发现仅院前低血压病死率为 27.8%，仅入院时低血压 45.6%，院前入院均低血压为 57.6%，均无低血压为 9.2%，可见低血压与病死率呈显著的相关性。以上临床研究均显示低血压和低氧血症与 TBI 患者不良预后密切相关。

2. 院前血压复苏的阈值　2007 年，美国脑创伤基金会（Brain Trauma Foundation, BTF）发布的《重型颅脑创伤治疗指南》和《颅脑创伤院前管理指南》中将"低血压"定义为 SBP<90 mmHg，推荐在血压复苏过程中应将 SBP 维持在 90 mmHg 以上。但此后较多临床研究的结果均显示，将 90 mmHg

作为低血压的 SBP 阈值并不合理，需要做出改变。

2011 年，Zafar SN 等对美国外科医师学会（American College of Surgeons, ACS）的国家创伤数据库（NTDB）中 7 238 例中重型 TBI 患者入院的血压进行分析，当 SBP<120 mmHg 时病死率升高，病死率为 21%，SBP 120～140 mmHg 时为 9%，SBP>140 mmHg 时为 19%，结果显示低血压和高血压均增加中重型 TBI 患者病死率，认为指南中 SBP<90 mmHg 的阈值需要修正。2011 年，Hasler RM 等对 TARN（Trauma Audit and Research Network）数据库中 47 927 例患者进行分析，结果发现 SBP<100 mmHg 时病死率翻倍，SBP<90 mmHg 时增至 3 倍，SBP<70 mmHg 时增至 5～6 倍，提示影响患者预后的低血压阈值应为 SBP<110 mmHg。2012 年，Berry C 等分析 15 733 例中重型 TBI 患者发现，影响患者预后的低血压阈值应分年龄段（5～49 岁，SBP 110 mmHg；50～69 岁，SBP 100 mmHg；≥70 岁，SBP 110 mmHg），提出影响预后的血压阈值应定为 SBP<110 mmHg。2014 年，Fuller G 等一项欧洲多中心队列研究，分析 5 057 例 TBI 患者发现，入院时血压和预后呈 U 形分布，未出现明显阈值，SBP<120 mmHg 时病死率增加 1.5 倍，SBP<100 mmHg 时增加 2 倍，SBP<90 mmHg 时增加 3 倍，SBP<70 mmHg 时增加 6 倍。2017 年，Spaite DW 等对 3 844 例 TBI 患者进行研究，结果发现院前 SBP 在 40～119 mmHg 的范围内，病死率与 SBP 呈负线性关系，SBP 每升高 10 mmHg，病死率下降 18.8%，病死率在此 SBP 范围内未见明确的阈值和拐点，提示将 90 mmHg 作为血压复苏的阈值不恰当，有必要提高血压复苏的目标值。2018 年，Suttipongkaset P 等对 NTDB 数据库的 10 473 例 sTBI 儿童进行研究，根据入院 SBP 在相应年龄人群血压数值百分位进行分类，统计分析病死率结果发现，对各个年龄亚组，当 SBP<75 百分位血压数值时患儿病死率明显增加，而该 SBP 75 百分位数值高于既往 ACS 提出的血压复苏目标值，因此提议将年龄相关的 SBP 75 百分位数值来定义 TBI 儿童的低血压并作为血压复苏目标值。2020 年，Asmar S 等对 ACS

TQIP(Trauma Quality Improvement Program)数据库中 94 411 例成人 TBI 患者进行回顾性分析显示,对于轻、中、重型 TBI 亚组的患者,病死率均与入院 SBP 呈 U 形分布关系,SBP 110～149 mmHg 时各亚组病死率均最低,SBP＜90 mmHg 和 SBP＞190 mmHg 时病死率最高。2021 年,Shibahashi K 等对 34 175 例 18 岁及以上的 TBI 患者进行研究发现,年龄＜60 岁和≥60 岁的患者,院前 SBP＜110 mmHg 时院内病死率均显著增高。2022 年,Huang HK 等对 1 782 例 TBI 患者进行回顾性分析同样发现,对各损伤程度的 TBI 亚组患者,病死率与院前 SBP 呈 U 形分布关系,轻型和中型亚组分别在 SBP 130～149 mmHg 和 SBP 110～129 mmHg 区间病死率最低,各亚组在 SBP＜90 mmHg 和 SBP＞190 mmHg 病死率均最高。2022 年,Spaite DW 等对 EPIC(Excellence in Prehospital Injury Care)TBI 研究中的 12 169 例患者进行二次研究,对院前 SBP 40～130 mmHg、130～180 mmHg 和＞180 mmHg 的 3 组患者进行研究发现,SBP 130～180 mmHg 组病死率最低,SBP＜130 mmHg 组病死率与 SBP 数值呈线性关系,未见显著的阈值或拐点,SBP＞180 mmHg 组病死率明显升高,提示既往 SBP＜90 mmHg 的院前复苏目标值需要提高。

基于以上研究结果,2023 年 BTF 的《颅脑创伤院前管理指南(第三版)》修改了血压复苏的目标值,提出与年龄相关的院前血压复苏目标,儿童复苏目标为年龄相关的 SBP 75 百分位数值。具体建议如下:28 天及以下,＞70 mmHg;1～12 个月,＞84 mmHg;1～5 岁,＞90 mmHg;6 岁及以上儿童,＞100 mmHg;成人,＞110 mmHg。

3. 院前血压监测与复苏　TBI 患者院前低血压及持续时间与病死率及临床预后密切相关,密切监测血压(5～10 分/次)并及时有效的血压复苏可显著改善该类患者的预后。2016 年,Kannan N 等对 234 例 18 岁以下的 sTBI 患者研究发现,院前低血压发生率为 26%,其院内病死率(23.3%)明显高于无低血压患者(8.6%),30 分钟内应用静脉输注液体、血液制品或抗利尿激素使低血压得到纠正的患者病死率显著低于未纠正者。2017 年,Spaite DW 等对 EPIC 研究中的 7 521 例 TBI 患者进行研究,定义院前低血压(SBP＜90 mmHg 为阈值)深度和持续时间的综合指标为低血压负荷,结果发现病死率与低血压负荷呈显著的线性关系,提示快速血压复苏可降低病死率。2023 年 Rice AD 等研究发现,院前存在低血压的 TBI 患者(病死率为 27.8%),如在到达医院时仍未及时纠正,其病死率将继续增高(57.6%),可见院前血压复苏的重要性,及时有效的院前血压复苏对降低 TBI 患者病死率至关重要。

院前容量复苏可以增加心脏的前负荷,提高心输出量并增加氧输送,增加脑组织灌注并降低缺血性脑损伤的发生率;但对于前负荷足够的患者,应避免过多的液体输注。有关复苏液体的选择,目前大部分临床研究结果显示,平衡盐溶液、胶体液、高渗盐溶液复苏对 TBI 患者的病死率影响未见显著性差异,目前主张院前应用平衡盐溶液或血液制品进行容量复苏,对 GCS≤8 分且怀疑 ICP 增高的患者,可应用高渗盐溶液进行容量复苏。1993 年,Vassar MJ 等对院前 SBP＜90 mmHg 的 193 例创伤患者进行研究,分析乳酸钠林格注射液、7.5% 高渗盐等复苏液体对生存率的影响,结果发现对于 GCS≤8 分的患者,应用 7.5% 高渗盐溶液复苏生存率(34%)明显高于乳酸钠林格注射液组(12%)。2004 年,Cooper DJ 等对 GCS≤8 分且院前 SBP＜100 mmHg 的 229 例患者进行研究,结果发现与应用乳酸钠林格注射液复苏相比,应用高渗盐溶液复苏未改善 6 个月神经功能预后。2020 年,Bergmans SF 等对 sTBI 患者的院前液体复苏进行系统性回顾(纳入 12 项研究)和 Meta 分析(纳入 6 项研究),结果显示高渗盐溶液与生理盐水和乳酸钠林格注射液等等张晶体液相比,以及高渗盐/右旋糖酐与等张晶体液相比,病死率和神经功能预后均未见显著性差异。2020 年,Gruen DS 等对 166 例院前存在失血性休克的 TBI 患者进行研究发现,与院前应用常规液体复苏(晶体液或联合浓缩红细胞)相比,应用血浆进行休克复苏可显著改善 30 天病死率。2023 年,BTF 的《颅脑创伤院前管理指南(第三版)》推荐院前低血压患者可应用等张晶体液或血液制品进行血压复苏,对 GCS<8 分且可疑 ICP 增高的患者,可应用高渗盐溶液进行血压复苏。

4. 院前呼吸复苏　对于 TBI 患者,院前低氧血症与院内病死率和神经功能预后密切相关,及时有效地纠正低氧血症可提高氧输送,减少继发性脑损伤并改善预后。在现场和院前救治过程中,应保持气道通畅,经鼻塞或面罩吸氧,使用持续 SpO_2 监测并维持其在 90% 以上,如低氧血症无法纠正,可置入口咽或鼻咽通气道,应用 BVM 辅助通气。对于显著意识障碍、气道保护能力差且 SpO_2<90% 的患者,需由经过严格培训的急救人员行 RSI 并避免发生插管相关并发症。应避免未经评估常规行气管插管。

院前(现场)气管插管被认为是 sTBI 患者呼吸复苏、保障通气功能的重要措施,但早期较多临床研究显示院前(现场)气管插管不能改善患者预后,甚至增加病死率。2003 年,Bochicchio GV 等前瞻性研究了 176 例 GCS≤8 分的 sTBI 患者,其中 78 例在院前(现场)插管,113 例入院时插管,院前(现场)插管组病死率 23%,入院时插管组 12.4%,并且院前(现场)插管组呼吸机使用时间、住院天数和重症监护天数均高于院内插管组。2005 年,Davis DP 等分析 13 625 例 TBI 患者,其中 19.3% 进行了院前气管插管,对于所有患者和重症患者而言,院前气管插管均导致病死率增高。2011 年,Vandromme MJ 等比较了 334 例 GCS≤8 分的 sTBI 患者在院前气管插管或急诊室气管插管,院前气管插管病死率为 46.9%,急诊室气管插管病死率为 41.4%,两者无统计学差异。2014 年,Wang HE 等对 1 116 例 GCS≤8 分的 sTBI 患者进行研究,发现院前(现场)气管插管有增加 28 天病死率的趋势,与 6 个月预后不良相关。2017 年,Haltmeier T 等对 NTDB 的 27 714 例头部简明损伤评分(H‐AIS)≥3 分且 GCS≤8 分的 TBI 患者进行研究,结果发现院前气管插管可增加现场停留和转运时间,与急诊科低 GCS 评分(排除镇静因素)、ICU 住院时间延长和高病死率相关。

在以上临床研究中,TBI 患者未在院前气管插管中获益。但随着研究的逐步深入及对气管插管增加病死率原因的探索,影响 TBI 患者在气管插管中获益的诸多因素逐步显现。2004 年,Davis DP 等对 426 例 sTBI 患者研究发现,院前行 $ETCO_2$ 监测的患者发生过度通气的比例为 5.6%,明显低于未监测者(13.4%),过度通气患者的病死率(56%)显著高于正常通气者(30%),提示院前过度通气增加病死率,行 $ETCO_2$ 监测可降低过度通气发生率。2006 年,Klemen P 等对 GCS≤8 分的 64 例 sTBI 患者进行回顾性分析发现,与院前未行气管插管的患者相比,专业院前急救团队的 RSI 结合 CO_2 波形图监测,对未脑疝患者避免过度通气,可显著降低病死率并改善 6 个月 GOS 评分。2008 年,Warner KJ 等分析了 851 例 sTBI 患者,$PaCO_2$ 达到目标值(30~39 mmHg)的病死率为 21.2%,未达标者病死率为 33.7%。2008 年,Davis DP 等对 sTBI 患者院前气管插管病死率增高的原因进行分析,认为该结果是由多种机制造成的,气管插管后的正压通气使胸腔内压力升高,回心血量减少,继而导致心输出量下降和血压降低,此现象对低血容量的患者尤为显著;过度通气和低碳酸血症可引起脑血管收缩和脑缺血发生,引起继发性脑损伤。2009 年,Caulfield EV 等对 65 例 GCS≤8 分且院前均行 $ETCO_2$ 监测的 sTBI 患者进行研究,结果发现院前 $ETCO_2$≥30 mmHg 者病死率为 29%,$ETCO_2$<30 mmHg 者病死率显著增高(46%),提示院前过度通气引起的低碳酸血症需引起高度重视,同时 $ETCO_2$ 监测在院前救治中的作用值得关注。2010 年,Davis DP 等分析 11 000 例 TBI 患者,发现院前气管插管对于损伤极严重的 TBI 患者有益,但插管后通气不足或过度通气者预后不良。2010 年,Bernard SA 等前瞻、随机、对照研究了 312 例 sTBI 患者,比较院前 RSI 与院内插管的预后,6 个月时扩展 GOS 评分(GOSE)院前 RSI 组为 5 分,院内插管组为 3 分,院前 RSI 组预后良好(GOSE 5~8 分)占 51%,显著高于院内插管组(39%)。2010 年,Dumont TM 等将 77 例 GCS≤8 分的 sTBI 患者分为院前低碳酸血症组($PaCO_2$<35 mmHg)、正常组($PaCO_2$ 35~45 mmHg)和高碳酸血症组($PaCO_2$>45 mmHg),各组院内病死率分别为

77％、15％和61％，提示 sTBI 患者院前过度通气和通气不足的普遍性和危害性，同时，CO_2 监测在院前救治过程中的关键作用值得重视。2014 年，Rognås L 等从 1 081 例院前由麻醉医师参与的院前重症救护团队置入高级气道的患者中，筛选出 54 例 GCS≤8 分的 TBI 患者，结果显示插管后 11.4％的患者出现 SpO_2<90％，9.1％新发 SBP<90 mmHg，48.9％新发 SBP<120 mmHg，4.5％出现高血压，71.1％出现过度通气，提示继发于院前气管插管的并发症可能是影响患者预后的因素。2015 年，Bossers SM 等纳入 6 项研究的 4 772 例院前或急诊科 GCS≤9 分或 H‐AIS≥3 分 sTBI 患者进行 Meta 分析，结果发现院前由经严格培训的急救人员行气管插管不增加患者病死率，由经验不足的人员插管病死率可增加 1 倍，可见院前气管插管增加病死率与急救人员的操作水平有关，对院前急救人员培训不足的创伤中心，应避免对 TBI 患者进行常规的气管插管。2017 年，Hoffmann M 等对 GCS≤8 分的 21 242 例创伤患者进行研究，结果发现在气管插管前应用镇静药物可显著降低病死率并改善神经功能预后。2018 年，Bendinelli C 等对 283 例 H‐AIS≥3 分且 GCS≤8 分的 TBI 患者进行回顾性分析，结果发现院前辅助应用镇静麻醉药物的 RSI 可显著提高气管插管的成功率(85％ vs. 22％)，但增加 ICU 住院时间，两组病死率未见显著差异。2018 年，Rubenson Wahlin R 等对 458 例 TBI 患者进行研究发现，院前是否行气管插管与高能量外伤、院前低血压、瞳孔无反应、转运方式和距离有关，与院前低氧血症无关，院前气管插管与院内病死率未见明显相关性，该研究结果提示院前气管插管并非以纠正低氧血症为目的，插管指征把握不准确的情况普遍存在，且对院前低血压或容量不足的患者行气管插管，存在影响回心血量、减少心输出量和脑灌注，以及加重继发性脑损伤的风险。2018 年，Heschl S 等对年龄≤14 岁的 TBI 儿童进行了 9 年的观察性研究，纳入的 106 例患者中由经专业培训的重症医护人员行 RSI 87 例，未行 RSI 19 例，结果显示 RSI 组 67％的患者 6 个月 mGOS 评分预后良好，显著高于未行 RSI 组

(54％)。2019 年，Gamberini L 等纳入 11 项关于 sTBI 患者院前气道管理与神经功能预后和病死率关系的临床研究进行 Meta 分析，结果发现除气管插管操作本身外，气道装置、镇静麻醉药物应用、操作者技能均为影响神经功能预后和病死率的关键因素，综合考虑以上多项因素后积极的气管插管可改善患者的预后。2019 年，Choffat C 等回顾性分析了 832 例 sTBI 患者，研究发现对于创伤严重评分(ISS)≥25 分的患者，院前气管插管可降低院内病死率并改善 14 天神经功能预后。2021 年，Howard MB 等对 13 项关于 sTBI 患者院前通气与临床预后关系的临床研究进行系统性回顾，结果显示 $ETCO_2$ 或 $PaCO_2$ 监测提示为正常通气的患者病死率明显低于过度通气或通气不足的患者，避免过度通气或通气不足可改善 TBI 患者的临床预后。2022 年，Anderson J 等对 19 项有关 sTBI 患者院前气管插管与病死率关系的临床研究进行 Meta 分析，结果发现院前由经严格培训的医护人员气管插管可改善 sTBI 患者的预后。2022 年，Jung E 等对 562 例 TBI 患者进行回顾性分析，结果显示院前气管插管和 BVM 通气对患者预后的影响未见显著性差异，进一步的分析发现，院前气管插管组仅到达医院时存在低碳酸血症的那部分患者预后比 BVM 组差，提示过度通气及低碳酸血症可导致该类患者的不良预后。2023 年，Bossers SM 等对荷兰直升机急救中心的 1 776 例院前置入高级人工气道(ETI 占 98.9％，喉罩等其他占 1.1％)的 sTBI 患者进行研究，所有患者在院前治疗过程中均行 $ETCO_2$ 监测，结果发现将 $ETCO_2$ 35～45 mmHg 作为通气管理的依据是合理的，低碳酸血症($ETCO_2$<35 mmHg)患者 30 天病死率显著增高，提示过度通气和低碳酸血症是导致病死率增高的关键因素，持续 $ETCO_2$ 监测可对通气管理起到关键作用。

以上临床研究或回顾性分析结果表明，院前正确把握气管插管的适应证，加强院前急救人员的技能培训(如气管插管操作技术、插管位置确认等)，镇静麻醉药物辅助的 RSI，避免插管相关低氧血症、低血压等并发症，院前应用 $ETCO_2$ 监测并避免过度通气或通气不足，可使该类患者低氧

血症得以纠正的同时,避免发生插管相关并发症,进而降低院内病死率并改善神经功能预后。

四、小结

院前低血压、低氧血症和高或低碳酸血症可导致继发性脑损伤,明显增加 TBI 患者病死率并严重影响神经功能预后,现场及院前予以尽快纠正尤为重要。

对于院前血压复苏,在现场和院前救治过程中应密切监测血压(5~10 分/次),维持 SBP 在与年龄相关的合适水平。存在低血压的患者应静脉应用平衡盐溶液或血液制品尽快纠正;GCS≤8 分且怀疑 ICP 增高的患者可选择高渗盐溶液进行血压复苏;尽量缩短低血压的持续时间。

对于院前呼吸复苏,应使用持续 SpO_2 监测并维持其在 90% 以上,尽量避免 $SpO_2 < 90\%$ 或 $PaO_2 < 60$ mmHg。保持气道通畅,经鼻塞或面罩吸氧,如低氧血症无法纠正,可置入口咽或鼻咽通气道,应用 BVM 辅助通气;对于显著意识障碍、气道保护能力差且 $SpO_2 < 90\%$ 的患者,需由经过严格培训的急救人员行镇静麻醉药物辅助的 RSI 并避免插管相关并发症(低氧血症、低血压、过度通气或通气不足等);严格把握插管适应证,避免未经评估常规行气管插管。

院前过度通气与通气不足与病死率增加显著相关,应维持 $PaCO_2$ 在 35~45 mmHg,院前应用 $ETCO_2$ 监测 CO_2 波形图有利于 $PaCO_2$ 的精确管理,避免低碳酸血症或高碳酸血症的发生。

五、前景与展望

依据近年来多项临床研究提供的循证医学证据,指南该部分的推荐与上一版相比存在诸多改动,主要体现在血压复苏阈值、院前气道管理流程、气管插管适应证及并发症预防、院前 CO_2 监测等方面,使院前血压和呼吸复苏相关推荐更为合理。

院前血压和呼吸复苏的前景与展望主要体现在以下几个方面:第一,指南中部分推荐尚未在国内 TBI 院前救治过程中充分实施,如院前血压目标管理、气道管理流程、气管插管适应证把握、插管并发症防控、院前 $ETCO_2$ 监测等,这些院前救治策略的实施是今后努力的方向。第二,推荐内容在未来 TBI 救治中降低病死率和改善神经预后的作用有待更多临床研究的证实。第三,在院前血压和呼吸复苏中仍存在诸多需要临床研究去探索的课题,如建立院前气管插管的实施流程,院前 $ETCO_2$ 监测对插管和未插管患者通气的指导意义,优化 sTBI 呼吸循环复苏与转运流程等。

期待该指南的推进能够降低 TBI 患者病死率并改善神经功能预后,也期待有更多的国内临床研究为院前血压和呼吸复苏提供循证医学证据。

六、主要依据

形成本章观点主要作者的研究概要和结论见表 2-1。

表 2-1　形成血压和呼吸复苏观点主要作者的研究概要及结论

作　者	研　究　概　要	主　要　结　论
Gravesteijn BY,2020	对欧洲前瞻性研究 CENTER-TBI 的 3 878 例患者进行研究,结果显示院前低血压(SBP<100 mmHg)和低氧血症(SpO_2<90%)在所有 TBI 患者的发生率分别为 6% 和 3%,GCS<8 分的 sTBI 患者发生率分别为 13% 和 7%。现场气管插管可增加 8.3 分钟的滞留时间,是现场滞留最大的影响因素	低血压和低氧血症在所有 TBI 患者的发生率分别为 6% 和 3%,sTBI 患者为 13% 和 7%。现场气管插管可增加现场滞留时间
Jiang JY,2002	846 例 sTBI 患者的临床资料,评价低氧血症、年龄、GCS 评分、瞳孔和 ICP 变化等指标与患者预后的关系	sTBI 病死率与低氧血症有明显关系
Miller JD,1978	100 例 sTBI 患者继发性损伤与预后研究,低血压与预后不良相关,未与其他因素关系作相关研究	首次报道了低血压与 sTBI 患者病死率升高的关系

作　者	研　究　概　要	主　要　结　论
Miller JD, 1982	225 例 sTBI 患者继发性损伤对预后影响。低血压（SBP＜95 mmHg）与病死率上升相关，但其与其他因素的关系未作研究	重型脑外伤病死率与低血压的相关性具统计学意义
Marmarou A, 1991	前瞻性收集的 1 030 例 sTBI 患者，428 例达重症监护标准患者的监护指标与预后关系分析，两个最关键的指标是 ICP＞20 mmHg 和 SBP＜80 mmHg	sTBI 病死率与 ICP 增高和低血压有明显相关性
Chesnut RM, 1993	美国外伤性昏迷数据库（TCDB）的 717 例重型颅脑创伤患者，评价低血压、低氧血症、年龄、GCS 评分、瞳孔等指标与患者预后的关系	早期低血压和低氧血症是增加患者死残率的最主要原因。低血压和低氧血症同时存在，死残率更高
Manley G, 2001	107 例 sTBI 患者的前瞻性研究，入院时有 26 例存在低血压，其中 17 例（65％）死亡；41 例存在低氧血症，其中 18 例（44％）死亡	sTBI 患者需早期连续监测，积极治疗低血压和低氧血症
Lenartova L, 2007	对 396 例 GCS≤8 分的 sTBI 患者分析发现，SBP＜90 mmHg、呼吸＜10 次/分的患者 ICU 和 90 天病死率高，预后差	低血压和呼吸障碍影响预后
IMPACT 和 CRASH 模型，2007—2014	基于 4 万余例 TBI 病例数据库分析患者预后，建立了 IMPACT 和 CRASH 模型，其中低血压和低氧血症被认为是预后不良的因素	低血压和低氧血症是 TBI 预后不良的因素，两者合并存在时预后更差
McHugh GS, 2007	对 IMPACT 数据库中 5 661 例低氧血症、6 629 例低血压、4 195 例低体温的中重型 TBI 患者进行 Meta 分析，发现低氧血症、低血压和低体温与患者预后显著相关	低氧血症、低血压和低体温与患者预后显著相关
Tohme S, 2014	瑞士开展的一项前瞻性队列研究，观察了 589 例 sTBI 患者院前低血压、低血氧与低体温对患者病死率和 14 天意识状态的影响，结果发现 4.1％低血压、12.6％低氧血症、24.8％低体温；院前低血压和低体温与病死率相关；低氧血症与伤后 14 天意识状态相关	病死率和伤后 14 天意识状态有不同的危险因素；院前低血压和低体温与病死率相关；低氧血症与伤后 14 天意识状态相关
Spaite DW, 2016	对 13 151 例 TBI 患者院前低血压（SBP＜90 mmHg）和低氧血症（SpO_2＜90％）与院内病死率的关系进行研究，将患者分为无低血压低氧组、低血压组、低氧血症组、低血压合并低氧组，其病死率分别为 5.6％、20.7％、28.1％和 43.9％	TBI 患者院前低血压或低氧血症时病死率增高，两者合并出现时病死率增高显著
Gang MC, 2019	对 3 642 例 TBI 患者进行研究，建立 NTS-TBI 预测患者的病死率和出院 GOS 评分，发现院前 SBP＜90 mmHg 和 SpO_2＜90％与住院病死率和出院 GOS 评分呈显著相关性，利用 SBP、GCS 运动评分、SpO_2 和年龄建立的 NTS-TBI 评分可以良好地预测住院病死率和出院 GOS 评分	低血压和低氧血症可预测 TBI 患者的住院病死率和 GOS 评分
Lee J, 2023	对 248 例 TBI 患者进行研究，并应用包含 SBP 和 SpO_2 在内的 NEWS 评分预测住院病死率，结果发现死亡组 SBP 和 SpO_2 显著低于生存组，院前 NEWS 评分可用于预测住院病死率（AUC=0.843）	低血压和低氧血症与 TBI 患者病死率相关，院前 NEWS 评分可用于预测住院病死率
Rice AD, 2023	对 12 582 例 10 岁以上 TBI 患者进行研究，分析院前和（或）入院时低血压（SBP＜90 mmHg）与病死率的关系，结果发现仅院前低血压病死率为 27.8％，仅入院时低血压 45.6％，院前和入院均低血压为 57.6％，均无低血压为 9.2％，可见低血压与病死率显著相关，及时有效的院前血压复苏对降低 TBI 患者病死率至关重要	低血压与病死率显著相关，及时有效的院前血压复苏可降低 TBI 患者病死率

续　表

作　者	研　究　概　要	主　要　结　论
Eastridge BJ,2007	对 NTDB 中 81 134 例 sTBI 患者血压进行分析,以 SBP 110 mmHg 为界,每下降 10 mmHg,病死率上升 4.8%,SBP 60 mmHg 时病死率达 26%	SBP≤110 mmHg 定义低血压更有临床意义
Butcher I,2007	对 IMPACT 数据库中 6 801 例记录 SBP 和 6 647 例记录平均动脉压(MAP)患者进行分析,血压和预后呈 U 形分布,未出现明显阈值,SBP>135 mmHg 和 MAP<90 mmHg 者预后不良	影响预后的血压并无明显阈值,SBP>135 mmHg 和 MABP<90 mmHg 者预后不良
Zafar SN,2011	对 NTDB 中 7 238 例中重型 TBI 患者入院的血压进行分析,当 SBP<120 mmHg 时病死率升高,SBP<120 mmHg 病死率为 21%,SBP 120~140 mmHg 时为 9%,SBP>140 mmHg 时为 19%	低血压和高血压均提高中重型 TBI 患者病死率,指南中 SBP<90 mmHg 需要修正
Hasler RM,2011	对 TARN 数据库中 47 927 例患者进行分析,结果发现 SBP<100 mmHg 时病死率翻倍,SBP<90 mmHg 时增至 3 倍,SBP<70 mmHg 时增至 5~6 倍	影响预后的血压阈值应定为 SBP<110 mmHg
Berry C, 2012	分析 15 733 例中重型 TBI 患者发现,影响患者预后的低血压阈值应分年龄段,5~49 岁,SBP 110 mmHg;50~69 岁,SBP 100 mmHg;≥70 岁,SBP 110 mmHg	影响预后的血压阈值应定为 SBP<110 mmHg
Fuller G,2014	一项欧洲多中心队列研究分析 5 057 例 TBI 患者发现,入院时血压和预后呈 U 形分布,未出现明显阈值,SBP<120 mmHg 时病死率增加 1.5 倍,SBP<100 mmHg 时增加 2 倍,SBP<90 mmHg 时增加 3 倍,SBP<70 mmHg 时增加 6 倍	影响预后的血压并无明显阈值,指南中 SBP<90 mmHg 需要修正
Spaite DW,2017	对 3 844 例 TBI 患者进行研究,结果发现院前 SBP 40~119 mmHg,病死率与 SBP 呈负线性关系,SBP 每升高 10 mmHg,病死率下降 18.8%	SBP 40~119 mmHg 病死率未见明确的阈值和拐点,SBP 90 mmHg 的血压复苏阈值有必要提高
Suttipongkaset P, 2018	对 10 473 例 sTBI 儿童进行研究,根据入院 SBP 在相应年龄人群血压数值百分位进行分类,统计分析病死率结果发现,对各个年龄亚组,当 SBP<75 百分位血压数值时患儿病死率明显增加,而 SBP 75 百分位数值高于既往的血压复苏目标值	提议将年龄相关的 SBP 75 百分位数值来定义 TBI 儿童的低血压,并作为血压复苏目标值
Asmar S,2020	对 ACS TQIP 数据库中 94 411 例成人 TBI 患者进行回顾性分析显示,对于轻、中、重型 TBI 亚组的患者,病死率均与入院 SBP 呈 U 形分布关系,SBP 110~149 mmHg 时各亚组病死率均最低,SBP<90 mmHg 和 SBP>190 mmHg 时病死率最高	SBP 110~149 mmHg 可作为院前血压管理的目标值
Shibahashi K,2021	对 34 175 例 18 岁及以上的 TBI 患者进行研究发现,对年龄<60 岁和≥60 岁的患者,院前 SBP<110 mmHg 院内病死率均显著增高	对于成人 TBI 患者,应将 SBP 110 mmHg 作为血压复苏的目标值
Huang HK,2022	回顾性分析 1 782 例 TBI 患者发现,对各损伤程度的 TBI 亚组患者,病死率与院前 SBP 呈 U 形分布关系,轻型和中型亚组分别在 SBP 130~149 mmHg 和 SBP 110~129 mmHg 区间病死率最低,各亚组在 SBP<90 mmHg 和 SBP>190 mmHg 病死率均最高	院前血压管理应避免 SBP<90 mmHg 或 SBP>190 mmHg
Spaite DW,2022	对 EPIC TBI 研究中的 12 169 例患者进行二次研究,对院前 SBP 40~130 mmHg、130~180 mmHg 和≥180 mmHg 的 3 组患者进行研究发现,SBP 130~180 mmHg 组病死率最低,SBP<130 mmHg 组病死率与 SBP 呈线性关系,未见显著的阈值或拐点,SBP>180 mmHg 组病死率明显升高	提示既往 SBP<90 mmHg 的院前复苏目标值需要提高

作　者	研　究　概　要	主　要　结　论
Kannan N, 2016	对 234 例 18 岁以下 sTBI 患者研究发现,院前低血压发生率为 26%,其院内病死率(23.3%)明显高于无低血压患者(8.6%),30 分钟内低血压得到纠正的患者病死率显著低于未纠正者	对儿童 sTBI 患者,快速纠正院前低血压可降低病死率
Spaite DW, 2017	对 EPIC 研究中的 7 521 例 TBI 患者进行研究,定义院前低血压(SBP<90 mmHg 为阈值)深度和持续时间的综合指标为低血压负荷,结果发现病死率与低血压负荷呈显著的线性关系	提示快速血压复苏可降低病死率
Vassar MJ, 1993	对院前 SBP<90 mmHg 的 193 例创伤患者进行研究,分析乳酸钠林格注射液、7.5% 高渗盐溶液等复苏液体对生存率的影响,结果发现对于 GCS≤8 分的患者,应用 7.5% 高渗盐溶液复苏生存率(34%)明显高于乳酸钠林格注射液组(12%)	对院前低血压的创伤患者应用 7.5% 高渗盐溶液复苏生存率高于乳酸钠林格注射液
Cooper DJ, 2004	对 GCS≤8 分且院前 SBP<100 mmHg 的 229 例 sTBI 患者进行研究,结果发现与应用乳酸钠林格注射液复苏相比,应用高渗盐复苏未改善 6 个月神经功能预后	对于 GCS≤8 分的院前低血压 TBI 患者,应用 7.5% 高渗盐溶液复苏未改善神经功能预后
Bergmans SF, 2020	对 sTBI 患者的院前液体复苏进行系统性回顾(纳入 12 项研究)和 Meta 分析(纳入 6 项研究),结果显示高渗盐溶液与生理盐水和乳酸钠林格注射液等等张晶体液比较,以及高渗盐/右旋糖酐与等张晶体液比较,病死率和神经功能预后均未见显著性差异	对院前低血压的 sTBI 患者,应用高渗盐等张晶体液、高渗盐/右旋糖酐进行液体复苏,病死率和神经功能预后未见显著性差异
Gruen DS, 2020	对 166 例院前存在失血性休克的 TBI 患者研究发现,与院前应用常规液体复苏(晶体液或联合浓缩红细胞)相比,应用血浆进行休克复苏可显著改善 30 天病死率	对于院前失血性休克的患者,可应用血浆进行休克复苏
Bochicchio GV, 2003	前瞻性研究了 176 名 GCS≤8 分的 sTBI 患者,其中 78 例在院前(现场)插管,113 例入院时插管,院前(现场)插管组病死率 23%,入院时插管组 12.4%。院前(现场)插管组呼吸机使用时间、住院天数和重症监护天数均高于院内插管组	院前(现场)气管插管者病死率更高
Davis DP, 2005	分析 13 625 例中重型 TBI 患者,19.3% 进行了院前气管插管,对于所有患者和重症患者而言,院前气管插管均导致病死率增高	院前气管插管降低中重型 TBI 患者生存率
Vandromme MJ, 2011	美国一项比较了 334 例 GCS≤8 分的 sTBI 患者在院前气管插管或急诊室气管插管,院前气管插管病死率为 46.9%,急诊室气管插管病死率为 41.4%,两者无统计学差异	与急诊室气管插管比,院前插管不增加 sTBI 患者病死率
Wang HE, 2014	美国一项提取 ROC 中 1 116 例 GCS≤8 分的 sTBI 患者进行研究,发现院前(现场)气管插管有增加患者 28 天病死率的趋势,与 6 个月预后不良相关	院前(现场)气管插管不能改善 sTBI 患者预后
Haltmeier T, 2017	对 NTDB 的 27 714 例 H-AIS≥3 分且 GCS≤8 分的 TBI 患者进行研究,结果发现院前气管插管可增加现场停留和转运时间,与急诊科低 GCS 评分(排除镇静因素)、ICU 住院时间延长和高病死率相关	院前气管插管可增加现场停留和转运时间,与病死率增高、ICU 住院时间延长等不良预后相关
Davis DP, 2004	纳入 426 例 sTBI 患者,院前行 $ETCO_2$ 监测的患者发生过度通气的比例为 5.6%,明显低于未监测者(13.4%),过度通气患者的病死率(56%)显著高于正常通气患者(30%)	对 sTBI 患者,院前过度通气增加病死率,行 $ETCO_2$ 监测可降低过度通气发生率
Klemen P, 2006	对 GCS≤8 分的 64 例 sTBI 患者进行回顾性分析发现,与院前未气管插管的患者相比,专业院前急救团队的 RSI 结合 CO_2 波形图监测,对非脑疝患者避免过度通气,可显著降低患者的病死率,并改善 6 个月 GOS 评分	院前由专业 EMS 团队的行 RSI 并结合 CO_2 波形图监测避免过度通气,可降低病死率并改善预后

作　者	研　究　概　要	主　要　结　论
Warner KJ, 2008	851 名 sTBI 患者,$PaCO_2$ 达到目标值 30～39 mmHg 者病死率为 21.2%,未达标者病死率为 33.7%	sTBI 患者院前救治过程中需维持 PCO_2 正常
Caulfield EV, 2009	对 65 名 GCS≤8 分且院前均行 $ETCO_2$ 监测的 sTBI 患者进行研究,结果发现院前 $ETCO_2$≥30 mmHg 的患者病死率为 29%,$ETCO_2$<30 mmHg 的患者病死率显著增高(46%)	对 sTBI 患者,应避免院前过度通气,同时 $ETCO_2$ 监测在院前救治中的作用值得关注
Davis DP, 2010	分析 11 000 名 sTBI 患者,发现院前气管插管对于损伤极严重的 TBI 患者有益;通气不足或过度通气者预后不良	院前(现场)气管插管对于损伤极严重的 TBI 患者有益,但通气不足或过度通气者预后不良
Bernard SA, 2010	前瞻、随机、对照研究了 312 例 sTBI 患者,比较院前 RSI 与院内插管的预后,6 个月时 GOSE 评分,院前 RSI 组为 5 分,院内插管组为 3 分,预后良好比例院前 RSI 组为 51%,显著高于院内插管组(39%)	与院内气管插管比,院前 RSI 可改善 sTBI 患者预后
Dumont TM, 2010	将 77 例 GCS≤8 分的 sTBI 患者分为院前低碳酸血症组($PaCO_2$<35 mmHg)、正常组($PaCO_2$ 35～45 mmHg)和高碳酸血症组($PaCO_2$>45 mmHg),各组院内病死率分别为 77%、15% 和 61%	sTBI 患者院前过度通气和通气不足的均增加院内病死率,CO_2 监测在院前救治过程中的关键作用值得关注
Rognås L, 2014	纳入院前气管插管的 54 例 GCS≤8 分的 sTBI 患者,结果显示插管后 11.4% 出现 SpO_2<90%,9.1% 新发 SBP<90 mmHg,48.9% 新发 SBP<120 mmHg,4.5% 高血压,71.1% 过度通气	继发于院前气管插管的并发症可能是影响患者预后的因素
Bossers SM, 2015	纳入 6 项研究的 4 772 例院前或急诊科 GCS≤9 分或 H-AIS≥3 分 sTBI 患者进行 Meta 分析,结果发现院前由经严格培训的急救人员行气管插管不增加患者病死率,由经验不足的人员插管病死率可增加 1 倍	院前气管插管增加病死率与急救人员的操作水平有关,对院前急救人员培训不足的创伤中心,应避免对 TBI 患者进行常规气管插管
Hoffmann M, 2017	对 GCS≤8 分的 21 242 例创伤患者进行研究,结果发现在院前气管插管前应用镇静药物,可显著降低病死率并改善神经功能预后	院前气管插管前应用镇静药物可降低病死率并改善神经功能预后
Bendinelli C, 2018	对 283 例 H-AIS≥3 分且 GCS≤8 分的 TBI 患者进行回顾性分析,结果发现院前辅助应用镇静麻醉药物的 RSI 可显著提高气管插管的成功率(85% vs. 22%),但增加 ICU 住院时间,两组病死率未见显著差异	RSI 可提高 sTBI 患者院前气管插管的成功率,但对病死率无影响
Rubenson Wahlin R, 2018	对 458 例 TBI 患者进行研究发现,院前是否气管插管与高能量外伤、院前低血压、瞳孔无反应、转运方式和距离有关,与院前低氧血症无关,院前气管插管与院内病死率未见明显相关性	对于 sTBI 患者,院前气管插管指征把握不准确的情况普遍存在,是院前气管插管导致不良预后的可能原因
Heschl S, 2018	对≤14 岁的 TBI 儿童进行了 9 年的观察性研究,纳入的 106 例患者中由经专业培训的重症医护人员行 RSI 87 例,未行 RSI 19 例,结果显示 RSI 组 67% 的患者 6 个月 mGOS 评分预后良好,显著高于未行 RSI 组(54%)	对儿童 TBI 患者,由经专业培训的重症医护人员行 RSI 可改善 6 个月 mGOS 评分
Gamberini L, 2019	纳入 11 项关于 sTBI 患者院前气道管理与神经功能预后和病死率关系的临床研究进行 Meta 分析,结果发现除气管插管操作本身外,气道装置、镇静麻醉药物应用、操作者技能均为影响神经功能预后和病死率的关键因素,综合考虑以上多项因素后积极的气管插管可以改善患者的预后	院前气管插管对预后的影响与气管插管操作本身外的多种因素有关

续 表

作 者	研 究 概 要	主 要 结 论
Choffat C, 2019	回顾性分析了 832 例 sTBI 患者,研究发现对于 ISS≥25 分的患者,院前气管插管可降低院内病死率并改善 14 天神经功能预后	对于 ISS≥25 分的 sTBI 患者,院前气管插管可降低院内病死率并改善预后
Howard MB, 2021	对 13 项关于 sTBI 患者院前通气与临床预后关系的临床研究进行系统性回顾,结果显示 ETCO$_2$ 或 PaCO$_2$ 监测提示为正常通气的患者病死率明显低于过度通气或通气不足患者,避免过度通气或通气不足可改善 TBI 患者的临床预后	对 sTBI 患者,过度通气或通气不足增加病死率
Anderson J, 2022	对 19 项有关 sTBI 患者院前气管插管与病死率关系的临床研究进行 Meta 分析,结果发现院前经严格培训的医护人员气管插管可改善 sTBI 患者的预后	对 sTBI 患者院前经严格培训的医护人员行气管插管可改善预后
Jung E, 2022	对 562 例 TBI 患者进行回顾性分析,结果显示院前气管插管和 BVM 通气对患者预后的影响未见显著性差异,进一步的分析发现,院前气管插管组中仅到达医院时存在低碳酸血症的那部分患者预后比 BVM 组差	TBI 患者院前气管插管后过度通气及低碳酸血症可导致该类患者的不良预后
Bossers SM, 2023	对 1 776 例院前置入高级人工气道的 sTBI 患者进行研究,所有患者在院前治疗过程中均行 ETCO$_2$ 监测,结果发现将 ETCO$_2$ 35～45 mmHg 作为通气管理的依据是合理的,低碳酸血症(ETCO$_2$<35 mmHg)的患者 30 天病死率显著增高	对 TBI 患者,过度通气和低碳酸血症是导致病死率增高的关键因素,持续 ETCO$_2$ 监测可对通气管理起到关键作用

参考文献

请扫描二维码
阅读本章参考文献

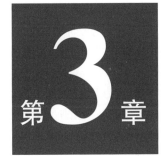

颅脑创伤患者血压和脑灌注压的维持

Guidelines for blood pressure and cerebral perfusion pressure in traumatic brain injury

第**3**章

（冯光　张明　韩冰莎）

- 成人收缩压稳定在 120 mmHg（16 kPa）左右，勿低于 90 mmHg（12 kPa），保持平均动脉压大于 80 mmHg（10 kPa），才能维持有效的脑灌注压；颅内压（ICP）是最有力的判断神经功能缺损的预测因子，尽可能将升高的 ICP 降至 20 mmHg 以下，脑灌注压（CPP）最适当的水平是既能保证满足脑代谢所需的足够血流量，又能使毛细血管静水压控制在较低水平以利于脑水肿液的吸收。

- CPP 不低于 60 mmHg（8.0 kPa），尤其是颅脑创伤后的前 3 天，否则会引起脑组织进一步灌注不足，当然也不应该高于 80 mmHg，过高会增加毛细血管静脉压从而加重脑水肿，升高颅内压；维持正常的脑灌注压有赖于正常的平均动脉压与脑血流的自动调节，使脑灌注压和血流量稳定在可适应的范围，即不高于正常值的 30%～40%，不低于正常值的 25%；压力反应指数（PRx）是预测颅脑创伤患者病死率的独立危险因子；PRx 与 CPP 呈 U 形曲线关系，曲线的最低点即为患者的最佳灌注压（CPPopt），通过根据 PRx - CPPopt 为 CPP 提供动态管理目标，越接近 CPPopt 的患者获得更好预后。

- 尽可能完成 ICP 监测，并根据 ICP 与 MAP 的数值推测 CCP。此外理想的监测还应包括 ICP、平均动脉压（MAP）、CPP、脑血流量（CBF）、颈静脉氧饱和度（SjO_2）、动静脉氧差（$AVDO_2$）、脑电活动及经颅多普勒（TCD）等监测；至少应监测 ICP、MAP、CPP 和 $AVDO_2$ 几项。建议在有创 ICP 监测的基础上，行颅内压相关参数的分析来指导最佳灌注压的滴定。

一、概述

重型颅脑创伤的患者常伴有低血压和低氧血症。低血压和颅脑创伤后引起的颅内高压导致低灌注压，造成脑血流（CBF）不足，产生继发性脑缺血的危险。早期低血压、缺血缺氧明显增加继发性脑损伤，使病死率倍增。院前快速复苏、直接转送至主要的创伤机构、院内 ICP 监测和维持足够的脑灌注等将改善颅脑创伤患者的预后。

在创伤现场早期发现颅脑创伤患者，对于有呼吸与循环障碍的危重患者，应及早气管内插管、辅助呼吸、输液扩容、稳定血压，避免早期低血压、低氧血症与高碳酸血症，造成继发性脑损伤。在成人，对收缩压＜90 mmHg（12 kPa）必须及时诊断和治疗。引起颅脑创伤患者低血压最常见的原因包含合并其他部位（如胸部和腹部内脏伤、脊柱脊髓伤、大骨折）的出血；开放性颅脑创伤合并创口大出血；婴幼儿重型颅脑创伤；以及脑干伤、呼吸循环衰竭。

血管内补液是维持血压最有效的方法。成人循环复苏的方法包括快速输注乳酸钠林格注射液、生理盐水、血液或血液代用品等。要求血压升至正常水平，成人收缩压稳定在 120 mmHg（16 kPa）左右，勿低于 90 mmHg，保持平均动脉压在 80 mmHg（10 kPa）以上，才能维持有效的 CPP。

不应常规预防性使用甘露醇，因为低血压患

者有低血容量的危险。有低血容量的颅内高压患者,仅在充分复苏的情况下才能使用甘露醇,以防血压骤降;严重 TBI 患者的通气旨在将 PCO_2 维持在 34～38 mmHg 的正常范围内。应避免通气不足,因为 PCO_2 水平升高可能导致脑充血,导致血容量和 ICP 增加。另一方面,过度通气会导致血管收缩和组织缺氧的风险增加,尤其是在半暗带,因此最好避免长时程的过度通气。在小脑幕切迹疝体征出现时,应使用过度通气和甘露醇。

外伤性脑水肿在脱水疗法的过程中,尿量增多的情况下必须补足液体和电解质,不应限制液体与钠的摄入量,以保证血压和 CPP 在正常范围,防止脑缺血缺氧所导致的损伤。在处理 CPP前,必须保证正常的血容量,中心静脉压维持在 5～10 mmHg。接受升压治疗以维持 CPP 在 70 mmHg 以上的患者,如果血容量过多或液体正平衡,则可能引起脑过度灌注和增加肺部的并发症。

维持正常的脑血流灌注,有赖于正常的平均动脉压与脑血流的自动调节,脑血管可通过自身调节将脑血流维持在相对恒定的水平,既可避免由于灌注压降低造成的神经元缺血,也可避免由于灌注压升高导致充血所造成的毛细血管损伤和水肿。使 CPP 和 CBF 稳定在合适的范围,应不高于正常值的 30%～40%,不低于正常值的 25%。

世界上主要的颅脑创伤治疗中心,目前都在使用 ICP 和 CPP 监测指导治疗。重型颅脑创伤患者的 ICP 和 CPP 监测率达到 80% 以上,并且已成为严重颅脑创伤患者治疗中不可缺少的组成部分。对 ICP 和 CPP 同时进行监测,不但能及时了解 ICP 变化,也能判断 CBF,这对维持重型颅脑创伤患者正常的 CPP 非常重要,并对其诊断、治疗及预后的评估有一定作用。

目前,ICP 和 CPP 监测主要采用连续测定的 ICP 监护仪和多功能心电监测仪进行,通过两者压力差来计算 CPP。由于 ICP 监测属于损伤性方法,适用于入院时 CT 检查异常的重型颅脑创伤患者,即意识障碍,GCS 评分 3～8 分,CT 发现有颅内血肿、脑挫裂伤、脑水肿和基底池受压、中线结构移位者。对 CT 检查正常的重型颅脑创伤患者,如果年龄在 40 岁以上,出现单侧或双侧锥体束征阳性,血管收缩压<90 mmHg 者,也应进行 ICP 监测。对轻型或中型颅脑创伤患者 ICP 监测并不作为常规方法。ICP 监测常用的方法有脑室内压、硬脑膜外压和脑组织内压监测等,其中,脑室法 ICP 监测,除了了解颅内压的变化,对一些治疗有一定的指导作用外,同时行脑脊液引流,具有降低颅内压、减少蛛网膜下腔出血、减轻脑血管痉挛及脑水肿的作用。ICP 的监测为可能出现的脑疝提示预警信号,并能评估 CPP 的改变。

CPP 正常值为 70～100 mmHg（9.33～13.33 kPa）,一般认为维持适当的 CBF 要求最小的 CPP 阈值是 70 mmHg。正常颅内压为 5～15 mmHg,20～25 mmHg 是正常上限。许多研究者用 20 mmHg（2.67 kPa）作为治疗开始的阈值。重型颅脑创伤患者的 ICP 增高的发生率占40%～82%,它是引起 CPP 降低、脑血流量（CBF）减少的主要原因,并因此导致中枢神经系统功能障碍或死亡。因此,及时了解伤后 ICP 和 CPP 的变化十分重要,其对预后的预测亦有积极意义。

美国脑创伤基金会（BTF）《重型颅脑创伤治疗指南（第四版）》建议:① 将 50～69 岁患者的收缩压维持在≥100 mmHg,或将 15～49 岁或 70岁以上患者的收缩压维持在≥110 mmHg,以降低病死率并改善预后（Ⅲ级）。② 患者获得生存和良好结果的推荐目标 CPP 为 60～70 mmHg。最低最佳 CPP 阈值尚不清楚（60 mmHg 或70 mmHg）,可能取决于患者的自动调节状态（ⅡB 级）。③ 避免通过液体和抗利尿激素将 CPP维持在 70 mmHg 以上。

理想的监测应包括 ICP、MAP、CPP、CBF、颈静脉氧饱和度（SjO_2）、动静脉氧差（$A-VDO_2$）、脑电活动及经颅多普勒（TCD）、脑组织氧分压（$PtiO_2$）等;至少应监测 ICP、MAP、CPP 和 $A-VDO_2$ 几项。使用多参数监测,可以准确鉴别引起颅内高压的原因是脑缺血还是脑充血。对于低灌注的患者,要及时纠正休克,保证患者有足够的循环血容量,通过提高体循环动脉压和降低颅内压以维持必要的脑灌注压,使尚可挽救的脑组织得到足够的脑血流灌注。对于高灌注的患者,则应控制过高的体循环动脉压,必要时给予适度的过度通气,降低 $PaCO_2$,使扩张的脑血管恢复张力,减轻脑肿胀和脑水肿。

CPP 最适当的水平是既能保证满足脑代谢所需的足够血流量,又能使毛细血管静水压控制在较低水平以利于脑水肿液的吸收。对严重颅脑创伤患者除一般常规颅内压监测外,如有条件可结合 SjO_2 或 $A-VDO_2$ 的持续监测。在动脉氧饱和度正常情况下,当 $SjO_2 \leqslant 50\%$ 提示脑缺血缺氧,$SjO_2 \geqslant 75\%$ 说明脑血流供应相对过多,据此可以指导 CPP 的调控。适度升高血压或有效降低 ICP,或者两者结合,都是增加 CPP 的重要途径。增加 CBF 或改善脑缺血,除升高 CPP 外,还可考虑使用降低血液黏滞度和药物解除血管痉挛等方法。

SjO_2 可用于评估全脑氧输送和摄取之间的平衡。颈静脉氧饱和度 SjO_2 水平降低至 55% 以下表明脑需氧量可能不足以满足需求,通常是由于 CPP 降低或过度通气相关的血管收缩所致。相反,SjO_2 增加表明由于 CBF 增加或继发于细胞死亡的氧利用减少而导致过度灌注。TBI 后 $SjO_2 < 50\%$ 和 $SjO_2 > 75\%$ 的减少均与不良结局相关。TBI 后监测 SjO_2 可能会改善预后结局。

脑组织氧合($PbtO_2$)是脑间质水平(脑组织间隙)的氧分压,床旁持续监测 $PbtO_2$ 评估神经危重患者的脑氧合是一种安全可靠的技术,通过维持正常 $PbtO_2$ 可能会改善 TBI 患者的预后。$PbtO_2$ 正常范围值是 $21 \sim 45$ mmHg,< 20 mmHg 诊断为脑缺氧,是立即启动治疗的干预阈值。持续较低的 $PbtO_2$ 患者预后较差,尤其是严重的 TBI。$PbtO_2$ 受许多因素的影响:局部脑血流量,脑氧耗,氧弥散梯度等,贫血、过度通气、脑代谢亢进等也会导致脑组织缺氧。所有低 $PbtO_2$ 的患者必须对这些因素进行评估。脑氧监测有无创和有创监测两种方式,近红外光是近年来无创脑氧监测的方式。

二、论点形成过程

通过 PubMed 检索自 2015 年以来的文献,关键词如下:颅脑创伤、血压及灌注压,共发现相关

文献 364 篇。对颅脑创伤患者血压和灌注压的维持的相关文献进行了复习。

三、科学基础与循证医学证据

脑作为高级神经中枢,在正常的脑代谢和功能运转过程中,对脑血液灌注,氧和葡萄糖的需求量高于其他的器官。脑代谢消耗葡萄糖的量占全身葡萄糖耗量的 17%,氧耗量占全身氧耗量的 20%。其中,脑皮质(灰质)的氧耗量是白质的 $3 \sim 5$ 倍。脑必须有充足、稳定的有效灌注压,保证有充分的氧供给,并由血中摄取氧、葡萄糖和其他与生命相关的物质,才能发挥正常的功能。也只有在有利的内环境、内稳定状态下才能促进脑损伤的康复和代偿。脑细胞内葡萄糖的储备极有限,更没有氧的储备,因此对缺血、缺氧的耐受性很差。在常温条件下发生完全性缺血缺氧,人脑皮质能耐受完全缺氧的时限为 $3 \sim 4$ 分钟,通常情况下,完全性缺血缺氧超过 5 分钟,大脑就会发生细胞损害;小脑能耐受的时间为 $10 \sim 15$ 分钟;延髓为 $20 \sim 40$ 分钟。

正常成人每分钟约有 1 200 mL 血液进入颅内,通过脑血管的自动调节功能进行调节。其公式为:$CBF = CPP/CVR$(脑血管阻力)$= (MAP - ICP)/CVR$,其正常值为 50 mL/(min·100 g)脑组织。这种较恒定的 CBF 的维持主要有赖于脑阻力血管的舒缩,从而改变 CVR 的大小以适应 MAP 与 ICP 的升降和 CPP 的波动。这一调节机制仅在 CPP 为 $40 \sim 160$ mmHg($5.33 \sim 21.33$ kPa)范围内发生作用。

一般认为 CBF 在 20 mL/(min·100 g)脑组织以下即为脑缺血,$20 \sim 35$ mL/(min·100 g)脑组织为供血不足,35 mL/(min·100 g)脑组织以上尚能维持正常脑代谢的需要。Rosner 根据理解 ICP 各种现象必需的基本生理和病理生理概念,结合以往的 Poiseuille 定律,重新确定了 CBF 是 CPP、血管半径(r)和血液黏滞度(n)的函数,即 $CBF = CPP \times r^4 / n$。脑灌注压为平均动脉压减颅内压,因此受血压与颅内压高低的影响。

重型颅脑创伤患者中,低血压和低氧血症发生率占 $1/3$ 以上,实验证实,伤后第一天 CBF 可

降到正常值的一半以下，接近形成梗死的阈值 [20 mL/(min·100 g)脑组织]，外伤越重，下降越明显，在脑挫伤和颅内血肿附近可能更低。颅脑创伤患者在受伤后出现休克，未得到早期及时纠正者，病死率可增加 1 倍以上。成人循环复苏要求血压升至正常水平，成人收缩压稳定在 120 mmHg 左右，勿低于 90 mmHg，保持平均动脉压在 80 mmHg 以上，才能维持有效的脑灌注压。否则动脉压过低，引起脑灌注压降低，使血流量减少，脑血流自动调节机制也随之消失，将加重脑水肿，脑损害难以恢复。

实验表明，用高渗盐代替等渗盐能获得更高的收缩压和更好的预后。高渗盐恢复血流动力指标在速度和质量上均优于等渗盐，在同样程度的脑外伤伴休克时，每失血 1 mL 高渗盐仅需补充 1 mL 而等渗盐则要 3～4 mL；在血流动力学指标恢复速度上，高渗盐输入半小时内使各项指标迅速上升，并持续数小时之久，等渗盐输入后，由于其渗透压较低，主要依靠其本身的容量使血容量增加，往往需要在其容量输入大部分后(约需 1 小时)上述各指标才缓慢上升，且持续时间较高渗盐短。而低渗液减少了血清钠，并增加了静水压，使脑水肿加重。总的来说，高渗盐在严重颅脑创伤患者应用具有一定好处，但直接的前瞻性临床试验尚未进行。有研究发现，用高渗盐和右旋糖酐治疗并发低血压颅脑创伤患者的生存率是用标准疗法治疗的 2 倍。高渗盐不仅能提高血压而且还能降低患者的高 ICP。但有的研究显示，用高渗盐(用或不用右旋糖酐)代替等渗盐进行液体复苏对生存率没有提高。

脑损伤常合并颅内血肿继发脑水肿，迅速产生颅内压增高。在一般轻度或中度的颅内压增高，颅内容物增加的量，不超过颅腔容积的代偿限度，患者尚能适应。颅内压严重增高，脑灌注压随之降低，如果低于 40 mmHg，必然引起或加重脑损伤。

1990 年以前，重型颅脑创伤的治疗中，ICP 监测的目的集中在 ICP 本身的处理上。1990 年以后，开始强调 CPP 处理的重要作用。将各种降低 ICP 的方法作为改善 CPP 的必要手段，以达到改善 CBF 的目的。重型颅脑创伤后脑血管自动调节机制受到不同程度的损害，CBF 和 ICP 易受到 CPP 的影响。当脑血管自动调节机制丧失后，CBF 直接受 CPP 的影响，CPP 下降易引起 CBF 不足，导致脑缺血损害；反之，CPP 增高可造成 CBF 增加，超过脑代谢所需，形成过度灌注，增加脑血容量，进一步破坏血脑屏障，加重脑水肿，从而使颅内压进一步升高。当 CPP<60 mmHg 时脑血管的自动调节将不能维持正常 CBF，随着 CPP 继续下降，CBF 会急剧降低。较高或高 CPP 对于脑血管自动调节机制尚完善者并无明显不利影响，但对脑血管自动调节机制已严重受损，血管处于麻痹状态并有充血性脑肿胀者，升高 CPP，可使 CBF 明显增加，如果这种 CBF 增加不伴有脑氧代谢率增加，可认为是过度灌注。

CPP 与颅脑创伤后重要的脑病理生理变化有着紧密的联系，低 CPP 有造成 CBF 不足导致脑缺血的危险，而较高 CPP 则有增加毛细血管内静水压、加重脑水肿及颅内压增高的危险。临床上 CPP 应维持在什么水平较适宜呢？目前有两种看法。一种为维持 CPP 在较高水平(≥70 mmHg)；另一种为维持 CPP 在较低水平(60 mmHg)。从减少继发性脑缺血损害发生来看，维持较高 CPP 对保证充足的 CBF 极其重要。因为颅脑创伤后的脑血管自动调节曲线右移，所以在多数情况下升高 CPP，可以增加 CBF，引起血管收缩，降低脑内血容量，达到降低 ICP 和改善脑缺血的目的。

Chan 等观察了 CPP 对大脑中动脉流速和颈静脉球氧饱和度($SjVO_2$)的影响，发现当 CPP 不足 70 mmHg 时脑血流阻力增加(搏动指数 PI 上升)，$SjVO_2$ 下降。故主张 CPP 不应低于 70 mmHg，否则预后不良。

Andreas 等一项随机对照试验表明，目前将目标 CPP 提高到 70 mmHg 以上水平的安全性仍不清楚，虽然 CPP 目标高于 70 mmHg 可能会减少缺血性损伤引起的继发性脑损伤，但提高 CPP 所需的额外液体和升压药剂量可能会诱发心肺损伤。Fabian Guiza 等通过前瞻性研究 259 名颅脑创伤患者 ICP 和 CPP 与预后的关系。结果表明 ICP 是最有力的预后的预测因子，可以划定 60～

70 mmHg 之间为患者 CPP 最佳范围；无论 CPP 如何，ICP＞25 mmHg 的发作均与不良预后相关。

Rosner 等采用扩容、增加胶体渗透压、脑室引流或/和升高血压的综合措施维持 CPP 在 70 mmHg 以上，并认为重型颅脑创伤后，脑血管自动调节机制并未完全受损，只是受到抑制或部分受损，其调节反应变慢，阻力增加，要求维持更高的 CPP 水平，升高的 CPP 可以使脑血管出现收缩反应，从而使 CBV 降低，最终产生降压作用。

Lennart Riemann 等对 224 名颅脑创伤患者进行观察性研究，将第 6 个月时患者 GOSE 评分进行分组，（GOSE 1～4 分）为不良预后组，（GOSE 5～8 分）为良好预后组，通过对比两组 PRx、CPP、CPPopt 监测数据，预后良好组的平均 CPP 与最佳灌注压（CPPopt）偏差最小。结果表明 PRx 是预测患者病死率的独立危险因子；通过根据 PRx - CPPopt 为 CPP 提供动态管理目标，越接近 CPPopt 的患者获得更好预后。

美国神经外科协会认为，严重颅脑创伤患者维持 CPP＞70 mmHg 使病死率降低，生存质量提高，使缺血区的灌注增强。但维持 CPP 达 70～80 mmHg 以上的观点并未得到广泛认同。前期的经典的 CPP 处理方案是建立在损伤后脑血管的自动调节机制的完整或部分保留，这与实际情况不符。Kiening 等对 23 例颅脑创伤后昏迷的患者进行了 MAP、ICP、CPP 及脑组织氧分压（$PbrO_2$）等检测，发现将 CPP 从（32±2）mmHg 提高到（67±4）mmHg，明显提高 $PbrO_2$［从（13±2）mmHg 到（21±1）mmHg］，而将 CPP 从（68±2）mmHg 提高到（84±2）mmHg 则并不改变，因此，CPP＞60 mmHg 是保证充足的脑组织氧分压的最重要因素，进一步提高 CPP 则并不改善 $PbrO_2$。

近年来，越来越多的研究证实，脑低灌注大多数发生在颅脑创伤早期（12～24 小时），当脑血流量低于 20 mL/（min·100 g）脑组织表明脑缺血存在，随后出现相对高血流状态。颅脑创伤后的充血期一般发生在伤后 1～3 天，此时脑水肿加重，往往伴随着动静脉氧差升高，有应用过度换气的指征。这些研究对维持 CPP 在一较高水平以

上的合理性提出了质疑。重型颅脑创伤的血管自动调节机制和血脑屏障遭受不同程度的损害，升高 CPP 可以直接增加毛细血管内静水压，加重血管源性水肿，加上升高的 CPP 可能使 CBV 增加，从而可以引起 ICP 进一步升高。

很多研究发现 CPP 在 60～70 mmHg 水平预后最好，高于 70 mmHg 不良预后反而增加。当 CPP＞80 mmHg（10.7 kPa）时，病死率为 35％～40％，当 CPP＜60 mmHg，病死率升高至 95％。许多研究证实，重型颅脑创伤患者的高 ICP 和低 CPP 与预后不良有很大的相关性。Kelly 等认为 CPP 与预后不良相关，原因为：脑损伤后高糖代谢造成血流代谢不匹配；在较低 CBF 时细胞蛋白合成受到抑制，影响细胞正常功能，最终导致细胞损伤或死亡；脑代谢抑制导致脑功能抑制。

除原发性脑损伤严重程度外，脑缺血是影响脑外伤预后最重要的因素。重型颅脑创伤后的大脑处于缺血状态，是继发性脑损伤的重要病理生理过程，且脑挫裂伤和血肿的邻近区域缺血尤为严重，这可能与血肿压迫、昏迷患者的代谢率降低或外伤后脑血管痉挛有关。

四、小结

严重颅脑创伤的患者常伴有低血压、低氧血症。低血压和颅脑创伤后引起的颅内高压导致低灌注压，造成 CBF 不足，产生继发性脑缺血的危险。成人收缩压稳定在 120 mmHg（16 kPa）左右，勿低于 90 mmHg（12 kPa），保持平均动脉压在 80 mmHg（10 kPa）以上，才能维持有效的脑灌注压；一般颅内压应维持在 20 mmHg（2.67 kPa）以下，脑灌注压应不低于 60 mmHg（8.0 kPa）。理想的监测应包括 ICP、MAP、CPP、CBF、SjO_2、A - VDO_2、脑电活动及 TCD、$PbrO_2$ 等监测。至少应监测 ICP、MAP、CPP 和 A - VDO_2 几项。院前快速复苏、直接转送至主要的创伤机构、院内 ICP 监测和维持足够的脑灌注压等将改善颅脑创伤患者的预后。

五、前景和展望

临床上 CPP 应维持在什么水平较适宜仍有

不同意见，一种为维持 CPP 在较高水平（70～90 mmHg）；另一种为维持 CPP 在较低水平（50～60 mmHg）。经典的 CPP 处理方案是建立在损伤后脑血管的自动调节机制的完整或部分保留，这与实际情况不符。CPP 的适宜水平有待于进一步探讨。局部脑组织灌注情况的监测为颅脑创伤患者的治疗提供更直接依据，而最佳监测指标的确定还需进一步探索。目前临床上兴起的多模态参数监测，特别是利用 PRx‑CPP U 形相关关系，可以为寻找 CPPopt（最佳脑灌注压）提供新的思路，为患者的个体化治疗提供有力支撑。

六、主要依据（表 3‑1）

表 3‑1　形成血压和脑灌注压影响颅脑创伤观点主要作者的研究概要及结论

作　者	研　究　概　要	结　　论
Lennart Riemann，2020	对 224 名颅脑创伤患者 6 个月内 GOS 评分分组，（GOSE 1～4 分）为不良预后组，（GOSE 5～8 分）为良好预后组，通过对比两组 PRx、CPP、CPPopt 监测数据，预后良好组的平均 CPP 与 CPPopt 偏差最小	PRx 是预测患者病死率的独立危险因子；通过根据 PRx‑CPPopt 为 CPP 提供动态管理目标，越接近 CPPopt 的患者获得更好预后
Hari Hara Dash，2018	BTF 指南第四版建议： • 将 50 至 69 岁患者的收缩压维持在≥100 mmHg，或将 15～49 岁或 70 岁以上患者的收缩压维持在≥110 mmHg 或以上，以降低病死率并改善预后（Ⅲ级） • 患者获得生存和良好结果的推荐目标 CPP 值在 60～70 mmHg。60 mmHg 还是 70 mmHg 是最低最佳 CPP 阈值尚不清楚，可能取决于患者的自动调节状态（ⅡB级） • 避免通过液体和抗利尿激素将 CPP 维持在 70 mmHg 以上	• 按年龄不同维持收缩压的阈值不同，最低收缩压阈值不低于 100 mmHg • CPP 适宜维持在 60～70 mmHg，更高的 CPP 并不改善预后
Fabian Guiza，2017	通过前瞻性研究 259 名颅脑创伤患者 ICP 和 CPP 与预后的关系。ICP 是最有力的预后的预测因子，可以划定 60～70 mmHg 为患者 CPP 最佳范围；无论 CPP 如何，ICP＞25 mmHg 的发作均与不良预后相关	ICP 是最有力的预后的预测因子，ICP＞25 mmHg 与不良预后相关
Andreas H. Kramer，2018	前瞻性地对 71 例颅脑创伤后 GCS 评分≤8 分昏迷的患者进行了 ICP、CPP 及 PRx 等监测，虽然将 CPP 目标高于 70 mmHg 可能会减少缺血性损伤引起的继发性脑损伤，但提高 CPP 所需的额外液体和升压药剂量可能会诱发心肺损伤等并发症	CPP＞70 mmHg 能减少缺血性损伤引起的继发性脑损伤，但应注意升高脑灌注压引起的药物副反应

参考文献

请扫描二维码
阅读本章参考文献

颅脑创伤患者手术指征
Indications of surgical treatment of traumatic brain injury

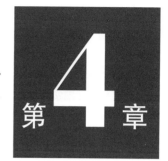

（马驰原　周梦良　李振兴）

- 颅脑创伤发生颅内血肿或开放性损伤、颅骨凹陷性骨折引起急性脑受压或脑疝均需紧急手术，而合并伤发生内脏出血、开放性骨折和休克者应同时紧急处理。

- 急性颅内血肿的外科手术指征：除了根据颅内血肿量、血肿部位和颅内占位效应，还要结合患者年龄、伤情、意识状态、合并伤和全身状态等综合评价。

- 脑挫裂伤外科手术指征：挫裂伤灶>50 mL、影像学显示明显占位效应、ICP进行性升高且常规方法无法控制、意识进行性下降或已有一侧瞳孔散大的脑疝表现。

- 手术治疗是整个救治工作的重要组成部分。颅脑创伤的诊治，首先要求接诊医师在第一时间内准确评估伤情、尽早明确诊断并决定是否需要手术。闭合性颅脑创伤中的轻型与中型伤很少需要开颅

手术，重型伤者约1/3以上病例需要手术；开放性颅脑创伤，绝大多数病例都需要清创手术。颅脑合并其他脏器严重创伤时，原则上应优先处理危及生命的损伤，纠正和维持患者基本的呼吸、循环功能，才能为下一步救治赢得时间。除此以外，所有外伤性颅内血肿或脑挫裂伤脑水肿所致的占位效应，包括经复苏后GCS 3分的年轻患者，也应尽量行急诊手术。尽管成功的比例较小，但仍有少数患者可得到良好的恢复。

- 对于重型颅脑创伤脑挫裂伤血肿、合并颅高压脑疝患者的手术原则是及早彻底减压，只有彻底减压才能最大限度解除脑组织受压、减少脑组织缺血缺氧和保护脑组织。特别重点强调指出：对于重型颅脑创伤脑挫裂伤血肿、合并颅高压脑疝患者，禁止采用小骨窗吸除血肿或小骨窗减压方法。

一、概述

1. 头皮开放性损伤的手术指征　头皮开放性损伤应在客观条件许可的情况下，争取24小时内清创缝合。由于头皮血运丰富，组织再生和抗感染能力均较强，如未能及时处理，在72小时内也可进行清创缝合。伤后72小时以上者，视感染情况而定。无明显感染，仍可按早期彻底清创处理；如伤口已化脓，处理仅限于适当扩大伤口，摘除浅表阻塞性异物，使引流通畅，待感染消退后行二期手术。但具体情况应具体分析。根据临床实践，也有在伤后1周以上，伤口已有感染，经清创后全部或部分缝合头皮，并放置引流而获得

一期痊愈。合理选择和早期应用抗菌素是十分重要的。

2. 颅骨骨折的手术指征　单纯线性骨折或粉碎性骨折不伴有凹陷时，不需要手术治疗。开放性凹陷性骨折需清创并手术治疗。凹陷性骨折或粉碎性骨折深度达0.5 cm以上，尤其是位于运动、语言等重要功能区时宜尽早手术整复，以防局部脑皮质受压过久退变萎缩，引起癫痫、失语等并发症。如陷入深度不超过0.5 cm、重要脑功能区未累及、无症状和体征者，无须手术。位于上矢状窦、横窦表面之凹陷骨折，如压迫静脉窦导致血液回流受阻、出现颅高压的患者需要手术治疗，无静脉窦受压表现者，可保守治疗。如

骨折片刺破静脉窦,按静脉窦损伤做手术处理。术中注意防止大出血,术前应做好大量输血的准备。

3. 脑挫裂伤的手术指征

(1) 对急性脑实质损伤(脑挫裂伤、脑内血肿)患者,尤其是广泛性脑挫裂伤(体积>50 mL),并发严重蛛网膜下腔出血和脑水肿造成颅内压升高,进行性意识下降、经保守治疗无效时,CT 出现明显占位效应,应早期手术清除失活的挫碎脑组织和血凝块,并行去骨瓣减压术,可早期控制颅高压并减少迟发性颅内压增高和晚期脑积水的发生。尽量采用标准外伤大骨瓣术,必要时行颞肌切除,保留颞肌筋膜与硬脑膜减张缝合。

(2) 额颞顶叶挫裂伤体积>20 mL,中线移位>5 mm,伴基底池受压,应该立刻行外科手术治疗。双侧脑挫裂伤患者应该行双侧标准外伤大骨瓣减压术。

(3) 急性脑实质损伤患者,通过脱水等药物治疗后颅内压≥25 mmHg、脑灌注压≤65 mmHg、GCS 评分下降 2 分以上且病情恶化者,应该行外科手术治疗。

(4) 急性脑实质损伤(脑内血肿、脑挫裂伤)患者无意识改变和神经损害表现,药物能有效控制颅高压,CT 未显示明显占位效应,可在严密观察意识和瞳孔等病情变化下,继续药物保守治疗。

4. 颅内血肿的手术指征　颅内血肿有幕上、幕下之分,按部位深浅又分为硬膜外、硬膜下、脑内及脑室内。决定颅内血肿患者是否施行手术的关键因素包括是否有明显颅内压增高、患者的神经功能状态(意识水平和神经体征)、影像学征象(如血肿大小与部位)及颅外合并损伤的程度。当颅内血肿进行性扩大造成明显占位效应使病情快速恶化时无疑具有明确的手术指征。一般认为,幕上血肿量>30 mL(颞部血肿>20 mL),血肿厚度>10 mm,CT 扫描提示中线向对侧移位>5 mm,基底池受压,临床有明显颅内压增高征象者,应行急诊手术。幕上出血量<20 mL,中线移位<3 mm,脑室无明显受压且意识、生命体征稳定、无局灶神经征象者,可在严密监护下行保守治

疗。幕下血肿因后颅凹体积有限、代偿容积有限,血肿量>10 mL 时,即应早期手术。

(1) 急性硬膜外血肿:① 急性硬膜外血肿>30 mL,颞部血肿>20 mL,需立刻开颅手术清除血肿。② 急性硬膜外血肿<30 mL,颞部<20 mL,最大厚度<15 mm,中线移位<5 mm,GCS 评分>8 分,没有脑局灶损害症状和体征的患者可保守治疗。但必须住院严密观察病情变化,行头部 CT 动态观察血肿变化。一旦出现临床意识改变、高颅压症状,甚至瞳孔变化或 CT 血肿增大,都应该立刻行开颅血肿清除手术。

(2) 急性硬膜下血肿:① 急性硬膜下血肿>30 mL、颞部血肿>20 mL、血肿厚度>10 mm 或中线移位>5 mm 的患者,需立刻采用手术清除血肿。② 急性硬膜下血肿<30 mL、颞部<20 mL、血肿最大厚度<10 mm、中线移位<5 mm、GCS 评分>9 分急性硬膜下血肿患者,可先行非手术治疗。如果出现伤后进行性意识障碍、GCS 评分下降>2 分,应该立刻采用外科手术治疗。③ 对于具有颅内压监测技术的医院,GCS 评分<8 分的重型颅脑创伤合并颅内出血的患者都应行颅内压监测。

(3) 急性颅后窝血肿:① 颅后窝血肿>10 mL、CT 扫描有占位效应(第四脑室的变形、移位或闭塞,基底池受压或消失,梗阻性脑积水),应立即行外科手术治疗。② 颅后窝血肿<10 mL、无神经功能异常、CT 扫描显示不伴有占位征象或有轻微占位征象的患者,可以进行严密的观察治疗,同时进行定期复查 CT。

(4) 慢性硬膜下血肿:① 临床出现高颅压症状和体征,伴有或不伴有意识改变和大脑半球受压体征。② CT 或 MRI 扫描显示单侧或双侧硬膜下血肿>10 mm、单侧血肿导致中线移位>10 mm。③ 无临床症状和体征、CT 或 MRI 扫描显示单侧或双侧硬膜下血肿厚度<10 mm、中线移位<10 mm 患者可采取动态临床观察。

对处于临界值的颅内血肿,是否手术存在争议。针对硬膜外或硬膜下血肿,厚度介于 5~10 mm、GCS 评分 9~13 分的病例,如累及语言区皮质(如优势侧颞叶)或邻近中央区者,可先考虑

非手术治疗。同样,病变限于深部白质或基底核区也可先予保守治疗。但患者出现意识恶化、瞳孔异常、偏瘫加重或 CT 证实基底池消失、血肿扩大造成明显占位效应时应行急诊手术。病情稳定或意识改善行保守治疗的病例,应随时复查 CT。对于伤后首次 CT 检查发现脑挫伤或颅骨骨折者,3 天内应每 4～8 小时行 CT 复查,及时发现迟发性血肿的可能并加强监护。当病情出现迅速恶化表现时应急行 CT 复查或直接送手术室手术。另一类适于首选保守治疗的是半球间的硬膜下血肿、无神经功能损害的患者,因手术有损伤矢状窦的危险。

5. 脑神经损伤的手术指征　脑神经损伤多采用保守治疗,仅少数需手术治疗。

(1) 视神经损伤:视神经损伤的治疗多采用激素治疗和手术减压。凡颅脑创伤后立即发现因视神经管或其附近骨折合并视神经损伤者,应争取在伤后 7～10 天内做视神经管开放减压术,最迟不超过 2 周。一般认为时间过迟,可发生视神经纤维变性,甚至坏死,手术效果较差。也有报道认为即使视神经部分萎缩,只要未完全失明;或视力、视野进步后又趋向退步者的病例,即使受伤 100 天以上,仍可试行手术。但伤后立即无光感,已达 30 天以上,而且视盘苍白者,则不宜手术。

(2) 面神经损伤:对伤后立即出现的完全性面瘫,CT 扫描发现岩骨骨折造成面神经管明显不连续时,应尽早将面神经管磨开,行面神经减压术。对于迟发性面瘫,若面神经肌电图检测证实面神经有严重变性迹象(通常标准为面神经肌电刺激反应完全丧失或神经肌电图电位降低 90% 以上),亦应尽早手术探查。完全性面瘫持续时间较长者,可行神经吻合术:包括面-副神经吻合术及面-舌下神经吻合术。

6. 外伤性脑脊液漏的手术指征　外伤性脑脊液漏多数可经非手术治疗而自行愈合。伤后立即发生的急性脑脊液鼻漏 80%～85% 可望在 1 周内自行停止漏液;外伤性耳漏则几乎都可在 5～10 天内愈合。脑脊液漏延续 4 周以上仍不愈合者,应考虑行瘘口修补术。术前瘘口定位十分重要。CT 颅底薄层扫描和腰椎穿刺造影是瘘口定位的主要方法。瘘口位于前颅底、后颅底,以及术前瘘口尚不能定位者,均需开颅行颅内修补。术前已明确脑脊液鼻漏来自蝶窦者,可经蝶窦修补。如脑脊液漏合并感染者,应待炎症完全消退后再行手术。

7. 合并伤的手术指征　颅脑创伤合并其他脏器严重创伤时,原则上应优先处理危及生命的损伤。当颅脑创伤和合并伤均有危象时,应同时一并处理。在这类严重多发伤手术中,可同时分两个手术组做开颅和合并伤紧急手术。例如,合并颈部动、静脉损伤或气管破裂时,出血可能流入气管发生窒息,应立即止血和修复。合并胸部损伤时,可出现张力性气胸或血气胸,应尽快做胸腔闭式引流,必要时,还可开胸探查。合并腹腔脏器内脏伤时,如患者出现休克,务必在补充血容量、纠正休克的同时,迅速剖腹探查,查明脏器伤情并制止出血。长骨骨折累及大血管损伤者亦应及时手术。

二、论点形成过程

通过 MEDLINE、PubMed 检索,输入关键词为颅脑创伤和手术指征,共发现相关文献 1 220 多篇。另外,还参照了 *YOUMANS: Neurological Surgery*(2022)及 *Kaye: Operative Neurosurgery*(2000)等多部专著,以及美国《重型颅脑创伤治疗指南(第四版)》《中国颅脑创伤手术指南(2009)》和《颅脑创伤去骨瓣减压中国专家共识(2013)》。

三、科学基础与循证医学证据

2005 年,我国江基尧等开展了 486 例重型颅脑创伤患者的 RCT 研究,总结的手术指征为:① 出现单侧大面积脑挫裂伤和(或)CT 提示脑水肿、中线移位超过 1.0 cm 伴有相关临床症状恶化。② 2 小时内单侧或双侧瞳孔散大,对光反射消失。③ 入院 GCS 评分 4～8 分。④ 年龄 15～70 岁。⑤ 血压和呼吸等生命体征在正常范围。研究发现标准的大骨瓣减压术(不小于 12 cm×15 cm 或直径 15 cm)优于额颞小骨瓣减压术,可减少重型颅脑创伤患者的病死率并改善神经功能评分。2016 年美国脑创伤基金会(Brain Trauma

Foundation，BTF)发布了《重型颅脑创伤治疗指南(第四版)》，将其结果纳入了手术指南部分，LevelⅡA级证据推荐(2)：推荐额颞顶去大骨瓣开颅减压(骨瓣不小于 15 cm×12 cm 或直径 15 cm)，与去小骨瓣开颅减压相比，前者可显著降低重型颅脑创伤患者的病死率和改善神经功能预后。

2011 年，澳大利亚 Cooper 教授等围绕重型颅脑创伤患者去骨瓣减压手术的疗效开展了一项涵盖三个国家、15 个医疗中心的 RCT 研究，该研究结果发表在 *The New England Journal of Medicine*。2016 年美国《重型颅脑创伤治疗指南(第四版)》，将其结果纳入了手术指南部分，LevelⅡA级证据推荐(1)：对于发生弥漫性脑损伤的重型颅脑创伤患者，以及伤后 1 小时内 ICP 升至 20 mmHg 以上、持续超过 15 分钟、一线治疗无效的患者，双额去骨瓣手术不能改善其预后(以伤后 6 个月改良格拉斯哥预后分级为标准)，但可降低 ICP，并缩短在重症监护室(ICU)的住院时间。

2015 年，英国的 Gregson 等开展了创伤性脑内血肿(STITCH)的多中心研究，纳入患者 170 例，分为早期手术组 83 例，早期保守治疗组 87 例。手术指征：损伤 48 小时内，GCS 评分 9～12 分，单纯脑叶脑血肿大于 10 mL。随访 6 个月后发现预后良好情况：早期手术组 63% *vs.* 早期保守组 53%，并发现早期手术可以减少创伤性脑内血肿的病死率。

2016 年，英国的 Hutchinson 教授等对创伤性颅脑创伤难治性颅内压增高的患者选择手术治疗还是保守治疗进行了 RCT 研究，研究认为随访 6 个月后去骨瓣减压手术的患者相比保守治疗患者预后明显改善，病死率降低，其手术适应证选择的标准是经保守治疗后颅内压在 1～12 小时内持续>25 mmHg 的难治性颅高压患者，相关结果发表在 *The New England Journal of Medicine*。2020 年《重型颅脑创伤治疗指南》也根据该结果进行了更新，推荐去骨瓣减压手术可以改善晚期难治性颅内压增高患者的预后。

2023 年，荷兰莱顿大学 IshitaMiah 等开展了慢性硬膜下血肿患者选择手术治疗还是激素保守治疗的多中心、开放标签、非劣性研究，发现单纯激素治疗相比钻孔引流出现更多的并发症，往往也需要二次手术，因此不具有非劣性，相关结果发表在 *The New England Journal of Medicine*。

四、小结

颅脑创伤手术指征应根据患者损伤的具体情况而定，综合考虑受伤类型、临床症状和影像学依据等。尽管近年来国内外学者围绕重型颅脑创伤患者去骨瓣减压、慢性硬膜下血肿钻孔引流等颅脑创伤手术疗效开展了一系列前瞻性、多中心临床随机对照研究，但是大多研究结果尚有争议。因此，急性颅脑创伤患者外科手术治疗的指征、时机和方法缺乏有效的Ⅰ级循证医学证据，有待更多的基于真实世界研究的临床结论。

五、前景与展望

国内外对于重型颅脑创伤权威研究的手术适应证一般是选择弥漫性脑损伤的重型颅脑创伤患者，以及伤后 1 小时内 ICP 升至 20 mmHg 以上、持续超过 15 分钟、一线治疗无效的患者，经保守治疗后颅内压在 1～12 小时内持续大于 25 mmHg 的难治性颅高压患者。目前存在几方面问题：① 大多数 RCT 研究纳入标准多是基于各研究中心的经验，其研究主要目的是判定手术的疗效，少有针对手术指征、区分不同手术时机的研究。② 去骨瓣减压术对于重型颅脑创伤的临床救治非常重要，但是，重型颅脑创伤患者的病情复杂以及个体化的高度差异，许多实际性问题仍需进一步解决，在循证医学意义上目前还没有可以广泛覆盖的普遍情况下的推荐。不同地区单位的治疗效果千差万别，如何选择大骨瓣开颅术指征以及如何规范地实施这一技术是导致治疗结果不同的主要原因，因此进行手术指征的规范显得十分重要。③ 颅脑创伤有不同的类型，少有针对急性硬膜外血肿、不同脑叶挫裂伤、创伤性脑神经损伤等疾病亚型的大规模、精准性手术指征研究。

六、主要依据(表 4-1)

表 4-1 国内外有关颅脑创伤患者手术指征的主要研究概要和结论

作 者	研 究 概 要	结 论
Jiang,2005	486 例重型颅脑创伤患者的多中心研究 手术指征:① 出现单侧大面积脑挫裂伤和(或)CT 提示脑水肿,中线移位超过 1.0 cm 伴有相关临床症状恶化。② 2 小时内单侧或双侧瞳孔散大,对光反射消失。③ 入院 GCS 评分 4~8 分。④ 年龄 15~70 岁。⑤ 血压和呼吸等生命体征在正常范围	标准的大骨瓣减压术(不小于 12 cm×15 cm 或直径 15 cm)优于额颞小骨瓣减压术,可减少重型颅脑创伤患者的病死率并改善神经功能评分
Qiu,2009	74 例重型颅脑创伤单中心随机对照研究:单侧去骨瓣减压组 37 例,单侧常规前额叶开颅手术组 37 例 手术指征:GCS<8 分,CT 提示中线>5 mm,环池受压	单侧去骨瓣减压术有助于降低颅内压、减少病死率、改善预后,但是有迟发性颅内血肿和硬膜下积液增加的风险
Cooper DJ,2011	155 例弥漫性重型颅脑创伤患者 RCT 研究 手术指征:外伤后 72 小时内经一线治疗 1 小时后颅内压仍超过 20 mmHg,持续 15 分钟	6 个月后去骨瓣减压手术组病死率 19%,保守组病死率 18%。GOS 评分:手术组预后差,不良结局风险更高
Gregson,2015	170 例创伤性脑内血肿的多中心研究:早期手术组 83 例,早期保守治疗组 87 例 手术指征:损伤 48 小时内,GCS 评分 9~12 分,单纯脑叶脑血肿>10 mL	6 个月后预后良好情况:早期手术组 63% vs. 早期保守组 53%。发现早期手术可以减少创伤性脑内血肿的病死率
Hutchinson,2016	408 例顽固性颅内压升高患者的前瞻性 RCT 研究 手术指征:CT 异常;经一线治疗后颅内压在 1~12 小时内持续升高,超过 25 mmHg	6 个月后去骨瓣减压手术加保守治疗组病死率 26.9%,单纯保守组病死率 48.9%。GOS 评分:手术组和保守组预后良好比较为 42.8% vs. 34.6%

参考文献

请扫描二维码
阅读本章参考文献

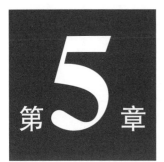

第5章

颅脑创伤患者手术方案
Surgical strategies for traumatic brain injury

（刘伟明）

- 发生颅脑创伤后，需要根据临床表现、影像学检查的结果判断是否需要外科手术干预。颅脑创伤后出现的情况包括：头皮损伤、颅骨骨折、硬膜外血肿、硬膜下血肿、脑内血肿、脑穿通伤、颅后窝血肿（解剖部位特殊）。
- 手术目的：① 清创，变开放损伤为闭合。② 恢复颅脑的正常解剖结构，解除凹陷颅骨的压迫。③ 恢复正常颅内压力，清除颅内血肿和挫伤脑组织，如果有必要去除骨瓣。

- 对于有手术适应证的颅脑创伤患者，必须实施及时确切的外科手术治疗。采取正确的手术方案是控制病情、保存和恢复神经功能、提高生存质量、挽救患者生命的重要治疗环节。
- 去骨瓣减压手术治疗颅内高压的重要方式，临床研究可以看到降低颅内压效果确实，能够降低重症医学的治疗时间，但是对长期预后受益受到争议。须严格掌握适应证，把握手术时机，注重并发症的防治和避免过度医疗。

一、概述

在脑创伤急性期，需要根据病情，迅速判断是否需要手术干预，这是对创伤神经外科医师的考验，需要结合自己的经验、已有的证据、患者及家属的诉求及可用的医疗资源，迅速做出判断。

在脑创伤的急性期，手术的目的是去除占位病变、稳定颅内压力、恢复颅腔组织结构、去除异物等。其后脑创伤患者需要外科手术的还包括脑积水的分流手术、颅骨成形术、脑脊液漏修补术。一些患者还伴随着血管的创伤，如海绵窦动静脉瘘、颈内动脉或椎动脉夹层等病理损伤，也需要相应处理。

不同地域面临神经外科急诊手术处理的疾病有差异，在低收入国家最常见的是凹陷性颅骨骨折，在中等发达国家是幕上硬膜外血肿常见，而高度发达国家幕上急性硬膜下血肿比例高。由于医疗体系和积累经验不同，不同地域、医院和医师手术治疗的策略差异也很大，即使在同一地域，甚至在同一医院不同医师也会采取不同治疗策略，如中国和欧洲在年龄因素考虑和去骨瓣减压手术的指征上有差异，中国医师采取更为积极的手术干预策略。在欧洲调查了 68 个医学中心关于创伤性颅内血肿清除和去骨瓣减压的手术指征、高颅压的阈值等情况，这些中心的临床实践有很大不同。

这更突出了脑创伤救治的复杂性，脑创伤患者异质性很大，相同临床表现需要不同干预措施并有不同预后；脑创伤救治对医疗资源需求很高，不同地域能提供的救治能力有差异。因此提供强力有效的证据，使手术治疗策略具有普适性和可推广性，一直是脑创伤同行们的工作目标，本章结合近年来发表的各类证据，阐述颅脑创伤急性期手术策略，使其具备临床实践性，并指出进一步工作的可能方向。

二、论点形成过程

通过 MEDLINE 检索至 2023 年文献，关键词为颅脑创伤、手术，关注高等级证据，随机对照试验（randomized controlled trial, RCT）共 233 篇，其中近 5 年 99 篇。另外查阅追踪近年来发表的其他真实世界研究的重要文章，如 CENTER - TBI（Collaborative European NeuroTrauma Effectiveness Research in TBI）研究和 TRACK - TBI（Transforming Research and Clinical Knowledge in TBI）研究有关手术干预的成果报道。同时检索 CNKI 等中文数据库，检索收集与颅脑创伤手术操作的相关文献、指南和专家共识。论点形成中参阅了国内外关于颅脑创伤的有关著作。

三、科学基础循证依据

1. 头皮损伤　到目前为止，没有相关高等级证据提供，大多依照外科处理基本原则和经验处置，需要注意的是，头皮和颅骨对保护脑有重要作用，手术需要保护和闭合创口。手术方案取决于头皮缺损或撕脱的程度和创面条件，以及受伤至治疗的时间。头皮裂伤，可以清洁伤口后缝合；若头皮缺损范围小，可辅助切口改变头皮缺损的形态，并潜行分离帽状腱膜下层缝合；若头皮缺损范围大，需转移皮瓣治疗；头皮撕脱伤未完全离体，可清创及消毒后直接缝合；撕脱头皮完全离体，争取自体头皮再植术，可协同整形外科一起治疗。

2. 颅骨骨折　颅盖骨骨折手术的目的是解除骨折压迫、恢复颅骨正常解剖。严重的颅底骨折重点在颅底的修复与重建、防治脑脊液漏、解除骨折对脑神经的压迫。

（1）颅盖骨凹陷骨折：颅骨骨折最常见于顶骨，其次是颞骨、枕骨和额骨。导致颅骨骨折的创伤能量很大，因此颅骨骨折患者有脑损伤潜在风险。

开放性（复合性）颅骨骨折凹陷大于颅骨厚度，应接受手术干预；如果临床或影像学证据表明没有以下情况：硬膜穿透、明显颅内血肿、凹陷大于 1 cm、额窦受累、严重美容畸形、伤口感染或严重污染，可进行非手术治疗。建议尽早手术以降低感染的发生率。

手术治疗包括：骨折复位术和（或）清创术。在手术时没有发现伤口感染的情况下，一期骨折整复是一种手术选择。开放性（复合性）凹陷性骨折治疗策略中都应包括抗生素使用。

（2）颅底骨折：颅底骨折可能引起脑脊液漏、脑神经损伤、下丘脑及垂体损伤、颈内动脉的损伤。大多需保守治疗或先行保守治疗。怀疑有大血管的损伤者，应该及时行脑血管造影等相关检查，明确诊断并给予恰当治疗。

3. 脑神经损伤

（1）创伤性视神经病变（traumatic optic neuropathy, TON）：是颅面创伤的一种严重并发症，创伤直接或间接损伤视神经，可伴有或不伴有颅内损伤，可导致严重视力丧失。目前没有指南明确治疗方法，其诊断和治疗存在很多经验性论述。TON 临床干预措施包括观察、单独使用皮质类固醇治疗或视神经管（optic canal, OC）减压（使用或不使用类固醇）。哪种治疗效果最好，临床实践中存在争议。回顾性研究表明，在使用或不使用皮质类固醇的 OC 减压手术（特别是内镜下经鼻/经中隔视神经管减压术）后，视力可以得到改善。视神经管减压手术倾向于伤后早期进行。进一步的临床和基础研究应该明确损伤的原因和类型，以精准治疗。

（2）创伤性面神经损伤：大多数面神经麻痹患者通过药物治疗可恢复良好。但是，在创伤后急性期，面神经完全瘫痪的患者（House-Brackmann Ⅵ级）、神经电生理检查发现面神经功能退化超过 90% 及肌电图活动缺失，可能受益于面神经减压手术。有临床试验证实，与传统的显微技术相比，内镜面神经减压术可以实现早期恢复、减轻术后疼痛等优点。

4. 血肿（占位）性病灶开颅清除术　外科干预旨在减轻因（不断增大的）血肿和后续继发性因素对大脑产生损伤。神经外科医师需要对 TBI 患者的神经功能缺损、瞳孔异常、中线移位程度、血肿体积以及是否身体其他部位存在损伤及其严重程度进行评估，以确定是否需要急诊行手术治疗。对于神经外科医师来说，对中等大小的占位性病灶决定是否进行手术清除是困难的。因为有时不需要手术干预,但是保守治疗时则有神经功能进一步恶化的风险,对大脑造成损伤,使患者预后进一步恶化。值得强调的是,虽然指南中包含具体手术策略,但实践中应考虑患者整体状况,其中包括患者临床状态(GCS、瞳孔功能)、有无恶化趋势,以及其他导致神经功能损害的原因(如代谢、药物诱导、缺氧或低血压)、其他部位损伤及合并症等,这些因素都会影响干预措施选择及干预紧迫性。随着近年来高等级证据增多,对急性硬膜下血肿和去骨瓣减压手术的选择和手术实施都有了进一步认识。

(1)硬膜外血肿:硬膜外血肿(extradural hematomas,EDH)常见于遭遇机动车交通事故、摔倒和受到暴力袭击的青壮年。通常认为 EDH 是头部直接撞击所致,常见于受撞击部位同侧。出血来源通常为动脉,常为翼点区域骨折导致脑膜中动脉撕裂出血。EDH 可发生于任何解剖部位,包括额部、枕部和顶部,这些部位的血肿分别与筛前动脉、横窦或乙状窦、上矢状窦破裂有关。静脉破裂出血导致的 EDH 血肿扩张速度比动脉破裂来源慢。手术目的是防止因血肿扩大、颅内压升高和脑疝引起不可逆脑损伤或脑死亡。

出现(进展性)局灶性神经系统症状或体征和/或血肿体积扩大患者,需紧急手术治疗处置。在没有局灶性神经功能缺损的 GCS 评分>8 分的患者中,EDH<30 cm³、厚度<15 mm、中线偏移<5 mm 者可在神经外科中心通过连续 CT 扫描和密切观察下保守治疗。若急性 EDH 昏迷(GCS 评分<9 分)患者伴瞳孔不等大,应尽快进行手术。骨窗开颅血肿清除术,应该根据血肿位置,骨窗应能够达到血肿的边缘,为手术提供足够的视野及操作空间。如果大脑表面张力较高,检查硬膜下间隙内是否存在血凝块非常重要。当取下骨瓣之后,应该用缝线悬吊骨窗四周和中心的硬膜以消除硬膜外的间隙。没有脑实质损伤的单纯 EDH,不同于脑实质损伤,单纯 EDH 术毕应将骨瓣还纳至原位。

但是由于病情发展迅速或院前时间过长,对于硬膜外血肿患者合并脑疝是否需要去除骨瓣,是存在争议的,目前正在进行的两个临床研究,就是针对这个问题,希望早日完成研究明确此问题。

(2)急性硬膜下血肿:急性硬膜下血肿(acute subdural hematomas,ASDH)通常发生于摔倒、受到暴力袭击和机动车交通事故。与年轻患者不同,65 岁及以上的患者中,大多是由于摔倒等低能量创伤导致。在年轻患者头部遭受高能量损伤中,20%~30% ASDH 为动脉来源的出血合并有大脑表面严重挫伤,桥静脉撕裂所致为单纯性硬膜下血肿。需要行手术治疗 ASDH 患者病死率较高(15%~60%)。无论患者的格拉斯哥昏迷量表(GCS)评分如何,CT 扫描中厚度>10 mm 或中线偏移>5 mm 的急性硬膜下血肿(SDH)都应通过手术清除。所有昏迷中的急性 SDH 患者(GCS 评分<9 分)建议颅内压(ICP)监测。即使 SDH 厚度<10 mm、中线偏移<5 mm,若出现 GCS 评分在下降了 2 分或更多和(或)患者出现瞳孔不对称或固定和扩张和(或)ICP 超过 20 mmHg,则应尽快进行手术切除病变。

硬膜下血肿一般采用标准的额颞顶大骨瓣开颅。如果硬膜张力高时可给予输注高渗液体、利尿剂、调节通气速率、进一步抬高床头等措施降低颅压。硬膜剪开脑功能相对静息部位,逐步减少血肿体积,控制性减压,减少术中意外。若术中发现清除血肿后脑组织肿胀明显,应去除骨瓣减压。手术实施各家采取的方式差异很大,但是没有明确的手术指引。

RESCUE-ASDH 试验纳入了成年 ASDH 患者,旨在比较单纯开颅血肿清除术和清除血肿后行去骨瓣减压(decompressive craniotomy,DC)术的疗效差异。该试验纳入 228 例患者分为开颅组(清除血肿,骨瓣复位),222 例患者分为去骨瓣减压组(清除血肿,去除骨瓣)。术后 6 个月时的两组结局相似。术后 12 个月时,开颅组 30.2% 的患者和去骨瓣组 32.2% 的患者死亡;两组植物生存的比例分别为 2.3% 和 2.8%,良好恢复的比例两组分别为 25.6% 和 19.9%。两组患者在 12 个月时的 EQ-5D-5L 评分相似。14.6% 的开颅手术组和 6.9% 的去骨瓣组在随机分组后 2 周内进行了再次手术。开颅组 3.9% 发生伤口并发症,

12.2%的去骨瓣组发生伤口并发症。这个研究可以看到，在接受开颅或颅骨减压术的创伤性急性硬膜下血肿患者中，残疾和生活质量结局上两种方法相似。开颅组需要再次手术比例更高，但颅骨切除组伤口并发症更多。

CENTER-TBI 研究通过疗效差异比较的研究方法，也发表了研究成果，2014 年 12 月 19 日至 2017 年 12 月 17 日，4 559 例创伤性脑损伤患者，其中 336 例（7%）接受了 ASDH 去除手术；91 例（27%）接受了 DC 术，245 例（63%）开颅手术。原发性 DC 在各中心的比例为 6%～67%，各中心差异明显。可以看到与开颅术相比，DC 偏好与更好的功能预后无关。并且可以看到原发性 DC 与更多的后续手术和并发症相关。

通过这两个研究，DC 术在急性硬膜下血肿治疗中似乎不能再被推崇了。今后的修订的指南会在去骨瓣减压应用上采取趋于保守的措施。但是我们也要看到，在 RESCUE-ASDH 研究中保留骨瓣的开颅组随机分组后 2 周内 14.6%采取再次手术，大部分是因为脑肿胀颅压升高而采取 DC 术。这说明在硬膜下血肿手术治疗还没有达到精准治疗的目标，还有大量的工作要做。

（3）脑内血肿/脑挫伤：创伤性脑内血肿（intracerebral haemorrhage，ICH）通常是指创伤性脑实质内出血和（出血性）脑挫伤。创伤后脑挫伤通常为多发性，多位于额叶和颞叶基底面。在急性期，ICH 由（半）液态血块组成，伴随周围脑水肿。这些血块会在数天内发展演变，并在脑水肿开始消退时改变其自身密度。继发于创伤性脑出血的病死率同出血位置和血肿大小有关。外科手术旨在预防继发性脑损伤、脑干受压和脑疝。

一般认为，脑实质性血肿和（或）挫伤和与之相关的进行性神经系统恶化迹象、医学上难治性颅内高压或 CT 上有血肿（或水肿）增大迹象的患者应进行手术治疗。GCS 评分为 6～8 分的患者，其额部或颞部挫伤体积大于 20 cm³，中线偏移大于 5 mm 和（或）CT 扫描上的脑池压迫；血肿体积大于 50 cm³ 的患者应进行手术治疗。对脑血肿（挫裂伤）患者，如果没有表现出神经系统障碍证据、颅内压（ICP）控制好、CT 扫描上无血肿进展，

可以在神经功能监测和神经影像检查下保守治疗。

手术将血肿和挫伤及坏死脑组织清除。对明确出血责任血管，使用双极电凝止血，白质的渗血可压迫止血。用生理盐水反复冲洗，手术创面可以使用止血材料覆盖。对于挫伤脑组织处理存在争议，有人主张只做外减压，而不清除脑内病灶，达到降低颅压目的就行；但有人认为挫伤及坏死的脑组织可以引起脑水肿，有进展性的出血可能。需要进一步临床证据明确处理方式。

STITCH（TRAUMA）试验希望明确对于清醒的脑内血肿患者，早期手术与初始保守治疗相比，谁会让患者获益。纳入患者有两个部位不超过 10 mL 血肿或者血肿量很大，但是伴随的硬膜外或硬膜下血肿无须手术。比较早期手术（随机化后 12 小时内清除血肿）和初始保守治疗的预后差异，共有 170 名患者被随机分配，82 名患者早期手术，其中 30 名患者（37%）出现不良结局。85 名患者初始保守治疗，40 名（47%）患者出现不良结局。保守治疗组 6 个月死亡人数显著增加（33% *vs.* 15%），早期手术可降低病死率。在最初进入保守治疗组的患者中，在随机化后的两周内，31 例（36%）患者经历了手术，大多是因为颅内压力增高神经功能恶化。说明早期对脑内血肿手术，有一定临床意义，但是这个研究由于招募患者困难，被提前中止了，需要更严格的临床试验验证这一结果。

（4）DC 术：DC 是针对难治性颅高压一种常规的手术治疗方式，虽然神经外科医师进行该手术持积极态度，但是缺乏高等级证据来支持。

DC 是指在清除占位病变、坏死脑组织后去除骨瓣，对弥漫性脑肿胀和水肿引起的颅高压也可单纯去除骨瓣。骨瓣去除后，肿胀大脑向颅骨外膨出，会降低颅内压，减少脑疝风险。DC 的作用还包括改善大脑灌注及脑组织氧供增加，改善脑细胞内代谢。但是 DC 之后可发生早期或晚期的并发症，包括血肿增大、伤口感染和愈合不良、硬膜下或皮下积液、脑积水、环钻综合征，以及与颅骨成形术相关的并发症等。

重型 TBI 患者发生严重残疾及死亡的风险

较高,一些临床试验旨在验证 DC 能否改善此类患者预后。然而,明确 DC 的适应证、手术时机、手术技术以及最合适的预后评价标准是十分困难的,主要是因为脑创伤的异质性太大。

DECRA 试验(2011 年发表结果)发现对弥漫性脑损伤患者行早期 DC 手术治疗,能明显降低颅内压,缩短机械通气时间和重症监护时间,但是并不能改善此类患者的功能结局,改善预后。这个研究是针对严重弥漫性脑创伤,采用双额部去骨瓣,这些不能完全代表脑创伤后去骨瓣减压的所有状态,所以对结果推广存在争议。

RESCUEicp 试验(2016 年发表结果),旨在检验对伴有难治性颅高压的重型 TBI 患者,继发性 DC(单侧或双额 DC)作为最后一级治疗措施的临床疗效和医疗花费。408 名颅高压及难治性颅高压患者(尽管接受了标准药物治疗,但其颅内压在 25 mmHg 以上大于 1~12 小时)被随机分配到药物治疗组(可联合应用巴比妥类药物)或继发性去骨瓣减压组。试验表明,DC 显著降低重型 TBI 患者病死率,增加了植物状态和重度残疾比例,中度残疾和有良好预后患者的两组差异不大。在随访 24 个月时(2022 年发表结果),接受去骨瓣减压手术治疗患者的病死率持续降低,植物人状态、重度残疾发生率较高,这和 6 个月结果相似。但是手术组的患者随着时间推移功能改善的可能性更大,GOSE 提高 ≥1 分在去骨瓣组为30.0%,而药物组为 14.0%(P=0.001)。这说明DC 的作用在长期随访过程中有一定体现。

RESCUE - ASDH 是一项比较针对急性硬膜下血肿(aSDH)患者骨瓣去除与骨瓣还纳疗效的随机对照研究(详细内容参考硬膜下血肿部分)。二次手术在未去除骨瓣组中较高,虽然没有影响预后(这需要有很高条件的医疗监护水平),但再次手术增加了患者风险和医疗负担,这些都需要在循证医学基础上,找到脑创伤后颅内压力增高的机制,进一步做到精准治疗。

总之,这些研究的结果将确定继发性和原发性 DC 在未来 TBI 治疗中的作用。根据当前可用的证据,神经外科医师和神经重症医师在决定进行DC 时必须权衡其个体患者面临的潜在风险和益处。

DC 的手术方法:DC 是一组切除部分颅骨手术的总称。在成人重型 TBI 患者中,最常应用DC 术式为双额 DC 和单侧额颞顶颅骨切除(半侧颅骨切除)术。对于单侧大脑半球病变所致的中线移位和脑水肿患者(如脑实质损伤并伴有ASDH),半侧颅骨切除术可能是有效的。关于半侧颅骨切除术临床证据及专家建议去除骨瓣应足够大,骨瓣最小前后直径应为 11~12 cm,以实现充分减压,并降低颅骨边缘对脑实质损伤和皮质静脉闭塞发生率。双额 DC 是治疗弥漫性(双侧半球)脑损伤伴难治性颅高压的一种可选择的治疗方法。双额 DC 的手术范围从前颅窝底向后延伸至冠状缝,并向两侧延伸至颞底。为了让大脑得到充分扩张,需要大面积剪开硬脑膜。关于硬脑膜的处理及矢状窦的结扎或保留有很多不同的手术技术。对于因颞部占位性病变或水肿导致脑干受压的患者,将 DC 的手术范围延伸至中颅窝底是至关重要的。利用骨膜或颞肌筋膜覆盖硬脑膜缺损处,或用硬脑膜移植物填补缺损的硬脑膜。对于是否需要在去骨瓣减压手术中严密缝合硬脑膜,目前的证据表现,不严密缝合硬脑膜并不影响预后,同时能减少手术时间。

目前有临床实践认为脑脊液从基底池中释放出来,可以减轻脑水肿,可以替代去骨瓣减压手术。还需要进一步临床试验证这一手术方式。

(5)颅后窝血肿的外科治疗:由于颅后窝空间小,重要结构多,血肿压迫产生直接或间接损伤会导致严重后果。因此,颅后窝血肿的外科治疗更加积极。

患者若出现血肿占位效应或与之相关神经功能障碍或恶化,应接受手术干预。占位效应可通过 CT 观察,包括第四脑室的扭曲、移位或闭塞,基底池受压或消失,或存在梗阻性脑积水。若病变无明显占位效应且无神经功能障碍迹象的患者,可通过密切观察和神经影像复查进行保守治疗。对于有手术干预指征的患者,应尽快进行手术,因为这些患者可能会迅速恶化,导致灾难性后果。

(6)穿透性创伤性脑损伤(penetrating brain injury, PBI)的外科治疗:PBI 的最常见原因是枪弹伤,发病率和病死率很高。过去十年中,PBI 的发病率有所增加,特别是在美国。这种损伤是典型的致命伤害,因为超过 90% 的枪弹伤会导致致命后果。此外,在世界范围内,武装冲突正在造成该类损伤增加。高速子弹会导致暂时性空腔形成,这与动能和速度相关。当子弹减速时,子弹动能会传递到周围脑组织。随后,暂时性空腔以波浪形方式塌陷和扩张,对周围脑组织造成进一步剪切力,导致出血和神经元损伤。在平民中非枪弹穿透性头部伤害也可见,由金属物品(钢筋、电焊条、钢针)、木制品(木筷、树枝)造成的,造成的神经血管及头部其他器官损伤非常严重,也能致命。

此类患者需要快速分诊和评估,医师应熟悉各种损伤模式和影像学结果,这些损伤模式和影像学结果可提示不良预后,特别是损伤发生在脑干、双侧半球、多脑叶或经脑室。PBI 可能造成的并发症,包括颅内感染、脑脊液漏、创伤性颅内动脉瘤、脑室内出血、硬脑膜静脉窦血栓等,也具有特定的影像学特征和重要治疗意义。需要注意寻找异物位置,依靠神经影像,这个位置有可能变化。

PBI 的标准外科治疗包括伤口表面的清创及硬脑膜修补。对于射入口小的创伤,可考虑仅行简单的伤口封闭。为了避免产生明显的颅内占位效应,应清除坏死脑组织和碎骨片。在大脑功能区清除碎骨片及子弹应特别慎重。此外,任何具有显著占位效应的颅内出血都应手术清除。由于污染异物进入脑组织,PBI 患者极易出现中枢神经系统感染,因此建议尽早开始使用广谱抗生素。伤后癫痫的情况较为常见,也应规范预防和治疗癫痫。

四、小结

外科治疗颅脑创伤具有不可替代的地位。手术评估的准确性和手术实施的时效性决定了手术干预效果良好体现。随着高等级证据提供的增加,针对各种类型的颅脑创伤,手术治疗策略逐渐清晰,便于临床实践开展。

但是也要看到,在已经取得的一些证据上,还存在一些不足和争议,证据提供过程中往往也能发现一些待解决的问题。而且目前在颅脑创伤手术的证据上,还缺乏系统性的、相互关联的证据,不能形成体系,需要进一步完善。

五、前景与展望

由于创伤性脑损伤流行病学的变化趋势,老年人发病增多,道路交通伤减少而跌倒致伤增多,这都带来了目标人群和具体手术策略的改变,需要在手术策略上适应这一趋势的变化,如针对老年人采取相应的手术策略。

从循证医学角度看,目前提供的 TBI 手术策略证据还很少,这也说明 TBI 临床研究提供高水平证据的困难,这是由于急诊手术的知情同意、随机分组和研究质控的困难,希望中国医师在参考国际同行制定的指南时,争取逐步做到提供高等级的证据,丰富证据体系。

真实世界的研究,如 CENTER-TBI 采取的差异比较优效性研究,也是找到好的治疗策略的方法,这需要严格数据收集和有效统计方法。由于我们诊治颅脑创伤患者整体数量较大,需要很好地利用这些病例资源。

指南和好的治疗策略推广一直需要提高。在中国,由于地域、经济水平、文化和医疗资源的差异,指南推广需要联合相关方,共同推进。

六、主要依据(表 5-1)

表 5-1　关于颅脑创伤手术方案的主要研究概要及结论

作者及发表年	研究问题	研 究 概 要	结 论
Hutchinson PJ,2023	去骨瓣减压在急性硬膜下血肿手术的作用	228 名开颅手术组、222 名患者去骨瓣减压术组。6、12 个月时预后相似。开颅手术组和去骨瓣手术组分别有 14.6% 和 6.9% 在随机分组后 2 周内进行了额外的开颅手术。开颅手术组和去骨瓣手术组的伤口并发症发生率分别为 3.9% 和 12.2%	在接受开颅手术或去骨瓣减压术的创伤性急性硬膜下血肿患者中,两种方法的残疾和生活质量结果相似。开颅组进行追加手术的比例较高,但开颅组发生伤口并发症较多

作者及发表年	研 究 问 题	研 究 概 要	结 论
Kolias AG, 2022	去骨瓣减压和保守治疗长期结局比较（24个月）	手术组206名，内科组202名。手术组患者病死率降低［61例（33.5%）vs. 94例（54.0%）］，植物状态发生率较高，以及较低或较高的严重残疾。手术组在6个月和24个月之间可观察到净改善（≥1级）的显著差异	接受去骨瓣患者的病死率持续下降，植物人状态、重度残疾和中度残疾的发生率较高。与保守治疗组相比，手术组的患者随着时间的推移更有可能改善功能评分
Hutchinson PJ, 2016	去骨瓣减压和保守治疗短期结局比较（6个月）	手术组201名患者，病死率为26.9%；而保守治疗组188名患者，病死率为48.9%。植物人状态，8.5% vs. 2.1%；严重残疾（依赖他人护理），分别为21.9%和14.4%；手术患者治疗时间少于保守治疗患者，但不良事件发生率较高	去骨瓣减压术导致病死率较低、植物人状态发生率较高、重度残疾率较高。两组的中度残疾率和良好康复率相似
Cooper DJ, 2011	创伤后弥漫性脑肿胀与保守治疗比较	与标准治疗组相比，去骨瓣切除术组患者颅内压高于治疗阈值的时间更少，干预颅内压升高的措施更少，并且缩短ICU住院天数。接受去骨瓣切除术的患者在GOS评分比接受保守治疗的患者差，并且出现不良结果的风险更大。去骨瓣切除术组（19%）和标准治疗组（18%）6个月时的病死率相似	对于患有严重弥漫性创伤性脑损伤和难治性颅内高压的成人，早期双额颞顶去骨瓣减压术可降低颅内压并缩短在ICU的住院时间，但与更不利的结局相关
Kumar P, 2023	去骨瓣减压手术是否严密缝合硬膜比较	去骨瓣减压术后，硬脑膜严密缝合（$n=60$）和硬脑膜缝合开放（$n=60$）比较，两种技术均不影响病死率、运动评分或瞳孔反应，1个月和3个月后，GOS评分、颅内压、脑膨出、GCS评分无差异，开放硬脑膜组的手术时间明显短，两组脑脊液漏和创伤后脑积水之间均无显著差异	开放缝合硬脑膜，手术时间更短，且与严密缝合预后无明显差异
Kumar P, 2023	去骨瓣减压手术中水密硬脑膜成形术和不采用水密硬脑膜成形术比较	试验组27名，对照组28名。手术并发症有对照组5例，试验组4例，无统计学意义。试验组缩短手术时间31分钟。试验组总成本减少	DC中不进行严密硬膜成形术是一种安全的手术方式。减少手术时间和经济成本
Chandra VVR, 2022	去骨瓣减压和基底池造口术在脑创伤治疗作用比较	每组25名患者，脑池造口术组的病死率为32%，去骨瓣减压术组的病死率为44%。脑池造口组患者的平均呼吸机支持天数和重症监护室住院天数减少，开颅手术后ICP显著降低	脑池造口术是一种有效的降低颅压的手术方式
Jiang JY, 2005	比较标准创伤性颅骨切除术（STC）与有限颅骨切除术（LC）对伴有难治性颅内高压的严重创伤性脑损伤结局的影响	标准单侧额颞顶骨瓣（12 cm×15 cm）241例，有限颞顶骨瓣（6 cm×8 cm）的245例，在6个月的随访大骨瓣组中有96名患者（39%）良好结局，病死率更低，有限骨瓣组70名患者（28.6%）良好结局，STC组迟发性颅内血肿、切口疝和脑脊液漏的发生率低于LC组，而急性脑脊髓膨出、创伤性癫痫发作和颅内感染的发生率较低，两组之间没有显著差异	STC可显著改善因单侧额颞顶挫伤伴或不伴脑内或硬膜下血肿而导致难治性颅内高压的严重TBI患者预后，建议对此类患者进行STC，而不是LC

续　表

作者及发表年	研 究 问 题	研 究 概 要	结　　论
Chen HH，2020	手术视神经管减压或大剂量皮质类固醇用于治疗创伤性视神经病	手术减压组 12 名,类固醇治疗组 18 名。各组间改善率、改善程度、生活质量无显著差异	初始视力较差的患者,似乎有机会从手术治疗中受益
Das A，2023	创伤性面瘫内镜和显微镜面神经管减压手术比较	外伤性面神经麻痹患者,其中 35 名内镜、38 名显微镜下面神经减压术	内镜面神经减压术可以实现早期恢复、术后疼痛减轻

参考文献

请扫描二维码
阅读本章参考文献

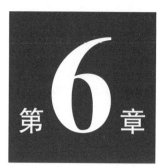

第6章

颅脑创伤患者颅内压监测指征及方法

Indications and methods of intracranial pressure monitoring in traumatic brain injury

（杨理坤）

- 重型颅脑创伤（GCS3～8分）头颅CT显示有异常的患者,包括颅内血肿、脑挫裂伤、脑肿胀、脑疝或基底池受压,无论是术前还是术后都应行颅内压监测。GCS3～8分,即使头CT未见异常,但有下列情况者[如年龄＞40岁、一侧或双侧运动异常（异常屈曲或伸直）、收缩压＜90 mmHg],也应行颅内压监测。接受巴比妥治疗或低温治疗者,可行颅内压监测。当患者使用大剂量镇静剂出现意识状态改变时,应行颅内压监测。轻型或中型颅脑创伤（GCS9～15分）不是常规颅内压监测的指征,但伤后复查头CT发现损伤灶扩大,病情加重但尚不需要手术的患者,可行颅内压监测。

- 颅内压增高常先于临床表现,因此颅内压监测可更早地发现颅高压,能够早期发现颅内病情变化（如颅内血肿增大、脑水肿加重、中线移位、基底池受压、脑积水等）。通过颅内压监测,能准确了解颅内压力变化,指导合理降颅压措施,减少治疗的

盲目性,避免不必要的用药,并减少药物的不良反应。应用脑室内置管法监测颅内压的同时,还可以进行脑脊液引流,减轻脑水肿,降低颅内压,减少脑积水发生的概率。同时通过颅内压监测,有利于及时发现迟发性、手术后再出血或其他引起颅内压增高的病变,及时采取手术治疗。

- 颅内压监测的方法包括脑室内置管法、脑实质内光纤传导检测法、蛛网膜下腔法、硬膜下法、硬膜外法等。脑室内置管、外接引流管及传感器装置是最可靠、经济、精确的颅内压监测方法,并可行脑脊液外引流,降低颅内压,减轻脑水肿。脑实质内光纤传导监测法虽可以提供类似脑室内置管法所提供的颅内压信息,但其价格昂贵、数值容易浮动、监测期间无法校对,在脑室内法无法实施时可作为替补方法。蛛网膜下腔、硬膜下、硬膜外监测颅内压法不准确,不推荐使用。

一、概述

颅内压（intracranial pressure, ICP）是指颅腔内容物对颅腔壁所产生的压力,也是颅腔内的压力与大气压之间的压力差。颅腔的容积是固定的,颅腔内容物（包括脑组织、脑血流和脑脊液）无论是在生理或病理情况下均可发生变化,从而导致颅内压的变化。颅脑创伤（traumatic brain injury, TBI）患者常因多种原因导致颅内压改变,颅内压监测是颅脑创伤患者的一项重要观察指标。

19世纪后期的腰椎穿刺测量颅内压方法一

直沿用至今,已成为传统、标准的检测方法。但是对于颅内高压患者,腰椎穿刺有导致发生脑疝的危险。一旦脑疝形成,由于脊髓的蛛网膜下隙与颅内蛛网膜下隙的连接部位被脑疝阻挡,此时腰椎穿刺压力不能反映颅内压真实情况,因而临床上应慎用。从科研和临床两方面看,颅内压监测可以分为无创及有创两类。无创的方法有多种,如采用前囟测压、测眼压、经颅多普勒超声、生物电阻抗法、鼓膜移位测试法、闪光视觉诱发电位监测颅内压等,但无创颅内压监测尚无法完全达到有创颅内压监测的参数指标和精度。目前临床上

应用最多的颅内压监测以有创颅内压监测为主。

颅内压监测的正常波形与脉搏浪类似。随着颅内压的增高,常可见到以下 3 种波型。① A 波:又称高原波,压力陡然上升至 50～100 mmHg,持续 5～20 分钟甚至更长时间后,又迅速降至原来甚至更低水平。A 波提示颅腔代偿容积接近衰竭,颅内情况恶化。② B 波:每分钟出现 0.5～2 次,振幅≥5 mmHg,是 A 波的前奏,提示颅腔代偿容积功能下降。③ C 波:每分钟出现 4～8 次,振幅小于 B 波,其临床意义未知,可能与全身动脉压不稳定有关,也有人认为 C 波可见于正常人而无明显病理意义。

(一)颅内压监测的意义

1. 量化监测颅内压　颅内高压分为轻、中、重三型。颅内压分级:正常,压力为 5～15 mmHg;轻度增高,压力为 16～20 mmHg;中度增高,压力为 21～40 mmHg;重度增高,压力>40 mmHg。

2. 了解颅内压容积代偿能力　在病理条件下,颅内容积增加的早期,由于机体有较强的容积代偿功能,颅内压可不增高或增高不明显,随着颅内容积的进一步增加,代偿功能逐渐耗竭;当发展到一临界点,即使少量容积增加都会引起颅内压显著上升。压力容积关系可以从颅内的顺应性及回缩性来预测,顺应性代表颅腔代偿空间,回缩性是顺应性的倒数。压力容积指数也能反映颅内压的代偿情况。

3. 实时精准反映颅内病情变化　在颅内压轻度增高及中度增高的早期,生命体征、神志、瞳孔、神经系统损害典型体征等尚无明显变化,此时颅内压监测能实时显示颅内压变化规律和程度,有利于早期发现颅内压增高的颅内因素,以便及时进一步检查证实确切原因,准确掌握颅内病情变化特征,有助于颅内急性进展性疾病和损伤的精准、安全诊疗。

4. 监测脑灌注压与脑血流量　脑血流量(cerebral blood flow, CBF)大小取决于脑灌注压(cerebral perfusion pressure, CPP),而脑灌注压与平均动脉压(mean arterial pressure, MAP)、颅内压(ICP)、脑血管阻力(cerebral vascular resistance, CVR)等因素密切相关。$CPP = MAP - ICP$。

$CBF=(MAP-ICP)/CVR=CPP/CVR$。CPP 正常值为 70～90 mmHg,这时脑血管自动调节功能良好,如因 ICP 增高导致 CPP 下降时,能通过血管扩张使 CVR 降低来维持 CBF 在正常范围内。但当 ICP>40 mmHg,CPP<50 mmHg 时,脑血管自动调节功能失调,脑血管不能相应扩张,则 CBF 急剧下降。当 ICP 上升接近 MAP 水平时,脑血流几乎完全停止,患者处于严重脑缺血状态,可在 20 秒内进入昏迷状态,4～8 分钟可能进入植物生存状态,甚至脑死亡。因此,在监测颅内压的同时监测平均动脉压,获得脑灌注压等信息,有可能及时治疗及预防上述情况的发生。

5. 指导颅高压的精准治疗　颅内压监测对指导治疗颅内高压有重要意义,医师可根据颅内压随时调整治疗方案。大量资料表明,几乎所有控制颅内压的方法均有不良作用。例如,在没有颅内压监护的指导下,盲目的、长时间的过度换气,PCO_2<25 mmHg 可能会因脑血管收缩造成脑缺血,导致不良预后;在没有颅内压监护的指导下,短期内大剂量使用甘露醇,可能导致肾功能衰竭,而且可因甘露醇的蓄积、漏入脑组织间隙反而加重脑水肿。在严重的颅内高压病例中,应用巴比妥类药物进行深度镇静治疗时,应根据颅内压监测的数值,决定用药剂量、是否继续或终止这一疗法。通过颅内压监测,有利于及时发现迟发性的、手术后再出血或其他引起颅内压增高的病变,及时采取手术治疗。另外,通过颅内压监测,还可以借此监测脑灌注压,对于调整治疗方案有重要意义。

6. 颅内压监测的多模态效应　目前颅内压监测设备可实现颅内压和脑温的同时监测,相关研究表明颅内压与核心温度的联合监测有助于精准地、安全地实施有效降低颅内压、降低脑代谢和目标体温管理等临床治疗目的,对于早期判断颅高压患者预后有积极的作用。颅内压监测结合经颅多普勒脑血流检查和其他生理指标(如脉搏、动脉压等)通过软件分析可反映脑血管反应性,有助于诊疗过程中获得临床最佳脑灌注方案。

7. 术中颅内压监测　一般认为开颅手术中全

身麻醉条件有利于准确了解颅内压数值。在切口路径适宜位置放置颅内压探头,减压前测得颅内压值可用于判断病情严重程度。过高的颅内压(ICP>40 mmHg)可通过钻孔部位释放颅内血肿或脑脊液,起到降低颅内压和早期脑保护的目的。根据术中实时颅内压数值,可得到手术过程中实时脑灌注压数值,通过干预平均动脉压可获得术中理想脑灌注压,在提高开颅减压手术安全性的同时能在一定程度上提高重型颅脑创伤患者的预后。

(二) 颅内压监测的技术方法

19世纪后期创用的腰椎穿刺测量颅内压的方法一直沿用至今,已成为传统的、标准的检测方法。但是对于颅内高压患者,腰椎穿刺有导致发生脑疝的危险。一旦脑疝形成,由于脊髓的蛛网膜下隙与颅内蛛网膜下隙的连接部位被脑疝阻挡,此时腰椎穿刺压力不能反映颅内压真实情况,因而临床上应慎用。

从科研和临床两方面看,颅内压监测可以分为无创及有创两大部分。无创的方法有多种,如采用前囟测压、测眼压、经颅多普勒超声、生物电阻抗法、鼓膜移位测试法、闪光视觉诱发电位监测颅内压等,但无创颅内压监测尚无法完全达到有创颅内压监测的参数指标和精度。目前临床上应用最多的颅内压监测以有创颅内压监测为主。根据压力传感器是否直接置于颅内,有创颅内压监测又可分为下列两类:① 植入法,经颅骨钻孔或开颅,将压力传感器直接植入颅内,比如,脑实质内光纤传导检测法。② 导管法,将导管置入脑室、脑池或蛛网膜下隙,传感器在颅外,它与导管中充填的液体或脑脊液接触进行测压。不同的压力传感器均将颅内的压力转换为电信号、数字,再经放大,即能显示并记录颅内压。

颅内压监测的正常波形与脉搏浪类似。随着颅内压的增高,常可见到3种波型:① A波:又称高原波,压力陡然上升至50~100 mmHg,持续5~20分钟甚至更长时间后,又迅速降至原来甚至更低水平。它提示颅腔代偿容积接近衰竭,颅内情况恶化。② B波:每分钟出现0.5~2次,振幅≥5 mmHg,是A波的前奏,提示颅腔代偿容积

功能下降。③ C波:每分钟出现4~8次,振幅小于B波,其临床意义未知,可能与全身动脉压不稳定有关,也有人认为C波可见于正常人而无明显病理意义。

1. 颅内压监护仪的精确性和稳定性 美国医学仪器进展联合会(The Association for the Advancement of Medical Instrumentation, AAMI)与神经外科协会确定了颅内压监护仪的美国国内标准,提供确定颅内压监护仪的安全性和有效性的方法。按照AAMI的标准,颅内压监护仪应该有以下特性:① 压力范围:0~100 mmHg。② 精确度:在0~20 mmHg范围内误差为2 mmHg;在20~100 mmHg范围内最大误差为10%。

颅内压监护仪一般采用外接测压装置、导管顶端压力感受器或导管顶端光纤测定技术进行压力传导。外接测压装置是经充满液体的导管与患者的颅内脑室系统相连接,具有一定精确度,并可以进行校准,但液体的阻塞可以引起精确度下降。另外,外接测压装置必须被持续地维持在一个患者头部的固定参照点上,以避免发生测量上的错误。导管顶端传感器和光纤颅压测定系统则须在插入颅内前进行校准,一旦插入后就不能再作校准。如果探头测定漂移,且不能再校准,将造成测量不精确,尤其颅内压探头已经使用几天后更容易发生漂移。因此,在脑实质内应用光纤压力传感器和其他压力传感器有可能造成明显的颅内压测定的漂移。近年,在患者中尝试应用一种新的导管顶端压力传感器的颅内压监护仪,证实在平均4天以上没有明显的测定漂移,并可以通过将压力传感器探头放入脑室导管的腔内,与被测试监护仪上液体压力的读数相比较来评价压力传感器装置的精确性。结果表明,与脑室颅内压液体读数相比较,导管顶端光纤颅压感受器和其他颅压监护装置存在着一定的差异(>±2 mmHg)。

2. 颅内压监护仪探头在颅内的最佳部位 根据颅内压监测仪传感器或导管放置在颅内的不同部位,又可分为脑室内法、脑组织内法、蛛网膜下隙法、硬脑膜下法、硬脑膜外法。其中以脑室内法最常用、最准确;其次为硬脑膜外及硬脑膜下法。① 脑室内法:一般认为它是"金标准",它能准确

地记录颅内压、压力曲线及波形,并可进行脑脊液引流、促进脑水肿液的廓清及脑室内注药,具有诊断和治疗双重价值。其方法简单,可使用快速颅锥床旁钻孔,将导管插入侧脑室前角进行颅内压监测,利用三通接头,可同时进行控制性、持续性、密闭式引流,将颅内压控制在合理范围内。② 硬脑膜外法:此法将压力传感器植入至颅骨与硬脑膜之间来监测颅内压。由于硬脑膜能防止脑内感染,因此较为安全,但如果传感器与脑膜贴合不严密,可导致测压不准甚至监测失灵;传感器可因硬脑膜受刺激而增厚,使其敏感性逐日下降。此外,如传感器楔入颅内过多可产生楔入压而使记录的颅内压偏高。③ 硬脑膜下法:此法将压力传感器植入至硬脑膜与蛛网膜之间来监测颅内压力。此法测得的颅内压较硬膜外法准确,但发生颅内感染的机会多,临床上较少使用。

3. 并发症　颅内压监护仪并发症包括感染、出血、功能障碍、阻塞和移位。大部分临床研究将感染定义为在脑室和蛛网膜下隙放置颅内压监护系统的导管中脑脊液细菌培养阳性或颅内装置细菌培养阳性。更确切的定义应该是装置的细菌移生,因为在有关颅内压监护仪装置发生临床明显的颅内感染的前瞻性研究中没有类似的报道。在颅内压探头植入 5 天后,颅内压装置的细菌显著增加,临床可以通过拔除装置进行治疗。液体传导颅内压装置的冲洗会显著地增加细菌污染和感染的机会。一项研究报道发现细菌污染和感染的机会从 6% 增加到 19%。脑室系统细菌移生的平均发生率为 5%(0～9.5%),蛛网膜下隙为 5%(0～10%),硬膜下为 4%(1%～10%),以及在脑实质内放置导管顶端压力传感器或光纤探头分别为 11.7% 和 6.6%。尽管这些研究证实所有颅内压装置放置时间过长将增加细菌移生,但临床上发生严重的颅内感染并不常见。

颅内压装置导致颅内出血并不多见。为了评价颅内血肿的发生率,5 篇报道颅内出血平均发生率为 1.1%。另外,有 3 篇有关脑实质内光纤导管顶端装置报道颅内血肿发生率平均为 2.8%。有人认为各种颅内压装置引起颅内血肿发生率为 1.4%,其中 0.5% 的颅内血肿需要手术清除。另外,在液体传导的脑室导管、蛛网膜下隙导管或硬膜下导管中的功能障碍和阻塞分别报道为 6.3%、16% 和 10.5%。颅内压测定值>50 mmHg,可观察到较高的阻塞发生率和使颅内压信号无法传出,监测失败率为 2.26%～10%。

二、论点形成过程

通过 MEDLINE、《中文科技期刊数据库》检索 1980 年 1 月 1 日以来的文献,输入关键词检索相关文献:颅脑创伤、颅内压、颅内压监测、traumatic brain injury、intracranial pressure 和 intracranial pressure monitoring。选择高级别临床研究文献和专家共识指南等,客观评估不同颅内压监测方法在治疗颅脑创伤患者中的指征及方法。

三、科学基础与循证医学证据

(一)颅内压监测在颅脑创伤患者的作用

颅内压监测在急性重型颅脑创伤中已广泛应用,国内外大多数学者认为重型颅脑创伤患者行颅内压监测有助于提高治疗效果,故提倡使用颅内压监测技术。但在急性轻型或中型颅脑创伤中应用一直存在争议,国内外一些学者也报道颅内压监测在急性轻型或中型颅脑创伤治疗中作用,并取得比较好的治疗效果。

1982 年,Saul 和 Ducker 报道 127 例 ICP>20～25 mmHg,GCS≤7 分患者行甘露醇及脑脊液引流治疗的前瞻性研究,另外 106 例重型颅脑创伤患者接受相似的治疗,但控制 ICP 在较低水平(15 mmHg)。他们发现高颅内压组患者病死率为 46%,而低颅内压组患者病死率为 28%。

1989 年,Colohan 等报道弗吉尼亚大学医学院和印度新德里医学中心颅脑创伤预后的比较研究(美国 822 例,新德里 511 例)。两个中心中(GCS 运动评分为 1 分)患者预后均差,而按吩咐动作(GCS 运动评分为 6 分)预后均良好;具有肢体伸直、异常屈曲或屈曲回缩(GCS 运动评分分别为 2、3、4 分)的患者在美国弗吉尼亚大学医学院的患者病死率(40.9%)低于新德里患者的病死率(56.2%);对疼痛刺激定位(GCS 运动评分为 5

分)患者的病死率存在显著差异,新德里患者的病死率(12.5%)比弗吉尼亚大学医学院的患者病死率(4.8%)高2.5倍($P<0.01$)。他们认为弗吉尼亚大学医学院运用颅内压监测以及较好的重症监护条件可能是导致差异的主要原因。

1995年,Ghajar等报道一组34例ICP>15 mmHg行颅内压监测且脑室引流患者与一组未行颅内压监测及未用ICP治疗患者的非随机化比较性研究,结果提示,监测组病死率为12%,而非监测组病死率为53%。美国14组脑外伤病例分析也提示发现脑室引流可降低颅内压和病死率,如常规CSF引流患者病死率为21%,偶尔行脑室CSF引流患者的病死率为35%,而不行脑室CSF引流患者病死率为43%。

2005年,Cremer OL等报道333名重型颅脑创伤且昏迷超快24小时患者的随机化前瞻性研究,一组行常规支持性重症监护,一组进行ICP/CPP为目标导向的重症管理,控制ICP<20 mmHg且CPP>70 mmHg。结果提示,行ICP/CPP监测患者的住院病死率为34%,显著低于未监测患者的69%,ICP/CPP目标管理对神经功能预后良好的优势比为0.95。同时,ICP/CPP监测组患者行呼吸机支持的中位数天数为5天,显著低于未监测患者的12天。

2012年,Badri S等对499重型颅脑创伤患者的入院前24小时的颅内压监测数据进行分析,结果表明行颅内压监测的患者,随访6个月的病死率为18%,平均颅内压每上升10 mmHg,病死率增加3.12倍。

2013年,Peep等报道了216例重型颅脑创伤患者,其中101例行颅内压监测,115例未行颅内压监测,比较两组患者总体病死率、脑疝导致的病死率,结果发现,未行颅内压监测组总体病死率明显高于颅内压监测组(53.9% *vs.* 32.7%,$P=0.019$),脑疝导致的病死率也高于颅内压监测组(21.7% *vs.* 12.9%,$P=0.046$)。

2013年,Zeng J等报道168例颅脑创伤患者的前瞻性随机对照研究,发现行颅内压监测组发生急性损伤的比例低于常规治疗组(6.49% *vs.* 13.19%,$P<0.05$),在脑损伤后第7、14、21天,颅内压监测组的血清胱抑素C、Cr和BUN浓度显著高于对照组($P<0.05$)。同时,颅内压监测组甘露醇平均用量和使用天数显著低于对照组(443 g *vs.* 820 g,3天 *vs.* 7天,$P<0.01$),并获得更好的神经功能预后。

2017年,Cnossen MC等对66个欧洲神经创伤中心进行一项关于颅脑创伤的前瞻性、纵向、观察性调查研究(CENTER-TBI),其中90%的创伤中心认为在严重颅脑创伤和CT扫描异常的患者中应该尽早放置颅内压监护仪,但对其他颅内压监测的适应证或置入期的预防措施没有达成共识。

2021年,一项大型、国际多中心的观察性研究纳入了42个国家的146个重症监护病房的1 287例颅脑创伤患者、587例颅内出血和521例蛛网膜下腔出血,其中55%的患者置入了颅内压监测仪。在接受颅内压监测的患者随访6个月病死率和神经功能预后差(GOSE<5分)的比例分别为34%和60%,显著低于未接受监测患者的49%和65%。其中,在至少有一个瞳孔无反应的患者,接受颅内压监测患者的治疗强度水平(therapeutic intensity level,TIL)评分明显高于没有监测的患者,TIL每增加1个点,其病死率显著下降。

国内学者,1996年,张文德等报道100例重型颅脑创伤(GCS 3~8分)患者,50例颅内压监测组,50例为对照组,结果发现,颅内压监护组中8例ICP<15 mmHg,CPP>70 mmHg外,余42例均有不同程度的ICP增高与CPP降低,这些患者分别为创伤性颅内血肿,广泛性脑挫裂伤、继发性脑水肿或脑肿胀等,均采取积极的手术及综合治疗,预后良好,病死率为14%,对照组预后较差且并发症较多,病死率为28%。

2002年,江基尧教授在分析846例重型颅脑创伤患者的临床资料,评价低氧血症、年龄、GCS评分、瞳孔和颅内压变化等指标与患者预后的关系。结果表明,ICP<20 mmHg的患者病死率为13.76%,恢复良好率为29.36%。但ICP>40 mmHg的患者病死率为40.43%,恢复良好率为9.57%,两者相差具有统计学意义,表明颅内高压增加重型颅脑创伤患者的死残率。

2004 年,张银清等报道 125 例无手术指征的急性中型颅脑创伤(GCS 9~12 分)患者,随机分成颅内压监护组和对照组,观察两组患者临床治疗效果,结果显示,颅内压监护组、脱水剂的使用量、使用时间及临床疗效均优于对照组($P<0.05$)。同年,武宇鼎等报道 100 例急性轻型颅脑创伤(GCS 13~15 分)患者,随机分成颅内压监护组 50 例,对照组 50 例,观察两组患者的治愈率和常见并发症(肾功能不全、上消化道出血、应激性高血糖、颅内感染)的发生率。结果显示,颅内压监护组治愈率明显优于对照组,并发症的发生率明显低于对照组。

2008 年,胡群亮等报道了 4 050 例颅脑创伤患者进行颅内压动态监护,其中轻型、中型、重型颅脑创伤分别为 784、2 208、1 058 例,分析颅内压监护与患者预后的关系,结果发现,ICP 值与患者的预后呈明显负相关,颅内压监测可较好地指导疾病的早期治疗,也能为预后评估提供重要的参考依据。随后,他们又报道了 2 058 例重型颅脑创伤行颅内压动态监测治疗,观察颅内压与患者生命体征、临床表现和预后的关系,分析颅内压对脑室外引流及其降颅压治疗措施的指导作用,结果发现,持续颅内压监测未并发严重的颅内感染及出血,脑室外引流对持续颅内压增高者有显著的治疗作用,颅内压值与患者预后呈显著负相关。

2013 年,王广辉等回顾性分析了 216 例手术干预的重型颅脑创伤患者(GCS 3~8 分),其中未应用颅内压监测患者 48 例,颅内压监测的患者 168 例。与未颅内压监测相比,颅内压监测的患者致残率及病死率明显降低,预后明显改善,尤其是先行开颅手术再行脑室型颅内压监测探头置入术组患者预后较好。

2015 年,复旦大学附属华山医院胡锦教授等回顾性分析了中国 22 家医院(16 家一级创伤中心和 6 家二级创伤中心)的 1 443 例中型和重型颅脑创伤患者,其中 58.1% 的患者入院后行颅内压监测,监测平均时间为 4.44 天。结果发现,颅内压监测组和非监测组在 6 个月病死率(20.5% vs. 16.9%,$P=0.086$)和预后不良率(45.8%

vs. 49.4%,$P=0.175$)未见显著统计学差异。亚组分析发现,入院 GCS 3~8 分的患者,颅内压监测与 6 个月病死率(20.9% vs. 26.0%,$P=0.053$)和预后不良率(56.9% vs. 55.5%,$P=0.646$)无显著相关性。但对于入院 GCS 3~5 分的患者和入院 GCS 9~12 分并伤后 24 小时内降至 3~8 分的患者,颅内压监测能显著降低其 6 个月病死率。因此,需要多中心的前瞻性研究进一步明确颅内压监测在不同类型颅脑创伤患者的受益情况。

2017 年,刘士海等报道了持续性颅内压监测应用于 300 例急性重型颅脑创伤的前瞻性随机对照研究。结果表明,颅内压监测组的 GOS 评分及日常生活活动能力评分较对照组高($P<0.05$)。同时,颅内压监测组的电解质紊乱、急性肾损害、消化道出血、尿路感染、肺部感染发生率及病死率均较对照组低($P<0.05$),但颅内感染及血肿发生率较对照组高($P<0.05$)。

2020 年,王玉海教授等报道一项颅内压监测下控制减压在重型颅脑创伤患者作用的随机单中心研究,一组行颅内压监测下控制减压(124 例),一组行常规开颅手术快速减压(124 例)。与快速减压组比较,控制减压组患者 30 天全因病死率明显降低(18.6% vs. 30.8%,$P=0.035$),随访 6 个月 GOS 评分明显提高。此外,控制减压组患者的术中脑肿胀发生率(13.3% vs. 24.3%,$P=0.036$)、迟发性血肿率(17.7% vs. 29.0%,$P=0.048$)和创伤后脑梗死发生率(15.0% vs. 22.4%,$P=0.127$)均低于快速减压组。2021 年他们回顾性分析了控制减压技术在单侧开颅手术治疗对冲性颅脑创伤的作用。与常规手术组比较,颅内压监测下控制减压显著降低了术中脑膨出,远隔部位再手术及术后脑梗死的发生率。术后 6 个月,颅内压监测下控制减压组的预后良好率为 35%,病死率为 10%,均优于常规减压组的 20% 和 24%($P<0.05$)。

2020 年,上海交通大学医学院附属仁济医院江基尧教授等报道了一项纳入中国 52 家神经外科中心的 13 138 例重型颅脑创伤患者的前瞻性观察性研究,其中 11% 的患者进行颅内压监测,ICU 中 36% 患者颅内压监测。结果表明,颅内压监测显著降低了瞳孔光反射消失的重型颅脑创伤患者的病死率，但对瞳孔反应正常的颅脑创伤患者无显著作用。

2022 年，唐都医院屈延教授团队等回顾性分析了 350 例中型颅脑创伤患者（GCS 9～11 分），其中 145 例患者行颅内压监测。结果显示，颅内压监测组的 6 个月病死率低于未监测组（9.7% *vs.* 19.5%，$P=0.011$），伤后 72 小时的 TIL 评分显著高于未监测组（13 *vs.* 9，$P<0.001$）。同时，颅内压监测与 6 个月神经预后良好比例（$P=0.003$）和较低的神经退化发生率（$P=0.010$）显著相关。

2023 年，王玉海团队回顾性分析了 295 例单侧颞叶脑挫裂伤患者，其中 136 例患者行脑室型颅内压监测（V-ICPM）。住院期间 V-ICPM 组开颅清除颅内血肿比率为 35.3%、去骨瓣减压术比率为 8.1%，低于非 V-ICPM 组的 47.2%、22.0%（$P<0.05$）。出院时 V-ICPM 组头颅 CT 脑中线结构移位比率为 29.4%，低于非 V-ICPM 组的 42.8%（$P<0.05$）。随访 6 个月，V-ICPM 组的 GOS 预后良好率为 91.2%，明显优于非 V-ICPM 组的 81.8%（$P<0.05$）。

尽管如此，仍有少部分的研究发现颅内压监测不能提高重型颅脑创伤患者疗效，故反对使用颅内压监测在临床应用。1986 年，Smith 等报道 80 例重型颅脑创伤（GCS≤8 分）随机化前瞻性研究。Ⅰ组行 ICP 监测，ICP＞25 mmHg 接受甘露醇治疗，ICP＞35 mmHg 接受苯巴比妥治疗；Ⅱ组不采用颅内压监测，只经验性地给予甘露醇治疗。结果发现Ⅰ组患者病死率为 35%，Ⅱ组为 42%。虽然Ⅰ组预后较好，但并无统计学显著性差异。

2012 年，Chesnut 等在新英格兰医学杂志上发表了一篇文章，报道了 324 例重型颅脑创伤患者随机分为颅内压监测治疗组和基于影像-临床检查治疗组，结果发现 6 个月内病死率、ICU 治疗时间无差异，两组严重不良事件也无差异，但在脑特异性治疗比如高渗液体和过度换气发生率中，影像-临床治疗组明显高于颅内压监护组。但部分学者持反对意见，指出这篇文章缺乏普遍性，因为这些临床病例都来于南美国家的 ICU，院前急

救水平相对落后，病例选择也欠妥，另外他们的 ICU 治疗与美国和欧洲都不一样，脑室外引流作为降低颅内压的一项有效治疗措施，在这两组患者中使用得都非常少，分别为 1% 和 2%。因此，该研究缺乏普遍性和推广性。

2014 年，Melhem S 等报道了一项 324 例颅脑创伤患者的多中心随机对照试验，观察组行颅内压监测，对照组行以影像学和临床检查为基础的治疗方案。结果表明：颅内压监测组的 6 个月病死率为 39% 和对照组的 41% 无显著差异（$P=0.60$），两组患者的 ICU 住院中位数无显著差异（12 天 *vs.* 9 天，$P=0.25$）。但对照组在 ICU 中使用高渗液和过度通气的比例高于颅内压监测组（$P<0.01$）。因此他们认为对于重型颅脑创伤患者，颅内压监测控制在 20 mmHg 或者更低水平并不优于以影像学和临床检查为基础的治疗方案。

（二）不同颅内压监测方法的比较

现有的颅内压监测方法主要分为有创的颅内压监测和无创的颅内压监测。有创的颅内压监测方法因其高精确度一直被视为金标准，然而由于颅内出血、感染等与操作相关的并发症，加之费用昂贵、零点漂移等因素，一定程度上限制了其临床应用。无创颅内压监测作为一种廉价、可靠、适用范围广且并发症少的监测方法，近年来不断有科研及临床工作者对各种无创的颅内压监测方法进行研究和探索。目前，无创颅内压监测主要包括经颅多普勒超声检查、生物电阻抗法、鼓膜移位测试法、闪光视觉诱发电位、视神经鞘直径等，但证据表明无创颅内压监测尚无法完全达到有创颅内压监测的参数指标和精度。到目前为止，国内外有关不同颅内压监测方法的精确性和稳定性的研究报道见表 6-1。

四、小结

（一）颅内压监测指征

所有重型颅脑创伤（GCS 评分 3～8 分）头颅 CT 显示有异常的患者，这些异常包括颅内血肿、脑挫裂伤、脑肿胀、脑疝或基底池受压，无论是术前还是术后都应行颅内压监测。GCS 评分 3～8 分，即使头 CT 未见异常，但有下列情况者：年

龄＞40 岁、一侧或双侧运动异常（异常屈曲或伸直）、收缩压＜90 mmHg，也应行颅内压监测。接受巴比妥治疗或低温治疗者，可行颅内压监测。当患者使用大剂量镇静剂出现意识状态改变时，应行颅内压监测。轻型或中型颅脑创伤（GCS 9～15 分）不是常规颅内压监测的指征，但伤后复查头 CT 发现损伤灶扩大，病情加重但尚不需要手术的患者，可行颅内压监测。另外，伤后曾有休克、低氧血症或高碳酸血症者，往往会出现脑水肿加重及颅内压增高的趋势，颅内压监测也有价值。

（二）颅内压监测的意义

1. 诊断方面的意义　主要是有助于早期诊断。颅内压的高低与 GCS 和（或）生命体征之间无始终一致的相关性，当颅内压＜30 mmHg 时，由于颅内容积代偿尚能发挥一定的作用，可能临床表现较轻；当颅内压达 30～40 mmHg 时，由于颅内容积代偿功能濒于衰竭，此时颅内压与临床表现呈密切相关，故单纯从临床表现来推断颅内高压有时是不可靠的。颅内压监测可以动态反映颅内压力改变，通过监测，可以明确颅内压是否异常及颅内压增高的具体程度（轻、中或重度）。颅内压增高常先于临床表现，故颅内压监测可更早地发现颅高压，及时行头 CT 检查，能够早期发现颅内病情变化（颅内血肿增大、脑水肿加重、中线移位、基底池受压、脑积水等），有助于早期诊断。

2. 治疗方面的意义　① 通过颅内压监测，能够准确了解颅内压力变化，指导合理降颅压措施，减少治疗的盲目性，如果颅内压为正常范围，可能不用或少用脱水治疗，避免不必要的用药，并减少药物的不良反应。② 应用脑室内置管法监测颅内压的同时，可以进行脑脊液引流，引流出血性脑脊液，减轻脑水肿，降低颅内压，并可减少脑积水发生的机会。③ 通过颅内压监测，有利于及时发现迟发性的、手术后再出血或其他引起颅内压增高的病变，及时采取手术治疗。④ 通过颅内压监测等多模态脑监测，还可以借此监测脑灌注压等其他相关指标。

3. 判断预后方面的意义　可以用来观察治疗结果、判定预后。在治疗颅高压的过程中，可根据颅内压监测了解治疗效果。临床上应争取将颅内压控制在＜30 mmHg；若通过相关治疗后，颅内压仍＞40 mmHg，患者将难以救治。

（三）颅内压监测方法的性能比较

颅内压监测的方法包括脑室内置管法、脑实质内光纤传导检测法、蛛网膜下腔法、硬膜下法、硬膜外法等。脑室内置管、外接引流管及传感器装置是最可靠、经济、最精确的颅内压监测方法，并可行脑脊液外引流，降低颅内压，减轻脑水肿。脑实质内光纤传导监测法虽可以提供类似脑室内置管法所提供的颅内压信息，但其价格昂贵、数值容易浮动、监测期间无法校对，在脑室内法无法实施时可作为替补方法。蛛网膜下腔、硬膜下、硬膜外监测颅内压法不准确，不推荐使用。

（四）颅内压监测提供的信息及其作用

① 直接提供压力数据，根据此数据，可了解患者颅内压是属于正常还是增高，是轻度、中度还是重度增高。② 颅内压波形：A 形，即高原波形，说明患者颅内容积代偿功能已接近衰竭。B 形是 A 形的前奏。C 形为低辐慢波，每分钟 4～8 次，被认为是独立于呼吸运动的血管搏动，其确切的发生机制尚不清楚。③ 反映颅内压力容积关系，根据容积压力指数，可以计算颅内的顺应性。

五、前景与展望

颅内压监测是重症脑病监护不可或缺的一部分，目前还没有相关研究表明其他监测技术能取代颅内压监测。颅内压监测的准确性容易受到颅内外因素的干扰，因此更加符合生理状态的实时颅内压监测有可能改进现有颅高压的治疗策略。同时，非侵入性无创颅内压监测技术的进一步发展和普及将提高颅内压数据的安全性和实用性。随着科学技术的飞速发展，生物科学技术与临床的紧密推广和应用，未来颅内压监测技术将呈现多维度高速发展的趋势，未来颅内压监测技术将更有效地与其他生理参数融合呈现，更客观、更具体地反映颅内疾病的病理生理现象，实现更精准的脑保护。另外，搭载人工智能的颅内压监测技术，其强大的“数据库和循证医学”的功能将极大程度地提高颅高压重症患者治疗的安全性和长期有效性。

六、主要依据(表 6 - 1)

表 6 - 1 不同颅内压监护仪方法精确性和稳定性的比较

作 者	研 究 概 要	结 论
Artru, 1992	100 例患者应用脑实质内光纤导管顶端颅内压监护仪的前瞻性研究	每天基线漂移 0.3 mmHg
Chambers, 1992	患者同时记录 20 例脑室内液体传导与在脑室导管顶端脑室光纤导管顶端压力传感器颅内压的比较	60%光纤装置的颅内压读数与脑室液体传导颅内压相差在 2 mmHg 内
Czech, 1993	15 例患者应用脑室内液体传导颅内压监护系统和硬膜外气体颅内压监护仪的同时记录比较	硬膜外颅内压与脑室颅内压差异在 12 mmHg 内
Gambardella, 1992	18 例患者进行脑实质内光纤导管传感器与脑室液体传导颅内压读数之间的比较	55%的实质内光纤颅内压读数与脑室颅内压值差值为 ±5 mmHg
Gopinath, 1995	评价一种新的导管顶端压力传感器测定的精确性和漂移,在 25 例患者的脑室导管腔内置入该装置	平均 4 天以上未记录到明显测量漂移,与脑室内颅内压读数比较,该装置的精确性为 63%(< 2 mmHg)
Piek, 1990	13 例同时从脑实质内导管顶端压力传感器和脑室液体传导导管中进行颅内压记录比较	脑实质内颅内压测定值一般较脑室颅内压低 4~8 mmHg
Schickner, 1992	10 例患者脑实质内光纤导管压力传感器装置与脑室液体传导导管之间行颅内压监测比较	66%的脑实质内光纤测定值超过脑室内颅内压,21%低于脑室内压。最大绝对压力差异达到 40 mmHg
Birch, 2006	颅内压监护措施之间的误差比较	脑室内引流管行颅内压检测会出现较明显的误差,主要原因在于引流管存在压力差,关闭引流进行测量可以获得较为接近实际的颅内压值
钱惠农,2006	经颅多普勒检测重型颅脑创伤患者颅内压	TCD 可以无创监测脑外伤患者颅内压的升高,对临床治疗和预后评价有重要指导意义
黄国栋,2005	经颅多普勒无创检测中、重型颅脑创伤患者的脑血流动力学变化与颅内压和脑灌注压的关系	无创脑血流动力学检测可实时反映颅内压和脑灌注压的变化,可作为颅内压和脑灌注压监测的一种有效办法
周青,2007	无创颅内压监护仪在颅脑创伤中的应用	无创颅内压监测仪测得的颅内压与腰椎穿刺测得的颅内压结果比较差异无意义
王延民,2009	颅脑创伤中 FVEP 无创颅内压监测的应用及其意义	FVEP 无创颅内压监测可以较准确反映颅内压
Al-Tamimi Y, 2009	评估在 2 个神经重症监护病房的患者的 Codman 颅内压监测仪($n=88$)的基线漂移程度	基线漂移程度随时间的推移而增加,20%的传感器基线漂移≥5.0 mmHg
Eide P, 2012	固体颅内压传感器与流体或气囊传感器在脑室内颅内压监测的差异	使用两个固体传感器同时监测颅内压出现明显的静态差异,在动态颅内压波形中接近相同。固体颅内压传感器与"真实"相差较小
Kashif FM, 2012	一项基于大脑中动脉血流速度和外周动脉压多模态脑监测的无创颅内压评估	与侵入性颅内压监测相比较,该方法的平均偏差为 1.6 mmHg,标准误为 7.6 mmHg
Childs C, 2015	一项重型颅脑创伤患者脑实质内和脑室内颅内压监测压力差异的前瞻性观察性研究	脑实质内颅内压和脑室内颅内压的平均差值为 0.832 mmHg

续 表

作者	研 究 概 要	结 论
Robba C, 2017	一项在基于超声的非侵入性和有创性颅内压监测相关性的前瞻性单队列观察研究	与经颅多普勒动脉和静脉相关指标相比,基于ONSD的无创超声测量与颅内压的相关性更强;ONSD和FVsv结合对颅内高压有较好诊断价值
Fernando S, 2019	比较计算机断层扫描(CT)、视神经鞘直径超声(ONSD)和经颅多普勒脉搏指数(TCD-PI)诊断危重患者颅内压升高的准确性的系统性Meta分析	CT扫描能可靠预测颅内压升高的影像学征象是基底池受压和透明隔中线移位超过10 mm;ONSD对颅内压升高具有良好的预测作用;TCD-PI预测效果较差
Robba C, 2020	一项比较多模态非侵入性方法(ONSD, TCD-PI, TCD-eICP, NPI)评估颅内高压准确性的观察性研究	非侵入性技术在评估颅内高压方面具有可接受的准确性。ONSD和eICP的多模态联合可提高预测颅内高压发生的准确性
Rasulo F, 2022	一项经颅多普勒(TCD)在262例脑损伤患者颅内高压诊断的大型多中心、非盲法的准确性研究	TCD对颅内高压的阴性预测值分别为:ICP>20 mmHg(91.3%), >22 mmHg(95.6%), >25 mmHg(98.6%);TCD和侵入性颅内压监测一致性相关系数为33.3%,平均偏置为-3.3 mmHg

参考文献

请扫描二维码
阅读本章参考文献

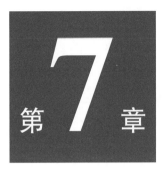

第7章

颅脑创伤患者颅内高压治疗阈值及方法

Intracranial pressure treatment threshold and methodology in traumatic brain injury

（陈文劲　蒋丽丹）

- 重型颅脑创伤（sTBI）靶向治疗的目标应该包括病理生理、临界阈值和随时间变化的趋势。靶向治疗需要一个靶向监测。监测的目的是提出一个特定的问题，即鉴别目前需要治疗的是何种病理生理状态。重要的是，不要陷入简单的数字处理中，不要将颅内压（ICP）增高视为治疗目标，而是将其视为存在需要治疗的潜在病理生理过程的指标。这方面的典型是隆德概念，同样是监测ICP，但是并没有设置是否需要干预的临界ICP阈值/目标，而是将ICP趋势作为靶向病理生理干预有效的指标，标准化集束治疗全程保持一致。
- TBI患者控制颅内高压的最终目的是防治继发性脑损伤，而颅内压相关的继发脑损伤最重要的两个病理生理机制是机械性损伤和灌注性损伤，严重时分别导致脑疝和（或）脑缺血。针对这两种不同的机制，可能需要不同的监测参数、干预阈值及治疗手段的组合与权衡。

- 应该清醒地认识到，基于当前的疗法，在过去的三四十年中，sTBI患者的临床转归并没有得到实质性改善。需要几个方面的反思：① 目前没有任何充分的证据表明，单独的某种药物或者治疗能够起到脑保护作用。② 单纯以控制颅内压数值为出发点的治疗方案未免过于简单，并且可能是错焦的。③ 当前的针对TBI患者颅内高压的所谓"一刀切"的阶梯疗法，治疗强度的不断升级并不能体现TBI潜在的病理生理学特征。④ 颅内压增高只是TBI后多种病理生理机制的共同临床表现和后果之一，因此，要想控制ICP，仅仅监测ICP是不够的！颅内压增高更不是继发性脑损伤的唯一原因，仅仅监测颅内压，并不能发现所有潜在的对脑组织的损伤。综上所述，关于sTBI患者临床监测评估的手段及干预治疗的方法策略制订，需要个体化地体现出针对颅内压增高背后的不同病理生理机制的靶向性。

一、概述

颅内压（ICP）增高是一种危险的、有时是致命的创伤性脑损伤并发症。ICP的突然增加可能会导致脑组织机械性移位损伤，最严重时出现危险的脑疝；持续的ICP升高可能会增加脑灌注阻力导致弥漫性脑灌注缺血性损伤。虽然，临床上关于颅内高压危险性存在普遍的共识，但当这种威胁转化为实际的临床治疗阈值，即毫米汞柱（mmHg）时，出现了一系列争议。

最新的颅脑创伤基金会（BTF）2016年TBI指南中最令临床医师费解的变化是将治疗ICP的阈值从20 mmHg调高到22 mmHg，证据级别ⅡB。该建议是基于一个对459名重型TBI患者的评估脑血流调节、ICP与临床转归相关性的单中心（剑桥）回顾性研究。该研究从未打算定义ICP治疗阈值，而是总结在整个监测期间的ICP平均值与TBI后6个月结果之间的联系。与之前的研究一致，死亡患者的平均ICP值高于幸存者。通过进一步统计分析ICP与临床转归之间的相关性,确定了与死亡转归相关的平均 ICP 阈值为 22 mmHg,而有利转归的平均 ICP 阈值为 18.15 mmHg。很显然,这个研究中与 TBI 患者死亡的临床结果相关的 ICP 阈值 22 mmHg 被 BTF 指南错误地解释成了开始治疗的 ICP 阈值。存在一个性命攸关的关键 ICP 阈值是可以想象的。但是,定义所有患者和所有情况下颅内高压的单一干预阈值在生理和临床上都是不可信的。总之,无论如何定义或推荐,临床治疗仅仅聚焦在将 ICP 降低到某个临界阈值以下,都可能不是产生以患者为中心的最佳转归的决定性因素,即患者如何生存、感觉和功能。

定义与 ICP 增加相关的继发性脑损伤风险还需要考虑时间背景的问题,不能简化为一个单一的量化参数。事实上,最近的研究中,ICP 升高被定义为在一定时间内超过一定阈值的发作,以及对应的更糟糕的临床结果相关性。虽然 ICP 的短暂间歇性增加不一定导致下游紊乱,但持续增高的颅内压通常与对脑组织的有害影响相关。此概念称作 ICP 剂量(ICP DOSE)或者 ICP 负荷(ICP Burden),可以表示为测量值的比例或在一定阈值上方(或下方)的面积,旨在评估 ICP 增高的累积效应。研究结果提示整个治疗期间更高的 ICP 剂量/负荷与更差的临床结果相关。此外,Guiza 等证明,即使是 ICP<20(或 22)mmHg 也可能与不良转归相关,这取决于持续时间。这些发现意味着,对阈值病理学(如 ICP>22 mmHg)的过度简化理解导致了当前的误解,即"正常性"(如 ICP<22 mmHg)保证没有病理过程。换句话说,"正常 ICP"并不一定能保证足够的脑灌注和氧输送,这一事实经常被忽视。

TBI 后,大脑容易受到一系列威胁的影响,如果能及时识别并尽早开始干预,这些威胁可能会得到成功治疗。这些威胁之一是颅内压增高的快速发展,这一点尤其重要,因为它与脑残率的增加有关,并且可以进行治疗。因此,ICP 的监测治疗是神经重症监测和治疗的基石。但是,将 ICP 监测的信息转换为指导临床靶向性干预策略的时候,不仅需要对 ICP 信息进行更加细致的解析,还需要结合其他监测信息和观察指标进行协同分析。重要的是,不要将 ICP 视为目标,而是将其视为存在需要治疗的潜在病理生理过程的指标。同样重要的是,不要陷入简单的数字处理中,设置一个适合于所有重型 TBI 患者的单一 ICP 阈值是对复杂的病理生理过程的过度简化。

关于 sTBI 患者临床监测评估的手段以及制订干预治疗的方法策略,需要个体化地体现出针对颅内压增高背后的不同病理生理机制的靶向性。

二、论点形成过程

在 MEDLINE 检索自 1966—2023 年,输入主题词包括颅内高压、ICP、创伤性脑损伤、ICP 阈值、临床研究、综述、Meta 分析。共查到 265 篇有关 sTBI 患者管理及涉及 ICP 治疗阈值与临床结果的文章。对这些文献分别按照目的、内容和关联性进行了综述。

三、科学基础与循证依据

(一)阈值还是目标

sTBI 中 ICP 的测量已成为指导临床实践的标准指标。然而,ICP 是颅腔内顺应性的替代指标。与任何替代测量方法一样,它不反映病理生理关系的复杂性,并受到测量不准确和点监测系统误差影响。定义或应用临界 ICP 阈值并进行直接治疗既是基于持续性颅内高压与病死率之间的联系,也是临床方案可操作性的必要环节。综合文献研究及临床实践,针对 2 个经典的 ICP 阈值应用场景分析如下。

1. 作为压力相关继发脑损伤风险的预警 升高的 ICP 与更糟糕的结果之间的联系已被充分证明,颅内压增高需要仔细监控和快速反应。为此,阈值可能是有用的。从历史上看,颅内高压被定义为 20 mmHg,这几乎是公认的正常 ICP 的两倍,足以将其作为脑继发损伤风险的警报阈值,没理由再去另外设置一个 22 或 25 mmHg。治疗团队应该重视这一警报的提示,并认真考虑干预导致 ICP 上升的原因而不仅仅是对症控制 ICP 数值。

2. 作为反映颅腔内顺应性变化及容积代偿能力的替代指标 经典的颅腔内压力容积曲线形象

地描绘了颅腔内容积从代偿到失代偿时存在的拐点,拐点之后曲线陡直上升,意味着很小的颅腔内容积改变就会引起颅内压显著的升高,进而导致继发性脑损伤。本质上,旨在改善颅腔内顺应性及维护颅腔内容积代偿能力的所有干预手段,终极目标就在于使患者远离失代偿的拐点,进入代表容积代偿储备充足的压力容积曲线的平缓区域。临床解读 ICP 数据时最常见的误解是认为 ICP 监测数值可以直接反映颅腔内容积代偿失能的压力容积曲线的拐点,并且这个数值就是 20 mmHg 或者 22 mmHg。基于此误解,认为只要把 ICP 数值控制在此阈值以下,就能保障患者远离这个拐点,这是明显的概念性错误!关于颅腔内顺应性恶化容积失代偿拐点的描述是一定时间内的 $\Delta P/\Delta V$,而不是 mmHg,ICP 监测的绝对值与颅腔内顺应性之间并非线性关系。单独的 ICP 数值"正常"并不等于颅腔内顺应性良好和继发损伤风险较低。临床上,ICP 监测数值只是作为替代指标来反映颅腔内整体顺应性的变化,ICP 波形分析也只是定性描述,尚缺乏实时定量测量颅腔内顺应性的可靠指标,ICP 监测衍生的颅腔内顺应性参数如 RAP 的临床意义尚需进一步研究。德国 Spiegelberg 公司曾经有持续监测 ICP 和动态监测脑顺应性的监测设备,可惜已经停产,可能的原因是,虽然脑顺应性的概念是颅内病理生理变化的物理层面的更本质描述,但对于临床理解上仍显过于抽象,对比之下,一个 ICP 数值显然更直观,表面上更容易理解。但是,ICP 作为颅腔内顺应性评估的替代指标,一方面,受到不同的患者、年龄、脑损伤类型、程度以及病理生理进展速度等时空因素影响,反映颅腔内顺应性恶化容积代偿能力失能的压力容积曲线拐点处的 ICP 数值并不一定是 20 mmHg 或者 22 mmHg;另一方面,ICP 监测并不能反映颅腔内各组分顺应性的差异变化。总之,针对每个 TBI 患者个体而言,颅内压控制整体策略的显然的阈值/目标是尽可能让患者远离代偿失能的压力容积曲线拐点,从而避免后续的压力相关继发性损伤。控制 ICP 数值在 20 mmHg 或 22 mmHg 之内,并不能确保患者远离这个压力容积曲线拐点。在许多研究(较旧和较新)中,<15 mmHg 的 ICP 与不良结果无关,而高于 25~30 mmHg 的 ICP 几乎总是与不良转归相关。两者之间存在着广泛的范围,需要额外的信息来决定治疗的积极程度。

需要注意的还有:颅腔内压力容积曲线的变量除了压力和容积,还有一个时间变量。sTBI 后的病理生理改变是个演变的过程,需要关注颅腔内容积变化的速度,这同样是影响颅腔内容积代偿能力的重要变量。

综上所述,从改善颅腔内顺应性及容积代偿能力的角度出发,颅内高压干预的方法学考量需要具备时空思维。空间换时间或者时间换空间的策略转换在制订 sTBI 救治的临床决策时需要反复斟酌并根据治疗反应性动态调整。空间维度主要是从物理学方面直接增加代偿容积,如手术清除占位、高渗治疗、解除脑脊液和(或)胶质淋巴循环及脑血流循环障碍,以及去骨瓣减压手术等,即所谓空间换时间策略;从时间维度考量,体现在急治标和缓治本的时间换空间策略。在应急治标控制 ICP 数值的同时,尚需考虑针对脑水肿原因的对因治疗,通过靶向性的镇痛镇静和体温管理及脑灌注滴定等手段,干预脑电生理以及脑组织灌注代谢异常及神经炎症和脑内环境紊乱等病理生理的进程,目标是至少延缓不良的病理生理进程及控制其强度,以匹配脑顺应性代偿能力的残存储备,期望最终达到逐步改善脑组织顺应性及脑血流/脑脊液循环顺应性的目的。此时,一个给定的 ICP 阈值无疑是临床可操作性的必要环节。而这个 ICP 阈值/目标的设定及干预方法的组合,应充分体现针对患者个体化的关于颅腔内容积储备和各组分代偿能力恢复过程的预期。

临床干预的方法学上,改善颅腔内顺应性及控制颅内高压的手段可以直观地分为外科手术和重症治疗。经典的手术包括颅内高压的病因治疗如清除血肿和颅内占位及解除脑脊液循环障碍的脑室穿刺外引流等,还包括直接增加颅腔代偿容积的颅骨切除减压术。几个重要的 TBI 临床研究使用了不同的 ICP 阈值来治疗颅内高压。DECRA 研究进行减压性颅骨切除术的阈值为 ICP>20 mmHg,即使是短期内。相比之下,在最近的 RESCUE - ICP 试验中,进行减压性颅骨切除术的阈值为 ICP 持续数小时超过 25 mmHg。比较两项研究的结果,实施颅骨切除减压手术的阈值设定为 ICP 25 mmHg 且持续一段时间其他治疗效果不佳时,对于控制 ICP 有更好的效果。而对于颅内高压的重症治疗,重点是针对脑水肿的对因对症治疗和预防。典型的对症治疗是高渗疗法和(或)过度通气,通过临时缩小脑组织容积来短暂增加颅腔内容积代偿空间,是颅内高压急救的常用手段。而针对脑水肿原因的对因治疗和预防,一方面手段有限,主要是镇痛镇静、血流动力学滴定和低温治疗;另一方面,通常需要较长的时间才能获得根本性改善。因此,对于重症治疗的 ICP 阈值,对症治疗的阈值通常是 20~25 mmHg,而对因治疗不需要阈值,如经典的隆德概念。

日常临床实践与临床研究表现出一定程度的一致性。例如,在对 66 个欧洲神经创伤中心的调查中,绝大多数(83%)使用的阈值为 ICP > 20 mmHg,有 3 个机构开始治疗的阈值为 ICP > 15 mmHg。更具有临床实践可操作性的 sTBI 西雅图国际共识会议,提出了一种灵活的方法,将 ICP > 20~25 mmHg 作为可行的阈值,同时建议通过将 ICP 测量与临床观察和系列影像学评估相结合来管理 TBI 患者,并通过综合评估监测指标演变和治疗反应性,进行分级治疗。

(二) 基于 ICP 监测的 sTBI 靶向治疗

作为 sTBI 的标准监测,有创 ICP 监测提供了量化的参数,连续监测尚能提供趋势以及 ICP 剂量/负荷评估,波形分析能提供关于颅腔内整体顺应性变化的定性评估,动态的治疗反应性评估有助于形成 ICP 监测-评估-干预-再监测的闭环评估体系。但是,问题的关键在于,要想控制 ICP,仅仅监测 ICP 是不够的! 需要整合更多模态的必要信息如临床评估、系列影像学评估、脑灌注代谢评估及脑电生理和体温状态评估等,并将多重监测评估信息与干预手段进行有机结合,这样,既能对特定病理生理状态的演变及时做出预警,如颅腔内容积代偿能力失能或颅内压相关脑灌注代谢失衡等,也可以辅助靶向性治疗决策制订并动态反映靶向干预的有效性和准确性。

sTBI 临床干预的方法学方面,如前文所述,当前的 sTBI 治疗方案,不论是集束化还是阶梯化方案的制订都是基于一个线性思维方式,即所有 sTBI 患者的治疗都遵循相同的途径,唯一的区别是该患者在实现治疗目标的途径上走了多远。这种方法的基本逻辑是所有颅脑创伤都是类似的,只是不同患者的 ICP 对治疗的抵抗力不同,治疗决策只是调节各个治疗的强度而已。很显然,这种逻辑存在缺陷。sTBI 治疗决策的基本逻辑应该是颅脑创伤不同,ICP 病因不同,靶向治疗需要根据疑似病理生理学进行靶向监测和试验性治疗。

综上所述,sTBI 靶向治疗可能的目标应该包括病理生理过程、临界阈值和随时间变化的趋势。靶向治疗需要靶向监测,监测的目的是提出一个特定的问题,即鉴别目前需要治疗的是何种病理生理状态。重要的是,不要将 ICP 数值单独视为目标,而要将其视为存在需要治疗的潜在病理生理过程的指标。很显然,鉴别病理生理状态需要更多的监测手段,但任何时候,除非添加监测指标的目的是提出一个特定的问题,否则这种监测将毫无意义。同样重要的是,不要陷入简单的数字处理中。

本质上,sTBI 靶向治疗的目的是在最大限度地减少继发性脑损伤的同时,尽可能优化方案,避免不适当监测治疗带来的毒性。虽然 sTBI 后继发脑损伤的机制非常复杂,但是,与 ICP 相关的最常见同时也是可以治疗的是两类继发性损伤:机械性损伤和灌注性损伤,严重时分别造成脑疝和脑缺血。临床上,可以将 ICP 监测作为反映脑机械性损伤的脑疝倾向以及脑灌注异常表现的外在表征,再结合其他相应监测共同制订 sTBI 的靶向治疗决策。

1. 基于 ICP 监测的脑继发机械性损伤风险评估与靶向治疗　造成脑组织机械性损伤移位甚至脑疝的是脑组织间的压力梯度差而不是 ICP 的某个特定阈值。即便 ICP 不高也可以脑疝形成的临床事件并非罕见。多数临床监测只有一个平均 ICP,造成脑疝的压力梯度及移位效应需要依靠临床神经系统检查和系列的影像学评估来弥补。致命的脑疝风险需要预判,虽然脑疝可以通过直接临床观察来发现(如新近出现的瞳孔不等大),但明显为时已晚。因此,进行单点 ICP 监测解读脑疝风险时,往往不是依靠 ICP 阈值而是 ICP 趋势,同时通过波形分析和观察患者对刺激或治疗产生的 ICP 反应可能有助于获得对颅腔内顺应性和个体化阈值的定性评估。关于脑疝风险评估的具体方法见表 7-1。

表 7-1 sTBI 患者继发机械性损伤/脑疝风险评估方法

项 目	评 估 内 容
临床神经系统查体	症状体征演变
瞳孔检查	重点是光反应
CT 表现	• 重点是脑池消失迹象(基底池、环池等)及中线移位程度 • 脑灌注不对称(左右、前后、幕上下等) • 视神经鞘直径(ONSD)不对称
ICP 监测信息	• ICP 绝对值/趋势/曲线下面积 • 自发稳定性 • 刺激后反应 • 顺应性和顺应性测试 • 既往治疗反应性

针对机械性损伤和脑疝风险的干预方法更多倾向于外科手段,包括清除占位、EVD 及去骨瓣减压等手段。关于启动手术干预的阈值,可以参考前文所述的 RESCUE-ICP 试验,该研究进行减压性颅骨切除术的阈值为 ICP 持续数小时超过 25 mmHg。渗透治疗及抢救性过度通气虽然能短期改善颅内高压数值,但很少能有效治疗脑组织移位,故只作为临床脑疝的挽救性治疗手段。同理,镇痛镇静及低温治疗等作为广谱干预手段,缓解移位的能力也不是方案首选,文献中没有提及非手术治疗机械性损伤的干预阈值。

2. 基于 ICP 监测的脑继发灌注性损伤风险评估与靶向治疗 关于颅内压相关脑灌注评估,ICP 的最基本用途是作为脑灌注压(CPP)计算公式的组成部分。虽然这是一项非常基本的措施,并被临床广泛应用。但是,存在以下几个明显的需要特别关注的问题:① CPP=MAP-ICP 这个公式中的 MAP 需要严格质控,虽然默认的是来自桡动脉压,但是目前广泛报道的临床研究中鲜

有报道 MAP 来源以及质控的内容。即便都是来自桡动脉压,也需要严格的质控,不同患者及不同交感张力下的桡动脉压力异质性很大,不能直接反映体循环动脉压力的真实情况,更不能直接替代脑灌注的颈动脉压力。② 临床上真正关注的是脑血灌注的血流量而不是压力数值,严格意义上,脑灌注压并不等于灌注量,血管压力与流量之间不存在线性关系。③ 此公式默认 ICP 增高是脑灌注阻力增加的主要因素,然而事实并非如此,最明显的例子就是 sTBI 后脑充血阶段,颅内压增高实质上是脑灌注血管阻力下降导致脑充血的后果。④ 生理上,脑灌注阻力受到脑血流自动调节功能的严格监管和多因素影响。即便是在 sTBI 后的病理生理状态,脑灌注阻力与脑血流自动调节功能状态也是脑灌注维护的核心。脱离了脑血流调节功能状态评估的单独 CPP 数值的临床意义需要审慎解读和小心求证。

关于 CPP 的阈值,表面上看,sTBI 治疗的隆德概念与最新版 BTF 指南及西雅图共识中有着类似的目标 60～70 mmHg。但实质上,这是 3 种完全不同的疗法。① 隆德概念的理论基础主要是基于一般生理原则进行大脑体积控制并优化脑灌注及半暗带氧合,聚焦于治疗颅内压增高症状背后的病理生理机制,即血管源性脑水肿,而不仅仅是治疗症状如 ICP 数值。如前所述,隆德概念没有设置启动治疗的所谓 ICP 阈值,从伤后外科因素去除后,全程的治疗方案保持一致,ICP 数值只是作为反映靶向治疗有效性的指标。隆德概念的方案是标准化集束方案,方案中的脑灌注压、液体治疗(包括血色素、白蛋白水平)、机械通气、镇痛镇静药物、营养、血管活性药物使用和渗透疗法等都给出了相对严格的轮廓,各因素之间有着缜密的逻辑和生理内涵。同样是 60～70 mmHg,隆德概念中的 CPP 目标维护有着非常严格的前提,脱离了这些前提的单独的 CPP 数值不属于隆德概念的范畴。② BTF 的 TBI 指南 2016 版,关于 CPP 阈值的报道主要来自对临床研究的统计分析,没有足够的 1 级或 2a 级证据支持特定 CPP 阈值,来自 2b 级证据的推荐是与生存和有利转归相关的 CPP 推荐目标为 60～70 mmHg。该指南

进一步指出,这个阈值是最低还是最佳 CPP 阈值尚不清楚,可能取决于患者的脑血流调节状态。需要注意的是,BTF 指南的系列推荐并没有形成一套合乎逻辑的疗法,各个推荐意见之间并没有必然甚至必要的联系。③ 为弥补 BTF 指南的不足,2019 年推出了 sTBI 西雅图国际会议共识(SIBICC)。此共识为成人 sTBI 管理提供了基于 ICP 监测的全面流程,旨在帮助临床医师管理仅有 ICP 监测的 sTBI 患者。该共识根据颅内压增高的难治程度将治疗进行三级分层。层级内的治疗被认为在经验上是等价的,更高层级涉及更高风险的疗法。在第 1 层级的方案中,推荐了 CPP 60～70 mmHg 的目标;而在相对难度较大的第 2 层级的治疗中,推荐了基于脑血流调节功能评估的个体化 CPP 算法,如 MAP 挑战。

当前大多数 TBI 指南共识及临床实践中采用的 CPP 数值为 60～70 mmHg 的策略,是基于颅内高压造成脑缺血的假设。但在现实临床情境中,sTBI 后,颅内压、脑灌注压与脑血流灌注之间存在着复杂的相互作用。即可能由于颅内高压导致脑灌注阻力增加造成脑灌注不足甚至缺血,也可能由于脑缺血水肿导致颅内压增高进而形成恶性循环,还有可能由于脑高灌注或充血而导致脑水肿颅内压上升,甚至有部分 sTBI 患者病变累及到颅内静脉回流,颅内高压实际上是脑淤血造成的。显而易见,这个旨在防止缺血的 CPP 60～70 mmHg 阈值,一旦被应用到 TBI 后脑充血或者因静脉梗阻脑淤血的 sTBI 患者中,有可能导致灾难性的后果。

因此,需首先鉴别颅内压与脑灌注阻力的关系(表 7-2),床旁 TCD 评估是必要的选择。在颅内压与脑灌注阻力及脑血流功能的关系不明确时,不存在临床干预的通用 ICP 和 CPP 阈值。

经颅多普勒超声(TCD/TCCS)允许在床旁对 sTBI 患者进行脑血流的高解析度评估。文献报道和临床研究提及多种用途,包括识别脑血流状态(高灌注/低灌注)、脑灌注阻力(高阻/低阻)、无创脑灌注压、诊断脑血管痉挛以及定性定量脑血流调节功能评估等。甚至在临床研究中,已经出现了基于 TCD 导向 sTBI 治疗方案(UGCeR 方案)。床旁超声无可替代的功能还在于可以无创动态评估从头到脚的多个部位,从解剖形态学到血流动力学,重症超声的应用是驱动重症医学进步的一大动力。

表 7-2　脑灌注阻力鉴别

颅内占位	血肿、肿瘤、异物等	外 科 手 术
脑动脉系统 (大、小)	脑血流调节功能完整:受刺激激活/高灌注 脑血流调节功能受损:低于调节区间/低灌注 高于调节区间/高灌注 脑血管痉挛(大、小动脉)/CBF 阻力增加 PCO_2 增加/减少/CBF 阻力降低/增加 血管收缩药物使用/CBF 阻力增加	控制刺激灶/低温/镇静 滴定 CPPopt 滴定 CPPopt 尼膜同/对症对因 保持 PCO_2 正常稳定 调整 CO/BP 目标/药物调整
脑静脉系统	颅内静脉回流障碍/CBF 阻力增加 颅内静脉/静脉窦血栓/CBF 阻力增加 颈静脉压迫/胸腹腔压力增加/CBF 阻力增加	对因治疗 对因治疗/拉栓/抗凝 对因治疗
脑组织水肿	血管源性水肿/CBF 阻力? 细胞毒性水肿/CBF 阻力? 离子性水肿/CBF 阻力?	滴定 CPP/渗透治疗 对因治疗/低温渗透治疗 对因治疗/渗透治疗
脑脊液/ 胶质淋巴循环	脑脊液循环障碍/脑积水/CBF 阻力增加 脑脊液移位性水肿/CBF 阻力 胶质淋巴循环障碍/CBF 阻力增加	引流 打通循环 打通循环
颅外全身因素	体循环动脉硬化/脉压高、休克、低排高阻	校正/体循环管理

同样需要指出的是,基于 ICP/CPP 压力监测的脑循环灌注状态评估并不完整,显然缺乏脑灌注代谢平衡方面指标的验证。但是,临床上,尚缺乏判断 sTBI 患者脑代谢的金指标,甚至判断脑缺血或者脑充血也并不容易。近年来,临床试验尝试了联合 ICP 和脑组织局部氧分压监测,将 sTBI 根据 ICP 高低和 $PbtO_2$ 正常与否将脑损伤病理生理状态分为以下 4 型:① ICP 不高,脑氧正常。② ICP 高,脑氧正常。③ ICP 不高,脑氧低。④ ICP 高,脑氧低。显然,这 4 型相应的治疗决策不同。这无疑是 sTBI 治疗决策向靶向病理生理迈出了真实的一步。然而,截至 2022 年,关于脑组织氧分压导向治疗的临床研究的 2 篇 Meta 分析出现了不同的结论,Hays LMC 等报道,虽然 $PbtO_2$ 引导的管理与生存率增加和 ICP 降低有关,但并没能增加有利的神经结果。而另一篇来自 Gouvêa Bogossian E 的报道,与经典的 ICP 导向疗法相比,使用联合 PbO_2/ICP 导向的疗法与较高的神经学结果和更高的在院生存率有关。看来,我们还需要等待更多的临床试验结果。此外,虽然国内尚缺乏脑组织氧分压监测的设备,但另一个替代技术已经在国内逐步普及,就是近红外经皮脑氧饱和度监测(NIRS)。国际上关于成人 sTBI 患者 NIRS 监测的研究由来已久,最近的综述表明,虽然仍存在一些技术上的局限性造成单独应用 NIRS 参数很难解释一些临床现象和病理生理变化,但是基于 NIRS 无创、相对廉价以及通过联合其他监测参数(如 ABP)能够多点评估脑氧合及脑血流调节功能的优势,NIRS 在 sTBI 的应用前景值得期待。

如前文所述,关于 sTBI 患者的脑血流动力学生理评估,目前的临床实践尚滞留在压力评估阶段,缺失脑血流灌注代谢平衡验证的环节,关于脑氧供需评估的 $PbtO_2$ 导向治疗虽然向前迈出了坚实的一步,但显然未能令人信服地完成脑血流生理闭环。事实上,sTBI 的脑灌注管理还存在一个可能的突破口:基于脑血流自动调节功能的治疗。

脑血流自动调节(cerebral autoregulation,CA)是维持脑血流稳态的核心生理机制,可以适应和平衡脑血管动力学、平均动脉压和脑灌注的变化,以保持稳定的脑血流(CBF)和组织灌注。然而,CA 的稳定功能只能保持在一定的生理范围内,超出此范围的脑灌注压力(CPP)水平可能会因灌注不足、灌注过多或其他机制导致脑损伤。

关于 CA 的认识之前被认为是一种"全或无"的压力-流量关系,但我们现在知道它是一种复杂的动态现象,涉及通过肌源性、神经源性、内皮和代谢反应的脑血管阻力的复杂相互作用和变化。对 CA 的日益了解正在推动对这些复杂性的更多理解,这有助于在急性脑损伤中制订基于 CA 功能的目标动态调整血流动力学管理策略,弥补 sTBI 脑血流动力学管理中缺失的环节。多种手段可以在床旁定性定量评估脑血流调节状态和区间,如 PRx、Mx、COX/Tox 和 THRR 等。进一步研究发现,即便是 sTBI 患者,CA 功能也得以部分保留而非完全丧失,这使得我们能够通过连续的脑血流调节功能评估制订个体化最佳 CPP 维护区间(CPPopt)方案。关于在 sTBI 患者在持续评估 CPPopt 的可行性/可靠性研究已经得到初步验证,进一步旨在改善临床转归的研究也正在进行中。脑血流调节功能评估与维护是否应该成为下一个现实的 sTBI 靶向目标是当前临床研究的热点和方向。Robba C 于 2023 年发出了呼吁,我们是否准备好了基于脑血流调节功能的 TBI 治疗。

综上所述,sTBI 患者继发脑灌注损伤风险的评估是个复杂问题(表 7-3),且至今仍未形成脑血流动力学管理的闭环,整体评估仍不完整。床旁超声不但为我们打开了脑血流灌注的可视化图景,同时也是体循环评估的重要手段。有鉴于脑循环是体循环的一部分,脑灌注的有效维护需建立在稳定且更接近生理状态的系统血流动力学基础上。也只有先维护好系统血流动力学稳态,才能进一步做到脑保护,也才能进一步通过脑氧供需平衡及脑血流调节功能的监测评估去弥补脑血流动力学管理缺失的环节。

3. 基于 ICP 监测的脑继发机械性损伤与灌注性损伤风险评估与靶向治疗　前文分别概述了脑继发机械性损伤与灌注性损伤的靶向评估与干

表 7-3　sTBI 后继发脑灌注性损伤风险的评估方法

项　目	评　估　内　容
CPP 数值	
脑功能检查	• 神经系统查体 • EEG
脑血流评估	• TCD • CTP • 脑温
脑血流代谢匹配评估	• 颈静脉氧饱和度 $SjVO_2$/脑组织氧分压 $PbtO_2$ • 经皮脑氧饱和度 NIRS • 微透析
脑血流自动调节功能评估	• TCD 测试：短暂脑充血实验（THRR，Mx） • 压力反应指数（PRx） • 脑氧指数（COX/TOx）
ICP 信息	• 数值/趋势/波形/曲线下面积 • MAP 挑战/CPP 治疗反应性 • 二氧化碳反应性 • ICP/ABP 相关性

预策略。需要注意的是,临床上,机械性损伤和灌注性损伤常常存在复杂的相互作用和转换。如脑缺血损伤后脑水肿加重形成进而导致机械性移位损伤。因此,sTBI 的靶向评估和干预决策需要进行整合,Chesnut 提出的红绿灯分层风险评估用于指导治疗决策是个好的范式(图 7-1)。

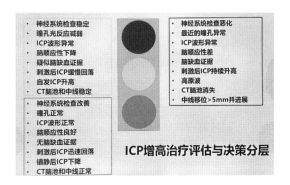

图 7-1　sTBI 患者 ICP 增高相关脑继发机械性损伤与灌注性损伤风险评估与治疗分层

四、小结

在过去的 50 年里,神经外科、神经放射学和

重症监护医学的进展,使得 1970 年至 1990 年期间住院患者 TBI 病死率每 10 年下降 9%,此后一直保持稳定。依据当前对 sTBI 病理生理的认识,不太可能为 sTBI 的管理提供明确完整的路线图。因此,需尽可能保持生理导向,使用多模态脑监测来靶向治疗,并确定个体化治疗或阈值是否能有效管理个案。很明显,sTBI 的靶向监测和干预没有金指标,众多监测评估手段需要质控,众多参数如何解释是个难题,在将监测信息应用于个体化方案时,必须动态评估并交叉验证监测数值和治疗阈值。只有这样,才能使多模态脑监测更能发挥靶向指导功能,也更能优化治疗干预的靶向性,避免不必要治疗带来的负面影响。

几个重要提示列举如下:① sTBI 是一类异质性很强的颅脑创伤状态,治疗干预需要具备靶向性,不存在一个适合所有类型脑损伤以及所有病理生理状态的唯一的 ICP 干预阈值。② 监测数值应作为反映患者靶向病理状态的指标,而不应用作治疗方案的目标! ③ 基于压力相关损伤预警的 ICP 阈值是 20 mmHg,治疗团队需重视警报快速反应并寻找和干预 ICP 增高的原因。④ ICP 是反映颅腔内顺应性变化及容积代偿能力的替代指标,缺乏病理生理机制特异性,临床干预除了对症增加代偿空间,尚需采取改善颅腔内各组分顺应性的靶向评估和干预。⑤ ICP 增高相关机械性损伤风险的评估不依赖于 ICP 绝对值,干预手段外科为主,颅骨切除减压术的阈值是 25 mmHg。⑥ ICP 相关脑灌注性损伤的评估尚未完成闭环,CPP 数值与 CBF 并非线性相关,床旁超声是 CBF 评估的更直观手段,脑氧合及脑血流调节功能评估有助于完成脑灌注评估的闭环。⑦ 系统血流动力学稳态的维护是 sTBI 脑血流动力学管理的基石。⑧ 要治疗患者,而不是治疗参数。

五、前景与展望

创伤性脑损伤是世界上最复杂器官罹患的最复杂损伤状态。我们在一个多变量的世界中处理单变量,要考虑到神经重症的复杂性与临床专注于单一干预或参数的愿望存在矛盾。我们必须使重要的事情变得可测量,而不是使可测量的事情变得重要。

　　未来的神经重症监测方法学可能需要更多的拓展和借鉴系统生物学研究方法。临床研究应侧重于识别患者特异性的具体目标和使这些目标能够实时提供给床旁临床医师的技术以及这些目标的临床试验。仅仅重复使用一个新的阈值的临床试验，或者增加另一个针对所有患者的额外阈值的监视器，可能会产生迄今为止所看到的同样中立的结果。真正的精准医学需要将患者更好地描述成更小的特征群体，然后，将靶向的干预措施应用在该群体中。sTBI 靶向管理的核心应该是脑功能稳态的多模态评估和维护。

六、主要依据(表 7 - 4)

表 7 - 4　关于颅脑创伤患者颅内高压治疗阈值及方法的主要研究概要及结论

作　者	概　要	结　论
Chesnut RM，2015	提出 sTBI 管理的概念框架	多模态脑监测个体化阈值和干预方案
Grände PO，2017	基于生理原则的脑容积控制和脑灌注保障的标准化集束治疗	ICP 不是目标，是反应靶向病理生理状态的指标
Stocchetti N，2014	创伤性颅内高压综述	sTBI 当前的一刀切治疗过于简单，缺乏病理生理靶向
Stocchetti N，2018	sTBI 管理需不需要阈值	目前尚不确定
Hawryluk GWJ，2019	sTBI 西雅图国际会议共识	基于 ICP 监测的分层靶向治疗
Robba C，2023	关于基于脑血流调节功能的治疗辩论	脑血流调节功能是未来 sTBI 血流动力学管理的核心
Shrestha GS 2018	神经重症中的精准医学	拓展系统生物学研究，识别特征性群体，靶向干预

参考文献

请扫描二维码
阅读本章参考文献

颅脑创伤患者血气指标监测及其意义

Blood gas analysis and its significance of traumatic brain injury

（毛青）

第8章

- 对颅脑创伤患者进行血气指标监测，能早期发现低氧血症和酸碱失衡，并为改善患者呼吸功能、纠正酸碱失衡提供可靠的依据。急救时首选无创的血压、氧饱和度、呼气末二氧化碳分压（$ETCO_2$）等监测，条件许可时应进行有创动脉压监测和动脉血气分析。应维持患者的动脉收缩压在 120 mmHg 以上或平均动脉压 90 mmHg 以上，氧饱和度 95% 以上或动脉血氧分压（PaO_2，80～120 mmHg），维持正常的血二氧化碳分压（$PaCO_2$，33.75～37.5 mmHg）。

- 血气指标的变化能反映脑损伤轻重，并与预后有密切关系。根据颅脑创伤急性期的 PaO_2、$PaCO_2$ 及酸碱平衡的变化，了解脑组织的血供和氧供状况；脑脊液气体分析可反映脑组织是否存在酸中毒；脑组织氧分压测定，可直接动态测定脑组织氧分压、$PaCO_2$、pH，对于指导临床治疗有重要意义。

- 监测脑组织氧饱和度既有时间上的局限性（MRI，Xe - CT，无法连续监测），也受空间的限制［颈静脉球氧饱和度（$SjvO_2$）、脑组织氧分压（$PtiO_2$）、微透析、近红外波谱监测（NIRS）和经颅多普勒（TCD），只能反映某一局部脑组织的氧饱和水平］，在颅脑创伤急性期处理时，这些检测尚缺乏实用性。

一、概述

颅脑创伤导致的脑损害分为原发性和继发性两类，继发性脑损害是影响存活率、神经功能恢复的最主要因素。其中与继发性脑损害的发生发展密切相关的最重要因素之一是脑组织的缺血、缺氧。组织学检查已经证实，绝大多数脑伤死亡者有脑缺血（氧）的病理改变。大量的研究证据显示，脑损伤后头 24 小时脑血流量下降超过 50%，在头 4 小时甚至可降至 20 mL/（min·100 g）以下。另一方面，颅脑创伤可引起呼吸抑制、呼吸节律紊乱、误吸、神经源性肺水肿、肺淤血、肺通气/灌流比例失调（肺分流）等，导致呼吸功能不全而出现缺氧。研究表明，脑损伤后低氧血症常立即发生，然而临床上判断缺氧的程度却十分困难，通常要在 $PaO_2 < 50$ mmHg 时才有缺氧症状，发绀的出现往往标志着组织缺氧已非常严重。因此，及时了解脑组织氧合程度及酸碱状况，尽早采取相应的治疗措施，对降低颅脑创伤的病死率具有重要意义。

理论上脑脊液生化测定、气体分析更能反映脑组织代谢（包括脑氧代谢）状态。但脑脊液气体分析的准确性受技术操作的限制，误差比较大；脑伤后脑脊液血染对气体分析有影响；不同部位（脑室、延髓池、腰池）的脑脊液气体指标也有差别。另外，因腰椎穿刺存在诱发脑疝的风险，或血肿形成、脑肿胀致脑室受压变小，使脑脊液的采集存在困难，尤其是重伤患者难以常规进行脑脊液气体分析。近年来脑组织氧分压的直接测定日渐普及，可以直接动态的测定脑组织氧分压、$PaCO_2$、 pH，能及时发现脑组织缺血缺氧。

PaO_2、$PaCO_2$ 直接影响脑血管的舒缩状态，同时血液的酸碱度影响氧在组织的释放。因此，脑组织的血供和氧供与动脉血的氧合程度及酸碱状态密切相关。血气分析具有指标多、敏感性高、标本采集方便、微创无风险等优点，可在临床广泛应用。在过去的 30 多年，国内外学者对颅脑创伤后血气指标变化的规律，血气指标与脑损伤程度和预后的关系，以及血气分析的价值进行了较深入的研究。

目前存在多种监测局部脑组织氧合水平的方法，包括检测局部脑代谢率的微透析法，检测局部脑血流的热弥散法和监测局部脑组织氧饱和度的近红外波谱仪等。这些检测方法在最近 20 年里引起了人们越来越多的兴趣，因为这些检测的结果有助于临床探索改善颅脑创伤患者脑血流，氧合与代谢的针对性治疗策略。最近十年里，直接测定脑组织中的氧分压（$PtiO_2$）越来越多地被应用于临床，这种技术可在床边简单连续使用，提供单位脑组织中实时的氧合信息，但其对临床的指导意义仍有待深入研究。

二、论点形成过程

对 1970—2023 年文献进行了检索，输入关键词为颅脑创伤、气体分析、酸碱平衡、呼吸障碍、$ETCO_2$、SjO_2 和 $PtiO_2$。其中中文文献以生物医学文献中文期刊数据库和 VIP 数据库检索获得，国外文献利用 MEDLINE 检索获得，对所有涉及颅脑创伤血气分析、氧代谢监测、$PaCO_2$ 监测的中、英文临床研究文献进行了复习。

三、科学基础及循证医学证据

绝大多数研究采用动脉血标本监测血气指标，少部分研究同时对静脉血（主要是颈静脉血）和（或）脑脊液的气体指标进行观察。仅有极少的研究专门对颈静脉血、脑脊液气体指标或脑组织氧分压进行检测。总体上看，少有临床大样本（>100 例）研究。Zupping 最早报道对 45 例颅脑创伤同时进行动脉血、颈静脉血和脑脊液气体指标检测的结果，发现脑伤组 PaO_2、脑脊液氧分压

$P_{CSF}O_2$ 明显低于对照组，深昏迷患者更明显；而颈静脉血氧分压（PvO_2）虽有下降，但与意识障碍无关，且死亡者 PvO_2 高于存活者；PaO_2 与 PvO_2 和 $P_{CSF}O_2$ 之间无相关关系。脑伤组动脉血、颈静脉血、脑脊液的 $PaCO_2$ 均明显低于对照组，昏迷和死亡者低碳酸血症最为明显。脑伤组动脉血和颈静脉血 pH 升高，脑脊液 pH 则下降；动脉血呈碱血症的原因主要是过度通气，脑脊液酸中毒则为乳酸含量增高所致。随后的国内外对动脉血气指标监测结果基本相同。典型表现是，PaO_2、$PaCO_2$ 明显低于正常，pH 升高，AB 下降并低于 SB，即呼吸性碱中毒。这些研究证实，颅脑创伤急性期低氧血症、低碳酸血症是最常见的血气指标异常。陶寅检测 142 例颅脑创伤患者动脉血气指标，并按脑伤严重程度分成 4 组比较，发现随着脑伤加重，低氧血症比例从 30% 升至 77.8%，其他研究也显示，中型脑损伤低氧血症发生率约为 20%，重型颅脑创伤中，低氧血症平均发生率一般均超过 50%（48%～72.5%），可持续数天，在手术后 24～48 小时 PaO_2 降至最低；脑伤越重 PaO_2 越低，昏迷、植物生存和死亡者的 PaO_2 明显低于清醒和存活者；说明动脉血氧分压与伤情和预后有密切关系。Chesnut 等认为 $PaO_2 < 60$ mmHg 是估计预后的 5 个最具价值预测指标之一，近年来的多项研究结果表明，血氧分压过低或者过高对于脑伤患者都是不利的，大多数研究者认为将脑损伤（包括脑创伤和脑卒中）患者的血氧分压水平维持在 97.5～150 mmHg 甚至更高能使患者获益，2020 年欧洲危重病学会推荐将脑损伤患者的血氧分压维持在 80～120 mmHg。

低碳酸血症发生率为 50%～81%。朱诚报道 60 例颅内血肿术后均有过度通气，并可持续数天，提示大多数脑伤患者存在自发性过度通气。脑伤越重低碳酸血症越明显，昏迷和死亡者低碳酸血症最明显，持续降低者预后不良。与低碳酸血症相对应，动脉血酸碱失衡主要表现为碱血症（为呼吸性碱中毒），可伴有代谢性酸中毒或代谢性碱中毒，但代谢因素较少参与脑损伤后的酸碱改变。有关血气指标与 ICP 关系的研究较少，$PaCO_2$ 是脑血流的基本调节因素，维持正常的血

$PaCO_2$（4.5～5.0 kPa）对颅脑创伤患者也是非常重要的，应连续监测 $ETCO_2$，至少是在气管插管之后即应开始，并通过系列动脉血气分析进行比照。$PaCO_2$ 每 mmHg 的变化将导致每分钟每 100 g 脑组织 CBF 2.5 mL 的波动，$PaCO_2$ 升高可导致 ICP 升高和意识障碍，通过治疗性的过度通气降低 $PaCO_2$ 能迅速降低 ICP，表 8-1 概述了过度通气的作用，需要注意的是，从低 $PaCO_2$ 迅速恢复至正常 $PaCO_2$ 时又可能导致 ICP 的明显反弹，因此在 ICP 升高时可以将患者的 $PaCO_2$ 维持在 30～35 mmHg，但是长时间的过度通气是被大多数研究者反对的，同时也不推荐预防性的过度通气（$PaCO_2$ 25 mmHg 以下）。当过度通气被用作临时性的措施用于降颅压治疗时，应同时监测颈静脉球氧饱和度或 $PtiO_2$ 以了解氧输送情况。

表 8-1　过度通气的作用

过度通气的益处	过度通气的害处
降低颅内压	减少局部或分水岭区的脑血流量
中和代谢性酸中毒	减少舒张期的充盈和心排量
使脑血管自动调节功能正常化	降低平均动脉压和脑灌注压
逆转盗血	水盐潴留
减少脑脊液生成	抑制脑组织的氧输送
	气压伤

对脑脊液气体指标的检测结果仅 pH 和 HCO_3^- 的下降是比较一致的发现，而 PaO_2、$PaCO_2$ 的变化各家报道差异较大，甚至相互矛盾，因此对脑脊液氧分压是否能反映脑组织氧合情况存在争议，这也提示脑脊液气体分析的临床价值尚不肯定。颈静脉血气分析研究较少，各家研究结果也不尽一致，尚需更多的研究才能对其临床意义作出评价。

近五年来，关于脑组织氧分压监测及以 $PtiO_2$ 为导向的治疗策略对 sTBI 患者的救治效果得到大量的研究并初步取得一些重要的发现。$PtiO_2$ 反映的是脑实质中氧输送和氧消耗之间的平衡，能帮助临床医师判断 TBI 患者的脑自动调节功能，ICP 的升高有时对继发性脑损伤反应较为迟缓或者不够敏感，在一些 $PtiO_2$ 已经降低的患者，其 ICP 及 CPP 可能仍然处于正常范围。Rosenthal 等证明 $PtiO_2$ 主要代表的是脑血流和动静脉的氧分压差，反映的是跨血脑屏障的氧弥散和满足脑氧代谢后的氧投放水平。多项研究试图确定 $PtiO_2$ 的正常值以及缺氧时的 $PtiO_2$ 值，一般认为 $PtiO_2$ 的正常范围为（23±7）mmHg，但 Pennings 等也曾发现正常脑组织 $PtiO_2$ 可低至 9 mmHg。在多项研究中人们发现 TBI 患者 70% 以上在外伤后的头几天 $PtiO_2$ < 20 mmHg，而此时其 ICP 可能并无异常。近十年里许多作者对 $PtiO_2$ 水平与重型颅脑创伤的病死率之间的关系，以及 $PtiO_2$ 导向的治疗对患者预后的影响进行了研究，多项观察性研究发现 TBI 后 $PtiO_2$ 下降多伴有预后不良，而对包括 $PtiO_2$ 在内的多参数进行监测有助于对高异质性的不同 TBI 类型采取更加符合真实病理生理变化的治疗策略，多数研究结果已经证明在传统的以 ICP/CPP 为基础的处理之外加上以 $PtiO_2$ 为导向的治疗措施可改善 TBI 的预后。Hays 等回顾分析了截至 2022 年有关以 $PtiO_2$ 为导向治疗 sTBI 的随机对照研究，结果发现与 ICP 导向治疗相比，以 $PtiO_2$ 为导向治疗 sTBI 能降低 ICP，提高存活率，但并未改善神经系统预后，而呼吸和心血管系统的不良事件发生率则无明显差异。同样在 2022 年，Gouvêa Bogossian 等在一项纳入了 15 项合格研究（共纳入 37 245 名 TBI 患者，其中 2 184 例接受了 $PtiO_2$ 导向的治疗）的荟萃分析中发现以 $PtiO_2$ 为导向的治疗能降低 TBI 患者的病死率并改善神经系统预后，作者建议未来的相关研究应着眼于 $PtiO_2$ 导向治疗的细节，如探针的留置位置、具体的阈值以及治疗的法则等。

四、小结

对颅脑创伤患者动脉血气指标的监测显示，低氧血症、低碳酸血症（自发性过度通气）、呼吸性碱中毒是脑损伤后血气指标改变的主要形式，且与脑伤轻重、预后密切相关。适当控制过度通气，气管切开、机械辅助呼吸以及呼气末正压给氧对纠正低碳酸血症和低氧血症有益。维持适当的血二氧化碳浓度和压力对颅脑创伤患者具有同样重要的意义,$ETCO_2$是一种无创的监测手段,适用于所有气管插管或气切患者,$ETCO_2$监测下指导呼吸机应用有助于为重型颅脑创伤患者提供稳定的血气环境。对包括$PtiO_2$在内的多参数进行监测有助于对高异质性的不同TBI类型采取更加符合真实病理生理变化的治疗策略,而ICP结合$PtiO_2$导向的治疗策略将如何影响重型TBI的治疗结果仍有待进一步深入研究。

五、前景与展望

应对颅脑创伤后血气指标的改变与ICP变化的关系,与脑氧代谢的关系进行更多大样本的研究。越来越多的研究者已经将目光投向能更直接反映脑氧代谢水平的检测手段,一些研究的结果已经显示,颈静脉血的氧分压、氧饱和度能够代表脑氧代谢水平,而最近十年里,直接测定脑组织中的氧分压($PtiO_2$)已经引起了人们的重视,尽管其确切机制仍有待进一步深入地研究,但它正成为脑氧监测最常用的技术手段之一,对此进行更多的研究将有助于为临床医师提供更加精确和实时定位的脑氧代谢信息,指导临床及时保护脑代谢的内环境,减轻颅脑创伤后的继发性脑损伤。

六、主要依据(表8-2)

表8-2 形成血气指标监测观点主要作者的研究概要和结论

作　者	研　究　概　要	结　　论
Zupping, 1970	前瞻对照研究,对45例颅脑创伤患者伤后头12天的动脉血、颈静脉血、脑脊液进行气体分析。根据意识水平将患者分成3组	最具特征性的发现是脑脊液代谢性酸中毒、动静脉血呼吸性碱中毒和低氧血症,脑损害程度与脑脊液酸中毒及动脉血低碳酸血症有密切关系。脑组织缺氧和酸中毒对脑水肿的发生及永久性脑损害有重要作用
Sinha, 1973	对94例颅脑创伤和58例脊髓损伤患者动脉血氧分压进行前瞻性对照研究	有近一半脑伤和脊髓损伤者的$PaO_2 < 80$ mmHg,$10\% \sim 20\%$患者$PaO_2 < 60$ mmHg。所有脑脊髓损伤者伤后应立即检测血氧分压
Gulati, 1980	对15例颅脑创伤患者进行前瞻性对照研究,观察动脉血、脑脊液气体指标的变化与脑伤轻重及预后的关系	脑脊液为代谢性酸中毒,动脉血为呼吸性碱中毒及低氧血症,这些指标的变化与脑伤轻重及预后相关
Frost, 1979	根据吸入氧分压和动脉血氧分压计算86例颅脑创伤患者肺动静脉分流量,未设对照组	肺动静脉分流增加是引起脑伤后低氧血症和影响预后的重要因素。未明确前,所有脑损伤者都应当以低氧血症对待
Stiefel, 2004	对28例重度颅脑创伤患者进行前瞻性对照研究,观察颅内压、脑灌注压、脑组织氧分压的变化与预后的关系	脑组织氧分压的检测对于指导治疗有重要作用,氧分压低于25 mmHg时,病死率明显增加
谭启富,1981	对50例中、重型颅脑创伤进行动脉血气检测,无对照组	中伤组低氧血症占20%,重伤组为65%,重伤组PaO_2平均值明显低于中伤组;低碳酸血症占58%;酸碱失衡占82%,其中有呼吸性碱中毒者占68%
朱诚,1985	对65例颅脑创伤患者进行术后血气分析,对其中18例作了动态观察,5例进行ICP监测,设立对照组	低氧血症发生率为72.3%,死亡者PaO_2低于存活者,硬膜外血肿者低于硬膜下血肿者,昏迷长者低于昏迷短者,术后$24 \sim 48$小时降至最低,ICP增高PaO_2显著下降;低碳酸血症发生率是80%,碱血症达50%。对颅脑创伤患者宜应用动脉血气分析,及时了解动脉血氧合程度,为救治提供依据

作　者	研　究　概　要	结　　　论
陶寅,1986	检测 142 例颅脑创伤患者动脉血气指标,并按伤情分组比较,无对照组	随伤情加重低氧血症发生率明显增加,脑干伤组低氧血症比例达 77.8%,PaO_2 越低,病死率越高;过度通气者达 81%;呼吸性酸碱失衡比例为 59%,其中呼吸性碱中毒者为 81%。连续监护动脉血气,可观察治疗效果,估计预后
朱玲,2000	对 60 例中型、重型颅脑创伤患者进行前瞻对照研究,检测动脉血和脑脊液气体指标	脑伤组 PaO_2 低于对照组,重伤组低于中伤组,中伤组低氧血症发生率为 26.7%,重伤组为 70%;脑伤组 $PaCO_2$ 低于对照组,重伤组低于中伤组;重伤组 pH 高于对照组和中伤组;CSF 氧分压降低,PCO_2 升高,pH 下降。血和 CSF 气体分析反映机体内环境状况
何升学,2004	对 28 例重型颅脑创伤患者术中、术后进行持续脑组织氧代谢监测,观察脑组织 PO_2、PCO_2 和 pH 指标	脑损伤后发生脑组织缺氧、二氧化碳潴留及酸中毒,脑组织氧分压<25 mmHg 时,病死率明显升高
Rosenthal,2008	前瞻性观察性研究,对 14 例颅脑创伤患者行氧挑战试验以评估脑组织的氧反应能力,以压力挑战试验评估脑血管自动调节功能,以二氧化碳挑战试验评估脑组织的血管反应能力	$PtiO_2$ 检测的是脑血流的产物和脑动静脉的氧分压差而非直接测量总的氧输送或脑氧代谢
Davis, 2009	回顾性队列研究,5 家创伤中心参与,共纳入 3 420 例中-重型颅脑创伤患者	PaO_2 保持在 110～487 mmHg 较为适宜,低于或高于该范围的患者预后不佳
Brenner,2012	单中心回顾性研究,共纳入 1 547 例重型 TBI 患者	建议将 PaO_2 保持在 100～200 mmHg,PaO_2 过低或过高都将增加病死率
Raj, 2013	回顾性队列研究,5 家医院参与,共纳入 1 116 例机械通气的中-重型 TBI 患者	以 PaO_2 >100 mmHg 为高氧血症,结果显示高氧血症并非住院病死率和 6 个月病死率的独立危险因素
Rincon,2014	回顾性队列研究,61 家医院参与,纳入 1 212 例机械通气的 TBI 患者	PaO_2 >300 mmHg 时增加住院病死率
Okonkwo,2017	随机多中心单盲前瞻性临床研究,共纳入 119 例重型 TBI 患者,随机分为以 ICP 导向治疗组和以 ICP+$PbtO_2$ 导向治疗组,比较两组患者伤后 6 个月的结果(GOS 评分),以及 $PbtO_2$ 监测的安全性和易行性	ICP+$PbtO_2$ 导向治疗组患者的病死率明显降低(25% vs. 34%),而预后较好的患者比对照组多 11%,但因样本量小无统计学意义,$PbtO_2$ 监测安全,易行
Komisarow,2017	多中心回顾性研究,共纳入单纯 ICP 组 34 155 例,$PbtO_2$/ICP 组 1 346 例,比较两组患者住院病死率及 ARDS 发生率	$PbtO_2$/ICP 组住院病死率为 31.1%,ICP 组为 33.5%,差异无统计学意义,两组的 ARDS 发生率相仿(9.2% vs. 9.8%)
Hoffman,2021	多中心回顾性分析,共纳入单纯 ICP 组 3 266 例,$PbtO_2$/ICP 组 155 例,比较两组患者出院时的结果	对 $PbtO_2$ 进行监测的患者的病死率低于单纯 ICP 监测者,但是前者出院时预后不良者高于单纯 ICP 监测组
Wang, 2020	单中心前瞻性对照研究,纳入 70 例重型 TBI 患者,分为 ICP 组和 ICP+$PbtO_2$ 组,比较两组患者伤后 3 个月和 6 个月时的结果	ICP+$PbtO_2$ 组的预后明显优于 ICP 组(伤后 3 个月:67.6% vs. 38.9%,伤后 6 个月:70.6% vs. 41.7%,均 $P<0.05$),而且 ICP+$PbtO_2$ 组治疗期间 ICP 低于 ICP 组,而氧分压则高于后者

续　表

作　者	研　究　概　要	结　论
Barrit，2022	单中心回顾性分析，比较 70 例 ICP 导向治疗的 TBI 患者与 35 例 $PbtO_2$/ICP 导向治疗者，比较两组的颅高压发生率，ICU 留置时长，出 ICU 时的 GCS 和病死率及伤后 3 个月的 GOS	$PbtO_2$/ICP 组颅高压发生率明显低于 ICP 组，ICU 留置时间明显缩短，均 $P<0.01$，但在 ICU 病死率和伤后 3 个月的 GOS 方面，两组没有明显差异

参考文献

请扫描二维码
阅读本章参考文献

颅脑创伤患者 CT 扫描价值

CT scanning in traumatic brain injury

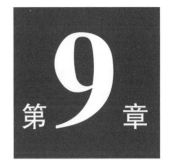

第 9 章

（王玉海　疏龙飞　朱洁）

- 动态 CT 检查是明确诊断颅脑创伤患者的首选影像诊断方法。有条件的医院应将 CT 检查作为颅脑创伤患者的首选常规检查项目。
- CT 应用之前，颅骨平片可以显示大部分骨折，而脑组织损伤仅部分可以通过脑血管造影这种有创性方式检出，对于脑挫裂伤、脑水肿、小的脑内外血肿以及蛛网膜下腔出血则很难诊断清楚。CT 检查的应用极大地推动了神经外科和颅脑创伤领域的发展，不仅能准确显示上述病变的性质和部位，而且具有迅速、安全、无痛苦、无损伤的特点。CT 检查有利于明确手术指征、手术入路和手术方式，使患者能得到及时恰当的治疗，大大降低了颅脑创伤的病死率与残废率。动态 CT 随访，有助于

估计伤情的发展趋势和判断预后。因此，CT 检查对颅脑创伤的正确诊治起着不可替代的作用。但常规的 CT 检查需要将患者搬运至影像科，对于重型颅脑创伤患者术中发生急性脑膨出或重症监护病房患者突发瞳孔散大的性质进行快速判断仍不够迅速，而移动 CT 或术中超声的应用将对突发病情变化的判断起到重要的作用，并为重型颅脑创伤患者的救治提供及时的影像学支持。另外，在评估外伤性静脉窦血栓、重型颅脑创伤双侧瞳孔散大的手术指征、术中急性脑膨出的判断、术后脑组织代谢情况等方面，CT 血管造影（CTA）及 CT 灌注成像（CTP）检查将提供更加精准的信息。

一、概述

颅脑创伤常规 CT 检查应包括全部头颅的检查，从枕骨大孔上至穹窿，特别要包括蝶窦和岩骨，以判断是否有颅底骨折。规范化扫描方式应该是：扫描平面平行于听眶线，枕骨大孔到蝶鞍水平层厚 5 mm，鞍上部分层厚 10 mm。如果使用三维成像则需要薄层扫描，层厚为 1.5～3.0 mm。CT 扫描成像应包括骨窗和软组织窗，以便对头皮、颅骨损伤和脑组织损伤进行全面细致的观察。在区别气体与脂肪以及不同时期血肿成分时，CT 值的测定是非常必要的。一般而言，急性期损伤 CT 检查时均用横断面扫描，急性期后观察脑脊液漏以及特殊要求时可行冠状面扫描或

者薄层扫描后三维重建。

颅脑创伤是一种常见的外伤，由于受力大小和方式的不同可发生不同类型和不同程度的损伤。原发性损伤于伤后立即出现，包括颅骨骨折、脑震荡、弥漫性轴索损伤、脑挫裂伤、原发性脑干损伤以及下丘脑损伤等；继发性损伤则是伤后逐渐发生，包括脑水肿、脑肿胀、颅内出血（血肿）以及脑疝等。

（一）头皮、颅骨损伤与颅内异物的 CT 表现

虽然 CT 发现颅骨骨折的机会仅相当于颅骨平片的 20%，但它可以查出颅内的骨折碎片和凹陷性骨折的陷入深度。对于开放性骨折，CT 可查出血肿内、脑室及其蛛网膜下腔内的气体，CT 值一般低于 −100 Hu。此外，一些间接征象也有

助于判断骨折,如蝶窦积血常提示颅底骨折。

皮下、帽状腱膜下以及眼眶内的血肿和肿胀CT也可清晰显示。对于火器伤,CT 扫描不仅可清楚显示伤道,还能明确残留在颅内的异物的性质、大小、数目、位置和分布情况,主要表现为病灶周围的带状低密度区或混杂密度区,伤道内常合并有不同程度的高密度出血灶或血肿。金属异物表现为高密度影,较大者可见金属伪影。

(二)颅内血肿的 CT 表现

CT 因具有高密度分辨力和断面显示的特点,能直接将血肿与正常脑组织分开,因为血肿的密度比脑实质高,而脑水肿和软化灶则比脑实质密度低。因此,CT 可直接显示颅脑创伤后的病理改变及其位置、大小和分布。

1. 硬脑膜外血肿　血肿位于硬脑膜与其所附着的颅骨间,血肿推移硬脑膜常形成梭形或双凸透镜形高密度影(CT 值 40～100 Hu),边界清楚,向内压迫脑组织和脑室致使大脑中线结构推压向对侧而产生占位效应。骨窗可显示颅板断裂的骨折线。开放性颅脑创伤因累及含气的鼻旁窦或乳突气房,CT 还可显示血肿内的极低密度气泡影。因血肿位于硬脑膜外,它不受硬脑膜划分的颅内间隙的限制,所以大的血肿可以跨越颅窝(如从颅后窝延伸到幕上)。一般硬脑膜外血肿多见于额部、颞额部、额顶部,也可见于顶枕部。颅后窝硬脑膜外血肿可推移四脑室及小脑向前方,在枕骨与小脑间形成高密度影,常合并枕骨骨折。血肿可多发,占位表现多因血肿较局限而比硬脑膜下血肿轻。脑水肿也可在 CT 片上观察到,为病灶周围的低密度影像,发生率约 50%。此外,约 30%的硬脑膜外血肿可并发脑挫裂伤。对于上矢状窦、枕窦、横窦损伤引起的硬脑膜外血肿以及骑跨于双侧半球的血肿,应考虑合并有静脉窦损伤。

2. 硬脑膜下血肿　血肿位于硬脑膜下间隙。按血肿的时期分为特急性(3 小时内)、急性(3 天内)、亚急性(4 天到 3 周)和慢性(3 周以上),各期CT 的表现不同。

(1)特急性和急性硬脑膜下血肿:通常呈高密度新月状包绕一侧半球,好发于额顶颞部,血肿多位于大脑半球脑组织表面,多具有较明显的占位效应,同侧脑室受压并可推压大脑中线结构向对侧移位。贫血患者由于血红蛋白含量低,或者有蛛网膜破裂,脑脊液渗入血肿,以及进展性出血者可形成等或低密度甚至混杂密度影。一般血肿占位效应明显,横断面扫描易显示。而特殊部位的血肿如额叶底面和颞叶底面,因邻近颅骨,有部分容积效应,需冠状面扫描方能确诊。位于小脑幕下的硬脑膜下血肿,横断面扫描则表现为小脑幕的密度增加,冠状面扫描可准确显示血肿厚度。纵裂间硬脑膜下血肿表现为高密度宽条影位于一侧半球内侧面。有报道显示大约 50%急性硬脑膜下血肿并发脑挫裂伤,而 CT 可清晰显示全部病灶。此外,对于头顶部、前、中颅窝血肿需要行冠状和头部倾斜 CT 扫描才能显示清楚。

(2)亚急性硬脑膜下血肿:由于血红蛋白的溶解和吸收,血肿的密度逐渐减低,此时的血肿可表现为高密度、等密度或者混合密度,CT 值可高达 70～80 Hu,外形可以呈新月状或边缘变平直。硬脑膜下血肿表现为等密度者占硬脑膜下血肿的 17%～25%,等密度血肿诊断有时较难,关键是注意患侧脑灰白质的交界面呈整体弧形向内移位,脑沟消失,在灰质、白质界面与颅内板之间有均匀等密度影,脑室和中线结构推移到对侧。区别困难时可作强化 CT,增强后脑表面的血肿被膜强化,使等密度血肿衬托得更清楚。延迟 4～6 小时增强扫描,40%患者可以显示血肿边缘呈线状强化,为血肿包膜或血肿相邻脑表面充血所致。

(3)慢性硬脑膜下血肿:慢性硬脑膜下血肿常有包膜形成,血红蛋白进一步分解,血肿的密度逐渐降低。早期血肿(1 个月以内)边界可以平直,血肿内部密度不均等,高密度在下方,低密度在上方,可有液平面形成,提示血肿内含有血块和血清两种成分。以后,血肿密度进一步变低,形成低密度血肿,边缘逐渐变为新月形具有占位效应以额顶凸面为好发部位,少数等密度慢性硬脑膜下血肿需行 CT 强化检查来确诊。

3. 脑内血肿　脑内血肿常由脑挫裂伤在着力点或对冲部位出血所致,血肿位置多较表浅,位于脑皮质,常见于颞叶底面及额叶,深部血管撕裂时亦可形成深部血肿。由于血液外溢、血块收缩、血浆吸收,所以形成高密度圆形或不规则形块状影,CT 值 50~90 Hu。由于颅后窝伪影干扰,CT 对脑干血肿的发现率低,特别是脑干血肿较小时阳性率更低,此时宜选用磁共振成像的方法予以确诊。

4. 脑室内出血　外伤性脑室内出血分为原发性和继发性两类。原发性脑室出血为脑室内血管破裂所引起的出血;继发性脑室出血为脑室附近脑内出血破入脑室而形成。外伤性脑室出血多伴有其他脑损伤,如各种类型的颅内血肿、脑水肿、弥漫性或局灶性脑挫裂伤等。脑室出血在 CT 上表现为高密度区,可为凝血块或出血与脑脊液相混合。出血可局限于一个脑室,或者同时发生于 2~3 个脑室,严重者充满脑室系统。出血量大,或者血块堵塞脑脊液循环系统,可伴有梗阻性脑积水。

(三) 脑挫裂伤的 CT 表现

脑挫伤常发生于着力或对冲部位,病理基础是皮质及深层小出血灶,静脉瘀血和脑水肿、脑肿胀;如有软膜和血管的断裂则为脑裂伤,二者常同时发生。CT 表现常为低密度脑水肿区中出现多发散在斑点状高密度出血灶,也可融合,病变较广泛也可表现为脑室受压移位而具有占位效应。随访检查如出血灶吸收则变为低密度区。脑挫裂伤位置较表浅,出血灶体积不大,但有时小的脑挫裂伤可发展为广泛的脑水肿,有的出血甚至可进展为脑内血肿。

发生在脑干的挫裂伤因伪影较多一般 CT 难于显示,但高分辨率的 CT 装置因其扫描时间短、层面薄、伪影少而有所改进,但小区域脑干损伤 CT 诊断仍感困难。此外,30% 的脑挫裂伤为多发,40% 可并发其他损伤,75% 可伴发骨折,因此,对于脑挫裂伤的诊断一定要全面、细致。

(四) 弥散性脑损伤的 CT 表现

弥散性脑损伤包括弥散性脑水肿、脑肿胀和弥散性轴索损伤。这类损伤症状重,但 CT 检查阳性发现往往较少,常常导致漏诊。

1. 脑水肿与脑肿胀　病理基础是细胞外液和细胞内液的增多,常同时存在。CT 表现为普遍性密度降低,CT 值为 8~20 Hu。如为双侧则脑室普遍小,脑沟、回消失;如为单侧,则可见脑室向对侧移位。CT 不能区别脑水肿或脑肿胀。部分小儿由于血管系统自身调节功能丧失,可以形成脑充血,CT 值可轻度升高。

2. 弥散性轴索损伤　又称为 DAI(diffuse axonal injury),常为旋转力作用导致轴突剪切伤,造成脑白质、灰白质交界和中线结构的撕裂,可见到脑干和胼胝体的损伤,白质内可见灶性出血。与脑挫裂伤不同的是病变在皮质下、白质,而脑挫裂伤较浅,位于皮层。由于大多数 DAI 为非出血性损害,CT 常不易显示,需磁共振成像确诊。

(五) 外伤性蛛网膜下腔出血的 CT 表现

外伤性蛛网膜下腔出血的 CT 表现与其他原因所致的蛛网膜下腔出血相同,表现为蛛网膜下腔和脑池甚至脑室出现高密度影,这种高密度影的分布与蛛网膜下腔和脑池、脑室的分布是一致的,CT 值为 25~95 Hu,其中大脑纵裂池出血形成的条索状窄带高密度影是最常见的征象,尤其在儿童患者更加明显,而有些区域如脚间池出血非常重要,常提示脑干挫伤,因为出血量少,如果不是有意识的观察很容易漏诊。伤后 1 周左右密度开始减低,完全吸收后最终消失。

外伤性蛛网膜下腔出血者提示有皮层脑挫裂伤的存在,部分患者出血进展可能形成硬脑膜下、脑内或者多发性血肿。

(六) 外伤性硬脑膜下积液的 CT 表现

外伤性硬脑膜下积液又称为硬脑膜下水瘤(subdural hydroma),系外伤引起蛛网膜撕裂,形成活瓣,使脑脊液进入硬脑膜下腔后形成。CT 常见于一侧或两侧额顶部凸面有新月状低密度区,常进入大脑纵裂前部,脑组织轻度受压,CT 值为 0~10 Hu,可有双侧脑室前角轻度受压。这时的表现与慢性硬脑膜下血肿很难区别,需作磁共振成像以资鉴别,血肿常呈高信号,而积液则与脑脊液信号一致。

(七) 脑外伤后遗改变的 CT 表现

严重外伤可造成脑萎缩、脑积水、脑软化和脑穿通畸形。

1. 脑萎缩　严重脑外伤后 30% 可产生脑萎缩,表现为脑皮层萎缩、脑池扩大、脑沟加宽,直径超过 5 mm。如同时有脑白质萎缩,则可使患侧脑室扩大,严重时脑室向同侧移位,CT易于诊断。

2. 脑积水　脑外伤可引起阻塞性或交通性脑积水,后者多因蛛网膜下腔出血、红细胞分解产物以后存积,引起脑脊液循环障碍。此时,双侧脑室、三室、四室及脑底池均扩大,需结合病史和核素检查来确诊。梗阻性脑积水多由于脑室系统或导水管周围出血,造成梗阻以上脑室对称性扩大,梗阻以下平面脑室不大,脑沟不宽。

3. 脑软化灶　脑挫裂伤、脑内血肿后脑组织坏死、吸收可形成软化灶,CT上表现为边界较清楚的局限性低密度区,CT值与脑脊液接近,无明显占位效应。软化灶后期回缩时可引起相邻近的脑室代偿性扩张。

4. 脑穿通畸形　常由于局部脑组织较重的脑挫裂伤或较大的脑内血肿后脑组织坏死,吸收而形成囊肿,常与脑室系统相通。CT可见囊肿为低密度影,密度同脑脊液,周界清楚,与脑室相通,常无明显的占位效应。

二、论点形成过程

通过 MEDLINE 检索 1972—2023 年 7 月有关 CT 在颅脑创伤中应用的文献,采用 MESH 主题词和自由词检索相结合的方法,分别以 computed/computerized tomography、head/brain trauma/injury/injuries、 traumatic/cerebral/cranial/cerebrocranial、 acute/chronic、 epidural/extradural/subdural/intracranial/parenchymal、 hematoma/hemorrhage 等关键词进行组合检索,其中中文文献以生物医学文献中文期刊数据库和 VIP 数据库检索获得。此外,对近 30 年来的《中华神经外科杂志》《中华创伤杂志》《中华放射学杂志》,以及 Journal of Neurosurgery、Neurosurgery 和 Surgical Neurology 等核心期刊进行了手工检索,对所有涉及颅脑创伤 CT 扫描的文献进行了全面复习,并参考了由 Yahoo 和 SOHU 门户网站检索到的相关网页资料或数据。

三、科学基础与循证医学证据

(一) 轻型颅脑创伤的 CT 扫描价值

虽然 CT 从 20 世纪 70 年代就开始应用于颅

脑创伤的诊断,但时至今日 CT 在轻型颅脑创伤诊断中的价值仍有争议。现有资料表明,结合受伤史,根据临床表现对轻型颅脑创伤患者进行有选择性的 CT 检查,显示其中 96%～98% 均有异常表现。在急诊工作中,为了避免颅脑创伤特别是继发性损伤的漏诊,不论患者伤情如何,均常规进行 CT 扫描,CT 检查的指征无形之中大大放宽,而且,目前对于早期暴露于电离辐射可能导致致命癌症的终生风险大幅上升的关注越来越多。有鉴于此,Martin H 通过对 3 866 例大宗儿童轻型颅脑创伤(年龄≤16 岁)病例研究得出,轻型颅脑创伤(GCS 13～15 分)儿童仅在有以下 7 个危险因素中一个或以上时才需要头颅 CT 扫描: ① GCS<15 分。② 可疑的开放性或凹陷性骨折。③ 头痛逐渐加重。④ 易激惹性(≤2 岁)。⑤ 颅底骨折征象。⑥ 巨大、挫伤严重头皮血肿。⑦ 危险的受伤机制(机动车祸伤、高处坠落伤等)。Haydel 等对大宗病例的轻型颅脑创伤患者进行了两个阶段的研究,制订了轻型颅脑创伤患者进行 CT 扫描的临床标准。其中轻型颅脑创伤定义为有昏迷病史、无神经系统阳性体征、GCS 为 15 分。第一阶段研究的结果发现,在 520 名 3 岁以上的患者中,有 7 种临床表现与 CT 检查呈阳性密切相关且阳性预测值(positive predictive value)较高,其中 CT 阳性结果包括硬脑膜外血肿、硬脑膜下血肿、脑内血肿、蛛网膜下腔出血、脑挫裂伤及凹陷性骨折等(表 9 - 1)。

在第二阶段的研究中,他们将上述与 CT 检查呈阳性密切相关的 7 种临床表现应用于另一个同样被诊断为轻型颅脑创伤的新的研究队列。在年龄为 3～94 岁的 909 名患者中,697 人出现了上述 7 种临床表现中的至少一种以上的改变,其中 57 人 CT 检查为阳性结果,而其余 640 人为阴性结果。CT 检查为阳性结果的全部 57 人都出现了上述 7 种临床表现中的至少一种以上的改变,其敏感性为 100%,阴性预测值为 100%,特异性为 25%。在其余 212 名无上述 7 种临床表现的轻型颅脑创伤患者中,CT 检查结果均为阴性。此外,在 1 429 名接受试验的患者中,仅 6 人施行了手术。

结论：轻型颅脑创伤患者进行 CT 检查取决于是否存在以下临床表现：① 短期记忆丧失。② 药物或酒精中毒。③ 锁骨以上有明显的受伤体征。④ 年龄大于 60 岁。⑤ 抽搐发作。⑥ 头痛。⑦ 呕吐。出现临床表现越多，CT 阳性概率越大，CT 检查的意义也就越大。

根据上述结果，结合轻型颅脑创伤患者的受伤史和临床表现，合理选择 CT 检查方式，既能够对患者做出及时准确的诊断，不至于漏诊，又能够最大限度地减少医疗费用，节约和优化医疗卫生资源。

（二）重型颅脑创伤的 CT 扫描价值

重型颅脑创伤（severe traumatic brain injury，sTBI）因其发病率高、临床进展快、病死率高而一直是神经外科领域极具挑战性的难题。近几年来实施了以颅脑创伤重症监护（neurotrauma intensive care unit，NICU）为核心，包括亚低温、颅内压监测、血液流变学监测、生物活性因子治疗等在内的综合治疗方案，取得了较好的临床疗效，病死率由 60%～90% 下降到目前的 30%～40%，部分报道已在 30% 以下。目前认为，对重型颅脑创伤及时诊治并采取预防性措施是降低病死率的关键，而及时、恰当的颅脑 CT 检查是其中的重要环节。

20 世纪 70 年代末至 80 年代初，国外学者开始重视对重型颅脑创伤的 CT 表现特征及其时相关系的研究，从而掀起了从 CT 影像学角度全面认识 sTBI 的序幕（Roberson 等）。我国从 80 年代末 90 年代初在这一领域也进行了深入研究，并且结合 GCS 评分系统、颅内压监测情况进行了整体分析，特别在最近几年，取得了长足的发展（表 9-2）。

结论：对于急性重型颅脑创伤患者必须早诊断、早治疗，对 GCS 评分低，颅内压持续升高，CT 提示有较大颅内血肿、中线移位明显、脑室压闭、环池封闭者，须紧急行开颅手术清除血肿、充分减压。术后加强神经外科重症监护和综合治疗，严密观察病情演变，防止并发症出现，结合动态 CT 扫描，一旦 CT 复查提示颅内病情恶化，应立即再次行手术治疗。

（三）颅内血肿的 CT 扫描价值

自 Ambrose 将 CT 扫描应用于临床后，大大提高了颅脑创伤的诊治水平，特别对于急性颅内血肿的诊断，CT 起着决定性作用，为 20 世纪末神经外科颅脑创伤领域的发展做出了不可磨灭的贡献。由于颅脑 CT 扫描层面相对固定且标准，便于各层面之间的对比以及不同时期 CT 片相同层面的对照，加之 CT 扫描定位良好，对开颅手术的指征和部位、手术路径及方式都提供了可靠的依据，成为神经外科医师最为重要的辅助手段。对于颅内血肿，CT 不仅能做出准确的定性诊断，还能够进行定量计算，其中多田明等提出的血肿量计算公式 $T = \pi/6 \cdot L \cdot S \cdot \text{Slice(cm)}$（其中 T 为血肿量，L 为血肿最大长轴，S 为血肿最大短轴，Slice 为血肿层厚）就是我们平时使用最多的粗略估算血肿量的方法。

慢性硬脑膜下血肿的 CT 形态学从两个方面显示病变：① 根据血肿密度的直接征象。② 根据脑室、脑池、脑沟受压变形的间接征象。血肿密度按其含血量的不同可表现为高密度、低密度、等密度和混杂密度，有人认为病程越短，血肿的密度越高；反之，病程越长，血肿的密度越低，这可能与血肿内显示血肿密度的血红蛋白破坏和吸收有关。近年来 CT 检查可提高早期诊断水平，不仅能从血肿的形态上估计其形成的时间，而且可以根据密度和测定的 CT 值推测血肿形成的期龄。一般而言，从新月形血肿演变到双凸形血肿约需要 3～8 周，血肿期龄平均在 3.7 周时可呈高密度影，6.3 周时呈等密度影，至 8.2 周时则为低密度影。对于某些无明显占位效应、双侧慢性硬脑膜下血肿或者呈等密度改变的患者，应及时行增强 CT 扫描或者 MRI 以便确诊。

对于脑内血肿，急性期 90% 以上均可在 CT 平扫时显示为高密度团块影，周围可伴有低密度的水肿带，但 2～4 周时血肿为等密度改变，容易漏诊，4 周以上时又变为低密度影像，因而及时复查 CT 显得尤为必要。

部分脑干损伤患者 CT 不能准确显示，因为：① 脑干位于岩骨、后床突、斜坡等骨性结构附近，一些局部假象或者伪影容易引起误诊，有时斜坡后出现的低密度影和岩骨边缘的高密度影经常误诊为梗死或出血。② 由于呼吸障碍以及头部活动影响了扫描的清晰度。③ 尸体解剖和实验观察到,脑干损伤后的出血并非向脑干的侧方延伸,而是沿神经路延伸。因此,CT 扫描平面必须与脑干轴向垂直才能发现病变。当 CT 难于发现脑干损伤病变时,MRI 和脑干诱发电位有助于明确诊断。

结论:急性颅内血肿的早诊治是提高颅脑创伤患者治疗效果的重要环节,及早发现和清除急性颅内血肿能尽快解除脑受压、防止继发性脑缺血和脑疝形成,其中头颅 CT 动态扫描是确诊急性颅内血肿的首选辅助措施。临床医师应该在掌握患者的外伤史、临床表现、神经系统体征的基础上,结合 CT 检查结果,综合分析,才能做出正确的诊断,避免漏诊。

(四) 脑室、脑池出血的 CT 扫描价值

对于外伤性脑室内出血(traumatic intraventricular hemorrhage, TIVH)而言,CT 扫描可见脑室内有高密度影,出血多的可形成脑室铸型,3~4 天后密度减低,2 周左右可完全消失,一般在 CT 片上可看到原发出血灶。张楷文等报道的 45 例外伤性脑室内出血,占同期颅脑创伤患者总数 3 015 例的 1.49%,其中死亡 18 例(40%),占同期颅脑创伤患者死亡 289 例的 6.2%。45 例中患者中,CT 扫描显示原发性脑室内出血 24 例,继发性脑室内出血 21 例;其中少量积血(<10 mL)19 例,中量积血(10~20 mL)12 例,大量积血(>20 mL)12 例;脑室内铸型 19 例,脑室扩大 25 例,且积血量的多少与预后相关。何勇等报道 31 例占同期重型脑外伤的 2.8%,其中原发性 17 例,继发性 14 例。多数为车祸致伤,重型为 26 例。出血量根据 Greab 评分轻度(1~4 分)12 例,中度(5~8 分)10 例,重度(9~12 分)9 例。28 例合并其他颅脑创伤。伤后 6 个月结果:死亡 14 例,植物生存 1 例,重残 2 例,中残 5 例,良好 9 例。病死率高与合并脑损伤密切相关。

另一方面,CT 扫描显示创伤性蛛网膜下腔出血(traumatic subarachnoid hemorrhage, tSAH)与脑挫裂伤和硬脑膜下血肿密切相关。田力学等认为

CT 扫描对 tSAH 具有良好的特异性和准确性,与手术发现吻合率极高。田氏报道的 92 例 tSAH 占同期 300 例颅脑创伤病例的 30.66%,其中位于大脑凸面和脑裂及基底池的分别占 59.8%、47.8%、7.6%。根据 Fisher 分级标准,Ⅰ级为未见 SAH,10 例;Ⅱ级为血块厚度小于 1 mm,36 例;Ⅲ级为血块厚度大于 1 mm,33 例;Ⅳ级为脑室内血块 13 例,统计结果显示,Fisher 分级与患者预后相关。

结论:CT 对脑室、脑池出血的诊断有重要价值,并与患者的预后密切相关。

(五) 颅脑创伤 CT 分类法及影响预后的相关因素

由于 CT 的影像学表现在临床工作中越来越重要,为了各自工作的方便,某些神经病理、神经放射和神经外科工作者对颅脑创伤的分类产生了新认识,不再用传统的原发损伤和继发损伤分类,而主要根据 CT 表现,提出了多种分类方法,其中影响较广泛的是 Gennarelli 和 Marshall 提出的新分类方法,但目前临床上仍较少使用(表 9-3)。

颅脑创伤患者 CT 扫描脑干形态及其周围池的变化特别是中脑周围池的变化直接反映了颅脑创伤情况的轻重,是形态改变与物质代谢改变的有机结合,因而在病情判断、治疗决策和预后评估中具有特殊而重要的价值。近些年来,国内外学者都将研究重点转向制订临床上简便可行的分级标准上来,并达成了共识(表 9-4)。

Maas 等提出,对于 TBI 患者,结合个性化因素的 CT 预测方法,比 Marshall 的 CT 分类法更有效。这一改良方法至少包括以下几个参数:基底池的状态、移位、外伤性 TBI 或 IVH,不同类型的颅内占位性病灶。

Bullock 等提出早期扫描结果中,基底池的状态、中线移位和基底池内蛛网膜下腔出血与预后密切相关。基底池受压或者消失,提示颅内压增高的危险增加 2 倍,占位效应的程度,应该在中脑平面判断。中脑周围的脑脊液池,可以分为三翼:一个后翼和两个侧翼,每翼都可以单独评价是否开放或者受压。基底池的状态可以分为:开放(三翼都开放)、部分闭塞(一翼或者二翼闭塞)和

完全闭塞(三翼闭塞)三种(图 9-1)。中线移位程度的确定,应该在室间孔平面进行,首先测量颅内腔的宽度来确定中线长度(A)。然后测量颅骨到透明隔的长度(B),根据以下公式确定中线偏移(图 9-2)。

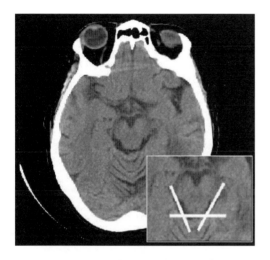

图 9-1　CT 扫描上基底池的评估

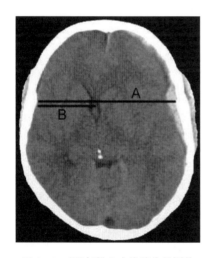

图 9-2　CT 扫描上中线移位的评估

重型颅脑创伤者 tSAH 的发生率为 26%～53%。有 tSAH 者,病死率增加 1 倍。基底池有 SAH 者,提示约 70%者预后不良。

结论:对颅脑创伤患者进行 CT 检查并跟踪观察中脑周围池的变化,可很好地反映病情和治疗效果,准确地预测预后。这种 CT 分型方法与颅脑创伤患者预后密切相关,既有利于发现早期

征象,又能反映病理改变程度,对预后作出客观估计,但在评判过程中要注意双侧对比,排除颅后窝伪影的影响。

(六) 术中急性脑膨出性质的快速判断

开颅术中急性脑膨出是重型颅脑创伤严重并发症之一,一旦发生将严重影响患者预后,病死率高达 60%～73%。何建青等研究发现手术远隔部位颅骨骨折、手术远隔部位出血、术前脑疝、弥漫性脑肿胀、术前缺氧、脑干伤、受伤至手术的时间与术中急性脑膨出的发生密切相关。疏龙飞等统计发现当枕部着力且血肿位于对侧、手术远隔部位合并骨折、术后去骨瓣减压时,需警惕远隔出血再次手术的风险。因此对于部分因远隔手术部位迟发出血导致的术中急性脑膨出患者,如何快速鉴别并尽早进行外科手术干预,减少患者脑疝的时间,从而改善患者的预后具有重要的临床意义。Ko-Ting 通过单中心研究发现术中 CT 能够更快速地诊断出术中的突发情况,并进一步指导治疗;与传统的固定 CT 相比,术中移动 CT 的应用能缩短颅脑创伤患者术后重症监护的时间,减少平均住院日并改善患者神经功能预后。印度Deepak Agrawal 通过对 10 000 例脑外伤患者进行统计分析发现,移动 CT 的平均准备时间为11.6 分钟,相比常规 CT 47.8 分钟明显减少,移动CT 能显著缩短神经重症中病情变化的反应时间,减少了患者至 CT 机器上的转移时间和相关并发症,在术中脑膨出等神经急重症病情变化中,移动 CT 可以极快速地进行诊断并做出决策。但术中移动 CT 仍很难保证术区的无菌,且麻醉状态下的生命体征维护较困难,因此给争分夺秒的脑外伤救治带来一定的难度。Wen He 等使用术中超声或超声造影对 32 名脑损伤紧急手术的患者进行实时监测,对其中 21 例(21/32,66%)病变的严重程度进行了重新分类并重新设计了手术方案,得出术中超声提高了创伤性脑损伤分类的准确性,帮助神经外科医师更有效清除血肿,降低患者病死率。

结论:CT 对术中急性脑膨出的诊断有重要价值,但快捷的术中 CT 或术中超声能更高效地发现病变原因,从而改善患者的预后。

（七）迟发性外伤性颅内血肿

自从 CT 问世以来,对迟发性外伤性颅内血肿（delayed traumatic intracranial hematoma, DTICH）的认识逐渐深入并渐趋明确。Frech 和 Dulin 在 1977 年指出,头部外伤后首次 CT 检查未发现脑内血肿,经过一段时间后再次检查才发现脑内血肿者,或者清除颅内血肿一段时间后又在脑内其他部位出现血肿者。Bororich 等认为对于入院或减压术后 24 小时内的患者,不管神经系统或颅内压状态如何,应尽量常规复查 CT。Kobayashi 等在一组 GCS 评分为 8 分以上的颅脑创伤患者中进行连续 CT 扫描,结果发现 31% 的患者有迟发性颅内血肿,其中 80% 为脑内血肿。所以在有条件的情况下,颅脑创伤急性期连续 CT 扫描是必要的。Hirakawa 与 Meguro 等(1987)也同意上述观点,前者认为如果患者在伤后立即行 CT 扫描,则第二次 CT 扫描应在伤后 6~7 小时,后者认为在清除颅内血肿后出现急性脑肿胀时即应在术后复查 CT 了解对侧有无迟发性血肿,甚至提出在术中立即于对侧可疑部位行钻孔探查,较之术后复查 CT 更好。随着院前急救的完善,伤后首次 CT 检查时间的缩短,DTICH 的发生率由 0.3%~1% 上升到 29%,其中 Poon 等、Riesgo 等以及梁玉敏等报道迟发性外伤性硬脑膜外血肿（delayed traumatic epidural hematoma, DTEH）的发生率从 20 世纪 80 年代的 9% 上升到目前的 30%,而 Stein 等总结 253 例颅脑创伤患者连续 CT 扫描的结果,发现 DTICH 的发生率高达 48.6%。梁玉敏等总结了 DTICH 早期 CT 征象为脑挫裂伤灶伴出血、外侧裂积血、脑沟积血、前纵裂积血;多数有局部或者全脑受压征象,包括脑沟变浅或者脑室变小。提高迟发性外伤性脑内血肿诊治水平的关键是加强临床观察,因此必须进行动态 CT 扫描以便及时发现、迅速清除血肿,并给予恰当的术后处理。近几年来,国内学者也对 DTICH 做了深入研究(表 9-5),特别是对于 CT 复查和动态 CT 扫描的指征进行了广泛研究和探讨。

结论:现在认为,伤后 72 小时后是迟发性颅内血肿形成的高峰(72.4%~93.1%),因此在伤后 3 天内应密切观察病情变化,条件许可的可行动态 CT 扫描。复查 CT 或行动态 CT 扫描的指征包括:① 意识障碍无明显好转甚至逐渐加重。② 血肿清除后一度好转后又逐渐加重。③ 颅内压监护提示颅内压持续增高者。④ 神经系统出现新的阳性体征特别是一侧瞳孔散大时,甚至出现急性脑疝征象者。⑤ 对冲性脑挫裂伤或者减速性脑损伤或者经保守治疗无明显好转甚至逐渐加重者。此外,对于已经采用控制性过度换气、行去骨瓣减压和强力脱水的患者,也应密切观察病情演变,必要时复查 CT 或行动态 CT 扫描。及时复查 CT 是早期诊断 DTICH 的关键,而原发性脑损伤的程度、年龄、瞳孔变化、确诊时间以及术前意识水平是影响其预后的主要因素。

（八）弥漫性轴索损伤

弥漫性轴索损伤（diffuse axonal injury, DAI）是在特殊的外力作用下,脑内发生的以神经轴索断裂为特征的一系列生理病理改变,长久的意识障碍是其主要临床表现,诊断和治疗比较困难。由于 DAI 临床表现特异性差,近年来影像学特征的诊断价值逐渐被重视。

DAI 是弥漫性脑白质损伤的主要病理类型,在重型颅脑创伤中的发病率为 28%~42%,在打击所致的重型闭合性脑损伤中占 30%。Gordobes 等报道 78 例 DAI 患者其 CT 诊断标准为直径小于 20 mm 的脑实质出血而无明显局部肿块和中线移位,其中 75% 的患者存在广泛脑肿胀,50% 患者的颅内压增高与预后不良相关。他们推测这种脑肿胀是由于脑充血与脑血容量增加所致。Tomei 等观察 70 例 DAI 中有 CT 显示异常者占 40%,而 Wilberger 等指出,CT 中组织撕裂出血灶数量与 DAI 严重程度相关性不高,因而需要寻求其他更敏感的 DAI 在 CT 扫描中的特征性改变。Levi 等也同意上述意见,他们认为如果使用的 CT 设备分辨率差,扫描层厚不符合条件的话,检出率将受到影响。MRI 对脑实质内的小出血灶或挫裂伤的显示优于 CT。最近王君宇等报道 34 例 DAI 中重度组 26 例,伤后 24 小时内 CT 扫描 12 例出现脑不同部位有点状高密度影,死亡 8

例,7 例预后良好;中度组 5 例,CT 扫描仅 1 例发现脑内点状高密度影,除 1 例预后不好外其余均可;轻度组 3 例,CT 扫描无异常发现,全部预后良好。

结论:CT 对于 DAI 的诊断是有帮助的,其 CT 征象与 DAI 预后相关。

(九) 脑水肿和脑肿胀

创伤后脑肿胀(traumatic brain swelling, TBS),可分为急性大脑半球肿胀(acute cerebral hemispheric swelling,ACHS)和急性全大脑肿胀(acute generalized brain swelling, AGBS)。ACHS 的 CT 扫描表现为血肿同侧的脑室、脑池受压或封闭,脑中线明显移向对侧,术后可发展为全脑肿胀。CT 扫描的低密度带为脑水肿的表现,而等密度影可见于脑血管扩张或富含蛋白质的水肿,ACHS 的 CT 扫描在严重脑外伤可发现 83.5% 的同侧硬脑膜下血肿与 10.5% 的硬脑膜外血肿,仅少数不伴有脑外血肿。AGBS 的 CT 扫描表现为双侧脑室系统与脑池受压或封闭,临床预后差异大,但主要见于儿童与青年人,严重者可伴有 DAI、脑室内出血或者蛛网膜下腔出血。Bruce 等观察到 AGBS 伤后 24 小时内 CT 扫描见脑室、脑池压闭明显,而 7～20 天后多恢复正常。Yashino 等对 42 例颅脑创伤患者进行动态扫描观察外伤性脑肿胀,发现非致死性患者主要表现为脑充血,而 17 例死亡患者(其中大多数在伤后 2 小时行 CT 检查)显示有广泛的脑水肿,因而认为急性脑水肿是严重颅脑创伤早期更常见的致死原因。

结论:CT 扫描是诊断创伤后脑肿胀的主要手段,它能对活体脑组织的血管扩张或脑水肿进行动态观察和研究。脑血管扩张引起的脑肿胀表现为高密度或等密度,而脑水肿引起的则表现为低密度,这对于选择血管收缩剂或应用抗脑水肿药物有重要意义。

(十) 颅脑火器伤

CT 对颅脑火器伤的诊断也有一定价值。国外 Besenski 等及国内游潮等均认为,CT 扫描可清楚显示伤道,主要表现为带状低密度区或混杂密度区,伤道内常合并有不同程度的血凝块或血肿,这对于手术清创有良好的导向作用。章翔等也报道,93 例颅脑火器伤患者中,切线伤 16 例,盲管伤 58 例,贯穿伤 19 例,金属异物可在 CT 扫描时形成伪影。CT 扫描若显示远离创口的部位有深部血肿,则应行大骨瓣开颅;对于局限于颅顶部的创口或经颅底射入的穿透伤,CT 片上无颅内占位病灶,且 GCS 在 8 分以上者,可行局部伤道清创术。

结论:CT 扫描对颅脑火器伤的诊断和治疗有特殊价值,所有颅脑火器伤患者原则上均应行 CT 扫描以明确诊断,并根据 CT 提示的伤情确定适宜的治疗措施。

(十一) 外伤性颅内脑静脉窦血栓的 CT 静脉造影扫描价值

外伤性脑静脉窦血栓可继发于静脉窦附近骨折、血肿压迫、血管壁损伤等因素,容易引发患者颅内出现异常的血流动力学变化,出现静脉性颅高压或出血性静脉性脑梗死,使患者产生严重的神经功能缺失,影响预后。Mark A Rivkin 等对 908 名颅骨骨折患者行回顾性分析研究,在 63 例鼻窦骨折患者中发现 22 名(34.9%)患者出现鼻窦血栓,并且有超过 10% 的颅骨骨折涉及脑静脉窦损伤。Josser E 对 140 例颅骨骨折延伸至硬膜窦或颈静脉球的患者行 CT 静脉造影发现,57 例(40.7%)患者出现 98 处硬脑膜窦或颈内静脉球血栓,在延伸至横窦、乙状窦或颈静脉球的颅骨骨折中,岩颞骨骨折发生创伤性静脉窦血栓的风险(50%,72 例骨折中有 36 例)高于枕骨骨折(34%,93 例骨折中的 32 例),枕骨骨折发生创伤性静脉窦血栓的风险(67%,12 例骨折中有 8 例)高于顶骨骨折(39%,28 例骨折中 11 例)和额骨骨折(24%,17 例骨折中 4 例);国内黎法利等对 212 例中、重型创伤性颅脑创伤患者的临床资料进行回顾性分析,发现外伤性静脉窦闭塞的发生率高达 16.5%,而跨静脉窦颅骨骨折、跨静脉窦硬膜外血肿是导致外伤性静脉窦闭塞的独立危险因素。

结论:CT 静脉造影可作为颅骨骨折延伸至静脉窦患者最初创伤检查的一部分,以便更早发现脑静脉性血栓,进行早期干预治疗。

（十二）外伤性脑脊液漏的 CT 扫描价值

外伤性脑脊液漏常见于外伤后脑脊液自鼻孔或耳道流出，是颅脑创伤后常见的并发症，其发生率介于 2%～9% 之间，外伤性脑脊液漏的患者都有颅底骨折并伴有硬脑膜的撕裂，早期常采用放射性核素脑池造影或 CT 脑池造影等侵入性操作进行诊断。随着影像学的发展，多层螺旋 CT 结合 CT 三维重建能发现多数外伤性脑脊液漏。徐绪昌对 31 例外伤性脑脊液漏患者行三维重建检查，通过对冠状面及矢状位的重建观察颅底骨质中断、呈线样或树枝状低密度影、鼻窦或乳突蜂房积液、骨折线附近的鼻窦腔或乳突蜂房内有液性软组织密度影、颅内积气等是脑脊液漏的特征性影像学表现。V La Fata 等对 19 例外伤性脑脊液漏患者术前行高分辨率螺旋 CT 成像检查（层厚 1.25 mm），通过多平面三维重建（multiplanar reconstruction，MPR）图像处理工作站观察脑脊液渗漏的部位并预估颅底缺损的大小，术中内镜观察出 22 处瘘口，而高分辨率 CT 正确预测了其中 20 个（91%）渗漏部位，其中 15 例（75%）准确评估出瘘口的大小，另 5 例（25%）的颅底缺损的 CT 测量值与内镜尺寸不同，而随着扫描层厚进一步精细至 0.625 mm 时，其判断瘘口准确性及其大小得到了进一步提高。

结论：高分辨率 CT 生成的轴位图像、冠状位、矢状位和斜位 MPR 图像在发现外伤性脑脊液漏的表现上良好，可较好地定位脑脊液渗漏的位置和颅底缺损的大小。

（十三）CTA、CTP 对重型颅脑创伤预后判断价值

脑血管及血流变化是重型颅脑创伤继发脑损害的重要原因，因此，它也是评价患者伤情及预后的重要指标。由于颅脑创伤患者具有起病急、病情重及烦躁不能配合检查等特点，使得通过 MRA 及 DSA 等了解脑损伤后脑血管的变化十分困难。而多层螺旋 CT 具有清晰度高、成像时间短等特点，通过其所获得的 CTA 图像可以清晰反映脑血管的变化，对预后的判定提供可靠的依据。国内王玉海等通过 58 例重型颅脑创伤患者术前及术后使用 128 层螺旋 CT 行头颅 CTA 动态检查，

得出重型颅脑创伤后 CTA 显示脑血管主要发生五种变化：血管移位、动脉痉挛或闭塞、动脉穿支减少、大脑深静脉狭窄或闭塞、大脑浅静脉狭窄或闭塞。大动脉痉挛或闭塞者的预后与血管痉挛的程度和持续时间以及闭塞血管的供血部位密切相关，血管痉挛持续时间越长、程度越重，预后越差，反之预后较好；对于术前 GCS 3 分，双瞳散大的重型颅脑创伤患者，如 CTA 检查发现：大脑深静脉如大脑内静脉和基底静脉同时闭塞者预后极差（不建议手术）；大脑浅静脉的狭窄或闭塞反映了颅内压的变化，浅静脉数量越少，管径越细，提示颅内压越高，患者预后越差。

CT 平扫对于颅脑创伤患者的诊断、治疗、预后判断是非常重要的，但是它仅能显示颅脑解剖结构信息。对于严重影响功能恢复的继发性脑损伤有关的脑灌注、脑血流、脑氧等生理紊乱，CT 平扫并不能显示。CT 灌注成像（CTP）是一种新的影像工具，利用团注对比剂期间的动态扫描表明脑血流量（CBF）、脑血容量（CBV）、平均通过时间（MTT）等生理参数。颅脑创伤后脑灌注成像显示正常或充血（高血容量和血流量）与良好的预后相关，而灌注成像显示血流量减少（低血容量和血流量）的患者预示预后不良。灌注 CT 扫描这些发现已经被假定以反映脑血管自动调节的状态：轻型的颅脑创伤患者的血管自身调节机制完好，或者甚至脑灌注略有增加，而重型颅脑创伤患者血管自身调节损伤，常导致低血流量和低灌注。Wintermark M 等研究人员通过对 42 例重型颅脑创伤患者的应用颅脑 CT 灌注成像技术进行研究，在行 CTP 的同时测定患者的平均动脉压（MAP），当结果为 CBF、CBV 的下降与 MAP 值无明显相关性时，反映脑血管的自我调节能力尚完好；当 CBF、CBV 的升高与 MAP 有显著的依赖性时，反映脑血管的自我调节能力严重受损。因此，临床上应用颅脑 CT 灌注成像技术，可以直接定量测定颅脑血管的自我调节能力，为临床医师治疗颅脑创伤患者提供影像学指导，并通过 CTP 预测患者的整体预后情况。

结论：CTA 和 CTP 有助于了解重型颅脑创伤后脑血管及脑灌注的变化，对其预后判定有一定的价值。

四、小结

CT 扫描以其迅速、密度分辨率高的优势仍是目前颅脑创伤诊断的重要检查手段,其对病变部位和性质的判断,手术指征和方案的指导上具有不可替代的作用,因其广泛普及使得众多患者得到及时恰当的治疗,大大降低了颅脑创伤的病死率与残废率,同时全治疗周期内的动态 CT 扫描,在评估急性期伤情发展趋势和恢复期脑外伤后遗症方面具有重要的参考价值。

五、前景与展望

CT 扫描仍将是今后颅脑创伤诊断的首选检查方法。随着 CT 扫描仪器的改进,未来 CT 检查将更加便捷、高效,而更高密度分辨率的 CT 也将会推动相关科研实验的进步,同时 CT 血管造影、CT 灌注成像对疑难危重患者病情、进展趋势、组织代谢、整体愈后等方面的判断变得更加精准、可靠;另外,移动 CT 准备时间短、完成扫描更迅速的特点,使其在术中及重症监护病房具有巨大的优势,但其专人操作,维护成本高,部分有条件的医院推广应用的可能性大;而随着超声医学的发展,CT 结合更便捷的床旁超声在术中脑膨出、远隔部位的迟发出血的诊断方面更加快捷,相信在未来将进一步提高颅脑创伤患者的救治。

六、主要依据

形成本章观点主要依据见表 9-1～表 9-5。

表 9-1　520 例轻型颅脑创伤患者临床表现与 CT 检查结果

临床表现*	病例总数(%)($n=520$)	CT 阳性数(%)($n=36$)	CT 阴性数(%)($n=484$)	P 值	似然比
短期记忆丧失	9(2)	5(14)	4(1)	<0.001	15.0
药物或酒精中毒	180(35)	22(61)	158(33)	0.001	11.0
锁骨以上受伤体征	338(65)	32(89)	306(63)	0.002	11.0
年龄大于 60 岁	42(8)	6(17)	36(7)	0.05	3.0
抽搐发作	24(5)	4(11)	20(4)	0.05	3.0
头痛	123(24)	12(33)	111(23)	0.16	2.0
呕吐	47(9)	4(11)	43(9)	0.65	0.2
凝血机制障碍	1(<1)	0	1(<1)	0.78	0.15

注:＊某些患者有两种及以上表现。

表 9-2　有关重型颅脑创伤患者 CT 扫描价值研究概要

作　者	研究概要及主要结论
刘敬业,1995	对于急性重型颅脑创伤者必须早诊断、早治疗,对 GCS 评分低,CT 提示有较大颅内血肿、中线移位明显、脑室压闭、环池封闭者,须紧急行开颅手术清除血肿,充分减压,以缓解颅内高压对脑组织和脑干的影响。对伤后意识情况好、颅内血肿或脑挫裂伤、脑水肿范围小、中线移位不明显、脑室脑池未完全压闭的患者,可在监测颅内压的基础上,严密观察病情演变,结合动态 CT 检查,谨慎地行保守治疗,一旦病情恶化、CT 复查提示颅内新征象,应立即改行手术治疗
诸葛启钏,1996	54 例患者,入院时瞳孔已散大 45 例,入院后瞳孔散大 9 例,其中死亡 28 例;硬脑膜外血肿 30 例,硬脑膜下血肿 12 例,脑挫裂伤伴血肿 9 例,多发性血肿 3 例。按 CT 扫描显示的脑池改变分为 3 组(包括四叠体池、环池、脚间池):脑池全部存在者为 I 组,20 例;脑池 1～2 个存在者为 II 组,22 例;脑池全部闭塞者为 III 组,12 例,各组间的存活率和意识恢复率有显著性差异,其中四叠体池因解剖位置恒定,意义最大

作　者	研究概要及主要结论
方乃成,1997	对 108 例中颅内压大于 3.5 kPa 的 101 例重型颅脑创伤患者进行持续颅内压监护和 CT 连续监测,结果表明持续颅内压增高提示颅内血肿的存在,尤其是颅内压持续高于 5.5 kPa 时可能性更大,颅内压监测和 CT 监测呈明显相关性,但均与 GCS 无完全相关性。说明颅内压和 CT 监测能够鉴别颅内的继发性病变
易声禹,1999	近几年来国际中枢神经系统新进展会议研讨了血肿手术的指征,认为并不是所有的血肿都需要手术。现在认为,CT 扫描提示幕上血肿在 20～30 mL 的小血肿,无明显颅内压增高症状,或中线移位小于 3 mm,基底池无受压者,可观察和保守治疗
董吉荣,1999	重型颅脑创伤 89 例中,环池和基底池受压 45 例,其中 22 例消失、三脑室受压 38 例、四脑室受压 5 例。头颅 CT 扫描示中线移位＞10 mm 者容易出现迟发性血肿
石小峰,1999	在 249 例患者中经 CT 检查证实硬脑膜下血肿 52 例,硬脑膜外血肿 45 例,多发性血肿 42 例,其中 205 例行手术治疗,术后死亡 43 例,总死亡人数 63 例,病死率为 25.3%。强调院前急救、早期 CT 扫描、动态 CT 复查、充分降颅压和术后的监护、防止并发症是降低病死率、改善预后的重要环节
张强,2000	对 21 例颅脑创伤后进入持续性植物状态(persistent vegetative state, PVS)患者损伤早期的临床特征、头颅 CT 和 PVS 时的头颅 CT、MRI 进行分析,发现 PVS 的患者均为重型颅脑创伤,GCS 评分大多数在 5 分以下,头颅 CT 多表现为大脑半球的多发性脑挫裂伤,原发性脑干损伤较为严重;发生 PVS 后颅脑 CT 多表现为广泛的软化灶或者出血灶,由于继发性损伤的影响,损害部位多有增多,脑干病变多累及中脑(80%)和脑桥(20%),与 Andreas 等(1998)在 42 例 PVS 患者中的影像学发现基本相同。目前认为,颅脑创伤早期临床特征及头颅 CT 对判断脑外伤患者是否进入 PVS 有指导意义,PVS 时发生的影像学改变对其治疗和预后评估均有重要价值

表 9‐3　颅脑创伤 CT 分类法

作　者	CT 分类概要
Gennarelli,1982	局灶性病变或损伤:CT 扫描显示有占位效应的病变,且该病变是导致昏迷的主要原因。 • 以硬脑膜外血肿为主(需手术清除) • 以急性硬脑膜下血肿为主(需手术清除) • 其他局灶性病变,如:脑内血肿、显著的颅骨凹陷骨折、有占位效应的局限性脑挫裂伤以及上述病变的综合,可再分为:① 需施行手术者。② 不需施行手术者 弥散性病变或损伤:CT 扫描中未显示有占位效应的病变,但不产生占位效应的脑挫裂伤可见。 • 昏迷 6～24 小时者 • 昏迷超过 24 小时,不伴去脑强直者 • 昏迷超过 24 小时,伴去脑强直或弛缓状态者
Marshall,1991	在"创伤性昏迷数据库"基础上,经过多中心联合研究形成的分类法: • 弥散性损伤Ⅰ(无可见病变):CT 扫描未发现可见的颅内病理改变 • 弥散性损伤Ⅱ:脑池显示,中线移位 0～5 mm,及(或)显示有病变的密度改变,无大于 25 mL 的高密度或混杂密度病变;可能包括骨折片和异物 • 弥散性损伤Ⅲ(脑肿胀):脑池受压或消失,中线移位 0～5 mm,无大于 25 mL 的高密度或混杂密度病变 • 弥散性损伤Ⅳ(移位):中线移位 5 mm 以上,无大于 25 mL 的高密度或混杂密度病变 • 需手术清除占位病变:任何需手术清除的占位病变 • 不需手术清除占位病变:有大于 25 mL 的高密度或混杂密度病变,不予手术清除

表 9 - 4　颅脑创伤脑干周围池改变对患者预后影响的研究概要

作　者	研究概要及主要结论
滕良珠，1993	由于鞍上池易受扫描因素的影响出现假象，而环池和四叠体池所受影响小，故一般以环池和四叠体池的形态变化来反映中脑周围池的变化情况
Liu，1995	最早提出脑干周围池的分级方法，虽较烦琐，但沿用至今。具体为： • 0 级：中脑及周围池正常 • Ⅰ级：中脑周围池增宽，脑干正常 • Ⅱ级：中脑周围池闭塞，脑干正常 • Ⅲ级：脑干变形，前后径大于横径 • Ⅳ级：脑干密度改变，出血或低密度 • Ⅴ级：Ⅲ、Ⅳ级的组合
赵卫忠，1998	74 例患者，在 Liu 等的基础上，根据 CT 扫描脑干周围池的情况进行分型和预后估计，以反映血肿占位或脑组织肿胀挤压中线结构对脑干损害的轻重程度，这种分类方法与 GOS 的预后评定密切相关。 • Ⅰ型：脑干周围池形态正常 • Ⅱ型：鞍上池或环池受压变窄、消失 • Ⅲ型：鞍上池＋环池，或四叠体池＋环池受压变窄、消失 • Ⅳ型：鞍上池、环池、四叠体池均受压消失 • Ⅴ型：鞍上池＋环池或鞍上池＋环池＋四叠体池消失伴中脑低密度改变或出血
张爱军，1998	采用有序分组资料的线性趋势检验和 χ^2 检验，对 102 例患者首次 CT 扫描情况，在 Liu 等六级分级法的基础上进行量化评分，观察中脑及其周围池形态变化与脑挫裂伤预后的关系，发现分级（评分）越高，预后越差： • 1 分：Liu 的 0 级和 Ⅰ级 • 2 分：Liu 的 Ⅱ级和 Ⅲ级 • 3 分：Liu 的 Ⅳ级和 Ⅴ级
高正今，1999	59 例患者，在 Liu 等和赵卫忠等的基础上，根据 CT 扫描脑干周围池的情况分为轻、中、重、特重 4 型，了解这种 CT 分型与预后的关系： • 轻：脑干周围池受压变窄 • 中：周围池部分或全部受压消失 • 重：脑干增粗、变形、密度减低或增高 • 特重：上述表现同时存在
Maas，2005	结合个性因素提出的 Rotterdam CT 评分法对 2 249 例中、重型脑外伤患者进行统计分析，结果显示该分类法比 Maeshall 的 CT 分类法更能有效地估计病死率 CT 评分　　伤者数　　病死数（%） 　1 分　　　　36　　　　0(0) 　2 分　　　　600　　　 41(6.8) 　3 分　　　　773　　　 122(16) 　4 分　　　　465　　　 121(26) 　5 分　　　　261　　　 138(53) 　6 分　　　　114　　　 69(61)

表 9 - 5　有关迟发性外伤性脑内血肿的 CT 扫描价值研究概要

作　者	研究概要及主要结论
田力学，1995	300 例颅脑创伤患者中有 29 例 DTICH，占 9.7%，分别为伤后 6～24 小时发现迟发血肿 9 例，24～48 小时 10 例，48～72 小时 8 例，72 小时至伤后 4 月 2 例，其中伤后 6～72 小时发现迟发性颅内血肿 27 例。29 例迟发性颅内血肿中，首次 CT 扫描时表现为脑挫裂伤 15 例(51.7%)，外伤性蛛网膜下腔出血 13 例(44.8%)，颅骨骨折 7 例，脑实质小的点状出血 4 例，正常 4 例

续　表

作　者	研究概要及主要结论
唐志放,1997	31 例 DTICH,占同期 384 例颅内血肿的 8.15%。首次 CT 扫描 18 例有阳性表现,重复 CT 扫描,在 6～12 小时内发现颅内血肿 26 例(83.9%,符合文献报道的大多数迟发性血肿在 24 小时内发生的规律),在 24～72 小时内发现 4 例,72 小时以上发现 1 例。其中,首次 CT 扫描诊断为的脑挫裂伤、外伤性蛛网膜下腔出血、颅骨骨折是导致迟发性颅内血肿的主要因素。中老年人占 80%,入院时 GCS 为 9～15 分的发生率为 61.3%
刘敬业,1997	30 例 DTICH 中,术前首次 CT 发现脑挫裂伤和小血肿的 12 例,对侧颅骨骨折的 15 例,其中骨折线跨越静脉窦者 4 例;迟发性颅内血肿发现的时间在术中及围手术期 15 例,其余 15 例为术后 2 小时～12 天
张建军,1997	11 例 DTICH 中首次 CT 检查时仅发现 7 例双侧硬膜外血肿。虽然 CT 的普及使骑跨上矢状窦双侧硬膜外血肿的检出率大大提高,但由于部分患者伤后即行 CT 检查,血肿尚未形成,或者由于头顶部骨伪影的影响,容易漏诊。因此及时复查 CT 显得尤为必要
刘玉光,2001	66 例 DTICH 患者,其中减速性损伤 59 例;首次 CT 扫描为伤后半小时至 2 天,平均 14.5 小时。复查 CT 发现,第一次 CT 扫描后 6 小时内 11 例,6～12 小时 18 例,12～24 小时 20 例,24 小时后 17 例;其中硬脑膜外血肿 8 例,硬脑膜下血肿 16 例,脑内血肿 30 例,脑室内出血 1 例,多发性血肿 11 例;病死率为 27.3%
梁玉敏,2001	111 例 DTICH 患者回顾性总结,最常见早期 CT 征象为脑挫裂伤灶(64%),其次为外侧裂池积血(12%)、脑沟积血(10%)和前纵裂积血(9%),伴随局部或全脑受压征象,如脑沟变浅或脑室变小;84% 为伤后 48 小时内发生;病死率为 18%

参考文献

请扫描二维码
阅读本章参考文献

颅脑创伤患者多模态脑监测技术
Multimodal cerebral monitoring in traumatic brain injury

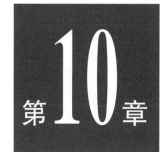

第 **10** 章

（冯军峰　龚如　惠纪元）

- 部分颅脑创伤患者病情重、病情变化快，加上患者意识状况差，常规的病史问诊、体格检查难以有效全面掌握病情，通常需要收治在重症监护室或者是专门的神经重症监护室中。应用无创或者是有创的多模态脑监测技术，从多维度监测神经重症患者的病理生理改变，提供及时、准确、有效的信息，指导临床救治，最终提升诊治水平和治疗效果。因此，需要正确认识并推进多模态脑监测技术在神经重症患者中的应用。

- 结合我国临床实际、操作风险及监测价值本身，强烈推荐颅内压监测（CT检查发现颅内损伤灶的急性重型TBI患者）和脑电图监测（TBI后出现癫痫的患者、易诱发癫痫的大脑皮质损伤患者），推荐颅内压监测（CT发现有颅内损伤灶的急性中型TBI患者）、脑温监测（重型TBI患者）、TCD监测（重型TBI颅高压患者）、BAEP监测（容易诱发癫痫的大脑皮质损伤或重型TBI昏迷患者）、脑自主调节功能如PRx监测（重型TBI患者）。对于CT监测未发现颅内异常且病情稳定的轻型TBI患者，不推荐行有创颅内压和脑温等监测技术。基于有创PbtO$_2$监测数据的不稳定和局限性，以及脑微透析监测目前更多的研究属性，目前也不推荐其作为临床常规监测技术。

- 目前临床上的多模态脑监测技术主要包括：① 颅内压监测，请参见本书第6章和第7章对颅内压监测的指征、方法及颅高压治疗的阐述。② 脑温监测，在脑温监测下开展体温管理、低温治疗。③ 连续脑电图和诱发电位监测，通过连续脑电图、脑电双频指数、诱发电位等，评估脑功能、脑电活动特征。④ 脑血流监测，使用经颅多普勒超声（TCD）等，监测脑血流情况。⑤ 脑组织氧含量监测，包括脑组织氧张力（PbtO$_2$）监测和颈静脉血氧饱和度（SjVO$_2$）监测。⑥ 脑代谢监测，应用脑微透析监测技术，连续监测脑代谢情况。⑦ 脑自主调节功能监测，通过TCD或ICP的数据动态变化进行脑自主调节功能的评估。

一、概述

（一）颅内压监测

请参见本书第6章和第7章，本章不做赘述。

（二）脑温监测

脑温监测技术用于神经重症患者的管理，主要体现在目标体温管理（targeted temperature management，TTM）。目标体温管理用于神经重症监护以减少继发性神经损伤并改善预后。目标体温管理主要包括治疗性低温和正常体温控制。TTM在创伤性脑损伤患者中的治疗价值不断被研究证实。另一方面，缺血缺氧性脑病和心搏骤停的研究证据为TTM提供了有力的支持，同时TTM在缺血性卒中和颅内出血患者中也有相应的研究支持。

（三）连续脑电图和诱发电位监测

连续脑电图（continuous electroencephalogram，cEEG）监测可以实时动态反映患者的脑功能信息,早期提示患者的神经功能状态。对于 TBI 的患者的 cEEG 监测主要目的是诊断癫痫和发现非惊厥性癫痫。

诱发电位监测包括脑干听觉诱发电位(brainstem auditory evoked potential,BAEP)、体感诱发电位、运动诱发电位、视觉诱发电位及事件诱发电位监测。其中广泛使用的 BAEP 是脑干听觉通路上的无创神经电生理监测方法,可快速、简便、动态地监测患者的脑干功能状态。BAEP 不受意识、药物麻醉及生理变化的影响,尤其适合于 TBI 患者的脑干功能评估。

(四)脑血流监测

经颅多普勒超声(transcranial Doppler,TCD)监测具有可床边操作、无创及实时检测的优势,可以获取的数据包括搏动指数、阻力指数、峰值收缩速度及舒张末期速度,从而获得脑血流动力学信息。对于 TBI 患者,TCD 可以通过患者脑血流速度、血流方向、血管阻力及调节功能,间接评估颅内压情况;其次,TCD 可检测动脉血压波动前后脑血流速度的变化,从而评估脑血管的自主调节功能及脑灌注量,但具体血流参数及阈值目前尚无统一标准。另外动态 TCD 是检测 TBI 后脑血管痉挛和判断脑死亡的重要手段。

(五)脑组织氧含量监测

TBI 后脑组织缺氧是影响患者预后的重要因素,颅内压显著升高时,局部脑组织氧分压(partial pressure of brain tissue oxygen,PbtO$_2$)的数值与颅内压成反比。因此,通过监测 PbtO$_2$可以指导临床的治疗策略。

颈静脉血氧饱和度(jugular venous oxygen saturation,SjVO$_2$)监测是通过光纤导管测量氧合血红蛋白在流出脑组织血液中的百分比,可间接评估脑组织的氧合和代谢情况,正常范围为 $55\% \sim 75\%$,其监测结果与多种因素有关,过高或过低均提示脑组织氧摄取障碍。

(六)脑代谢功能监测

脑组织受伤后,大脑新陈代谢需求发生改变。脑微透析技术(cerebral microdialysis,CMD)是一种连续监测脑代谢的方法,能够精确测量各种溶质的局部浓度,包括乳酸、丙酮酸、甘油、葡萄糖和谷氨酸盐。CMD 还可为临床研究提供特殊信息,确定药物是否透过血脑屏障、检测下游靶点及生物标志物。由于 CMD 仅能探测探头附近几个立方毫米的微环境状态,探头置入的位置对结果的影响很大。

(七)脑自主调节功能监测

脑自主调节功能是指大脑在动脉血压和二氧化碳分压在生理变化范围内保持脑灌注稳定的能力。严重损伤的大脑无法在动脉血压明显波动的情况下维持稳定的脑灌注,从而导致缺血和充血引起的继发性性脑损伤。脑自主调节功能参数的计算方法有多种,都是从其他监测技术的数值,通过相关系数的计算而得出的。如通过连续监测 ICP 与 MAP 的时间关系,两者之间的移动皮尔逊相关系数(即压力反应指数 PRx)反映了脑血管的自主调节功能。通过脑自主调节能力来制订 TBI 患者的监测和治疗方案更具有合理性。尽管目前还没有大规模随机对照试验的原始数据支持脑自主调节功能监测的使用,但越来越多的回顾性和前瞻性分析证据表明,脑自主调节功能监测可为 TBI 患者固有的大脑生理功能失常的复杂性提供重要信息,并可作为推动临床管理决策的重要工具。

二、论点形成过程

通过 MEDLINE 检索 1972—2023 年 7 月有关多模态脑监测技术在颅脑创伤中应用的文献,采用 MESH 主题词和自由词检索相结合的方法,分别以 mulitmodal monitoring/normothermia/therapeutic hypothermia/regional brain tissue oxygen tension monitoring/PbtO$_2$/cerebral、autoregulation/electroencephalography/cerebral microdialysis、head/brain trauma/injury/injuries、traumatic/cerebral/cranial/cerebrocranial、acute/chronic、epidural/extradural/subdural/intracranial/parenchymal、hematoma/hemorrhage 等关键词进行组合检索,国内文献检索《中华神经外科杂志》《中华创伤杂志》《中国外科年鉴》等核心杂志,对相关颅脑创伤和多模态脑监测的文献进行全面的系统复习和分析总结。

三、科学基础及循证医学证据

（一）颅内压监测

请参见本书第 6 章和第 7 章，本章节不做赘述。

（二）脑温监测

1. 正常体温控制　相比于发热，正常体温可以增加神经系统的稳定性。研究证实，高热、高血压和高 CPP 的发生相关，且高热还与 ICP 增高和心动过速有关。在 TBI 患者中，体温正常的患者相比于体温过高或过低的患者，预后更好（预后良好率分别为 64% vs. 29% vs. 33%）。TBI 患者治疗过程中的体温情况可以预测患者的预后，最近的一项回顾性研究囊括了 382 名 TBI 患者，分析发现高热是死亡的独立危险因素。正在进行的前瞻性 INTREPID 研究旨在证实严格的体温控制（37℃），能够改善脑损伤患者的临床预后。2023 年，英国神经保护疗法共识审查小组的相关共识指出，对于脑损伤患者的目标体温应在 36.0～37.5℃。

2. 治疗性低体温　低体温可以减轻创伤性脑损伤的影响，其中包括降低 ICP、减少继发性炎症反应和降低脑代谢率。同时应注意低体温可能发生的凝血病、免疫抑制、低血压、肺炎、肾功能损伤和血糖下降等并发症。

两项大型三期随机对照试验试图显示治疗性低温的潜在益处。多中心非盲 RCT Eurotherm 3235 是对颅内高压患者进行低体温治疗的大规模试验。这项研究表明，中度低体温（32～35℃）可以降低 ICP。同时，研究还注意到低体温与多器官衰竭恶化之间存在不良关联。POLAR 多中心随机对照研究，比较低温治疗（32～35℃）组和正常温度治疗组中 sTBI 患者的预后，其结果为对于严重创伤性脑损伤患者，早期预防性低体温与正常体温相比，并不能改善 6 个月后的神经功能预后。

尽管有争议，低体温仍在许多单位中被常规使用，因为低体温能有效降低 ICP，因此仍被用作恶性颅内高压的疗法之一。近年来的一项大型随机对照研究表明，长时程轻度低体温较正常体温能够显著增加 ICP>30 mmHg 患者的良好预后率，且不增加并发症的发生率。对于心肺复苏后的神经功能保护方面，低温治疗相比于正常体温管理，也体现出了神经保护作用。

尽管 2016 年发布的最新 BTF 指南不建议通过早期（2.5 小时内）、短期（伤后 48 小时）预防性低体温来改善创伤性脑损伤患者的神经功能预后。但新近的西雅图专家共识将轻度低体温（35～36℃）作为颅内压控制的第三级治疗手段之一。我国神经重症专家共识也指出对于其他方法无效的颅内压增高患者，低温治疗是可选择的治疗策略。

（三）连续脑电图和诱发电位监测

1. 连续脑电图监测　22%～33% 的中、重度 TBI 患者有癫痫发作，昏迷患者中非惊厥性癫痫和非惊厥性癫痫持续状态的发生率高达 5%～48%，并与患者的预后密切相关。一项针对 142 名 TBI 患者研究发现，通过持续脑电监测，15% 的患者被发现有严重的癫痫样脑电波，且 EEG 的异常是临床不良预后的独立预测因素。欧洲重症监护协会推荐 cEEG 用于监测难治性癫痫持续状态，并建议将其应用于诊断和管理癫痫持续状态以及不明原因的持续性意识障碍。美国临床神经生理学协会建议采用 cEEG 监测非惊厥性癫痫发作和癫痫持续状态。高密度脑电图相对于低密度脑电图在 TBI 患者后期对微小意识状态监测有很高的特异性，可用于与植物状态、睁眼昏迷鉴别。脑电监测及结果分析对于判断急、慢性 TBI 患者的脑损伤程度和疾病预后均具有较为可靠的判断价值。

2. 诱发电位监测　TBI 患者的损伤严重程度在 BAEP 波形潜伏期和波幅上可以体现，可帮助疾病的评估和预后判断。BAEP 监测出现 I 波而后续所有波形消失则提示不可逆性脑干功能损伤。

（四）经颅多普勒超声（TCD）监测脑血流

TCD 具备潜在的 ICP 相关性，最新的研究证据表明 TCD 在预测颅高压方面，具有很高的灵敏度（92.3%）和特异性（70%）。相似的，前瞻性、国际化多中心研究 IMPRESSIT-2 结果表明，TCD 在排除颅内高压方面具有很高的阴性预测价值，排除颅内高压的最佳 ICP TCD 阈值为 20.5 mmHg，灵敏度为 70％，特异度为 72％，AUC 为 76％。因此，在无法使用有创颅内压监测的情况下，TCD 具有很高的临床应用价值。对于 TBI 患者，TCD 的另一项作用是发现脑血管痉挛，Ziegler D 等回顾性分析了 255 名 sTBI 患者，其中 69 名患者在伤后一周内发现脑血管痉挛。

2019 年发表的一项 Meta 旨在分析 TCD 监测与 TBI 患者预后之间的关系，与 TCD 监测正常的 TBI 患者相比，TCD 异常（平均血流速度 MFV > 120 cm/s 或平均血流速度 MFV < 35 cm/s 且搏动指数 > 1.2）的 TBI 患者临床预后不佳的可能性高出 3 倍以上。

TCD 的缺陷包括只能测量速度，而不能测量流量本身，不同技术人员的测量结果存在差异，结果受到患者骨窗及血管条件的影响。

（五）脑氧监测

1. 局部脑组织氧分压（$PbtO_2$）监测　一项回顾性研究发现，维持 $PbtO_2$ > 20 mmHg 与降低 TBI 患者的病死率相关。另有研究指出，在局部 $PbtO_2$ 监测指导下的治疗可减少脑缺氧、降低病死率和增加预后良好率。有研究报道，以 $PbtO_2$ 为导向的治疗使患者在 6 个月后的 GOS 评分提高，其中 GOS 评分为 4~5 分的亚组提高更明显。最近一项研究报道，TBI 患者的 $PbtO_2$ 最小阈值为 19 mmHg，且提出 $PbtO_2$ ≥ 33 mmHg 或 ≥ 45 mmHg 时均可使患者获益。因此，$PbtO_2$ 监测适用于高颅压的 TBI 患者，但结果判断与颅内压一样，不仅是观察数值，更需要观察变化趋势。另有研究指出，$PbtO_2$ 探头是通过测量探头附近的氧气体溶解方法来达到监测目标，放置探头所造成的局部脑组织微小创伤会引起该处氧溶解活动受阻，监测过程中可通过升高吸入氧浓度观察 $PbtO_2$ 的变异滞后来判断结果的可信度。所以需要注意 $PbtO_2$ 存在数据不稳定的缺点。

西雅图共识的专家通过结合 $PbtO_2$ 和 ICP，为 sTBI 的患者制订了 3 种不同的治疗方案。① 针对脑氧合正常时的 ICP 升高管理。② 针对 ICP 正常时的脑缺氧治疗。③ 针对同时存在颅内高压和脑缺氧的情况。这表明，$PbtO_2$ 在 sTBI

患者的分层管理中有一定的价值。正在进行的多中心、随机、对照研究 BOOST-3 通过比较单用 ICP 监测和 ICP 监测联合 $PbtO_2$ 监测对重型 TBI 患者预后的影响，其结果将更好地揭示 $PbtO_2$ 的临床应用价值。

2. 颈静脉血氧饱和度（$SjVO_2$）监测　颈静脉氧饱和度通过光纤导管测量氧合血红蛋白在流出脑组织血液中的百分比，可间接评估脑组织的氧合和代谢情况，正常范围为 55％~75％。血管痉挛或缺血等原因导致的供氧量减少可引起 $SjVO_2$ 降低；发热、寒战、躁动或大脑皮质扩散性去极化导致的脑代谢需求增加也会导致 $SjVO_2$ 降低，CBF 或 $PbtO_2$ 的监测有助于临床鉴别。在脑充血、高氧、动静脉分流或广泛脑梗死情况会导致 $SjVO_2$ 升高，治疗应以降低 CBF 和 CPP 为目标。Tomasiuk 等研究表明，伤后 3~4 天的颈静脉血氧饱和度水平与重型颅脑创伤患者的不良预后有关。尽管如此，由于 $SjVO_2$ 的局限性，且缺乏循证证据表明对改善 TBI 患者预后有益，中国颅脑创伤患者脑监测技术中国专家共识并未做推荐。

（六）脑微透析监测脑代谢

2022 年的相关研究结果表明，TBI 预后良好的患者生理参数正常比例，而预后不良的患者则有更大比例的缺血和高糖酵解。因此，通过脑微透析技术，能够帮助我们了解重型脑外伤患者的病理生理中代谢因素的影响。

新近的脑微透析共识认为，低糖合并高乳酸/丙酮酸比值意味着脑组织缺血和（或）缺氧。有理由相信，脑葡萄糖存在一个最佳范围，在创伤性脑损伤中偏离这个范围都是不可取的。虽然目前仍没有规范化的指导意见，但微透析的研究目标之一是使异常代谢状态标准化，并规划有针对性的干预措施以改善重型颅脑创伤患者的预后。

一项规模最大的观察性研究对 223 例创伤性脑损伤患者进行了微透析监测。从受伤后第 1 天开始，持续 2~7 天，结果显示：血糖、乳酸/丙酮酸、ICP、脑血管压力反应指数、年龄和丙酮酸等指标均低于正常值，且是预测病死率的重要独立因素。因此,细胞外代谢指标与创伤性脑损伤后的预后密切相关。与治疗相关的生化指标的改善是否能转化为更好的预后仍有待确定。

(七) 脑自主调节功能监测

研究发现,PRx 对 TBI 患者的预后有重要意义,+0.05 是不良预后的阈值,而+0.25 是高病死率的阈值。使用类似的方法,可以绘制 PRx 与 CPP 的关系图,其中 PRx 最低的 CPP 值被认为是最佳 CPP(CPPopt),它被认为是 TBI 患者血流动力学管理的目标。近期的研究报道,与 CPPopt 接近的 CPP 能够改善 TBI 患者的脑氧合、脑代谢,同时与更好的预后相关。正在进行的 COGiTATE 随机对照研究也是旨在探究将 TBI 患者的 CPP 控制在接近 CPPopt 的水平是否与预后改善相关的大型随机对照研究。PRx 的限制在于其需要高频信号处理,需要逐秒采集数据,因此对设备的要求较高。

TCD 相关的脑自主调节指数被报道能够指导 TBI 患者的重症管理,并与预后相关。这些指数包括 Mx、Sx 和 Dx,它们分别对应于 TCD 参数的 MFV、PSV 和 EDV。一项小样本的 TBI 研究表明,Mx 和 Sx 与 CPP 呈抛物线关系,同样可以得出 CPPopt,从而指导 TBI 患者的治疗。有研究报道,Mx 和 Sx 都与 TBI 患者的病死率和预后相关。进行 TCD 相关的脑自主调节功能研究的单位较少,主要原因是自动化 TCD 监测仪器不够普及,常规 TCD 设备监测不能做到连续监测。

综上,脑自主调节功能的研究仍处于初级阶段,对研究设计和仪器设备的要求较高,未来需要更多的循证医学证据证实其在 TBI 患者治疗中的意义。

四、小结

越来越多的研究及临床应用结果表明,联合运用多模态脑监测技术可以更好地救治重型颅脑创伤患者,降低死残率,改善预后。需要重视的是,基于各单位现有的神经重症监护平台条件,合理、有效运用多种脑监测技术,以最大限度发挥多模态脑监测的价值,同时符合卫生经济学要求、减少不必要的并发症和风险。另一方面,基于对神经重症多模态脑监测理念的进一步深入认识,国内有条件的医院应该配置相应设备,对于重型颅脑创伤患者开展多模态脑监测。

五、前景与展望

多模态脑监测技术为我们提供了多维度的技术手段来监测 TBI 患者的脑病理生理状态。多模态脑监测技术的前景包括:进一步提高 TBI 患者脑病理生理参数监测的准确性和实时性,通过多模态分析,可以更好地了解患者的病情状态和病情变化趋势,及时调整治疗方案,从而实现 TBI 治疗的精准化、个体化策略;可以帮助进一步探索 TBI 继发性脑损伤的机制和病理生理过程,揭示继发性脑损伤的病情变化过程、相关因素和机制,为继发性损害的预防和治疗提供新的靶点、思路和方法。可以想象,结合无线通信和互联网技术,多模态脑监测为 TBI 患者的远程监护和医疗提供了可能,可以提高医疗资源的利用效率。多模态脑监测技术是神经重症发展的重要方向,但是单项监测技术或多模态监测技术的意义和价值尚需更多的循证医学证据支持。

六、主要依据(表 10 - 1)

表 10 - 1　国内外有关多模态脑监测技术(颅内压监测除外)的研究概要和结论

分 类	作 者	研 究 概 要	结 论
脑温监测	Kristin Elf, 2008	对于 53 名 TBI 患者,观察是否高热和低体温对 6 个月后的 GCS 评分有差异	高热会引发高动力状态,会恶化 TBI 患者的预后
	Nega Getachew Tegegne, 2033	回顾性研究,高热等因素是否是 TBI 患者死亡的独立预测因素	高热增加 sTBI 患者病死率

续 表

分 类	作 者	研 究 概 要	结 论
脑温监测	Peter Jd Andrews,2018	对 387 名 sTBI 患者进行随机对照研究,研究中度低体温(32～35℃)对降低 ICP 以及降低伤后 6 个月的病死率的有效性	中度低体温(32～35℃)可以降低 ICP,但也与不良并发症相关
	江基尧,2021	多中心随机对照研究,长时程低温治疗能否改善 sTBI 患者 6 个月时 GOS 评分	长时程轻度低体温较正常体温能够显著增加 ICP>30 mmHg 患者的良好预后率,且不增加并发症的发生率
脑电图监测	Foreman B,2022	前瞻性观察性研究,对 142 名 TBI 患者中 89 名进行了持续脑电监测,探究持续脑电监测在 TBI 患者预后中的价值	在创伤性脑损伤后 3 个月,癫痫发作和异常的周期性或节律性模式与颅脑创伤后 3 个月的认知能力下降相关
TCD 监测脑血流	Yao Christian Hugues Dokponou,2023	系统评价,TCD 作为无创方法检验颅内压增高的效能	对于 sTBI,TCD 用于判断 ICP 增高的灵敏度和特异性都很高
	Frank A Rasulo,2022	IMPRESSIT-2 前瞻性、多中心研究,评估 ICPtcd 作为床旁实际筛查方法的效果	TCD 在排除颅内高压方面具有很高的阴性预测价值
	Nida Fatima,2019	系统评价,评估 TBI 中 TCD 是否可作为预后指标发挥作用	TCD 在确定创伤性脑损伤患者的预后方面有一定价值
PbtO$_2$ 监测	Gal Roman,2023	回顾性研究 77 例 sTBI 患者,评估 PbtO$_2$ 监测与标准 ICP 监测相比,对患者病死率、30 天和 6 个月神经功能预后的影响	监测 PbtO$_2$ 可改善伤后 6 个月的 GOS 评分
SjVO$_2$ 监测	Tomasiuk R,2021	前瞻性临床研究,sTBI 患者的预后与 SjVO$_2$、S100B 蛋白、PI 指数是否相关	伤后 3～4 天的 SjVO$_2$ 水平与 sTBI 患者的不良预后相关
脑微透析监测脑代谢	Ivan Timofeev,2011	前瞻性观察性 233 名 TBI 患者,监测颅内压、脑灌注压、脑血管压力反应指数和微透析指标葡萄糖、乳酸、丙酮酸、谷氨酸、甘油和乳酸/丙酮酸比值,旨在确定 TBI 患者的基本生化指标与神经系统预后之间的关系	对于 TBI 患者,通过脑微透析监测技术检测的血糖、乳酸/丙酮酸比值、丙酮酸水平,是预测死亡的独立危险因素
脑自主调节功能监测	E. Sorrentino,2012	回顾性分析 459 名 TBI 患者的 PRx 参数,分析其与患者预后及病死率的关系	PRx 小于+0.05 与更好的临床预后相关,PRx 大于+0.25 与更高的病死率相关
	Teodor Svedung Wettervik,2021	回顾性分析 98 名 sTBI 患者,探究 CPPopt 区间的患者的脑代谢参数和预后情况	相比于 CPP 大于或小于 CPPopt 的 sTBI 患者,CPPopt 组的患者的脑代谢参数和预后更好
	Frederick A. Zeiler,2018	回顾性分析 347 名 TBI 患者通过 TCD 监测的 Sx、Mx、Dx 数据,研究其与预后的关系,并与 PRx 参数相比较	Sx 能够更好地估计 ICP 相关参数,并与 TBI 患者预后相关

参考文献

请扫描二维码
阅读本章参考文献

颅脑创伤患者激素的应用

The use of steroids in traumatic brain injury

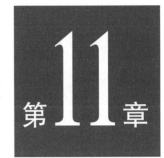

（汪永新　艾尔帕提·买买提）

- 颅脑创伤患者伤后激素的使用应严格掌握适应证，不推荐常规使用糖皮质激素。更不应该使用大剂量和超大剂量糖皮质激素。
- 对于减轻神经损伤、减轻脑水肿，促进神经功能恢复为目的使用激素时应慎重，因大多数前瞻性随机双盲多中心临床对照研究证明激素对降低颅内压、病死率、生存质量等指标均没有明显作用。反

而很多研究发现超大剂量甲泼尼龙会显著增加患者病死率及并发症发生率。对于脑创伤后内分泌紊乱则应常规使用激素替代疗法。
- 目前临床常用的激素为糖皮质激素，包括地塞米松、泼尼松龙、甲泼尼龙、氢化可的松、倍他米松等。此外，黄体酮、褪黑素和甲状腺素等也被用于治疗创伤后各种并发症。

一、概述

脑创伤后激素的使用主要有以下两个目的：① 减轻神经损伤、减轻脑水肿，促进神经功能恢复。实现这一目的的激素主要指糖皮质激素，包括：地塞米松、泼尼松龙、甲泼尼龙、氢化可的松、倍他米松等。② 另一个使用目的是脑创伤后一些并发症的治疗。如脑创伤后下丘脑损伤致抗利尿激素分泌不足导致尿崩症和内分泌功能减弱、睡眠障碍等的治疗。

许多文献证明糖皮质激素曾经广泛用于治疗重型颅脑创伤。1977 年，Gobiet 等比较了应用大剂量和小剂量（常规剂量）地塞米松治疗重型颅脑创伤，认为大剂量组有效。1976 年，Faupel 等进行了双盲试验，在重型颅脑创伤救治中应用糖皮质激素能提高存活率，并存在量效关系。但有 6 组大宗病例的研究评价了糖皮质激素对预后及颅内压的影响，均一致认为糖皮质激素疗法无明确疗效。2004 年，世界著名医学杂志 *Lancet* 发表了全世界 49 个国家 239 家医院 10 008 例急性颅脑

创伤患者前瞻性随机双盲对照研究结果，发现超大剂量甲泼尼龙不但无效，反而会显著增加患者病死率。研究呼吁急性颅脑创伤患者不能使用超大剂量甲泼尼龙。

此后的研究主要针对糖皮质激素对不同脑部疾病影响而开展。2015 年 Peter J Hutchinson 等开展临床试验：利用地塞米松治疗硬膜下血肿，结果发现地塞米松可减少硬膜下血肿的复发，但其不良反应多于对照组。Ishita P Miah 等则通过临床试验证实地塞米松可减少硬膜下血肿体积，尤其是对无高密度硬膜下血肿效果显著。后续研究中，2016 年 Sundbøll J 等发现首发脑出血、蛛网膜下腔出血患者入院前使用糖皮质激素者，其与患者 30 天病死率增加有关。2018 年发现了入院前使用糖皮质激素的脑出血、脑缺血患者，其心肌梗死和静脉血栓栓塞的风险增加。以上研究结果均证明：糖皮质激素不应常规用于颅脑创伤的临床治疗。

二、论点形成过程

本章节第一版通过 PubMed 检索截至 2014

年3月6日输入关键词为 head injury and hormone,共发现相关文献 110 670 篇。本次采用相同检索方式,利用 PubMed 检索 2014 年 3 月 6 日至 2023 年 8 月 19 日输入关键词为 head injury and hormone,共发现相关文献 1 499 篇;输入关键词为 head trauma and hormone,共发现相关文献 1 423 篇;输入关键词 CNS injury and hormone,共发现相关文章 232 篇;输入关键词 CNS trauma and hormone,共发现相关文章 144 篇;输入关键词 head injury and complication,共发现相关文章 22 484 篇;通过中文数据库检索 2014—2023 年文献,输入主题词为脑创伤和激素,共发现相关文献 41 篇,并参阅了近 5 年国内出版的神经外科专著。

三、科学基础

(一)糖皮质激素治疗颅脑创伤

自 20 世纪 60 年代以来,糖皮质激素治疗肿瘤引起的脑水肿的效果已经被肯定;但糖皮质激素对创伤性脑水肿的治疗效果一直有较大争议。支持使用糖皮质激素的学者认为脑创伤后应用糖皮质激素,尤其是早期大剂量应用具有显著的脑保护作用,他们的依据包括以下几个方面。① 大剂量的糖皮质激素,特别是甲泼尼龙和地塞米松能有效地减轻脑创伤后血脑屏障的破坏,继而减轻脑水肿的程度。脑损伤后血脑屏障的损害主要与内皮细胞钙超载、血管活性物质的释放、氧自由基的生成、脑微循环障碍等机制有关。大剂量糖皮质激素治疗指地塞米松 $3\sim5$ mg/kg 或甲泼尼龙 30 mg/kg,可减轻内皮细胞损伤和血脑屏障通透性升高。② 能抑制神经创伤后细胞膜的脂质过氧化反应。③ 稳定脑细胞膜离子通道,维持膜对 Na^+、Ca^{2+} 的主动转运,重建细胞内外 Na^+、Ca^{2+} 的正常分布。④ 清除自由基。近些年来,大量的实验证实糖皮质激素能清除氧自由基,抑制神经细胞膜脂质过氧化反应,减轻脑水肿。⑤ 抑制 $IL-1\beta$、$TNF-\alpha$ 等促炎细胞因子的表达,减轻脑创伤后的炎症反应,从而发挥脑保护作用。⑥ 减少内皮素、单氨类物质及前列腺腺素类物质的生成,增加脑损伤区的血流量,改善局部微循

环。⑦ 抑制脑脊液分泌。⑧ 利尿作用,使尿中 Na^+、K^+、Cl^- 排除增多。⑨ 糖皮质激素在血中的半衰期较短(氢化可的松 100 分钟、甲泼尼龙 180 分钟、地塞米松 200 分钟)。如果治疗剂量应用 $3\sim5$ 天,递减至停用共历时 $3\sim5$ 天,大剂量糖皮质与小剂量同样安全,激素的副作用和用药的持续时间有关,而与每日剂量大小关系不大。

1976 年,Gobiet 比较了小剂量和大剂量地塞米松治疗 93 例重型颅脑创伤患者,结果发现大剂量地塞米松治疗有效,而小剂量则无效。1992 年,朱诚等将 83 例重型颅脑创伤患者分为大剂量地塞米松治疗组($n=51$)和小剂量地塞米松治疗组($n=32$),观察大剂量激素的治疗作用。临床结果显示大剂量地塞米松治疗的患者病死率为 14.61%,小剂量组患者病死率为 56.25%,两组差异显著。1999 年,富壮等对 30 例重型颅脑创伤患者使用大剂量甲泼尼龙治疗,30 例不给激素作对照组,观察大剂量激素的治疗作用。临床结果显示大剂量地塞米松治疗的患者病死率为 10%,对照组 26%,两组差异显著。

支持糖皮质激素治疗颅脑创伤利用动物实验的有:Hall ED 于 1985 年 CF-1 小鼠脑创伤后 5 分钟内使用不同剂量的甲泼尼龙、泼尼松龙、泼尼松和氢化可的松尾静脉内注射,发现以甲泼尼龙 30 mg/kg 的治疗剂量效果最好,而氢化可的松无效。信照亮等于 1997 对颅脑创伤大鼠局部应用糖皮质激素,发现脑创伤灶局部应用地塞米松可减轻脑创伤性水肿,其机制与降低血脑屏障的通透性有关。王锐等于 2000 年构建豚鼠脑损伤模型,使用 4 mg/kg 地塞米松或 0.1 mg/kg 的促甲状腺素治疗,测定脑水含量,伊文思蓝染色,血中肌酸磷酸激酶、钙和乳酸脱氢酶含量,地塞米松治疗效果良好。

反对使用糖皮质激素学者提出以下疑问。

(1)糖皮质激素能否减轻脑创伤所引起的脑水肿? ① 脑水肿分为血管源性、细胞毒性和间质性脑水肿,而实验资料表明糖皮质激素减轻血管源性脑水肿的效果并不理想。② 临床研究表明大剂量糖皮质激素没有降低颅内压(ICP)的作用。对几百名脑创伤者采用双盲法研究大剂量甲泼

尼龙和地塞米松的作用,观察用药 24～48 小时 ICP 的变化,结果一致认为糖皮质激素不能降低 ICP,相反使用甲泼尼龙还有升高 ICP 的可能。

(2) 早期应用大剂量糖皮质激素是否有效? 实验研究发现中枢神经损伤后的病理生理变化进展迅速,伤后 6 小时神经元及轴突发生破裂,伴有水肿、缺血和广泛神经结构的进行性变性,大多数临床研究未能证实糖皮质激素能治疗神经系统创伤后的脑水肿,有学者认为是糖皮质激素的应用剂量过小或应用时间较晚的缘故。因而主张大剂量和早期(伤后 6 小时内)给药。但周良辅总结了 1965—1988 年的文献报道,认为 1979 年以后的文献报道具有较周密的设计,采用双盲法,以 GCS 来衡量伤情(入选病历 GCS<7～8 分),在受伤现场或伤后早期(大多在伤后 3～6 小时)给药,分大剂量、安慰剂和小剂量组进行观察,以 ICP、病残率、病死率及 6 个月后生存质量等指标进行综合疗效评价,除少数学者报道糖皮质激素可能有效外,大多数研究认为在病死率、病残率和半年后生存质量等方面,治疗组与对照组并无显著差异。因此得出糖皮质激素不论小剂量或大剂量,在伤后早期或晚期给药,均无治疗重度脑创伤作用的结论。

(3) 糖皮质激素具有副作用,尤其是长期应用更明显,常见副作用如下。① 胃肠道出血发生率较高,原有胃肠道出血或溃疡者发生率更高。② 糖和氮代谢障碍:高血糖可见于 20%～85% 的患者,尤其发生于大剂量应用之后。由于脑创伤后 ICP 增高可引起神经元缺氧,高血糖引起高乳酸血症可加重神经元缺氧。氮代谢异常也将加重代谢性酸中毒,不利于神经系统和全身组织的功能恢复。③ 免疫系统抑制,尤其是重型颅脑创伤患者感染机会增加。④ 皮肤伤口延迟愈合,全身感染发生率增加。结论:大量的临床和实验研究证明糖皮质激素对于脑创伤及创伤性脑水肿没有治疗作用,加之糖皮质激素本身具有较多的副作用,特别是长期、大剂量应用更易发生。因此对重度脑创伤,特别是伴有明显高颅压者,不应该使用大剂量糖皮质激素。美国神经外科医师联合会(American College of Neurological Surgeons,

ACNS)也于 1996 年宣布糖皮质激素不应当应用于闭合性脑创伤的治疗。

Gudeman 研究了 20 例重型颅脑创伤应用大剂量甲泼尼龙对 ICP 和容量-压力反应的影响。伤后 24 小时内,每 6 小时注射甲泼尼龙 40 mg。在伤后 24～48 小时,给予冲击剂量甲泼尼龙 2 克,然后每 6 小时予 500 mg。结果表明,颅内压和容量-压力反应无明显改变。而胃肠道出血及高血糖的发生率分别增强了 50% 和 85%。1979 年,Cooper 等报道了应用地塞米松治疗重型颅脑创伤的前瞻性随机双盲法研究。97 例重型颅脑创伤按伤情分类,并分别用安慰剂、小剂量地塞米松(60 mg/d)、大剂量地塞米松(96 mg/d)。其中 76 例有完整的随访资料,51 例进行了颅内压监测。结果表明,患者预后、颅内压、系列神经学检查均无明显差异。1981 年,Saul 等报道 100 例前瞻性、随机性临床试验。治疗组接受甲泼尼龙 5 mg/(kg·d),对照组不用药。伤后 6 个月时患者预后无统计学差异。该研究还发现,治疗组中只有伤后 3 天内病情有改善的患者,预后优于对照组。Braakman 等在 1983 年报道 161 例重型颅脑创伤随机接受安慰剂和大剂量地塞米松(100 mg/d),随后逐渐减量。伤后 1 个月存活率及 6 个月预后在两组间无差别。1984 年报道了 88 例前瞻性、双盲临床试验,分别接受安慰剂、小剂量甲泼尼龙(1.5 mg/kg 冲击剂量,随后逐渐减量)、大剂量甲泼尼龙(30 mg/kg 冲击剂量,随后逐渐减量)。结果表明,小剂量组或大剂量组与对照组无明显差别。他们还发现,在低于 40 岁年龄组,大剂量组的存活率、语言能力优于对照组。Dearden 等于 1986 年报道了 100 例应用大剂量地塞米松治疗重型颅脑创伤的预后及 ICP 的前瞻性、双盲研究结果。患者随机接受了安慰剂及药物。ICP 动态监测及伤后 6 个月时的预后无明显差异。有资料表明,糖皮质激素治疗重型颅脑创伤会对患者营养状态造成不良影响,并对代谢产生有害作用。在部分研究中观察到高血糖发生率增加,而高血糖的出现与颅脑创伤的不良预后显著相关。

2004 年,世界著名医学杂志 *Lancet* 发表了全世界 49 个国家 239 家医院 10 008 例急性颅脑创伤患者前瞻性随机双盲对照研究结果,发现超大剂量甲泼尼龙不但无效,反而会显著增加患者病死率。10 008 例急性颅脑创伤患者中,5 007 例为甲泼尼龙组(48 小时,22.2 克),5 001 例为安慰剂组,两组间患者年龄、性别、伤因、伤情、入院治疗时间、CT 表现等都无显著差异($P > 0.05$)。治疗 2 周的患者病死率:甲泼尼龙组为 21.1%,安慰剂组为 17.9%($P < 0.001$)。按格拉斯哥预后评分方法,两组患者随访 6 个月的病死率:甲泼尼龙组为 25.7%,安慰剂组为 22.3%($P = 0.000 1$);重度致残率:甲泼尼龙组为 11.9%,安慰剂组为 13.6%;中度致残率:甲泼尼龙组为 17.6%,安慰剂组为 16.9%;恢复良好率:甲泼尼龙组为 43.7%,安慰剂组为 45.9%。进一步分析临床资料发现超大剂量甲泼尼龙导致的病死率增加与伤情、用药时间、CT 征象等无关。甲泼尼龙增加病死率的主要原因是增加感染和应激性溃疡出血等。研究者呼吁急性颅脑创伤患者不应该使用超大剂量甲泼尼龙。

(二)糖皮质激素治疗其他脑部疾病

1. 糖皮质激素在硬膜下血肿的应用 2015 年 Peter J Hutchinson 等观察地塞米松对有症状的硬膜下血肿预后及复发率的影响,对 349 名患者给予地塞米松治疗,339 名患者给予安慰剂。结果发现经地塞米松治疗 14 天后,地塞米松组 349 例患者中有 6 例(1.7%)进行了血肿复发手术,安慰剂组 350 例患者中有 25 例(7.1%)进行了血肿复发手术,但其不良事件发生率远高于安慰剂组。2016 年,Ishita P Miah 等纳入 89 例不同亚型的硬膜下血肿,分别给予地塞米松治疗 19 天,治疗后通过影像学检查患者血肿厚度、中线位移及血肿体积改变,以明确地塞米松适宜治疗硬膜下血肿的亚型。结果在随访中,114 例慢性硬膜下血肿中有 5 例血肿完全消退。地塞米松治疗 2 周后,血肿厚度、中线移位和体积的总体变化为 −3 mm,无高密度成分的血肿与其他亚型相比,血肿厚度减少最大,为 −5 mm(sd4),中线移位最大,为 −3 mm(sd3)。血肿体积减少在分离血肿中最大,平均变化为 −28 mL。两血肿密度

组间血肿厚度变化有显著效应。2019 年江荣才与张建宁等利用阿托伐他汀联合地塞米松对经钻孔引流(BHD)治疗后复发的 4 例硬膜下血肿儿童(年龄为 1~7 岁),每天给予 2.5~5 mg 阿托伐他汀联合地塞米松,逐渐减少剂量,总共 4 周。观察到治疗 4 周后,3 例患者血肿完全消失,1 例患者血肿明显减轻。在治疗期间,没有患者报告有临床意义的不良事件。随访 4 年,无血肿复发。说明地塞米松单独或联合其他药物对硬膜下血肿的治疗有良好效果。

2. 糖皮质激素在脑出血、脑缺血等不同卒中类型的应用 Sundbøll J 等于 2004—2012 年研究了入院前使用糖皮质激素是否与脑出血(ICH)、蛛网膜下腔出血(SAH)及脑梗死后的短期病死率有关。纳入首次住院诊断为卒中的所有患者 100 042 例(包括 83 735 例脑梗死、11 779 例 ICH、4 528 例 SAH)。临床研究发现,当前糖皮质激素使用者的绝对死亡风险高于非使用者,与未使用者比较,脑梗死死亡风险为(19.5% *vs.* 10.2%)、ICH(46.5% *vs.* 34.4%)及 SAH(35.0% *vs.* 23.2%),说明入院前使用糖皮质激素与 ICH 和 SAH 及脑梗死出现患者 30 天病死率增加有关。2018 年 Sundbøll J 等还观察了复发性脑出血、脑梗死患者入院前使用糖皮质激素发生心血管事件风险。确定了 98 487 例首次脑出血、脑缺血患者。卒中后,当前糖皮质激素使用者的 1 年累计脑梗死复发率为 16.4%,而出血性卒中(0.46%)、心肌梗死(1.35%)和静脉血栓栓塞(0.98%)的风险较低。在当前糖皮质激素使用者中,心肌梗死(1.32,95% *CI* 0.98~1.76)和静脉血栓栓塞(1.39,95% *CI* 0.99~1.94)的 aHR 增加,而出血性卒中的风险降低(aHR 0.60,95% *CI* 0.38~0.93),与缺血性卒中复发无相关性(aHR 1.01,95% *CI* 0.94~1.09)。观察患病后的第一年,入院前糖皮质激素的使用与心肌梗死和静脉血栓栓塞的风险增加,以及与出血性卒中的风险较低相关,但不影响脑梗死复发的风险。

(三)其他激素治疗脑创伤

1. 黄体酮与脑创伤 利用黄体酮治疗急性中、重度脑损伤患者,发现黄体酮治疗后患者静脉

炎或血栓性静脉炎发生率增高且并不能改善临床结局。

2. 褪黑素与持续性脑震荡后遗症 持续脑震荡后症状的儿童开展随机双盲试验,给予褪黑激素与安慰剂治疗,观察褪黑素对脑震荡后症状的治疗效果,试验结果不支持褪黑素作为持续性脑震荡的治疗。

3. 甲状腺激素与脑损伤 甲状腺素可用于治疗新生儿脑室内出血,可恢复脑室内出血新生儿的神经功能,其通过加速少突胶质细胞的增殖和成熟,增加了 Olig2 和 SOX10 基因的转录,增强髓鞘形成。

(四)脑创伤后各种并发症时使用激素的情况

1. 抗利尿激素分泌异常综合征(SIADH) 下丘脑-垂体区损伤或手术等的刺激使渗透压调节中枢功能紊乱,抗利尿激素的分泌失去控制,持续不断地分泌,导致肾小管加强了对水分的重吸收,细胞外液容量增加,引起稀释性低钠血症。由于细胞外容量增加,使醛固酮的分泌受到抑制,肾小管对钠的重吸收减少,尿中排钠增多,更加重细胞外液的低钠。由于水分不能排出体外,进入细胞内引起脑水肿,进一步加重下丘脑的损害,形成恶性循环。

单纯的 ICP 增高也可能引起 ADH 分泌失调。近期的研究表明 ICP 增高与 ADH 释放量之间有直接关系,而且当 ICP 升高时,ADH 的释放并不会因低张性液体的输入而抑制。

SIADH 时,存在腺垂体 ACTH 功能的绝对或相对不足,因此给予 ACTH 治疗是矫正 ADH/ACTH 失衡的治本之法,有助于恢复 ADH/ACTH 的动态平衡。

2. 尿崩症 尿崩症在头部创伤中的发生率不高,其机制完全不同于 SIADHS,可能是由于直接创伤或继发性脑水肿影响到垂体-下丘脑轴,ADH 的分泌不能适应机体体液渗透压的升高。诊断明确后,无论何时只要尿量超过 200 mL/h,即可肌内注射 5 U 垂体后叶素。

3. 脑创伤后睡眠障碍 脑创伤后常有睡眠障碍,但严重程度不一,损伤后仍持续数年。其中失眠和睡眠过度是脑创伤患者最常见的睡眠障碍之一。脑创伤后未经治疗的睡眠障碍会导致持续的认知功能障碍、疾病预后差,严重降低患者的生活质量。治疗方法为补充褪黑激素。

四、小结

使用糖皮质激素治疗源于 20 世纪 60 年代,主要基于糖皮质激素的抗炎作用,能减轻脑水肿,减少自由基的生成,抑制神经细胞膜的脂质过氧化反应,保护神经细胞。但 20 世纪 70 年代中期以来,人们对糖皮质激素治疗脑创伤的作用产生怀疑,此后糖皮质激素治疗颅脑创伤的应用逐渐减少,甚至有些临床医师在治疗颅脑创伤患者时放弃了糖皮质激素疗法,尤其是美国神经外科医师联合会于 1996 年宣布糖皮质激素不应当应用于闭合性脑创伤的治疗后,糖皮质激素在颅脑创伤患者中的应用更是大为减少。这并不单纯由于疗效不佳,同时还考虑到激素的副作用,尤其是大剂量长期应用时更易发生,因此对脑创伤后激素的应用应严格掌握适应证,不宜常规使用。特别应该重视的是 2004 年报道的全世界 49 个国家 239 家医院 10 008 例急性颅脑创伤患者前瞻性随机双盲对照研究结果,发现超大剂量甲泼尼龙(48 小时,22.2 克)会显著增加患者病死率。

2014 年后基于糖皮质激素治疗脑创伤的临床研究已少之又少,说明糖皮质激素治疗脑创伤无效、副作用多甚至是增加患者病死率已成为大家的共识。但大家逐渐开展其他激素对脑损伤的治疗的研究,如 Rachida Guennoun 等得出在短暂性局灶性脑缺血时经鼻给予黄体酮可减少梗死面积、神经元丢失及减少脑线粒体功能障碍;但 David W. Wright 等研究发现,对于中、重度脑损伤患者使用黄体酮则会导致静脉炎或血栓性静脉炎等。此外其他激素用于治疗脑创伤及创伤后遗症的效果褒贬不一,对于治疗效果较好者,应进一步扩大样本量开展临床试验,同时观察其可能存在的副作用。因此,在使用激素治疗之前应结合患者实际情况,仔细斟酌,权衡该药物治疗带来的益处及所有可能发生的不良反应是否是利大于弊。

五、前景与展望

Alderson 等 1997 年系统回顾了糖皮质激素在急性脑创伤中应用的随机对照实验,糖皮质激素在急性脑损伤中的作用仍有相当大的不确定性,即不能排除有益作用也不能排除有害作用。在回顾了以往糖皮质激素治疗闭合性脑创伤的临床研究资料的基础上,2001 年,Borsody 等报道,现有资料支持对没有伴发颅内出血的闭合性颅脑创伤患者使用糖皮质激素,而对于伴发颅内出血的患者使用糖皮质激素是有害的。2004 年报道的全世界 49 个国家 239 家医院 10 008 例急性颅脑创伤患者前瞻性随机双盲对照研究结果,发现超大剂量甲泼尼龙会显著增加患者病死率。此外,糖皮质激素的使用会导致卒中患者的心血管疾病发病率升高、死亡风险升高;使用氢化可的松及氟化可的松预防严重创伤性脑损伤患者的医院获得性肺炎并无效果。所以,目前对于急性颅脑创伤患者使用糖皮质激素持反对的意见占主流。当然,大量实验证明糖皮质激素具有抗炎、抗水肿、阻断继发性脑损伤的病理生理过程等作用是公认的事实,但其严重的不良反应已成为临床医师的共识,糖皮质激素不被支持用于创伤性脑病的临床治疗。其他激素在创伤性脑病并发症中的治疗效果良好,未来的研究重点方向应该是挖掘更多治疗效果良好、具有抗脑水肿和继发性脑损害等病理过程,同时毒副作用小的激素或激素类似物,联合用于治疗创伤性脑病,以减少其并发症的发生。

六、主要依据

形成支持使用糖皮质激素的论点的依据见表 10-1,不支持使用糖皮质激素的论点的依据见表 10-2。

表 10-1　支持使用激素的主要作者的研究概要和结论

作　者	研　究　概　要	结　　论
Gobiet, 1977	205 例重型颅脑创伤患者使用常规剂量或大剂量地塞米松治疗,比较其疗效	大剂量地塞米松治疗有效,小剂量无效
Hall ED, 1985	CF-1 小鼠脑创伤后 5 分钟内使用不同剂量的甲泼尼龙、泼尼松龙、泼尼松和氢化可的松尾静脉内注射,观察神经病学评分情况	30 mg/kg 体重的甲泼尼龙效果最好,剂量过小和过高效泼尼松龙剂量效果较好,剂量过小过大均无效,氢化可的松剂量过小过大均无效
朱诚,1992	83 例重型颅脑创伤患者使用常规剂量或大剂量地塞米松治疗,比较其疗效	大剂量地塞米松组病死率 14.61%,小剂量地塞米松组病死率 56.25%
Hall ED, 1993	伤后 8 小时内进行大剂量冲击疗法,糖皮质激甲泼尼龙能促进脊髓损伤患者的恢复	甲泼尼龙的脑保护作用与抑制脂质过氧化反应有关,而激素作用无关
周幽心,1995	对经 CT 证实重型颅脑创伤伴发急性弥漫性脑肿胀的 21 例患者应用大剂量地塞米松联合甘露醇加以综合治疗成功地抢救了 5 例患者	脑创伤后急性弥漫性脑肿胀的治疗中,地塞米松联合甘露醇有效地缓解和控制性弥漫性脑肿胀的发展
信照亮,1997	观察局部应用地塞米松对 SD 大鼠创伤性脑水肿和血脑屏障通透性的影响	脑创伤灶局部应用地塞米松可减轻脑创伤性水肿,其机制与降低血脑屏障的通透性有关
富壮,1999	30 例重型颅脑创伤患者使用大剂量甲泼尼龙,30 例不给激素作对照组,比较其疗效	大剂量地塞米松治疗的患者病死率低于对照组
吴厚慧,1999	经头颅 CT 确诊为脑挫裂伤伴颅内血肿形成手术者 18 例,血肿清除后由硅胶管局部注入地塞米松 20 mg 并夹闭,以后每天注药一次,七天后拔除	经观察局部应用地塞米松疗效明显

续　表

作　者	研　究　概　要	结　论
王锐,2000	制作豚鼠创伤模型,使用 4 mg/kg 地塞米松或 0.1 mg/kg 的促甲状腺治疗,测定脑水含量,伊文氏蓝染色,血中肌酸磷酸激酶、钙和乳酸脱氢酶含量	大剂量地塞米松的疗效较促激素释放激素疗效好
Linnea R. Vose, 2013	动物实验联合人群,观察甲状腺治疗新生儿脑室内出血的疗效	甲状腺可通过促进少突触细胞而恢复脑室出血的新生儿神经功能
Nicole Osier, 2018	总结 TBI 后使用褪黑激素的证据	褪黑素是一种安全且低毒的药物,在 TBI 之后具有神经保护特性
Natalie Grima, 2018	纳入 33 例 TBI 后睡眠障碍患者,开展随机双盲安慰剂对照两期两治疗(褪黑激素和安慰剂)交叉研究,观察褪黑素对 TBI 后睡眠障碍的治疗效果	补充褪黑素后睡眠质量得到改善,降低焦虑程度及抑郁程度
Rachida Guennoun, 2019	该文总结鼻内给药黄体酮的药代动力学特点和实用优势	表明短暂性局灶性脑缺血后鼻内输送黄体酮:① 改善运动功能;② 梗死体积减小,神经元丢失,血脑屏障破坏;③ 减少脑线粒体功能障碍,减少脑损伤
Lisa H. Merck, 2019	对黄体酮治疗创伤性脑损伤(ProTECT)Ⅲ 的数据进行二次分析,这是一项大型、前瞻性、多中心临床试验	这些数据提示,利用黄体酮对创伤性脑损伤进行有效的目标导向治疗可能为改善患者结局提供机会
Rongcai Jiang, 2019	对 4 例患有 BHD 后复发性 CSDH 的儿童患者(1～7 岁),给予药物治疗即每天 2～5 mg 阿托伐他汀联合地塞米松,逐渐减少剂量,共治疗 4 周,观察血肿恢复情况并随访其复发情况	治疗 4 周后,3 例患者血肿完全消失,1 例患者血肿明显减轻。在治疗期间,没有患者报告有临床意义的不良事件。随访 4 年,无血肿复发
K Mebberson, 2020	首个注册的前瞻性随机安慰剂对照试验(PRPCT)进行中期分析,分析了辅助地塞米松对 CSDH 手术后复发和术后引流的影响	在首次注册的 PRPCT 中,中期分析表明,辅助地塞米松与术后引流既安全又可显著减少复发
Peter Hutchinson, 2020	招募有症状的慢性硬膜下血肿成年患者。患者以 1∶1 的比例接受为期 2 周的口服地塞米松逐渐减量疗程,从 8 mg 开始,每天两次,或给安慰剂,观察地塞米松对硬膜下血肿治疗效果	在有症状的慢性硬膜下血肿成人中,大多数在入院期间接受了手术切除血肿,与安慰剂相比,地塞米松治疗在 6 个月时产生有利结局和减少不良事件
Ishita P Miah, 2023	利用地塞米松治疗硬膜下血肿,以观察其对不同血肿类型的治疗效果	在无高密度成分的慢性硬膜下血肿中观察到最大的血肿减少和更好的临床改善
Alexander Shpakov, 2023	阐述鼻内给药胰岛素治疗脑缺血,创伤性脑损伤和术后谵妄(麻醉后)以及糖尿病及其并发症的前景及趋势	胰岛素在治疗 TBI 和预防其负面后果上,具有潜在有效性

表 10 - 2　不支持使用激素的主要作者的研究概要和结论

作　者	研　究　概　要	结　论
Cooper, 1979	前瞻性双盲法研究;97 例重型颅脑创伤按伤情分类,分别接受安慰剂、60 mg/d、96 mg/d 地塞米松;76 例有完整的随访资料	伤后 6 个月时的预后、系列神经学检查、颅内压均无明显差异
Saul, 1981	使用双盲法研究了 100 例重度颅脑创伤的患者,使用甲泼尼龙 750 mg/d	甲泼尼龙对患者的病死率和病残率无显著影响

作　者	研　究　概　要	结　　论
Saul，1981	前瞻性双盲法研究；100 例重型颅脑创伤分别随机接受安慰剂或甲泼尼龙 5 mg/d	伤后 6 个月预后无明显差异
Braaman，1983	使用双盲法研究了 161 个重度脑创伤患者，使用地塞米松剂量 200 mg/d，观察病死率和病残率的变化情况	地塞米松无效
Giannotta，1984	研究了 88 例重度颅脑创伤患者，使用甲泼尼龙 30 mg/kg 或地塞米松 1.5 mg/kg	对 40 岁以上患者的病死率和病残率无显著影响
DeMaria，1985	研究了 197 个连续多发性创伤患者，用来确定使用糖皮质激素治疗脑和脊髓损伤后引起的感染性并发症	使用糖皮质激素治疗 CNS 创伤使患者感染性并发症的发生率和严重程度均明显增加
Dearden，1986	使用双盲法研究了 130 个重度脑创伤患者，使用地塞米松剂量 150 mg/d，观察病死率和 ICP 的变化情况	地塞米松无效
Fanconi，1988	对 25 名严重脑创伤的儿童进行了随机研究，地塞米松治疗组（13 名）使用 1 mg/kg 的剂量，对照组不接受地塞米松治疗。有患者接受标准治疗方案，并测定了尿中的游离氢化可的松含量。6 个月后使用 GCS 评分评价治疗效果	大剂量地塞米松能抑制内源性氢化可的松的生成，并能增加细菌感染的危险性，但对临床和实验室检查及最终的治疗结果没有影响
White-Gbadeb，1993	使用皮质酮治疗脑液压冲击伤后的大鼠，发现皮质酮治疗组较对照组有短暂的运动缺陷加重并且认知功能也较对照组减弱	长期使用皮质酮治疗能加重鼠创伤性脑损伤的运动缺陷
Nagashima，2000	回顾了 250 例无血管性股骨头坏死，其中 11 例是在神经外科使用糖皮质激素治疗造成的。如果神经外科治疗过程中总的糖皮质激素剂量 5 000 mg（如氢化可的松）就有较高的风险发生无血管性股骨头坏死，即使在治疗垂体功能低下的补充治疗过程中也可能发生	此病通常发生于神经外科治疗后 2～3 年，常常被神经外科医师所忽略
Crash 试验，2004	10 008 例重型颅脑创伤分别随机接受安慰剂或超大剂量甲泼尼龙 21.2 g/48 h	显著增加病死率
Entezari，2007	随机双盲法研究；31 例视神经损伤接受安慰剂或超大剂量甲泼尼龙 250 mg/6 h，使用 3 天	视力恢复无明显差异
David Wright，2014	重度、中度至重度或中度急性 TBI（GCS 评分为 4～12 分，评分为 3～15 分，评分较低表示意识水平较低）的患者被随机分配到静脉注射黄体酮或安慰剂组，研究治疗在受伤后 4 小时内开始，总共给药 96 小时，观察黄体酮治疗 TBI 效果	黄体酮组静脉炎或血栓性静脉炎比安慰剂组更常见
Brett Skolnick，2014	开展一项多国、前瞻性、双盲、平行组试验，在该试验中，sTBI 患者被随机分配给静脉注射黄体酮或安慰剂，观察黄体酮治疗 TBI 的效果	原发性和继发性疗效分析显示，黄体酮对 sTBI 患者无临床益处
Karim Asehnoune，2014	共纳入 336 例患者（每组 168 例）接受氢化可的松（每天 200 毫克逐渐减少）和氟化可的松（每天 50 μg 片剂一次）或匹配安慰剂，共 10 天。观察两种药物是否能预防患者 28 天内医院获得性肺炎的发生	低剂量氢化可的松与氟化可的松并不能改善创伤性脑损伤患者的预后

续 表

作 者	研 究 概 要	结 论
Yunhui Zeng, 2015	评估黄体酮在急性创伤性 TBI 患者中的有效性和安全性	黄体酮耐受性良好,但并未降低成年急性 TBI 患者的病死率或不良结局。不建议将黄体酮作为成年急性 TBI 患者的常规治疗
Junpeng Ma, 2016	评估黄体酮对急性 TBI 患者的神经系统结局、病死率和残疾的影响。评估黄体酮在急性 TBI 患者中的安全性	没有发现黄体酮可以降低 TBI 患者病死率或残疾的证据
Jens Sundbøll, 2016	共纳入 100 042 例首次脑出血、蛛网膜下腔出血、脑卒中患者,观察比较使用过糖皮质激素及从不使用激素者病死率变化情况	入院前使用糖皮质激素与缺血性卒中、脑出血和蛛网膜下腔出血患者 30 天病死率增加相关
J Sundbøll, 2018	观察使用过糖皮质激素的 98 487 例脑出血、脑卒中患者复发及并发心血管疾病的发生情况	复发性脑出血、脑卒中第一年,糖皮质激素的使用与心肌梗死和静脉血栓栓塞的风险适度增加
Karen Barlow, 2020	纳入有持续脑震荡后症状的儿童开展随机双盲试验,给褪黑激素与安慰剂治疗,观察褪黑素对脑震荡后症状的治疗效果	该临床试验结果不支持使用褪黑素治疗儿童持续脑震荡后症状
Sam Ng, 2021	8 名受试者接受泼尼松龙治疗,77 名受试者接受安慰剂对照治疗,观察硬膜下血肿术后复发情况	泼尼松龙治疗后与对照组复发率无差异
Frederick Korley, 2021	共纳入 882 名中/重度创伤性脑损伤患者,在基线(损伤后≤1 小时和给予研究药物之前)和损伤后 4 小时测量 GFAP、UCH - L1、S100B 和 SBDP 的血清水平。在损伤后 24 小时和 48 小时测量血清黄体酮水平。研究主要终点是通过随机化后 6 个月的 GOS 评分量表进行功能性评估	黄体酮对中度/重度创伤性 TBI 进行早期治疗并不能改善临床结局

参考文献

请扫描二维码
阅读本章参考文献

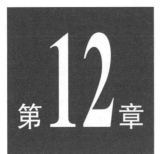

第12章 颅脑创伤患者过度通气的应用

The use of hyperventilation in traumatic brain injury

（石广志　赵经纬）

- 一般情况下,应避免将长时程预防性过度通气疗法($PaCO_2 \leqslant 25$ mmHg)应用于治疗重型脑创伤(TBI)患者。
- 重型 TBI 后应尽量避免使用预防性过度通气疗法,因为它在脑血流(CBF)减少的情况下会进一步降低脑灌注压,加重脑缺血缺氧。在缺少 ICP 监测的情况下,且伤后早期(5天内)CT 显示患者存在脑肿胀情况时,可以考虑采取轻度过度通气

方法,使 $PaCO_2$ 维持在 $30\sim35$ mmHg 的水平。
- 当使用镇静剂、肌松剂、脑脊液(CSF)引流和渗透性利尿剂难以控制颅内高压、脑受压所致的脑功能障碍进行性加重时,短暂过度通气疗法可能是有益的。
- 如果必须使用短暂过度通气,颈静脉氧饱和度(SjO_2)、动-静脉氧含量差($A-VDO_2$)和 CBF 监测有助于识别由于过度通气所致的 $PaCO_2 <$ 30 mmHg 而引起的脑缺血。

一、概述

强制性过度通气($PaCO_2 \leqslant 25$ mmHg)在过去 20 多年时间里是处理严重 TBI 患者颅内高压的基本方法之一,因为它会使 ICP 迅速下降。然而,至今没有研究表明过度通气能改善严重 TBI 患者预后。40％的严重 TBI 患者出现脑肿胀和 ICP 升高;TBI 后 ICP 增高是引起死亡和脑功能障碍的最常见原因之一。因此,大多数临床医师设想通过过度通气降颅压来改善重型 TBI 患者的预后。

然而,过度通气是通过脑血管收缩和 CBF 减少来降低 ICP。过去 20 年中研究确实证明了 CBF 在伤后第一天低于正常值的一半,且强制性过度通气有加重脑缺血的风险。在大多数严重 TBI 死亡病例中都发现了存在脑缺血的组织学证据。一组前瞻性随机研究发现不使用预防性过度通气和使用过度通气相比,伤后 3 个月和 6 个月随访发现不使用过度通气的患者预后较使用者更

好。另一项国际多中心随机对照研究(BEST TRIP)则显示,在不使用 ICP 监测的情况下,给予重型 TBI 患者轻度过度通气治疗,使 $PaCO_2$ 维持在 $30\sim35$ mmHg 的水平,其伤后 6 个月的病死率和不良预后情况相对于 ICP 监测组并无显著差异。因此,限制重型 TBI 后过度通气的应用则可能有助于改善脑神经功能恢复以及避免医源性脑缺氧;而对于重型 TBI,仅在某些特殊条件下,可以考虑应用轻度过度通气的治疗方法。

二、论点形成过程

作者首先对过去 25 年中所有发表的相关文章进行广泛回顾。通过计算机检索国家医学图书馆,得到大约 400 篇文章。检索用下列医学主题词:脑创伤、过度通气、脑缺血、颈静脉、局部脑血流、脑灌注、脑过度灌注。综述了相关文章写成初稿。作者尤其重视颅脑创伤后 CBF、$A-VDO_2$、SjO_2 和过度通气。所有这些文章都是 8 个病例以上的大宗临床随机化研究。

三、科学基础

(一) CBF 与重型 TBI

CBF 在伤后最初 24 小时内最低,并在随后 3 天中逐渐增加,除难以控制性颅内高压的死亡患者外。典型重型颅脑创伤患者的 CBF 在伤后最初 8 小时内<30 mL/(min·100 g),且在伤后最初 4 小时内可能<20 mL/(min·100 g)。

TBI 后引起不可逆性缺血或梗死的 CBF 阈值尚不清楚。Obrist 等提出 TBI 会引起脑代谢抑制,因此 TBI 后 CBF 减少在多数情况下可能与脑代谢相适应。然而在一组正电子发射断层扫描(PET)研究中,Heiss 等观察到 16 例临床和 CT 证明的半球卒中患者在症状出现后平均 23 小时,梗死中心的平均 CBF 为(16.7±7.95)mL/(min·100 g),梗死灶附近区域为(31.0±10.65)mL/(min·100 g)。

严重 TBI 时,CBF 在硬膜下血肿、弥散性损伤和低血压患者中最低,在硬膜外血肿或 CT 扫描正常的患者中最高。在伤后最初 24 小时内 CBF 和格拉斯哥评分(GCS)或预后有直接的相关。CBF 与 ICP 变化并不始终呈平行关系,在某些病例中,CBF 升高会引起 ICP 降低。

(二) 脑血管的 CO_2 调节机制

脑细小动脉的管径受到动脉血 $PaCO_2$ 的调节,这种调节机制对于脑血管阻力(cerebral vascular risistanc, CVR)、CBF 及脑血容量(cerebral blood volumn, CBV)具有重要意义。$PaCO_2$ 的降低引起细小动脉收缩,CVR 增加,CBF 相应减少;$PaCO_2$ 的升高则作用相反。实际上 CO_2 的调节作用是通过脑脊液 pH 的变化实现的:pH 降低,血管扩张;pH 升高,血管收缩。

血和脑脊液中的 pH 主要取决于缓冲对 HCO_3^-/H_2CO_3。CO_2 和 H_2CO_3 及 HCO_3^- 之间存在以下关系:

$$CO_2 + H_2O \rightleftharpoons H_2CO_3 \rightleftharpoons H^+ + HCO_3^-$$

过度通气时全身的 $PaCO_2$ 降低,pH 增高,数小时至数天后,受到肾脏调节作用血 HCO_3^- 浓度亦降低,血 pH 逐渐代偿接近正常水平。因为

CO_2 能够自由通过血脑屏障,过度通气同样引起脑脊液 PCO_2 的迅速降低和 pH 的相应增高,但由于脉络丛碳酸酐酶的作用,HCO_3^- 浓度在数小时内很快降低,而 H^+ 和 HCO_3^- 不能自由通过血脑屏障,故脑脊液 pH 较快得以代偿。这种变化特点的临床意义在于,过度通气通过降低血和脑脊液中的 PCO_2,脑脊液的 pH 相应增高,引起脑血管收缩、CBF 降低,CBV 相应减少,达到降低 ICP 的效果,但在数小时内,脑脊液的 pH 便因为脉络丛碳酸酐酶的作用得到代偿,达到或接近过度通气前的水平,脑细小动脉的管径、CBF、CBV 及 ICP 亦随之恢复到初始水平,因此过度通气难以较长时间地维持降颅压的作用;而且,过度通气一旦终止,脑脊液中 PCO_2 相对于 HCO_3^- 迅速回复正常,pH 相应降低,引起脑血管的扩张,CBF、CBV 及 ICP 出现反弹甚至超过通气前的水平。在动物实验中发现,过度通气 24 小时后,回升 $PaCO_2$ 引起脑血管的明显扩张,血管口径超出过度通气前的大小;在人体研究中观察到,维持 $PaCO_2$ 在 15~20 mmHg 水平 4 小时后,CBF 恢复至接近原水平,5 小时后终止过度通气,CBF 出现明显增高并超出 31%。

(三) 颅脑创伤后脑血流和脑代谢水平的改变

过度通气在减少 CBF、降低 ICP 的同时,有引起脑缺血损害的危险,尤其是在伤后 24 小时内或过分运用过度通气的情况下。这个问题涉及颅脑创伤后 CBF 和脑代谢水平的改变。脑缺血损害取决于 CBF 和脑代谢水平之间的平衡,当 CBF 降低不能满足脑组织的代谢需求时,即发生脑缺血性损害。如果在重型颅脑创伤后业已存在脑组织的缺血,过度通气无疑会加重这一病理过程。

对重型 TBI 患者的尸解组织切片中发现,缺血性脑损伤普遍存在。但这种缺血性脑损伤是发生在受伤当时,或是继发于伤后 CBF 的减少,尚不能肯定。研究发现重型 TBI 后的早期,CBF 明显减少。Marion 等报道重型 TBI 后 1~4 小时,CBF 平均为(27±14)mL/(min·100 g),伤后 5~24 小时升至(44±10)mL/(min·100 g);Bouma 等报道的伤后 6 小时内 CBF 为(22.5±

5)mL/(min · 100 g),6 小时后 CBF 开始增加,36~42 小时达到高峰;尽管上述发现证实重型 TBI 后 24 小时内存在 CBF 的降低,但并不能说明脑组织有缺血损害,因为脑组织缺血与否除与 CBF 有关外,还与脑组织的代谢水平密不可分。

当脑血流减少时,脑组织为满足代谢需要会增加对血流中 O_2 的摄取,O_2 摄取分数可由正常状态下的 30%~40% 升高到 90%,A - VDO_2 增大。当仍不足以代偿时,脑组织的能量代谢便出现障碍。正常脑代谢状况下,CBF 低于 20 mL/(min · 100 g)便会出现神经电活动的异常,低于 15~18 mL/(min · 100 g)即出现脑缺血性损害。但是当脑组织的代谢水平降低,如使用巴比妥药物后,脑需 O_2 量相应减少,脑组织对缺血的耐受增加,CBF 还会出现继发性的下调,称之为 CBF 的代谢自动调节作用。Obrist 等发现重型颅脑创伤后患者在 CBF 降低的同时,有脑组织的 O_2 代谢率($CMRO_2$)的降低,而 O_2 摄取分数正常,A - VDO_2 在正常范围以内,提示 CBF 的降低是继发于脑组织代谢水平的下降,而并不支持脑缺血损害变化。此外的研究亦证实,在重型 TBI 患者,无论 CBF 降低抑或是升高,$CMRO_2$ 均降低,且 $CMRO_2$ 水平与患者的意识和预后相关。

综上所述,在重型 TBI 后的早期 24 小时以内,存在 CBF 的降低,但目前尚不能证实此时的 CBF 降低伴有脑缺血性损害,CBF 降低可能是继发于伤后脑组织代谢水平下降的一种改变。尽管如此,对于过度通气的运用来说,伤后早期可能使已降低的 CBF 更行降低,有加重或引起脑缺血损害之虞。

(四)过度通气对 CBF 的影响

动物实验发现,当过度通气 $PaCO_2$ 达到 10~15 mmHg 时,CBF 下降至 18 mL/(min · 100 g);当 $PaCO_2$ 降至 24~26 mmHg 时,CBF 下降的同时 A - VDO_2 增高,脑组织的 $CMRO_2$ 不变,提示脑组织通过增加对血流中 O_2 的摄取以代偿 CBF 的下降,维持脑组织的能量代谢;但不适度的过度通气还是会引起神经元电活动的异常和 $CMRO_2$ 的下降,尤其当 ICP 增高接近引起脑缺血的阈值时,过度通气使 $PaCO_2$ 达到 15 mmHg,即出现脑缺 O_2 变化。

在正常人体研究中发现,当过度通气使颈内静脉 O_2 分压降至 21 mmHg 时,出现脑电图改变。Cold 等在临床观察到,过度通气前就存在 CBF 降低的重型 TBI 患者,在过度通气后脑内 CBF 降低区域的范围扩大,但因为没有同时检测脑代谢率,不能判断 CBF 的下降是否导致脑缺血;Obrist 在一部分具有较高 $CMRO_2$ 而 CBF 较低的重型 TBI 患者发现,当过度通气 $PaCO_2$ 降至 23 mmHg 时,CBF 下降到 19 mL/(min · 100 g),脑 A - VDO_2 增大,$CMRO_2$ 下降近 1/2,提示脑能量代谢受到影响,此时颈内静脉 O_2 分压从 37.5 降至 22.3 mmHg;Reinstrup 等对 27 例 TBI 患者急性期行 CBF 和 TCD 流速监测,也发现过度通气的低碳酸血症可导致 TCD 平均流速和 CBF 降低,两者虽然不能直接影响 TBI 患者的 CO_2 反应性,但是可以对 TBI 后脑血管情况评估提供有用信息。

上述研究表明,过度通气在部分患者,尤其是在已有 CBF 降低的患者,可能会导致脑组织缺血和能量代谢障碍。只是在人体引起脑组织缺血的阈值尚不确切。

20 世纪 90 年代以来,人们采用脑组织氧直接监测技术能够直接监测局部脑组织氧含量。荷兰鹿特丹伊拉斯姆斯大学医学院 Carmona 对 90 例重型 TBI 患者采用脑组织氧直接监测技术,观察过度通气对患者脑组织氧含量的影响。结果发现过度通气使患者脑组织氧含量从(25.6±11.9)mmHg 降至(22.9±10.1)mmHg,证明过度通气有害无益。

Coles 等对 30 例闭合性 TBI 患者的前瞻性研究中,观察过度通气对 CBF、$CMRO_2$、SjO_2 等的影响,发现过度通气后 CBF 明显下降,导致 SjO_2 监测不能探查到的氧摄取指数和脑缺血范围增加;平均 $CMRO_2$ 虽然轻度增加,但是变化范围很大。过度通气继发的急性 CBF 下降和 $CMRO_2$ 增加将会消耗脑组织的生理储备,以此保障氧代谢。

(五)A - VDO_2 和 SjO_2

除硬膜下血肿患者外,A - VDO_2 和 CBF 在伤后 24 小时内呈负相关。A - VDO_2 增加 9% 容积可能提示脑缺血。

SjO_2 通常大于 50%,低于 50% 被认为饱和度下降。长时程和饱和度降低与患者预后不良有关。饱和度下降常出现 CBF 下降。低碳酸血症与饱和度下降相关。在 6 例患者中，Cruz 等发现当动脉 $PCO_2 < 22$ mmHg 时，平均 SjO_2 为 $45\% \pm 8\%$，当 PCO_2 增加 10 mmHg 后，SjO_2 为 $59\% \pm 3.2\%$。Sheinberg 等证明 $PaCO_2 < 28$ mmHg 是 33 例患者中 10 例饱和度下降的原因。

（六）过度通气

过度通气能有效降低 ICP 的前提是脑血管具有对 CO_2 的反应性。尽管在部分重型 TBI 终末期的患者，脑血管丧失了对 CO_2 的反应，但在多数情况下，这一反应性仍然存在。

1. 预防性持续过度通气　对于预防性持续过度通气的运用尚存在争议。一组研究将重型 TBI 患者（GCS 评分≤8 分）随机分为正常通气组、过度通气组、过度通气＋缓血酸胺（THAM）组，后两组持续应用过度通气 5 天，结果在 GCS 评分 4~5 分的患者中发现，过度通气组患者的预后不如另外两组；同时发现，过度通气后的 24 小时和 72 小时，联合应用 THAM 的过度通气组中，CBF 较基线下降 25%，而单用或未用过度通气组的 CBF 与基线比较没有变化。通过此研究作者得出结论，预防性持续过度通气在部分重型 TBI 患者具有不利影响，而联合静脉应用 THAM 能够克服这一不利影响。THAM 是一种可通过血脑屏障的弱碱性药物，过度通气后的几个小时，脉络丛通过降低 CSF 中 HCO_3^- 浓度，使脑脊液 pH 很快恢复，当静脉应用 THAM 后，因其缓冲作用使 CSF 的 pH 维持在较高水平，同时也有利于过度通气对伤后脑组织乳酸酸中毒的缓解作用。此外，Obrist 等观察到，在部分重型 TBI 患者的伤后 4 天内，CBF 不是降低而是升高，这种高血流状态平均持续 3 天，在伤后 24 小时即可出现，并且与 ICP 增高密切相关；而 CBF 对过度通气的反应在这些患者中更为明显。

上述发现提示在重型 TBI 的治疗中，可能存在一个适用预防性持续过度通气的窗口期，同时联合应用一些弱碱性药物如 THAM，可维持过度通气的降压作用，消除其对预后的不利影响。

此外，2012 年的一项国际多中心研究结果及其事后分析表明，对于不使用 ICP 监测的重型 TBI 患者而言，早期应用轻度的预防性过度通气疗法（$PaCO_2$ 30~35 mmHg）对于患者可能是无害的；因此，在缺乏 ICP 监测且头 CT 显示患者存在脑肿胀情况时，可以考虑轻度过度通气的疗法。

2. 过度通气在顽固性颅内高压中的应用　目前过度通气的临床运用得到认可的是作为一种临时的救治手段，在 ICP 急剧增高或难以利用其他降颅压措施控制时，可予以合理使用。

由于 ICP 的波动性，对于颅脑创伤的患者，ICP 会出现短暂的自发性增高，或者由于各种刺激因素如吸痰、体位变动等骤然增高。虽然这种一过性的变化历时不过数分钟，但可导致脑灌注压的急剧下降。在这种情况下，可短时程应用过度通气，有利于缓解 ICP 增高。在一过性因素消除后，即可停止过度通气。这种短时程过度通气的应用尚不致引起脑脊液中 HCO_3^- 的变化，故不存在颅内压的反跳现象。

对于一些颅脑创伤的患者出现难以控制的颅内高压，当其他降颅压措施如脑室外引流、手术清除血肿或内外减压仍不能有效控制，或者还来不及采取这些处理时，可使用过度通气作为救治手段。然而，这种情况下一旦上了过度通气，因为停用后的反弹现象，可能难以撤除。

Raichle 等研究了一组健康志愿者对过度通气的正常反应：$PaCO_2$ 降至 15~20 mmHg 30 分钟后，CBF 减少了 40%；4 小时后 CBF 增加到基础值的 90%。当 $PaCO_2$ 恢复正常后，CBF 超过正常值 31%。

Jägersberg M 在 26 例颅内高压的 TBI 和 SAH 患者的研究中，测量了不同颅内高压治疗方法对全脑 CBF 和有效 CPP 的影响。与渗透疗法相比，过度通气可降低 ICP（$P < 0.001$）和 CBF（$P < 0.001$），并且有效 CPP 也降低（$P = 0.002$）。

在重型 TBI 中 CO_2 相关的血管反应性为：$PaCO_2$ 每变化 1 mmHg，CBF 变化 3%。但在 CBF 较低时变化值较小。血管对 CO_2 反应性降低与预后不良相关。在很多患者中，局部 CO_2 血管反应性与全脑血管反应性相差大于 50%。在部分患者中,脑自主调节在正常碳酸血时保存,而在低碳酸血症时丧失。在某些病例,过度通气确实可造成 ICP 的下降。Crockard 等发现 14 例患者中 4 例 $PaCO_2$ 下降至 $25\sim30$ mmHg、ICP 也相应降低。Obrist 等发现 31 例患者中仅 15 例出现过度通气后 ICP 下降,但有 29 例出现 CBF 下降。强制性过度通气能造成 A - VDO_2 和 CBF 降到或接近脑缺血阈值。在 10 例 $PaCO_2$ 为(23.2 ± 2.8)mmHg 的患者中,Obrist 等发现 A - VDO_2 为(10.5 ± 0.7)容积%,CBF 为(18.6 ± 4.4)mL/(min·100 g)。

1991 年,Muizelaar 等发表了一组随机化前瞻性临床研究结果。此研究将 77 例严重 TBI 患者随机分为 2 组,一组伤后 5 天内以长时程过度通气[$PaCO_2$(25 ± 2.8)mmHg]治疗,一组在同一时期内保持相对正常血碳酸值[$PaCO_2$(35 ± 2)mmHg]。在伤后 3 个月和 6 个月随访,过度通气组患者预后明显差于正常血碳酸组。伤后 1 年随访未发现两组患者预后有明显统计学差异。然而,差异的不明显可能由于统计学错误造成,因为伤后 1 年实际上只有较少患者得到随访。

总体而言,现有证据对于过度通气在顽固性颅高压中的治疗效果持否定意见。

3. 过度通气使用方法和过度通气的终止 利用过度通气控制颅压的患者多处于昏迷状态,需要气管插管维持呼吸道的通畅,同时也有利于机械辅助过度通气的应用。气管插管可引起血压和 ICP 的急剧增高,诱发脑疝形成,故插管前需静脉用药,如 Thiopental、Lidocaine 或 etomidate 能缓解颅内压的增高。

要达到降低 $PaCO_2$ 的目的,需要提高每分钟通气量(潮气量×呼吸频率)。通常利用增加呼吸频率来提高每分通气量,而维持正常潮气量不变($10\sim12$ mL/kg),这样能避免增加潮气量引起胸腔压的增高,进而导致颅内压升高。常用的观察指标为呼气末 CO_2 分压。由于肺内通气/血流灌注比的不均衡和气道死腔对呼出 CO_2 的稀释,呼气末 CO_2 分压稍低于 $PaCO_2$,如果能行血气分析明确呼气末 CO_2 分压和 $PaCO_2$ 的相关关系,可更好地实现对 $PaCO_2$ 的监测。一般 $PaCO_2$ 控制在 $30\sim35$ mmHg 的范围,同时需要对 $CMRO_2$、CBF、A - VDO_2 等指标的观察,以防出现脑缺血损害。

过度通气的终止应循序渐进。过度通气的终止对 ICP 的影响取决于两个因素,即过度通气时间的长短和当时颅内容物的顺应性。短暂使用过度通气的患者,在颅内压得到控制后即时便可终止,不必担心颅内压的反弹。而对于较长时间应用过度通气的患者,过度通气的终止应在颅内压变化的监测下,遵循个体化原则。开始时可试行将呼吸频率减少 $1\sim2$ 次,在有些患者即可见到颅内压立即升高,如果升高不显著,维持该频率直到 CSF 经重新调节适应后颅内压回降,再依据这样的变化规律进行以后的调整;如果颅内压在呼吸频率降低 $1\sim2$ 次后显著升高,说明此时颅内的顺应性很差,需综合采用其他降低颅内压的措施后,才可能安全地终止过度通气。

目前我国尚没有统一的过度通气临床使用准则,而且《美国重型颅脑创伤救治指南(第四版)》也不推荐将长时程的预防性过度通气治疗($PaCO_2\leqslant25$ mmHg)应用于此类患者;目前仅有一项国际多中心随机对照研究对于轻度过度通气的疗法持不否定态度,即在没有 ICP 监测情况下,且患者早期 CT 提示脑肿胀,可以考虑将患者 $PaCO_2$ 维持在 $30\sim35$ mmHg 水平以达到降低颅内压的目的。

四、小结

长时程过度通气疗法应被禁止用于重型 TBI 后早期 5 天,特别是最初 24 小时。重型 TBI 患者的 CBF 监测证明伤后早期脑血流降低。过度通气能进一步降低 CBF,但并不确定能降低 ICP,且可能造成脑血管自主调节功能丧失。在严重 TBI 患者,脑血管对低碳酸血的反应降低,且灌注压下降。虽然发生不可逆脑缺血的 CBF 水平尚未明确确立,但在 TBI 后死亡患者中 90% 被证明有缺血性细胞损害改变。PET 检查也证明不可逆性脑损害可能发生于 CBF 降至 $<15\sim20$ mL/(min·100 g)时。随机化前瞻性临床试验表明,

长时程过度通气疗法治疗不但不能改善重型颅脑创伤患者预后,反而会增加患者病死率。

验,以最终确定伤后早期应用轻度过度通气疗法($PaCO_2$ 维持在 30～35 mmHg)是否有害。

五、前景与展望

仍然需要更多的大宗随机化前瞻性临床试

六、主要依据

形成本章观点主要依据见表 12-1～表 12-3。

表 12-1　重型 TBI 后 CBF 的临床测量

作　者	研　究　概　要	结　　论
Bouma,1991	186 例重型 TBI 患者的大宗研究,设计用于测量伤后早期 CBF 及其与预后的关系	伤后最初 6 小时的平均 CBF 为 (22.5 ± 5.2) mL/$(min \cdot 100\ g)$,CBF 在伤后 36～42 小时最高
Bouma,1992	35 例重型 TBI 患者极早期 CBF 的大宗研究,于伤后平均 (3.1 ± 2.1) 小时进行	全脑或局部 CBF<18 mL/$(min \cdot 100\ g)$ 被定义为缺血阈,31.4% 患者出现脑缺血
Fieschi,1974	12 例重型 TBI 患者的 CBF 大宗研究设计用于描述伤后最初数日的 CBF 暂时变化	CBF 通常在伤后最初 12 小时最低,在死亡和生存患者中平均值分别为 17 mL/$(min \cdot 100\ g)$ 和 28 mL/$(min \cdot 100\ g)$
Marion,1991	32 例重型 TBI 患者的大宗研究,目的在于定义伤后最初 5 天内发生的 CBF 暂时性变化	伤后最初 1～4 小时的平均 CBF 为 27 mL/$(min \cdot 100\ g)$,CBF 通常在伤后 12～24 小时内最低。局部 CBF 有实质性差异
Muizelaar,1989	32 例重型 TBI 儿童的大宗研究以测量伤后最初数日的 CBF	CBF 在伤后最初 24 小时内最低
Salvant,1993	54 例重型 TBI 和硬膜下血肿患者的大宗研究,设计用于定义 CBF 的暂时性变化和血肿对局部 CBF 的影响	最低 CBF 通常出现于伤后最初 24 小时内;硬膜下血肿同侧半球,9% 患者的 CBF 低于 18 mL/$(min \cdot 100\ g)$

表 12-2　TBI 后缺血的组织学证据和伤后 A-VDO_2 增宽的证据

作　者	研　究　概　要	结　　论
Bouma,1991	186 例重型 TBI 患者的大宗研究以测量伤后早期 CBF 和 A-VDO_2 的变化过程	A-VDO_2 在伤后最初 4～6 小时最宽(容积率 7.1%$\pm$1.5%),在 36～42 小时时下降至 (4.2%$\pm$1.7%)
Graham,1988	71 例致死性重型 TBI 病例的组织学研究,患者死前无 ICP 增高证据(临床、放射学或病理学)	在 70% 的脑组织发现缺血性细胞改变
Robertson,1974	102 例重型 TBI 患者的大宗研究以检测 A-VDO_2、CBF 和 ICP 的变化过程和相互关系	A-VDO_2 通常在伤后最初 24 小时内增宽
Ross,1993	37 例致死性重型 TBI 病例的组织学研究以确定基底核区缺血性细胞改变的发生	89% 病例中发现丘脑网状神经元的减少

表 12-3　过度通气对 CBF、A-VDO_2、SjO_2 和临床预后的影响

作　者	研　究　概　要	结　　论
Cruz,1991	6 例重型 TBI 患者的研究,患者伤后 48 小时内接受持续颈静脉氧饱和度监测	在所有 6 例患者接受强制性过度通气期间观察到颈静脉氧饱和度降低(45.5%$\pm$8%),所有患者停止过度通气后氧饱和度增加至>50%

续 表

作　者	研　究　概　要	结　　论
Muizelaar, 1991	77 例重型 TBI 患者的前瞻性随机化临床试验，比较一组伤后 5 天内用过度通气使 $PaCO_2$ 为（25±2）mmHg 的患者和一组在同一时期 $PaCO_2$ 维持（35±2）mmHg 的患者的临床预后	在伤后 3 个月和 6 个月，最初 GCS 评分为 4～5 分的患者未接受过度通气者预后好于过度通气者
Obrist, 1984	31 例重型 TBI 患者的大宗研究，测量了进取性过度通气对 ICP、CBF 和 A－VDO_2 的影响	过度通气使 CBF 下降（29/31 病例）的影响明显大于其对 ICP 下降（15/31 病例）的影响。10 例患者的强制性过度通气 [$PaCO_2$（23.2±2.8）mmHg] 导致 A－VDO_2 值为（10.5±0.7）容积%和 CBF 降低至（18.6±4.4）mL/（min·100 g）
Sheinberg, 1992	45 例重型 TBI 患者的大宗研究，SjO_2 监测 1～8 天	过度通气是引起颈静脉饱和度降低（氧饱和度＜50%）的第二种最常见原因，是造成 10/33 病例饱和度下降的原因
Marion, 1992	20 例重型 TBI 患者的前瞻性临床研究，检测细胞外谷氨酸、乳酸和局部 CBF 变化	过度通气能显著升高细胞外谷氨酸、乳酸水平，并降低局部 CBF。且这一作用在伤后 24～36 小时较伤后 3～4 天更为常见
Coles, 2002	33 例重型 TBI 患者和 14 例健康志愿者的前瞻性研究以测量对 CBF 的影响	过度通气显著降低全脑血流灌注，增加脑损伤后的严重低灌注脑组织体积
Carmona, 1999	90 例重型 TBI 患者的大宗研究，采用脑组织氧直接监测技术，观察过度通气对患者 $PbrO_2$ 的影响	过度通气使患者 $PbrO_2$ 从（25.6±11.9）mmHg 降至（22.9±10.1）mmHg，证明过度通气有害无益
Imberti, 2002	36 例重型 TBI 患者（GCS 评分≤8 分），观察过度通气对 ICP、SjO_2、$PbrO_2$ 的影响	过度通气可使 ICP 显著下降，但也会降低脑灌注，引起脑缺血改变
Soustiel, 2006	36 例重型 TBI 患者的回顾性研究，观察过度通气对 CBF、$CMRO_2$、CMRGLc、CMRLct 等的影响	过度通气后 CBF 明显下降，同时伴有 $CMRO_2$ 下降，引起无氧糖酵解和乳酸堆积
Coles JP, 2007	30 例闭合性颅脑创伤患者的前瞻性研究，观察过度通气对 CBF、$CMRO_2$、SjO_2 等的影响	过度通气后 CBF 明显下降，导致 SjO_2 监测不能探查到的氧摄取指数和脑缺血范围增加。平均 $CMRO_2$ 虽然轻度增加，但是变化范围很大。过度通气继发的急性 CBF 下降和 $CMRO_2$ 增加将会消耗脑组织的生理储备，从而保障氧代谢
Jägersberg M, 2010	26 例颅内高压的 TBI 和 SAH 患者的研究，测量了在不同颅内高压治疗方法对全脑 CBF 和有效 CPP 的影响	与渗透疗法相比，过度通气可降低 ICP 和 CBF，并且有效 CPP 也降低
Chesnut RM, 2012	324 例重型 TBI 患者，分为 157 例 ICP 监测组以及 167 例影像及临床特征治疗组；其中 167 例患者中的 73%于伤后 5 天内接受了轻度过度通气治疗（$PaCO_2$ 维持在 30～35 mmHg）	接受轻度过度通气的患者伤后 6 个月的病死率和不良预后发生率与 ICP 监测组并无显著差异
Reinstrup P, 2014	27 例 TBI 患者急性期行 CBF 和 TCD 流速监测	过度通气的低碳酸血症可导致 TCD 平均流速和 CBF 降低。两者虽然不能直接影响 TBI 患者的 CO_2 反应性，但是可以对 TBI 后脑血管情况评估提供有用信息

参考文献

请扫描二维码
阅读本章参考文献

颅脑创伤患者亚低温治疗

The effect of mild hypothermia on outcome of severe traumatic brain injury

第**13**章

（江基尧　徐蔚）

- 最新长时程亚低温前瞻多中心随机对照研究结果发现：长时程亚低温能有效降低颅内压、显著改善恶性颅高压重型颅脑创伤患者（≥30 mmHg）临床治疗效果。《美国重型颅脑创伤救治指南》将长时程亚低温作为Ⅱ级证据、Ⅲ级推荐。越来越多的医院将长时程亚低温技术列为治疗重型颅脑创伤患者的有效辅助手段。

- 亚低温治疗颅脑创伤适应证主要包括：① 重型颅脑创伤（GCS评分4～8分）、广泛性脑挫裂伤脑水肿导致难以控制的颅内高压。② 脑干伤去脑强直。③ 重型和特重型颅脑创伤患者出现常规处理无效的中枢性高热。

- 目前国内外临床亚低温治疗方法已比较规范，主要包括全身降温和局部降温。头部局部冰帽降温通常难以使脑温降至亚低温水平，疗效难以评价。全身降温方法比较可靠确切。由于患者在接受亚低温治疗和复温过程中可能会发生寒战，故在实施亚低温治疗时应使用适当剂量肌肉松弛剂和镇静剂以防寒战。特别值得注意的是对于使用适当剂量肌肉松弛剂和镇静镇痛剂的患者，必须使用呼吸机，以防肌肉松弛剂和镇静镇痛剂所致的呼吸麻痹。值得指出的是，大多数患者单独使用镇静

- 镇痛剂无法有效控制患者寒战。另外，近几年国外推荐的脑血管内降温技术，由于采用动脉内置管有创且不安全，并且导管一次性使用，所以目前不推荐在病房使用。

- 国内外有关亚低温治疗的最佳时机（伤后越早越好，伤后＜6小时）和最佳温度（34～35℃）的意见比较一致，但有关亚低温治疗时程有争议，美国医师通常采用24～48小时短时程亚低温治疗，而日本医师大多数采用7～14天长时程亚低温治疗，而我们则主张根据颅脑创伤患者颅内压和脑损伤程度、采用不同的亚低温治疗时程（3～14天）。

- 亚低温治疗在伤后越早越好，通常认为在伤后12小时内实施。有学者则认为伤后6小时以内才有效。但对于严重脑挫裂伤恶性颅内高压患者，在大骨瓣减压术后和大剂量甘露醇脱水无效情况下，加用亚低温治疗仍有较好的降低颅内高压的作用。

- 国内外复温方法大多数采用自然复温方法，不需要控制性复温。但复温过程要缓慢。通常需要10小时以上才能复温到正常温度。在复温过程中仍需要采用少量丙泊酚或肌肉松弛剂以防止寒战。

一、概述

20世纪50年代以来，国内外神经外科曾经采用轻度（33～35℃）至中度低温（28～32℃）治疗重型颅脑创伤。据文献检索发现，全世界几十家医院对100多例重型颅脑创伤采用低温治疗，多数学者都认为低温对重型颅脑创伤有一定疗效，且无任何心脏和凝血系统的严重并发症。但由于上述报道均为临床个案少量病例报道，未做临床前瞻性对照研究，所以无法对低温治疗重型颅脑创伤的疗效得出确切结论。加上无系统动物实验研究和临床降温方法的落后，低温治疗重型颅脑

创伤已被国内外医师所遗忘。直至 20 世纪 80 年代末期，人们才证明亚低温对实验性颅脑创伤具有显著的治疗保护作用，90 年代以来的前瞻性临床应用研究结果也发现，33～35℃短时程（2 天）低温无效，长时程（3～14 天）亚低温有效。目前国内外有条件的医院已将亚低温治疗方法列为重型颅脑创伤患者的治疗常规。但近年来国外有关亚低温治疗的时间窗、指征、时程和疗效提出不同意见，特别是美国学者 Clifton 医师领导的美国多中心临床研究未证明亚低温的治疗作用。直至 2010 年，他在美国《低温杂志》（Therapeutic Hypothermia and Temperature Management）上发表文章，承认美国多中心无效的根本原因是复温太早导致颅内压反跳所致。2013 年，《低温杂志》刊登中国低温专辑，高度认可中国长时程低温治疗重型颅脑创伤患者的成果。2007 年，《美国重型颅脑创伤救治指南》将长时程亚低温作为Ⅲ级推荐用于治疗重型颅脑创伤患者。随后欧洲和澳大利亚多中心研究同样发现短时程亚低温无效。2021 年，《柳叶刀》子刊《临床医学》刊登中国长时程亚低温治疗重型颅脑创伤患者临床多中心随机对照研究结果，发现长时程亚低温能显著提高≥30 mmHg 恶性颅高压重型颅脑创伤患者疗效。

亚低温概念的提出和分类。从临床医学角度，目前国际上将低温划分为轻度低温（mild hypothermia）33～35℃、中度低温（moderate hypothermia）28～32℃、深度低温（profound hypothermia）17～27℃、超深低温（ultraprofound hypothermia）16℃以下。由于轻中度低温（28～35℃）都有良好的脑保护作用，而且无明显副作用，所以将 28～35℃轻中度低温定义为亚低温。随后"亚低温"这一概念被国内同行所广泛引用。尽管我们的动物实验研究结果表明 30℃亚低温疗效优于 33℃，但由于 32℃以下低温易引起低血压和心律失常等并发症，所以目前国内外临床多采用 33～35℃亚低温治疗重型颅脑创伤患者。最近有学者提出 35～36℃微轻度（very mild hypothermia）低温更安全。

二、论点形成过程

通过 MEDLINE 查阅 1980 年以来，以 mild to moderate hypothermia（亚低温）和 traumatic brain injury（颅脑创伤）为关键词的相关文章，选择高级别临床研究文献、客观评估亚低温在治疗重型颅脑创伤患者中的作用。

三、科学基础与循证医学证据

20 世纪 90 年代，美国、欧洲、日本和我国神经外科相继开展了 30～35℃亚低温治疗重型颅脑创伤的前瞻性临床研究，大多数临床研究结果令人满意。到目前为止，国内外有关亚低温治疗重型颅脑创伤患者疗效的报道见表 13-1。

1993 年，日本大阪大学医学院医师等将 33 例重型颅脑创伤（GCS≤8 分）伴颅内高压患者随机分成两组，进行临床前瞻性研究。第 1 组 16 例患者采用 34℃低温治疗；第 2 组 17 例患者维持正常体温作为对照组。临床结果表明 34℃低温能显著降低伤后颅内高压（平均 1.4 kPa）、升高脑灌注压（平均 1.7 kPa）。低温还能显著提高重型颅脑创伤患者的生存率，正常脑温颅脑创伤患者生存率仅为 18%，34℃低温治疗颅脑创伤患者生存率为 50%。2001 年，他们将 91 例重型颅脑创伤（GCS≤8 分）不伴有颅内高压患者（<25 mmHg）随机分成两组，进行临床前瞻性研究。第 1 组 45 例患者采用 33.5～34.5℃（48 小时）亚低温治疗；第 2 组 46 例患者维持正常体温作为对照组。临床结果表明 33.5～34.5℃亚低温不能显著提高重型颅脑创伤患者的生存率，他们认为亚低温仅能用于重型颅脑创伤（GCS≤8 分）伴颅内高压患者。

1993 年，美国得克萨斯大学休斯敦医学中心 Clifton 医师对 46 例重型闭合型颅脑创伤患者进行前瞻性临床研究。46 例患者随机分为两组，24 例患者为低温治疗组（体温：32～33℃），另 22 例患者为正常体温对照组（体温：36～37℃）。46 例重型颅脑创伤患者均在伤后 6 小时之内入院并开始降温治疗。采用冰毯全身降温使体温降至 32～33℃，维持 48 小时左右。低温治疗和复温过程中使用适当剂量肌肉松弛剂和镇静剂以防患者发生寒战。3 个月的临床随访结果表明，经 32～33℃低温治疗的重型颅脑创伤患者恢复良好率为 52.2%，而正常体温颅脑创伤患者恢复良好率仅为 36.4%，表明亚低温对重型颅脑创伤有显著的治疗效果。他们还发现经亚低温治疗的颅脑创伤患者伤后癫痫发生率(0/24)明显低于正常体温颅脑创伤患者(5/22)($P<0.01$)。32～33℃亚低温治疗未发生任何严重并发症。最近由他牵头组织的 9 个医学中心亚低温治疗(32～33℃,24～48 小时)392 例重型颅脑创伤患者前瞻性随机临床研究结果已发表，结果表明亚低温治疗能显著提高 GCS 6～8 分、年龄<45 岁、伤后 6 小时内达到亚低温水平的患者的治疗效果，而其他经亚低温治疗的重型颅脑创伤患者则无效。另外，在参加该项研究的 9 个医学中心中，3 个最早开始研究的医学中心都发现亚低温治疗有效，而其他 6 个后参加的医学中心则无效，总体研究结果发现亚低温不能明显改善重型颅脑创伤患者的疗效，其主要原因可能与亚低温治疗时程太短、开始亚低温治疗的时间晚(伤后 6 小时以上)等因素有关。

2002 年，他又将多中心临床研究资料作进一步分析研究发现：① 伤后早期入院时患者的体温状态与亚低温治疗效果有密切相关：56 例入院时(伤后<6 小时)体温已降至 33～34℃的患者随机分为亚低温治疗组和常温组，亚低温组患者预后良好率较常温组提高 12.6%;102 例入院时(伤后<6 小时)体温 34～35℃的患者随机分为亚低温治疗组和常温组，亚低温组患者预后良好率较常温组提高 17.2%;196 例入院时(伤后<6 小时)体温 35～36℃的患者随机分为亚低温治疗组和常温组，亚低温组患者预后良好率较常温组提高 0.7%($P<0.05$)。说明伤后尽早(伤后<6 小时)使患者处于<35℃以下的亚低温状态，能有效提高亚低温治疗效果。② 伤后早期入院时体温已达到<35℃亚低温状态，但随机分组为常温组，只好将这类患者体温加温升至 37℃正常温度，他们的死亡和中残率较其他常温组患者增加 26%($P<0.01$)。说明伤后早期处于亚低温状态的患者不能复温，早期复温会加重脑损害，增加死残

率。③ 患者年龄与亚低温治疗效果密切相关：<45 岁的 81 例亚低温治疗的重型颅脑创伤患者的死残率较其他年龄组重型颅脑创伤患者降低 24%($P<0.05$)。④ >45 岁重型颅脑创伤患者实施亚低温治疗会增加患者并发症发生率。直到 2010 年，他在低温专业杂志上撰文承认，美国多中心研究疗效差的根本原因是复温太早导致颅内压反跳。

1996 年，德国奥格斯堡医院医师报道 10 例特重型颅脑创伤患者采用 32～33℃亚低温治疗结果。10 例特重型颅脑创伤患者中，GCS 3 分 7 例，GCS 4 分 2 例，GCS 6 分 1 例。所有特重型颅脑创伤患者均在伤后 6～23 小时开始亚低温治疗，3 小时内使脑温降至 32～33℃，持续 23～26 小时。结果表明 32～33℃亚低温治疗能有效地减低颅内高压，降低脑氧耗量，明显提高特重型颅脑创伤患者治疗效果，10 例患者中，7 例恢复良好，1 例重残，2 例死亡。

1997 年，美国匹斯堡大学医学院医师将 82 例重型颅脑创伤患者(GCS 3～7 分)随机分为两组作前瞻性临床研究。一组 40 例重型颅脑创伤患者采用 32～33℃低温治疗，另一组 42 例重型颅脑创伤患者维持正常体温作为对照组。所有低温治疗的重型颅脑创伤患者均在伤后 10 小时内入院，且立即开始低温治疗，使脑温降至 32～33℃，持续 24 小时左右。结果表明 32～33℃低温治疗能有效地减轻重型颅脑创伤患者伤后颅内高压，提高重型颅脑创伤患者治疗效果。伤后 1 年随访结果表明，亚低温治疗组颅脑创伤患者恢复良好率为 61.0%，正常体温颅脑创伤患者恢复良好率为 38.0%($P<0.05$)，而且经亚低温治疗的患者未发生严重合并症。2000 年，日本大学医学院报道采用 7～14 天长时程 32～33℃亚低温治疗 99 例特重型颅脑创伤脑疝(GCS<6 分)患者，另外 64 例特重型颅脑创伤患者作常温对照组。临床研究证明 99 例患者亚低温对照组恢复良好率 42.0%，而 65 例患者常温组恢复良好率仅为 17.0%。亚低温组病死率 45.0%，常温组病死率 63.0%($P<0.05$)，充分证明亚低温对特重型颅脑创伤有显著治疗效果。

2002 年，美国弗吉利亚大学医学院报道 58 例重型颅脑创伤合并恶性颅内高压、经常规方法治疗无效的患者，分别采用亚低温和常温治疗。研究结果发现亚低温治疗不但能显著降低颅内压、改善脑血流，而且能提高治疗效果。亚低温治疗患者恢复良好率和中残率为 51.7%，常温组为 37.5%；亚低温治疗患者病死率为 17.2%，常温组为 54.6%（$P<0.05$）。

2002 年，荷兰阿姆斯特丹医学中心报道 136 例重型颅脑创伤合并恶性颅内高压、经常规方法治疗无效的患者，64 例采用长时程亚低温治疗（平均 115.2 小时），另 72 例接受常温治疗。研究结果发现亚低温能显著提高重型颅脑创伤合并恶性颅高压患者的治疗效果，亚低温治疗组患者恢复良好率为 29%，常温组仅为 8%；亚低温治疗患者病死率为 52%，常温组为 76%（$P<0.05$）。

2006 年，日本神经损伤昏迷资料库（Japan Neurotrauma Coma Data Bank）收集到 1998 年到 2003 年中救治的 708 例重型颅脑创伤昏迷患者，其中 579 例患者为采用低温治疗，129 例患者采用亚低温治疗。亚低温治疗时程 >3 天。伤后 6~12 个月随访结果发现，亚低温治疗组患者恢复良好率 28.7%，常温治疗组恢复良好率 15.7%，亚低温治疗组病死率 45.0%，常温治疗组病死率 69.0%（$P<0.05$）。

2000 年，笔者团队报道了长时程亚低温临床治疗初步结果。通过 87 例重型颅脑创伤患者前瞻性对照研究发现，亚低温治疗患者病死率 25.58%（11/43），对照组为 45.45%（20/44），亚低温治疗患者恢复良好率 46.5%（20/43），对照组为 27.4%（12/44）（$P<0.05$），说明 33~35℃亚低温能显著改善重型颅脑创伤患者的预后。我们还发现亚低温能显著降低颅内高压。最近我们还报道了长时程与短时程亚低温对重型颅脑创伤颅高压患者治疗效果的差异，结果发现 5 天长时程治疗效果明显优于短时程。108 例亚低温治疗组预后良好和中残率为 43.5%，重残和病死率为 56.5%；107 例常温对照组预后良好和中残率为 29.0%，重残和病死率为 71.0%（$P<0.05$）。

2003 年天津环湖医院报道 396 例重型颅脑创伤患者长时程亚低温治疗的疗效，亚低温治疗患者恢复良好率为 38.8%，中残率 22.7%，病死率 25.7%；常温对照组恢复良好率为 19.7%，中残率 18.2%，病死率 36.4%（$P<0.05$），也证明 33~35℃亚低温能显著改善重型颅脑创伤患者的预后。

2002 年，欧洲 5 个国家 9 个医学中心对 273 例心搏骤停 5~15 分钟、60 分钟内自主循环恢复的患者进行前瞻性临床亚低温（$n=136$）和常温（$n=137$）对照研究。结果证明亚低温治疗组患者病死率（39.0%）低于常温对照组（55.0%）（$P<0.01$）。脑功能恢复良好率（55.5%）明显优于常温对照组（41.0%）（$P<0.05$）。而且未增加任何并发症发生率，充分证明亚低温对脑缺血损伤有显著的治疗作用。

2014 年，日本山口大学神经外科医师分析了日本颅脑创伤昏迷数据库发现，年龄 <50 岁、颅内出血灶清除术后亚低温治疗组的 88 例重型颅脑创伤患者的预后良好率为 77.8%；另外 47 例年龄 <50 岁、颅内出血灶清除术后常温组重型颅脑创伤患者的预后良好率仅为 33.3%。

2015 年，欧洲 47 家医院多中心随机对照临床研究，对于 387 例颅内压高压 20 mmHg 颅脑创伤患者采用低温控制颅高压。结果发现采用低温技术的患者需要去骨瓣减压手术为 44%、常温对照组需要去骨瓣减压手术为 54%。低温控制颅高压效果肯定。但是，患者预后无改善、由于未能有效防治低温导致的并发症增加、患者预后更差。

2021 年，中国 14 家医院长时程亚低温多中心随机对照临床研究结果刊登《柳叶刀》子刊《临床医学》。从 14 家医院 2 946 例急性颅脑创伤患者筛选出符合入住标准的 302 例重型颅脑创伤患者，随机分为长时程轻度低温组（$n=156$）和常温对照组（$n=146$）。6 个月随访结果：长时程轻度低温治疗组和常温对照组患者生存率分别为 86.2% 和 78.2%；预后良好率分别为 58.7% 和 48.1%。进一步研究分析发现：对于 ICP $\geq$ 30 mmHg 重型脑创伤患者，轻度低温治疗组和常温对照组的生存率分别为 86.6% 和 76.0%、预后良好率分别为 60.8% 和 42.7%（$P=0.018$）。

四、亚低温脑保护机制

亚低温脑保护的确切机制尚不十分清楚,可能包括以下几方面。① 降低脑组织氧耗量,减少脑组织乳酸堆积。② 保护血脑屏障,减轻脑水肿。③ 抑制乙酰胆碱、儿茶酚胺以及兴奋性氨基酸等内源性毒性物质对脑细胞的损害作用。④ 减少钙离子内流,阻断钙对神经元的毒性作用。⑤ 减少脑细胞结构蛋白破坏,促进脑细胞结构和功能修复。⑥ 减轻弥漫性轴索损伤。⑦ 减少神经细胞凋亡。⑧ 促进神经细胞修复。

(一) 降低脑组织氧耗量,减少脑组织乳酸堆积

长期以来人们一直认为,低温脑保护的机制可能主要是降低脑损伤后脑细胞氧耗量,减少乳酸堆积。29℃低温能显著减少脑缺血缺氧动物脑组织中乳酸含量,能使脑组织 ATP 能量维持在正常范围。脑缺血后局部脑组织对葡萄糖利用率出现明显障碍,30℃低温则能促进 ICMRglu 恢复。近年来,还有人通过^{31}P 磁共振光谱分析技术动态测定脑损伤后脑组织 pH,结果发现 31~35℃低温能明显促进脑损伤后脑组织 pH 恢复到正常范围,提示亚低温能减轻脑损伤后脑组织酸中毒程度。日本大阪大学医学院医师对 16 例重型颅脑创伤患者采用 34℃低温治疗,发现 34℃低温能明显降低颅脑创伤后脑组织氧耗量。笔者采用脑微透析技术研究发现,30℃低温能显著降低液压脑挫裂伤区细胞外液乳酸含量。天津市神经外科研究所观察了 30~32℃亚低温治疗的重型脑损伤患者脑能量代谢和脑组织氧含量变化,他们发现30~32℃亚低温时脑能量代谢降至常温的 40%,而脑组织氧含量则处于正常水平。说明亚低温能减少脑能量耗能和氧耗量。最近有学者采用脑组织内直接置入氧含量测定光纤探头,研究发现亚低温治疗能使颅脑创伤后脑组织氧含量显著增加。而我们最近动物实验研究发现亚低温治疗对颅脑创伤后脑组织氧含量无明显作用,但能显著降低颅脑创伤后脑组织酸中毒。

(二) 保护血脑屏障,减轻脑水肿

最近国外学者对亚低温对脑损伤后血脑屏障保护作用进行了较深入的研究。美国迈阿密大学医学院研究人员分别观察了 30℃、33℃、36℃和 39℃脑温对 4 条脑血管(两侧颈总动脉和两侧椎动脉)结扎 20 分钟脑缺血动物血脑屏障的影响,发现 36℃脑温脑缺血动物大脑半球血脑屏障明显破坏;30~33℃低温治疗的血脑屏障则完全正常;39℃高温脑缺血动物大脑半球、丘脑、海马体和纹状体广泛性血脑屏障破坏,较正常脑温脑缺血动物血脑屏障破坏更严重。用电镜观察血脑屏障超微结构变化,发现血脑屏障破坏的超微结构特点主要有毛细血管内皮细胞吞噬增加和内皮细胞紧密连接开放及受损内皮细胞渗透性增加等。笔者研究了 30℃低温对实验性颅脑创伤动物血脑屏障的影响,也发现正常脑温动物伤后大脑半球、丘脑、海马体等部位血脑屏障明显破坏,30℃低温治疗动物伤后血脑屏障几乎完全正常。30℃低温能有效地抑制颅脑创伤动物伤后急性高血压反应,并认为这可能是低温对血脑屏障起保护作用的原因之一。1996 年,有人研究发现伤前和伤后 30 分钟开始亚低温治疗(33~35℃)能显著减轻脑挫裂伤区血脑屏障通透性。另外,30~31℃低温能明显减轻双侧颈总动脉结扎 40 分钟脑缺血动物脑水肿程度,30~31℃低温能明显降低脑缺血后脑组织花生四烯酸代谢产物白三烯 B_4 含量,说明低温能有效地抑制脑损伤后花生四烯酸代谢反应,减少白三烯 B_4 生成,继而抑制或阻断氧自由基产生,有效地减轻脑水肿程度。还有人发现 29℃低温也能完全防止脑缺血缺氧动物脑水肿形成。

(三) 抑制内源性毒性产物对脑细胞的损害作用

众所周知,脑损伤会导致兴奋性氨基酸、乙酰胆碱、多巴胺、去甲肾上腺素和 5-羟色胺等异常释放,这些内源性毒性产物会加重继发性脑细胞损害。近年来,大量实验研究发现,亚低温能有效地抑制脑缺血后内源性毒性产物生成和释放,从而有效地减轻继发性脑损伤发病过程。过多谷氨酸释放可能对脑组织神经元有很强的毒性作用,甘氨酸是调节谷氨酸作用于 NMDA 受体的必需辅助因子。目前研究已经证明 30~34℃低温能

显著抑制脑损伤后谷氨酸和甘氨酸的生成释放。最近笔者研究发现 30℃ 低温能有效降低实验性脑外伤后脑脊液中乙酰胆碱含量,减轻乙酰胆碱对脑神经元的毒性作用。此外,亚低温还能明显抑制脑损伤后脑组织多巴胺、去甲肾上腺素和 5-羟色胺等单胺类物质生成和释放,从而有效地阻断这些毒性产物对神经细胞的损害作用。一氧化氮通过介导谷氨酸 NMDA 受体毒性作用,抑制线粒体酶系统,抑制糖分解和 DNA 复制,催化氧自由基脂质过氧化反应等途径,加重继发性脑损害。亚低温能显著减少脑损伤后脑组织一氧化氮含量,从而发挥对脑神经元的保护作用。

(四)减少钙离子内流,阻断钙对神经元的毒性作用

细胞内游离钙离子浓度过高会导致神经元坏死。日本学者采用微荧光测定法测定神经细胞内钙离子浓度,并观察不同温度(31～37℃)对缺氧后脑切片神经元内钙离子浓度的影响,结果发现 31～33℃ 低温能显著抑制缺氧所造成的神经元钙离子内流,降低神经细胞内钙离子浓度。另外,有人研究发现亚低温能使缺血性脑组织蛋白激酶 C 活力恢复至正常水平。蛋白激酶 C 是一种钙/磷脂依赖性酶,对细胞内钙浓度、神经递质释放和基因表达都有重要的调节作用。

(五)减少脑细胞结构蛋白破坏,促进脑细胞结构和功能修复

脑损伤后脑细胞蛋白的合成明显降低,特别是重要的细胞结构蛋白微管相关蛋白 2(MAP2)含量也显著降低;进一步研究发现,30℃ 低温能有效地使脑损伤动物脑组织蛋白质合成以及微管蛋白 2 含量恢复至正常水平。研究结果充分说明,亚低温对脑损伤动物伤后脑神经细胞结构具有显著的保护作用。

(六)减轻弥漫性轴索损伤

弥漫性轴索损伤是导致颅脑创伤死残的主要病理基础,尤其是脑干网状上行激活系统轴索损伤是导致长期昏迷的确切因素。最近研究发现,亚低温治疗能显著减少脑外伤后弥漫性轴索损伤程度,为亚低温治疗颅脑创伤提供了有力的病理形态学证据。

(七)减少神经细胞凋亡

采用 TUNEL、DAPI 染色和 RT-PCR、WESTERN BLOT 技术,发现脑损伤后海马 CA1 区凋亡细胞和凋亡标志蛋白 Caspase-3 明显增加,亚低温能抑制凋亡关键蛋白 Caspase-3 的表达,显著减少神经细胞凋亡。本研究首次从细胞和分子水平阐述了低温脑细胞保护重要机制。

(八)促进神经细胞修复

最新研究发现亚低温显著减少损伤神经元树突变性和树突棘消失、促进神经元树突修复再生。F1000 刊登美国迈阿密大学神经病学研究所所长、《低温治疗》杂志主编 Dalton Dietrich 教授的高度评价(score: exceptional):"低温减少神经元树突变性和树突棘消失是低温保护学习和记忆功能的机制。"

五、小结

20 世纪 90 年代以来的绝大多数前瞻性临床应用研究结果表明,33～35℃ 长亚低温能显著降低重型颅脑创伤患者的死残率,疗效比较肯定。但必须重视亚低温治疗窗、治疗时程、治疗方法和亚低温治疗期间的医疗护理等问题,以真正发挥亚低温的治疗作用,减少其并发症。所以,国内有条件的医院应该开展亚低温治疗严重脑挫裂伤脑水肿、脑干伤的重型或特重型颅脑创伤患者。

六、前景与展望

33～35℃ 长时程亚低温具有显著的脑保护作用,而且无明显副作用,广泛应用于治疗重型颅脑创伤患者,特别是严重脑水肿和重度颅内高压、脑干伤患者,具有良好的推广应用前景。但目前仍存在几方面问题:① 临床大多数患者在使用半导体降温毯＋肌松冬眠合剂＋呼吸机辅助呼吸的情况下才能达到亚低温治疗水平,但由于仪器比较贵重,医疗护理技术要求高,仅适合有条件大医院推广使用,难以向中小医院推广。② 由于患者使用肌松冬眠合剂和呼吸机辅助呼吸,加强呼吸道管理、保持呼吸道通畅、防治肺部并发症十分重要。③ 有关亚低温治疗时程仍有争议,国外有人主张 24～48 小时短时程,也有人主张 1～2 周长

时程亚低温治疗。我们认为亚低温治疗时间通常维持在 3～14 天,但应根据每个患者病情决定,对于严重脑水肿和重度颅内高压的患者,亚低温时间要长;而对于脑水肿和颅内高压不十分严重的患者,亚低温时间要相对要短。④ 重型颅脑创伤患者的救治是涉及多学科多环节且十分复杂的综合性治疗技术,亚低温治疗只是伤后早期抢救的一部分。要充分认识亚低温治疗的客观性。在重型颅脑创伤患者的救治过程中,仍不要忽视基础医疗护理。⑤ 尽管长时程亚低温能显著降低重型颅脑创伤患者死残率,但是,亚低温是"双刃剑"。低温导致的全身并发症导致的死残可能会抵消低温脑保护作用,要引起高度重视。对于无条件的 NICU 医院,不推荐采用长时程亚低温治疗。

七、主要依据(表 13‐1)

表 13‐1　国内外有关亚低温治疗重型颅脑创伤患者疗效的研究概要和结论

作　者	研　究　概　要	结　　论
Clifton, 1993	46 例重型颅脑创伤前瞻性研究 22 例患者常温对照组 24 例患者亚低温对照组 (亚低温持续 24～48 小时)	低温组恢复良好率 52.2% 常温组恢复良好率 36.4% 降低癫痫发生率
Clifton, 2001	392 例重型颅脑创伤多中心研究 193 例患者常温对照组 199 例患者亚低温对照组 (亚低温持续 24～48 小时)	伤后 6 小时内亚低温有效 <45 岁亚低温有效 GCS 6～8 分亚低温有效 总体无效
Clifton, 2002	193 例患者常温对照组 199 例患者亚低温对照组 (亚低温持续 24～48 小时)	<45 岁患者亚低温有效 伤后 6 小时内 35℃ 以下有效 伤后早期复温有害
Hayashi, 2000	164 例特重型颅脑创伤临床研究 65 例患者常温对照组 99 例患者亚低温对照组 (亚低温持续 7～14 天)	低温组恢复良好率 42.0% 低温组病死率 45.0% 常温组恢复良好率 17.0% 常温组病死率 63.0%
Marion, 1997	82 例重型颅脑创伤前瞻性研究 42 例患者常温对照组 40 例患者亚低温对照组 (亚低温持续 24 小时)	低温组恢复良好率 61.0% 常温组恢复良好率 38.0%
Metz, 1998	10 例特重型颅脑创伤亚低温治疗 GCS 3 分 7 例、GCS 4 分 2 例、GCS 6 分 1 例 (亚低温持续 24 小时)	7 例恢复良好 1 例重残 2 例死亡
Shiozaki, 1993	33 例重型颅脑创伤前瞻性研究 17 例患者常温对照组 16 例患者亚低温治疗 (亚低温持续 7～14 天)	34℃低温治疗组生存率 50% 常温对照组生存率 18% 降低颅内压
Shiozaki, 2001	91 例重型颅脑创伤(ICP<25 mmHg) 46 例患者常温对照组 45 例患者亚低温治疗 (亚低温持续 48 小时)	亚低温对正常颅内压患者无效 建议用于颅内高压患者
江基尧,2000	87 例重型颅脑创伤前瞻性研究 44 例患者常温对照组 43 例患者亚低温治疗 (亚低温持续 3～14 天)	亚低温组恢复良好率 46.5% 常温组恢复良好率 27.4% 降低颅内压

续 表

作　者	研　究　概　要	结　论
江基尧,2006	215 例重型颅脑创伤前瞻性研究 108 例长时程亚低温组 107 例短时程亚低温组	长时程亚低温组恢复良好率 43.5% 短时程亚低温组恢复良好率 29.0% 短时程病人颅内压反跳现象
只达石,2000	87 例重型颅脑创伤前瞻性研究 44 例患者常温对照组 43 例患者亚低温治疗 （亚低温持续 1～7 天）	亚低温组恢复良好率 58.1% 常温组恢复良好率 40.9% 降低颅内压
只达石,2003	396 例重型颅脑创伤前瞻性研究 198 例患者常温对照组 198 例患者亚低温治疗 （亚低温平均 2.6 天）	亚低温组恢复良好率 38.8% 常温组恢复良好率 19.7% 降低颅内压
Holzer,2002	273 例心搏骤停 5～15 分钟的全脑缺血患者 前瞻性研究 137 例患者常温对照组 136 例患者亚低温治疗 （亚低温持续 1～2 天）	亚低温组恢复良好率 55.0% 常温组恢复良好率 41.0% 亚低温组病死率 39.0% 常温组病死率 55.0%
Soukup,2002	58 例重型颅脑创伤前瞻性研究 33 例患者常温对照组 25 例患者亚低温治疗	亚低温组恢复良好率 51.7% 常温组恢复良好率 37.5% 亚低温组病死率 17.2% 常温组病死率 54.6%
Polderman,2002	136 例重型颅脑创伤前瞻性研究 72 例患者常温对照组 64 例患者亚低温治疗	亚低温组恢复良好率 29.0% 常温组恢复良好率 8.0% 亚低温组病死率 52.0% 常温组病死率 76.0%
Takasato,2006	708 例重型颅脑创伤临床研究 579 例患者常温对照组 129 例患者亚低温治疗	亚低温组恢复良好率 28.7% 常温组恢复良好率 15.7% 亚低温组病死率 45.0% 常温组病死率 69.0%
Suehiro,2014	<50 岁、颅内血肿清除术后 重型颅脑创伤患者 88 例亚低温、47 例常温	亚低温组恢复良好率 77.8% 常温组恢复良好率 33.3%
Andrews,2015	颅内压>20 mmHg 颅脑创伤 195 例低温、192 例常温	需要去骨瓣：低温 44%、常温 54% 预后良好率：低温 26%、常温 37%
江基尧团队,2021	颅内压>25 mmHg 颅脑创伤 156 例低温、146 例常温	长时程预后良好率 58.7% 常温组预后良好率 48.1%

参考文献

请扫描二维码
阅读本章参考文献

颅脑创伤患者巴比妥疗法

The use of barbiturates in traumatic brain injury

（张弩　俞丽生）

- 巴比妥疗法在常规一线治疗方法治疗重型颅脑创伤后难治性颅内高压（refractory intracranial hypertension，RICH）无效时，可作为一种相对有效的二线治疗方法。在使用巴比妥疗法时，除注意其剂量的充足和适当性同时，也需对心、脑功能及血药浓度进行严格的监测，预防治疗过程中可能出现的严重并发症，特别是系统性低血压的出现。

- 巴比妥疗法最常用的药物是戊巴比妥（pentobarbital）和硫喷妥钠（thiopental），前者由于起效快，对脑血流（cerebral blood flow，CBF）、代谢率以及颅内压（intracranial pressure，ICP）的作用持久，而对心血管系统的作用较为温和，因此可作为巴比妥疗法的首选。相关前瞻性研究证实硫喷妥钠比戊巴比妥能更好地控制一线药物难以控制的难治性颅内高压，而两者相比的不良反应却无显著差异。

- 均需首剂量（负荷剂量）和维持剂量治疗。根据 Eisenberg 随机前瞻性临床研究使用的方案，推荐如下：① 负荷剂量：10 mg/kg，静滴 30 分钟，或 5 mg/(kg·h)×3 次。② 维持剂量：1 mg/(kg·h)，静滴，并可根据颅压情况在 1～3 mg/(kg·h) 间调整。当患者颅内压控制在 <20 mmHg 并维持 48 小时后，可以每 6 小时减少 0.5 mg/(kg·h) 的速度减少用药剂量达 3 天再停药。如在减量期间，ICP 又上升至用药前水平，可再用第二个负荷剂量的药物，直至控制颅高压。

一、概述

巴比妥疗法是一种相对有效的重型颅脑创伤后难治性颅内高压的二线治疗方法。目前在国内应用不多，其具体治疗方法和治疗过程中须严格注意的事项如下所述。

1. 药物选择　巴比妥疗法最常用的药物是戊巴比妥（Pentobarbital）和硫喷妥钠（Thiopental），前者由于起效快，对脑血流（cerebral blood flow，CBF）、代谢率及颅内压（intracranial pressure，ICP）的作用持久，而对心血管系统的作用较为温和，因此可作为巴比妥疗法的首选。相关前瞻性研究证实硫喷妥钠比戊巴比妥能更好地控制一线药物难以控制的难治性颅内高压，而两者之间的不良反应却无显著差异。

2. 使用方法　均需首剂量（负荷剂量）和维持剂量治疗。根据 Eisenberg 随机前瞻性临床研究使用的方案，推荐如下。① 负荷剂量：10 mg/kg，静滴 30 分钟，或 5 mg/(kg·h)×3 次。② 维持剂量：1 mg/(kg·h)，静滴，并可根据颅压情况在 1～3 mg/(kg·h) 间调整。③ 当患者 ICP 控制在 <20 mmHg 并维持 48 小时后，可以每 6 小时减少 0.5 mg/(kg·h) 的速度减少用药剂量达 3 天再停药。如在减量期间，ICP 又上升至用药前水平，可再用第二个负荷剂量的药物，直至控制颅内高压。

3. 严密监测　巴比妥疗法取得成功的关键在于用量充足、适当，以发挥最佳降颅压效果，同时必须避免低血压、心血管功能紊乱等循环系统并发症，因此在巴比妥疗法期间，对心脑功能和血药浓度严密而正规地监测对治疗成功至关重要。监测内容包括：① 循环功能，尤其是有创的动脉压和中心静脉压（central venous pressure，CVP）监测，最好能监测肺动脉楔状压（pulmonary artery wedge pressure，PAWP）。② 神经功能，包括 ICP 监测，决定着巴比妥疗法的起始和终止，是判断巴比妥疗法降颅压效果的最重要指标。连续脑电图（electroencephalogram，EEG）监测，能评判处于巴比妥昏迷状态下患者的脑功能状况，脑电波形的暴发抑制（burst suppression）是指导巴比妥维持剂量的重要标准，因为暴发抑制时，脑代谢及脑血流的减少最明显，恰与 ICP 下降的最低点相一致。EEG 监测技术的双谱指数（bispectral index，BIS）监测相比 EEG 能更少受到神经系统电活动的干扰，有报道将其作为指导巴比妥剂量维持的手段，能更准确地反映巴比妥的效应。监测巴比妥的血药浓度，使之维持在 35 mg/dL 水平。由于巴比妥昏迷时，一些患者可发生脑血流减少而致脑低氧血症，因此最好能对脑组织氧分压（$PbtO_2$）和颈静脉氧饱和度（SjO_2）进行监测。

4. 注意事项

（1）由于巴比妥疗法有可能导致严重的循环系统功能阻碍，因此使用时应严格掌握以下指征：① 8 岁以上的重度颅脑创伤患者，常规内、外科干预无法控制颅压者；② 18 岁以上的脑内出血（包括蛛网膜下腔出血）者；③ 18 岁以上的癫痫持续状态者。创伤性休克、心功能不全者禁忌使用，儿童与老年患者慎用。

（2）在对重型颅脑创伤（severe traumatic brain injury，sTBI）患者实施巴比妥疗法之前应已完成早期的抢救，如建立呼吸通道、开放静脉等，对其原发损伤已明确诊断并完成了必要的处理（如血肿清除术），针对患者的颅高压已循序渐进地采取了规范的第一线降颅压治疗。如 ICP 仍难以控制，即：ICP 达 25 mmHg，持续 30 分钟；或 30 mmHg 持续 15 分钟；或 40 mmHg 持续 1 分钟（在开颅去骨瓣、硬膜减张面积＞25 cm² 的患者，

上述 ICP 标准各降低 10 mmHg），可考虑实施巴比妥疗法。

（3）在开始巴比妥疗法前应完成以下评估和准备：① 确保呼吸道通畅并使用呼吸机辅助呼吸，使血氧饱和度（SaO_2）＞95%，如采用过度换气治疗应通过监测 $PbtO_2$ 来指导维持适当的二氧化碳分压（$PaCO_2$），避免脑灌注降低。② 对患者心血管系统疾病加以了解及鉴别，确保患者血容量充足，通过补充 5% 的白蛋白或生理盐水使患者的 PAWP 维持在 8～12 mmHg，确保脑灌注压（cerebral perfusion pressure，CPP）维持在 60 mmHg 以上，如有必要可加用血管收缩剂，如多巴胺治疗。③ 确保 ICP、$PbtO_2$ 和 EEG 等监测设施工作正常。

二、论点形成过程

在前一版内容的基础上，通过 PubMed 检索 2007 年以来国外文献，分别输入主题词 barbiturate 和 brain injury、pentobarb 和 brain injury、thiopental 和 brain injury、pentobarbital 和 brain injury 及 phenobarb 和 brain injury，共检索出相关文献 15 篇。

三、科学基础与循证医学证据

颅脑创伤后常出现颅内压升高。针对颅内压升高的治疗，主要包括一线治疗及二线治疗。一线治疗包括脑脊液引流、甘露醇、镇静、麻醉、温和的过度通气等，二线治疗包括高通气使 $PaCO_2$＜30 mmHg、巴比妥疗法及手术去骨瓣减压等。颅内压升高特别是出现难治性颅内压升高（定义为外伤后 6 小时内颅内压大于 20 mmHg）时，常需要进行二线治疗。其中，巴比妥疗法作为常用的二线治疗方法，在不同的文献中使用频率达到 13%～56%。在美国《重症颅脑创伤管理指南（第四版）》指出，大剂量巴比妥酸盐被作为ⅡB 级推荐来控制难治性颅高压。当巴比妥疗法预期出现严重不良反应或仍难以控制颅高压时，建议停用而行去骨瓣减压术。而 RICH 患儿循环不稳定，采用去颅骨骨瓣减压术的手术被认为是不可行的，因此巴比妥类药物可

作为最后的选择。

在难治性颅内高压的治疗中,巴比妥疗法降低颅内压的机制仍未明。可能与脑血流量减少及脑代谢率减低的双重影响相关。它可以通过降低代谢和代谢需氧量来改善缺血情况。而结合近年相关文献提示,关于巴比妥疗法治疗难治性颅内压增高的疗效仍存在很大争议。一些研究认为巴比妥疗法能较显著改善难治性颅内高压患者预后。如 Thorat 等前瞻性研究 12 例重症颅脑创伤出现顽固性颅高压的患者,得出巴比妥疗法能改善颅内压、脑组织氧分压及脑的自主调节过程。Marshall 等回顾性分析 55 例重症颅脑创伤难治性颅高压患者接受戊巴比妥治疗,发现使用戊巴比妥治疗维持较高的脑灌注压与患者存活率相关,当其他方法治疗难治性颅高压无效时,利用戊巴比妥治疗可能是更加重要的治疗手段。Chen 等分析 10 例重症颅脑创伤使用巴比妥疗法并且进行脑组织氧分压监测,得出在大多数患者中,使用巴比妥疗法能增加脑组织氧分压。Velle 等研究提示,巴比妥疗法是降低 ICP 的有效手段,不会引起难治性颅高压患儿的严重副作用,并且具有良好的长期预后。在 Velle 等的另外一项研究中也提示,巴比妥疗法可以得到良好的治疗效果。在使用高剂量巴比妥疗法的研究中,Mellion 等回顾性分析 36 例重症颅脑创伤后难治性颅高压儿童患者使用高剂量巴比妥治疗,得出近 30％的患者得到颅内压的控制。在儿童重症颅脑创伤致难治性颅高压的治疗中,巴比妥类药物的使用仍处于Ⅲ级推荐,当使用高剂量巴比妥治疗儿童重症颅脑创伤致难治性颅高压时,需要持续的动脉血压监测和心血管支持以维持足够的脑灌注压,同时需要持续的脑电图监测以监测最佳剂量。

然而,在巴比妥疗法特别是高剂量巴比妥治疗中,可能发生较严重的并发症,如低血压、呼吸障碍、免疫缺陷、感染、肝肾功能影响等。这些严重的并发症限制了其在重症颅脑创伤后难治性颅内高压中的治疗。Majdan 等在高剂量巴比妥治疗的研究中得出,高剂量巴比妥治疗虽能造成

69％的患者颅内压下降,但是却增加了血流动力学的不稳定。Roberts 等在其关于巴比妥治疗的 Meta 分析中提出,在急性重症颅脑创伤中使用巴比妥疗法不能改善患者临床预后,巴比妥疗法在每 4 个接受巴比妥疗法的患者中就有 1 个发生血压下降,低血压效应将抵消任何颅内压下降的效应。同样,Llompart - Pou 的研究也提示巴比妥疗法可能出现肾上腺功能不全,进而导致严重的系统性低血压。Kontogiorgi 等报道 1 例年轻男性颅脑创伤后使用巴比妥疗法,发现使用巴比妥疗法使颅内压稳定后,终止巴比妥疗法时出现脑性盐耗综合征。Jung 等报道 1 例中年颅脑创伤后使用巴比妥疗法中,甚至出现补钾无反应的致命性低钾血症,出现心动过缓及心搏骤停。

同时,依据 Meyer 等的综述评论,提示巴比妥疗法是否比其他传统的颅高压治疗策略更加有效存在较多争议。如 1 级证据提示硫喷妥钠和苯巴比妥治疗颅高压之间没有显著差异。2 级证据提示甘露醇使用比苯巴比妥更加有效。3 级证据提示巴比妥疗法可能造成可逆性的白细胞减少、粒细胞减少及系统性低血压。

四、小结

综上所述,巴比妥疗法在难治性颅内高压中存在一定的积极作用,关于它的使用应限于难治性颅内高压的二线治疗,在使用过程中应密切监测可能出现的并发症并积极处理。

五、前景与展望

重症颅脑创伤后难治性颅内压增高是神经外科的急危重症之一,如何处理好颅高压对于患者的预后密切相关。单纯巴比妥疗法因其可能出现的严重的并发症而限制了使用。今后的研究将致力于对巴比妥疗法存在颅内高压有降低反应的患者中,联合使用一线治疗如甘露醇使用,或者其他二线治疗如去骨瓣减压治疗,来获得更加理想的疗效,进一步改善重症颅脑创伤后难治性颅内高压患者的预后。

六、主要依据(表 14-1)

表 14-1　巴比妥疗法的随机性研究

作　者	研　究　概　要	结　　论
Thorat，2008	用巴比妥治疗对 12 例重症颅脑创伤患者进行随机临床试验	巴比妥治疗能改善颅内压、脑组织氧分压及脑的自主调节过程
Chen，2008	用巴比妥治疗对 10 例重症颅脑创伤进行随机临床试验	进行脑组织氧分压($PbtO_2$)监测,得出在大多数患者中,使用巴比妥治疗能增加脑组织氧分压
Pérez，2008	用两种巴比妥类药物对 44 例难治性颅高压患者进行随机临床试验	硫喷妥钠比戊巴比妥能更好地控制一线药物难以控制的难治性颅内高压,而两者之间的副反应却无显著差异

参考文献

请扫描二维码
阅读本章参考文献

颅脑创伤患者高渗性脱水的应用

Application of hyperosmolar dehydration in traumatic brain injury

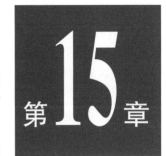

第**15**章

（王清华　王俊　李峰）

- 高渗性药物对于重型颅脑创伤患者的治疗是有益且必需的。甘露醇和高渗盐水仍然是临床中广泛使用的高渗药物，在某些特定情况下也会用到一些特殊的高渗药物。虽然高渗性药物可能降低颅内压，目前仍然没有足够的证据支持高渗性药物能改善重型颅脑创伤患者预后，也无足够证据支持推荐使用任何一种类型高渗性药物。
- 甘露醇：① 在 ICP 监测前使用甘露醇的指征是患者出现天幕裂孔疝或脑损伤后脑水肿所致的神经功能受压（但是低血容量时避免用甘露醇作为容量替代治疗）。② 颅内压<20 mmHg 的颅脑创伤

患者不应该常规使用甘露醇，更不应该长期使用。③ 血浆渗透压控制在 320 mOsm/L 以下，以防损害肾脏功能。④ 应补充适量液体维持正常的血容量。
- 高渗盐：① 目前国内尚无商品化的高渗盐水制剂，可按照每 100 mL 0.9％氯化钠注射液＋30 mL 10％浓氯化钠注射液的比例配制相应剂量的 3％高渗盐水。② 临床常用的高渗盐水的输注方式有弹丸式推注、连续输注、先弹丸式推注再持续滴注，用药剂量为 0.50～5.35 mL/kg，目前关于最适剂量及给予方式尚无一致意见。

一、概述

颅脑创伤患者脑水肿的处理除了针对病因的治疗，渗透性脱水疗法已经成为处理颅脑创伤患者的基本方法，尤其是在急性期疑有或已有 ICP 升高时。而颅内高压的治疗手段还包括镇痛、镇静、脑室外引流、过度通气、去骨瓣减压、巴比妥疗法和亚低温等。治疗颅内高压的主要目的之一即为控制脑水肿。颅内高压的渗透性治疗已有上百年历史，甘露醇是应用历史最长和最普遍的渗透性疗法，也是多数医师采用的降低 ICP 的临床一线常用药。近年来，也有临床文献支持应用高渗盐水治疗颅内高压。研究表明，3％高渗盐水及甘露醇都具有降低 ICP 的效果，高渗盐水降低 ICP 的幅度及速度都优于甘露醇，高渗盐水对减少重型颅脑创伤患者的全因病死率、改善长期神经功

能预后的作用与甘露醇没有区别。高渗性药物对于降低颅内压的治疗效果是肯定的，然而现有文献缺乏严格按照当代循证医学研究的方法去探讨制订治疗方案。

二、论点形成过程

在过去 30 年里，MEDLINE 收录的关于高渗性治疗（甘露醇或高渗盐水）应用于颅脑创伤的临床研究文献约 790 篇，大部分为甘露醇与高渗盐水在治疗颅脑创伤中的对比研究或阐述两者对预后的影响。对其中 49 篇较高质量文献进行复习。

三、科学基础与循证医学证据

1919 年 Weed 和 McKibben 发现静脉注射高渗液体或者低渗液体可导致脑容积动态变化，这

项研究具有里程碑意义。从此静脉注射高渗药物成为颅内高压和脑疝综合征的常规治疗手段。理想的药物和给药方式(如剂量、浓度、静脉推注还是持续静脉输注)及其精确的作用机制仍在探讨中。

脑组织含水量高,脑实质中 80% 为水,高于其他器官。因此,脑组织的体积对水分变化高度敏感。此外,血脑屏障允许水而不允许蛋白质大分子以及离子自由通透,是高渗治疗的重要前提。高渗制剂给药后迅速达到最大脱水效果,随后脑组织产生适应性变化,逐步达到渗透压平衡。因此,选择合理的制剂,达到并且维持合理的渗透压水平是高渗治疗的首要策略。

(一) 甘露醇降低 ICP 的作用机制

(1) 甘露醇可使血浆渗透压迅速提高,形成血-脑脊液间的渗透压差,这种渗度梯度促进了水分从脑组织和脑脊液转移入血循环,由肾脏排出,进而导致细胞内外液减少,从而减轻了脑水肿。

(2) 可以加速脑脊液的吸收,从而促进颅内蛛网膜下腔脑脊液的清除。

(3) 可以通过短暂的充血和降低血液黏度来提高脑血流量,引起脑动脉补偿性反射的血管收缩,从而减少脑血容量。由于甘露醇的高反射系数,因此其跨血脑屏障时具有强大的渗透作用力。

(二) 使用甘露醇应注意的问题

(1) 甘露醇有增加红细胞膜的柔韧性、减少血液黏滞度的作用,当大剂量快速应用时可引起反射性血管收缩和减少脑血流量。因而可引起头痛、视力模糊和眩晕等。

(2) 重复应用甘露醇数天(3～4 天)后其效果逐渐下降,尤其是在脑外伤后更是如此。有研究证实,受伤脑组织血脑屏障处于破坏、开放状态,血液中的甘露醇进入该组织间隙空间并积聚,导致局部高渗,细胞外液量反而增多,颅内压降低后又出现反弹。因而建议在脑外伤患者使用甘露醇三天后改用甘油果糖,当其进入细胞间液后可被脑细胞摄取利用,既可脱水利尿,又可避免甘露醇在局部积聚的缺点。

(3) 使用甘露醇时应监测血浆渗透压、电解

质及血容量。这是因为甘露醇可引起明显利尿,对于血容量低的患者要小心。另外其升高血浆渗透压的作用有时可导致稀释性低钠血症,而且当又合并大量利尿剂丢失钠时,低钠血症更为严重。由于脑外伤时为了加强脱水利尿治疗,往往合并使用呋塞米,可导致低钾。可用中心静脉插管来解决上述问题,一方面根据中心静脉压监控补充血容量,还可监测电解质和血浆渗透压,宜于大量补充电解质。血浆渗透压宜控制在 315 mOsm/L 以下,不能超过 320 mOsm/L。

(4) 由于甘露醇主要是针对脑外伤后血脑屏障完整的正常和相对正常脑组织起脱水作用,从而达到降低颅内压的目的,因而在有目的使用它的时候,还要注意应用稳定受伤区域细胞膜、改善局部微循环的药物。值得注意的是,对脑充血或脑血流量增加引起的高颅压,应用甘露醇主要是降低脑实质顺应性为主,而不是降低颅内压。

(5) 在使用甘露醇时应注意其有过敏、肾功能损害、漏出血管致肿胀坏死等副作用。

渗透作用:HTS 作为渗透性脱水剂,其渗透作用与甘露醇相同。由于血脑屏障的存在,HTS 提高血浆渗透压,使脑组织和血管内产生渗透压梯度,通过渗透性脱水,使脑组织间隙组织液移入血管内,导致脑组织间隙组织液减少、脑细胞皱缩,减轻脑水肿并降低颅内压。

(三) 高渗盐降低 ICP 的作用机制

(1) 渗透作用:高渗盐作为渗透性脱水剂,其渗透作用与甘露醇相同。由于血脑屏障的存在,HTS 提高血浆渗透压,使脑组织和血管内产生渗透压梯度,通过渗透性脱水,使脑组织间隙组织液移入血管内,导致脑组织间隙组织液减少、脑细胞皱缩,减轻脑水肿并降低颅内压。

(2) 提高脑灌注压:脑灌注压(CPP) = 平均动脉压(MAP) - 颅内压(ICP),除了降低 ICP,高渗盐能够提高血浆量增加平均动脉压、心输出量,共同导致灌注压的升高。

(3) 降低血液黏稠度:渗透性脱水剂能够促使红细胞皱缩导致变形性增加,降低血液黏度;同时,高渗性作用使组织间隙组织液进入血管,暂时性地提高血浆量。但有研究表明,甘露醇及高渗

盐水并不能降低脑血容量(CBV)。

（4）促进谷氨酸重摄取：由于各种原因导致的神经元损害，使大量谷氨酸释放，引起神经元的不可修复性坏死。高渗盐水通过增加细胞外 Na^+ 浓度，促使 Na-谷氨酸泵功能恢复，促进谷氨酸重摄取，减轻其毒性作用。

（5）抑制炎症反应：脑损伤后引起炎症反应，白细胞的活化可加重细胞坏死、组织水肿，研究表明高渗盐水能够抑制炎症因子的释放，抑制白细胞的趋化和黏附，从而减轻继发损害。

（6）下调水通道蛋白：水通道蛋白(aquaporin, AQP)是水进出细胞的关键分子，AQP4 是脑内最丰富的通道蛋白，维持脑内水平衡。研究显示高渗盐水下调星形胶质细胞表达 AQP4 等水钠调节蛋白，减轻脑水肿。

（四）使用高渗盐水应注意的问题

（1）血钠速度上升过快时存在导致脑桥中央髓鞘溶解风险。推荐使血钠上升速率不超过 8～10 mmol/d 可避免脱髓鞘的发生。

（2）颅脑创伤伴有肾功能损伤患者不宜使用甘露醇，可选用高渗盐水，但高渗盐水也可损伤肾功能。输注高渗盐水发生高血容量性心力衰竭时，可使用袢利尿剂改善心力衰竭程度。

（3）高渗盐水可导致溶血性贫血及凝血功能异常，需监测血常规及凝血功能。有引起高钠血症、低钾血症、高氯血症的风险，需监测电解质，进行对症治疗。

（4）为降低外周静脉炎的发生率，3% 氯化钠注射液的输注速率不应超过 650 mL/h，或者应用中心静脉给药。在无中心静脉通路情况下，可使用外周静脉输注。

2021 年 5 月来自法国的 Antoine Roquilly 等在 JAMA 上公布了一项研究者发起、多中心、平行组、开放标签、随机、盲法评定主要终点的临床试验结果，以验证持续输注 20% 高渗盐水是否可以改善中重度 TBI 患者 6 个月时的神经功能转归。结果表明，在中-重度 TBI 患者中，持续输注 20% 高渗盐水治疗与标准治疗相比，6 个月时神经功能状况没有明显改善。然而，研究结果的置信区间很宽，而且这项研究在验证临床上重大差

异方面的能力可能有限。2022 年 Kochanek PM 等描述目前在儿童 sTBI 中使用高渗药物的特点，并评估 HTS 或甘露醇是否与颅内压(ICP)的较大降低和(或)脑灌注压(CPP)的升高有关。大剂量 HTS 可降低 ICP，增加 CPP，与甘露醇相比，HTS 与 ICP 降低更大相关。当 ICP > 20 mmHg、>25 mmHg 或>30 mmHg 时，HTS 在观察到的 ICP 降低的每个阈值上优于甘露醇。2020 年 Mangat 等回顾性分析了来源于纽约州脑外伤 TBI-trac® 基金会数据库中对于 HTS 和甘露醇之间数据。研究表明，HTS 相比甘露醇可更有效地降低 ICP，但两者在降低病患的短期病死率中无明显差异。但这一结论仍需更多研究前来证实，比如其短期和长期的临床治疗结果，对于病死率和神经功能改善的比较。

2023 年荷兰伊拉斯姆斯大学医学中心重症医学科的 Ernest van Veen 等研究评估甘露醇、HTS 及二者联用对 sTBI 患者预后的影响。研究共纳入 2 056 例 TBI 患者，与首次使用 HTS 治疗或甘露醇治疗的患者相比，同时使用两种溶液治疗的患者双侧瞳孔对光反射消失及颅外损伤严重的比例偏高，但差别无统计学意义。与首选 HTS 治疗患者相比，同时使用两种溶液的患者也有相似的病死率和 6 个月预后，该比较性研究未发现不同渗透治疗方案选择对结局有显著影响。

Vialet 比较了甘露醇与 7.5% HTS 治疗重型颅脑创伤所致的顽固性颅内高压患者的预后，在维持水、电解质平衡和降低病死率方面，HTS 显示了微弱的优势，但是该研究样本各组仅有 10 例，其意义无法定论。Schwartz 比较了甘露醇和巴比妥在控制脑外伤后高 ICP 的效果。在改善 CPP、ICP 和预后上，虽然统计结果表明甘露醇优于巴比妥。但仅 59 例患者进行了研究总结。

早在 1783 年，Monro、Kellie 和其他研究者提出了"脑实质体积恒定不变"的理论。然而，随后 Weed 和 McKibben 里程碑式的研究推翻了这一长久以来被认为"真理"的论调：当静脉给予高渗或者低渗液体时，脑体积可产生巨大变化。自此以后，基于这一发现，静脉输注高渗剂已成为临床中用于治疗颅内高压和脑疝的必备手段。然而，

最优药物的选择、最佳的给药途径(如静脉单剂量推注或持续给药)及作用机制至今仍无定论。

甘露醇和 HTS 仍然是临床中广泛使用的高渗药物,在某些特定情况下也会用到一些特殊的高渗药物。然而,其也有非常严重的弊端:HTS 使用时可能对于低钠患者产生致命的打击。而甘露醇虽然可以用于急性脑压升高的患者,但由于其最终的利尿作用也可使低血压患者产生严重的后果,因此,需要对于这些患者给予充分的补液。以前认为甘露醇只是通过单纯的脑部脱水来降低颅内压,但是,研究发现甘露醇和高渗盐水降低颅内压部分是通过降低血液黏度、改善微循环流的血液和收缩软脑膜小动脉实现的。

四、小结

高渗性治疗是处理颅脑创伤颅高压患者常用的基本方法,高渗性药物对于降低颅内压的治疗效果是肯定的,甘露醇和高渗盐水均能有效地降低 ICP,在处理创伤性颅内高压时可以应用。对于颅内压<20 mmHg 的急性颅脑创伤患者不应该常规使用甘露醇,更不应该长期使用。高渗盐水可导致高钠、溶血等副作用,要警惕其副作用,但高渗盐水的最适合浓度等还需要进一步的研究来确定。

五、前景与展望

高渗性治疗在重型颅脑创伤的救治中具有重要地位,是治疗颅内高压的首要措施之一。控制颅内压的理想治疗药物应保持脑灌注同时降低颅内压。甘露醇和高渗盐水降压效果明确,两者在降低颅压作用方面无明显差异,HTS 可能在维持颅内压、脑灌注、抗休克、改善微循环及抗炎等方面具有一定优势。目前没有足够的证据支持高渗性治疗能改善重型颅脑创伤患者预后,仍然需要高质量临床研究结果,积累更多证据指导两者合理化、精确化的选择,使疗效最大化,避免不良反应,改善患者的预后。

六、主要依据(表 15 - 1)

表 15 - 1　形成本文观点主要作者的研究概要及结论

作　者	研　究　概　要	结　　论
Schwartz, 1984	比较甘露醇和巴比妥类药物对于颅内压的控制($n=59$)	巴比妥类药物疗效与甘露醇相仿。甘露醇的总体病死率为 41%,较巴比妥类药物组的 77%明显偏低,脑灌注压力在甘露醇治疗后显著优于巴比妥(75 mmHg *vs*. 45 mmHg)
Freshman, 1993	高渗盐水(7.5%)和甘露醇对急性颅脑创伤的治疗比较	给予甘露醇和高渗盐水,两组 ICP 的降低和脑组织的含水量的结果一致
Shackford, 1998	比较高渗盐水和乳酸钠林格注射液($n=34$)在住院前和住院中,重症颅脑创伤患者(GCS<13 分),在使用 1.6%生理盐水或乳酸钠林格注射液后,血流动力学是否稳定	在高渗盐水组中,患者 ICP 基线和 GCS 评分分别显著高于和低于乳酸钠林格注射液组。尽管如此,高渗盐水组有效降低 ICP,而治疗后 ICP 在两组之间没有明显不同。乳酸钠林格注射液组中累积出入量更加平衡。高渗盐水组对于每日血清钠浓度,体内渗透压和对 ICP 干预更为频繁。GCS 评分在两组中未见显著差异
Qureshi, 1999	比较 0.9%、2%和 3%盐水回顾性队列研究($n=82$)在重度颅脑创伤患者(GCS<8 分)中,比较持续性给予 2%和 3%的生理盐水/醋酸溶液(75～150 mL/h,$n=36$)和 0.9%生理盐水组($n=46$)	高渗盐水导致的颅脑创伤更为严重,也显著增加了病死率。在高渗盐水组中,配伍使用巴比妥类药物更为常见
Vialet, 2003	20 例随机单盲实验比较 20%甘露醇与 7.5%高渗盐水的预后	甘露醇组与高渗盐水组比较死亡相对危险度为 1.25($RR=1.25,95\%\ CI\ 0.47～3.33$)

续　表

作　者	研　究　概　要	结　论
Ichai，2009	乳酸钠林格注射液 *vs.* 甘露醇（RCT，$n=$ 34，高渗盐水＝17，甘露醇＝17）评价 ICP 和治疗 1 年时 GOS 评分	乳酸钠林格注射液对于 ICP 改善显著优于甘露醇（$P=0.016$） 乳酸钠林格注射液 1 年后 GOS 评分显著优于甘露醇，但该实验陈述的证据无法完整支持该结论
Cottenceau，2011	高渗盐水 *vs.* 甘露醇（RCT，$n=47$，高渗盐水＝22，甘露醇＝25）评价 ICP 和治疗 6 个月后 GOS 评分	ICP 高于 20 mmHg 高渗盐水（111＋7.9）小时 *vs.* 甘露醇（8.4＋5.9）小时，6 个月后 GOS 评分无明显差异
Mangat，2020	比较高渗盐水和甘露醇在重型颅脑创伤患者降颅压方面的作用	高渗盐水和甘露醇组治疗后 2 周内死亡率无显著差异（1：1 匹配共同比值比是 0.50，95％ *CI* 0.05～5.51，$P=0.56$）。结果表明，高渗盐水降低 ICP 的作用可能优于甘露醇
Roquilly A，2021	持续输注 20％高渗盐水是否可以改善中重度 TBI 患者 6 个月时的神经功能转归	在中-重度 TBI 患者中，持续输注 20％高渗盐水治疗与标准治疗相比，6 个月时神经功能状况没有明显改善。OR 为 1.02（95％ *CI* 0.71～1.47；$P=0.92$）
Kochanek PM，2022	描述目前在儿童 sTBI 中使用高渗药物的特点，并评估 HTS 或甘露醇是否与 ICP 的较大降低和（或）CPP 的升高有关	高渗盐水与较低的 ICP 和较高的 CPP 相关，而甘露醇仅与较高的 CPP 相关。校正混杂因素后，两种治疗方法均与 ICP 和 CPP 无相关性。在 ICP 危重症患者中，HTS 比甘露醇有更好的表现

参考文献

请扫描二维码
阅读本章参考文献

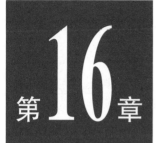

第16章 颅脑创伤患者钙拮抗剂的应用

The use of calcium channel antagonists in traumatic brain injury

（邱炳辉）

- 钙拮抗剂能降低动脉瘤性蛛网膜下腔出血后血管痉挛的发生而提高治疗效果，但颅脑创伤继发性损伤的病理生理机制复杂，迟发性缺血性改变仅为继发性颅脑创伤的一小部分，钙拮抗剂降低了脑血管痉挛的发生并不一定能改善颅脑创伤的预后，因而钙拮抗剂在颅脑创伤患者中的应用，一直未得到统一的肯定的结论。
- Ⅰ级推荐：没有Ⅰ级证据支持钙拮抗剂能提高所有类型颅脑创伤的治疗效果。
- Ⅱ级推荐：没有Ⅱ级推荐的资料支持钙拮抗剂在所有类型颅脑创伤患者中的应用。
- Ⅲ级推荐：国内外临床研究和系统性综述不支持钙拮抗剂常规用于所有未经选择的颅脑创伤病例。对于合并蛛网膜下腔出血的颅脑创伤（traumatic subarachnoid hemorrhage，tSAH）患者，一些临床研究结果提示早期钙拮抗剂能降低病死率、减少外伤性脑梗死、脑积水和癫痫的发生，且安全性良好，不会增加颅内压和再出血的风险，可推荐使用，但需要防治可能出现的低血压。

一、概述

　　颅脑创伤的基本病理生理机制为原发性损伤和继发性损伤，如果阐明继发性脑损伤的病理生理机制并实施目标靶向治疗，是提高颅脑创伤救治效果的关键。动物实验研究表明脑损伤时 Ca^{2+} 迅速从组织间液进入神经细胞内，而且细胞线粒体、内质网钙库的 Ca^{2+} 也释放，使胞质游离钙急剧增多，称之为细胞钙超载（calcium overloading），使神经细胞结构与功能受损，发生水肿甚至最终死亡，是继发性脑损伤的重要病理生理机制。

（一）颅脑创伤后神经细胞钙通道紊乱的发生机制

　　1. 电压依赖性 Ca^{2+} 通道开放　脑损伤时脑干和下丘脑受到外力的强烈刺激，通过脑干、下丘脑与大脑半球的广泛投射联系，使神经细胞电兴

奋性发生瞬间变化，开启膜上电压依赖性 Ca^{2+} 通道，Ca^{2+} 内流增加。

　　2. 受体内控 Ca^{2+} 通道开放　脑损伤时脑组织兴奋性氨基酸大量释放，作用于细胞膜上 NMDA（N-甲基-D-天冬氨酸）受体，开启受体门控钙通道，使膜对 Ca^{2+} 通透性增加，大量 Ca^{2+} 内流。NMDA 受体活化可激活磷脂酶 C，后者作用于膜磷脂，使磷脂酰肌醇（PI）系统降解。细胞内三磷酸肌醇（IP_3）产生增多，IP_3 与内质网上受体结合，使内质网钙库中 Ca^{2+} 释放。脑损伤时，去甲肾上腺素、5-HT、血管紧张素Ⅱ等神经递质大量释放，均能活化细胞膜上相应受体，启动受体门控 Ca^{2+} 通道开放。

　　3. 钙泵衰竭，排钙减少　脑损伤后脑组织缺血缺氧，能量合成障碍，ATP 缺乏，神经细胞膜上 $Ca^{2+}-Mg^{2+}-ATP$ 酶活性受抑制，钙泵向细胞外排钙的作用减弱，同时细胞内钙库主动摄存贮存

Ca^{2+} 减少,加剧细胞内 Ca^{2+} 超载。

4. Na^+/Ca^{2+} 交换增加　脑损伤时脑组织缺血缺氧,无氧酵解增强,乳酸产生增多,局部脑组织酸中毒,细胞内 H^+ 增加,促使 Na^+ 排出相对增多,通过 Na^+/Ca^{2+} 交换,使 Ca^{2+} 内流增加。

(二) 神经元内钙含量异常升高的病理效应

(1) 钙内流促使乙酰胆碱和谷氨酸释放增加,加重乙酰胆碱和谷氨酸对神经元的毒性作用。

(2) 神经元内钙对细胞膜钾离子通透性调节功能丧失,钙内流则进一步加重钾离子对神经元兴奋性毒性所造成的损害。

(3) 神经元内钙含量升高能明显抑制细胞能量代谢,钙与线粒体膜结合后,能阻断线粒体电子转替,从而阻断 ATP 能量产生;引起依赖 ATP 能量参与的所有细胞活动停止及乳酸堆积,同时细胞内钙含量升高还能破坏糖酵解工程中的酶系统,进一步加重能量代谢障碍。

(4) 神经元内钙含量升高能激活细胞内多种降解酶系统。如无活性蛋白 Calpain 被激活后,能使神经丝、髓磷脂、微管及其他结构蛋白降解,导致神经元结构破坏。

(5) 钙还能激活磷脂系统,使神经元膜脂质崩解,释放出无机磷酸盐和游离花生四烯酸,后者又分解为前列腺素和白三烯,最终形成大量氧自由基,导致脂质过氧化反应,破坏细胞膜结构。另外,神经细胞膜结构崩解还能释放出溶酶体,形成大量蛋白酶和磷酸酯酶,进一步导致神经元结构蛋白和膜磷脂崩解,最终导致神经元死亡。

(6) 细胞膜通透性增高:神经细胞内 Ca^{2+} 增加,激活细胞内中性蛋白酶及磷脂酶,或通过钙-钙调素蛋白复合物的介导,使神经细胞膜蛋白质及脂质分解代谢增加,细胞膜流动性降低,完整性受到破坏。Ca^{2+} 使氧自由基产生增加,攻击神经细胞膜脂质,亦造成膜的流动性和完整性破坏。细胞膜通透性增加,细胞外 Na^+ 和水分等小分子物质进入细胞内,导致细胞毒性脑水肿形成。

(7) 细胞内酸中毒:Ca^{2+} 沉积于线粒体内,使线粒体氧化磷酸化电子传递脱耦联,无氧代谢增强,大量乳酸和 H^+ 产生,细胞内 pH 下降,细胞

内酸中毒,不利于细胞代谢正常进行。

(8) 血脑屏障破坏:脑损伤后 Ca^{2+} 尚可进入微血管壁,直接或通过钙调蛋白作用于内皮细胞,造成内皮细胞损伤和通透性增高,Ca^{2+} 促发氧自由基反应,可引起微血管内皮细胞损伤,产生血管源性脑水肿。

(9) 脑血管痉挛:脑损伤时脑组织内聚积的大量 Ca^{2+} 可进入脑血管壁,血管平滑肌细胞内 Ca^{2+} 浓度升高,使脑血管痉挛,加重脑缺血缺氧和神经细胞损伤。另外,Ca^{2+} 使损伤脑组织血栓素 A_2 和 B_2 生成减少,导致微血管痉挛,加重脑缺血性损伤。

(10) 神经细胞死亡:细胞内 Ca^{2+} 增加,激活神经细胞某些早期快反应基因如 C - Fos、C - Jun 和 C - Myc 表达,后者作用于目的基因,影响细胞核的 DNA 结构,造成神经凋亡和坏死。

(11) 钙稳态平衡是颅脑创伤后学习和记忆障碍的重要机制,研究发现钙通道动态平衡而不仅仅是细胞内钙离子的绝对水平是干扰细胞生理学和神经元死亡的机制,未来治疗药物的目标应该不仅是抑制细胞死亡,而是要建立正常的神经元细胞生理学状态。提供了用于治疗的重要干预性目标,有助于缓解颅脑创伤后的神经功能障碍。

(三) 钙通道阻止剂的脑保护作用

钙超载是目前公认的血管痉挛发生过程中最重要的环节之一,也是迟发性神经元死亡的主要原因及最后通路。因此,应用钙拮抗剂来降低继发性颅脑创伤一直是国际研究热点。动物实验研究证实钙稳态平衡和钙超载是颅脑创伤后继发性损伤的重要病理生理机制之一,钙离子拮抗剂能有效地调节钙离子流入细胞内,防止钙超载,保护神经元线粒体的完整性,提高脑细胞缺氧耐受性,解除脑血管痉挛(CVS),增加脑血流量,改善微循环,降低继发性脑损伤的发生发展。但 2012 年发表的一篇褪黑激素和尼莫地平用于大鼠脑皮层损伤的脑保护研究发现,尼莫地平没有显示出在继发性脑损伤中的脑保护作用。钙通道阻止剂的脑保护作用仍有待于进一步研究和探索。

二、论点形成过程

钙拮抗剂在颅脑创伤中的临床应用，以及在继发性脑损伤中的脑保护作用仍是目前国际研究热点。通过 MEDLINE 查阅 1980 年以来以钙拮抗剂或尼莫地平和颅脑创伤或外伤性蛛网膜下腔出血为关键词的密切相关的临床研究或荟萃分析文章，以这些文献来评估钙拮抗剂或尼莫地平在治疗颅脑创伤、tSAH 等患者中的作用。

三、科学基础与循证医学证据

（一）钙拮抗剂对颅脑创伤的治疗作用

1992 年英国颅脑创伤协作组报道了有关尼莫地平治疗重型颅脑创伤患者临床 I 期前瞻性研究（HIT I）结果，该组将伤后 24 小时入院的重型颅脑创伤患者随机分为两组：尼莫地平治疗组 176 例，对照组 175 例。治疗方法：静脉滴注尼莫地平 2 mg/h，疗程 2～7 天。伤后 6 个月随访结果：尼莫地平治疗组预后良好者 53%；未治疗对照组预后良好者为 49%，尼莫地平提高重型颅脑创伤患者恢复优良率 4%，两者无明显差异。I 期临床研究表明尼莫地平对重型颅脑创伤患者的预后无明显作用，但尚不能完全否定尼莫地平的疗效。

他们又继续在欧洲 13 个国家神经外科医师协作开展了尼莫地平治疗重型颅脑创伤患者 II 期前瞻性研究（HIT II），将 852 例重型颅脑创伤患者随机分成两组：尼莫地平治疗组 423 例，安慰剂对照组 429 例。给药方法：静脉滴注尼莫地平 2 mg/h，每天 24 小时维持，连续应用 7 天。伤后 6 个月随访结果：尼莫地平治疗组预后不良的比例 39.5%；安慰剂对照组预后不良比例为 40.6%，两者确实无明显差异。

伊朗 Farhoudi 等进行了尼莫地平对重型弥漫性轴索损伤血流动力学状态、血管痉挛和短期预后的研究，40 例 GCS 5～8 分的 DAI 病例等量随机分为 2 组，研究组入院后即给予 60 mg q6 h 的尼莫地平口服，检测平均脑血流速度、PI、1 个月后的 GOS 预后评分。结果发现研究组尼莫地平治疗后脑血管痉挛的比例下降，但尼莫地平治疗组和对照组平均血流速度和大脑中动脉 PI 的

改变并无统计学差异。1 个月后随访，尼莫地平治疗组预后良好率 45%，高于对照组的 30%，但两组间无统计学差异。该研究认为尼莫地平治疗 DAI，能提高预后和降低血管痉挛，但无统计学意义，仍需要更大宗病例去研究。

Aslan 等对尼莫地平治疗重型颅脑创伤的脑代谢和预后进行了研究，入组 10 例，研究组在标准治疗基础上加用尼莫地平，前 2 小时 1 mg/h，后 2 mg/h 持续 1 周，结果尼莫地平治疗组 CPP 和 $SjVO_2$ 显著更高（$P<0.05$），ICP、颈静脉乳酸和颈静脉血糖低于对照组（$P<0.05$），GOS 值尼莫地平组均显著高于比对照组（$P<0.05$）。结果提示尼莫地平可以提高重型颅脑创伤的脑代谢和预后，被认为是对抗颅脑创伤后神经元损伤的脑保护剂。但作者强调该样本量小，重型颅脑创伤只有在真正标准治疗的基础上加用尼莫地平，才能降低继发性脑损伤的危害。

我国学者易声禹教授对 138 例重型颅脑创伤患者进行分组治疗（GCS 5～8 分），正常对照组 8 例，常规治疗组 58 例，加脑活素组 20 例，加尼莫地平组 60 例。尼莫地平给药方法：静脉滴注尼莫地平 1～2 mg/kg 体重，或口服尼莫地平 30～60 mg，连续应用 7 天。结果发现尼莫地平组病死率为 15.0%、常规治疗组病死率 28.9%（$P<0.01$）。尼莫地平组恢复良好率为 83.3%、常规治疗组恢复良好率 56.9%（$P<0.01$）。

徐如祥教授对 346 例重型颅脑创伤采用尼莫地平治疗，142 例常规治疗作为对照组。尼莫地平给药方法：入院后立即给药，连续应用 10～15 天，3 次/日，1 个月为一个疗程。结果表明尼莫地平组病死率为 18.2%、常规治疗组病死率 33.8%（$P<0.01$）。尼莫地平组恢复良好率为 80.1%，常规治疗组恢复良好率 56.3%（$P<0.01$）。

国内王金林从脑氧和颅内压的角度评估尼莫地平治疗重型颅脑创伤的治疗效果，入组 30 例，研究发现尼莫地平治疗 24 小时后，治疗组脑组织氧分压高于对照组，颅内压低于对照组，伤后 3 个月的预后良好率高于对照组。尼莫地平治疗重型颅脑创伤可改善脑组织缺血，提高脑组织氧分压，降低颅内压，从而明显改善重型颅脑创伤的不良

预后。

我国学者杨波探讨持续泵注尼莫地平下控制性减压术防治老年颅脑创伤并发脑梗死的临床效果，入组 80 例，将其中行持续泵入尼莫地平下控制性减压术治疗的 40 例患者设为观察组，行标准大骨瓣减压术治疗的 40 例患者设为对照组。结果发现：观察组术中、术毕、术后 6 个月颅内压均较对照组同时点显著降低（$P<0.05$）。观察组脑梗死发生率为 5.00%，显著低于对照组的 25.00%（$P<0.05$）；观察组平均脑梗死体积为（5.87 ± 1.14）cm^3，显著小于对照组的（11.72 ± 2.96）cm^3（$P<0.01$）。持续泵注尼莫地平下控制性减压术治疗老年重型颅脑创伤疗效显著，能有效控制颅内高压，降低术后脑梗死发生率，改善患者预后。

此外，我国学者朱贤富研究尼莫地平对重型儿童颅脑创伤患者的疗效。选取 GCS 评分 $\leqslant 8$ 分的 95 例重型儿童颅脑创伤患者，随机分为试验组和对照组。试验组患者常规加尼莫地平治疗，对照组常规治疗，结果提示：试验组患者治疗 3、5、7 天时，颅内压低于对照组（$P<0.05$）；试验组患者 CaM 和 IL-1β 水平低于对照组（$P<0.05$），IL-4 和 IL-10 水平高于对照组（$P<0.05$）；伤后第 7 天试验组恢复率较对照组高（$P<0.05$），3 个月后试验组患者预后较对照组高（$P<0.05$）。尼莫地平可有效降低颅内压，阻断脑损伤后神经细胞钙超载，可调节炎性反应，提高患者预后。

我国浙江大学医学院附属第二医院神经重症科医师俞小莉为探究尼莫同配合康复性疗法对于颅脑创伤患者四肢运动功能的影响入组了 78 例颅脑创伤患者进行随机分组。分为实验组和对照组，每组各 39 名患者，对照组患者使用基础康复疗法进行治疗，实验组患者在此基础上配合使用尼莫同进行治疗。并对两组患者治疗前后的四肢运动能力、肢体协调性、平衡感以及患者总体满意度进行比对。结果显示：接受康复性治疗之后，两组患者的躯体运动能力及肢体协调性均有上升，但对照组的患者中出现头晕、头疼、恶心、嗜睡及呕吐等不适反应的人数明显多余试验组；试验组患者的平均痊愈时间短于对照组患者，试验组患者总体满意程度高于对照组。故康复性疗法在

尼莫同的配合治疗下，能够降低颅脑创伤患者治疗过程中不适反应的发生率，且可以在一定程度上加快治疗进程。

2009 年科克伦循证医学中心发表《钙拮抗剂与急性颅脑创伤》的系统性综述，纳入 6 项随机安慰剂对照试验，共包括 1 862 名受试者。对尼莫地平 4 项 HIT 研究的荟萃分析结果显示，对于没有选择的颅脑创伤，没有证据支持尼莫地平能提高治疗效果。

2013 年发表的钙拮抗剂治疗颅脑创伤的 Meta 分析，纳入包括 9 项研究在内的 12 篇参考文献，共包括 2 182 名受试者，其中 2 项为尼卡地平，7 项为尼莫地平的研究，治疗组病死率 23%，对照组病死率 25%，两组间病死率无显著性差异（$P=0.44$），治疗组预后不良率 39%，略低于对照组 41%，差异无统计学意义（$P=0.26$），预后良好率两组间也无统计学差异（$P=0.52$）。

（二）钙拮抗剂对外伤性蛛网膜下腔出血的治疗作用

钙拮抗剂尼莫地平显著减少动脉瘤性蛛网膜下腔出血（aneurysmal subarachnoid hemorrhage, aSAH）后迟发性缺血障碍，使脑血管痉挛所致死亡和致残的相对危险度明显下降。美国心脏协会（AHA）、加拿大、欧洲等多个国家和地区的 aSAH 诊疗指南中均推荐尼莫地平为防治脑血管痉挛（CVS）的首选药物，并推荐使用方法为口服尼莫地平（60 mg/4 h）预防迟发性缺血事件，对于无法口服尼莫地平的患者，可采用静脉给药。目前，对于动脉瘤性蛛网膜下腔出血的患者，已有关于在脑室内注入尼莫地平缓释微粒制剂（EG-1962）的前瞻性随机对照试验，但结果表明：脑室内注入尼莫地平缓释微粒制剂（EG-1962）的患者仍然会出现血管痉挛等不良事件。此外，有外国学者使用一种新型的给药方式：立体定向导管脑室-胸膜吻合术（STX-VCS）来评估往脑室内注入尼莫地平是否安全，结果提示：选择高危患者行脑室-胸膜吻合术可降低患者迟发性脑梗死的发生率及相关死亡率，改善患者的预后。

蛛网膜下腔出血最主要的危害是脑血管痉挛，继而导致缺血性脑损害，tSAH 同样存在此病

理生理机制,加剧继发性脑损伤,应用钙拮抗剂能降低血管痉挛及所致的缺血性障碍。颅脑创伤病例有接近 60% 的比例合并有外伤性蛛网膜下腔出血,增加 2 倍病死率。HIT Ⅱ 研究钙拮抗剂对颅脑创伤的治疗作用无统计学差异,但对其中合并 tSAH 亚组资料的疗效进行分析发现,合并 tSAH 210 例。在首次 CT 检查发现 tSAH 的患者中,尼莫地平能显著地降低 tSAH 患者的病死率和致残率。尼莫地平治疗的患者中有 51% 预后不良,而安慰剂组中则达到 66%,不良预后下降了 15%,病死率由 46% 减为 32%($P < 0.05$),病死率的降低并未引起持续植物状态生存和重残比例的增加。尼莫地平治疗的生存者中,创伤后癫痫的发生率低于安慰剂治疗者(尼莫地平组 13%,安慰剂组 20%)。

德国在 21 个医学中心对 123 例 tSAH 患者进行了尼莫地平治疗 tSAH 的三期临床前瞻性双盲研究(HIT Ⅲ)。结果也发现尼莫地平能显著地降低 tSAH 患者的死残率,尼莫地平治疗的患者中有 25% 预后不良,而安慰剂组中则达到 46%,不良预后下降了 21%($P < 0.05$)。改良 Hijdra 积分法和 Fisher 分级法均发现尼莫地平疗效与 tSAH 出血量有关。中等出血量的 tSAH 患者中,尼莫地平治疗组的不良预后率显著低于安慰剂组(61% vs. 24%,$P < 0.01$);大量出血的 tSAH 患者中也得到类似的结果(85% vs. 55%,$P < 0.05$);小量出血的患者中两组间差异无统计学意义。结论:该研究证实了尼莫地平能显著改善 tSAH 患者的预后,降低病死率和病残率,而且不增加颅内压。

为了进一步证明尼莫地平在治疗 tSAH 患者中的疗效,包括上海长征医院在内的在全世界 13 个国家 37 个医学中心已进行了四期尼莫地平治疗 592 例 tSAH 患者的临床前瞻性双盲研究(HIT Ⅳ),其结果与前 3 期研究结果大相径庭。尼莫地平治疗组重残和病死率为 33.8%;安慰剂对照组重残和病死率为 26.1%;尼莫地平治疗组预后良好率为 66.2%;安慰剂对照组预后良好率为 73.9%,充分证明尼莫地平无效(未发表)。

2013 年发表在印度的一项尼莫治疗 GCS≤8 分的重型弥漫性脑损伤的随机对照研究,入组 97 例,其中 tSAH 39 例,尼莫地平治疗组 50 例,给予 30 mg q6 h 共 3 周的治疗,安慰剂治疗对照组 47 例,6 个月进行随访,两组间在功能和神经心理预后方面均无统计学差异,即使是对于 tSAH 病例,也无统计学差异,未见药物相关性不良反应。该研究认为尼莫地平不能提高重型弥漫性颅脑创伤及合并有 SAH 的重型颅脑创伤的治疗效果。

我国学者漆松涛对尼莫地平治疗 138 例 tSAH 的研究发现,尼莫地平治疗组脑梗死发生率 11.43%,对照组脑梗死发生率 23.53%,有统计学差异($P < 0.05$);尼莫地平治疗组脑积水发生率 14.29%,对照组脑积水发生率 32.35%,有统计学差异($P < 0.05$);尼莫地平治疗组患者病死率低于对照组,恢复良好率高于对照组($P < 0.05$)。

张建宁等纳入 92 例 tSAH 病例,研究组 46 例,对照组 46 例,早期给予尼莫地平治疗,结果发现治疗组脑血管痉挛(CVS)发生率(15.22%)低于对照组(43.48%),差异有统计学意义($\chi^2 = 8.859$,$P < 0.05$),2 组不同时间的 Vp 值、GCS 和颅内压差异有统计学意义($P < 0.05$),3 个月后治疗组预后不良率(30.43%)低于对照组(54.35%),差异有统计学意义($\chi^2 = 5.386$,$P < 0.05$)。

余国峰等将 60 例合并外伤性蛛网膜下腔出血的重型颅脑创伤患者随机分为尼莫同组和对照组。尼莫同组予以尼莫同 40 mg 24 小时微泵维持匀速静脉注射,疗程 10 天,后改为尼莫同片 60 mg,每天 4 次,疗程 15 天。对照组除未给予尼莫同外,其他治疗相同。记录两组入院后 10 天 GCS 评分及监测 7 天的颅内压变化,行统计学分析;治疗后 6 个月时对两组 GOS 评分及脑积水、脑梗死等并发症的发生率进行比较,行统计学分析。结果尼莫同组 GCS 评分从治疗第 4 天始明显高于对照组($P < 0.05$);尼莫同组颅内压在前 3 天略高于对照组,但不存在统计学差异,自治疗后第 4 天开始则明显低于对照组($P < 0.05$);尼莫同组脑梗死、脑积水发生例数明显少于对照组,迟发性出血例数略多于对照组,但两组无统计学差异;治疗后 6 个月 GOS 评分尼莫同组明显优于对照组。两组存在统计学差异($P < 0.01$)。结论:尼

莫同对重型颅脑创伤合并外伤性蛛网膜下腔出血有明显的治疗作用。

北京红十字会 999 急诊抢救中心神经外科张敏等探讨了尼莫地平防治创伤性蛛网膜下腔出血早期脑血管痉挛的疗效。入组了 60 例创伤性蛛网膜下腔出血患者,并随机分为 2 组,对照组 30 例采用常规综合治疗,治疗组 30 例在此基础上给予尼莫地平注射持续静脉泵入。结果提示:尼莫地平组 30 例患者中 27 例 MCA 血流速度明显降低,对照组 30 例患者中仅 8 例大脑中动脉(middle cerebral artery, MCA)血流速度有所降低。尼莫地平组再出血 2 例;对照组再出血 6 例,其中 3 例病情恶化行手术治疗,2 例出现外伤性脑梗死。说明尼莫地平治疗创伤性蛛网膜下腔出血早期血管痉挛的疗效确切,可显著改善患者预后。

我国学者左敏现探讨了尼莫地平在创伤性蛛网膜下腔出血治疗中的应用价值。纳入了 90 例创伤性蛛网膜下腔出血患者,分为对照组和试验组。对照组采用常规营养神经、脱水降低颅内压,试验组在对照组基础上给予尼莫地平进行治疗。结果提示试验组创伤性蛛网膜下腔出血治疗总有效率高于对照组($P<0.05$);试验组不良反应发生率和对照组无显著差异($P>0.05$);试验组患者脑血管痉挛发生率低于对照组($P<0.05$);干预前两组格拉斯哥预后评分、生存质量评分无显著统计学差异($P>0.05$);治疗后试验组格拉斯哥预后评分、生存质量评分优于对照组($P<0.05$)。干预前两组大脑动脉收缩峰流速、颅内压平均水平无显著统计学差异($P>0.05$);治疗后试验组大脑动脉收缩峰流速、颅内压平均水平优于对照组($P<0.05$)。尼莫地平在创伤性蛛网膜下腔出血治疗中的应用价值高,可有效地改善患者临床症状和预后,改善大脑动脉收缩峰流速,降低颅内压,减少不良预后的发生,预防脑血管痉挛,促进患者生存质量的提高,效果确切。

此外,黑龙江省佳木斯市中心医院神经外科医师朱子煜也探讨了尼莫地平治疗创伤性蛛网膜下腔出血的疗效。入组了 76 例创伤性蛛网膜下腔出血患者,分为两组,其中,对照组采用常规治

疗,试验组在此基础上加用尼莫地平治疗。结果提示实验组的 Vp 值较对照组 7 天($t=3.989$, $P=0.001$)、14 天($t=4.359, P=0.002$)、21 天($t=4.472, P=0.001$)显著下降;GCS 评分试验组 7 天($t=3.949, P=0.001$)、14 天($t=4.610, P=0.002$)、21 天($t=4.582, P=0.002$)上升趋势明显优于对照组,且组间、不同时间段及组间与不同时间点交互作用均有统计学意义($P<0.05$),且试验组对于创伤性蛛网膜下腔出血的治疗总有效率明显优于对照组。故尼莫地平对于创伤性蛛网膜下腔出血患者疗效显著。

2006 年《柳叶刀神经病学》发表的尼莫地平治疗 tSAH 的系统性综述,1 074 例创伤性蛛网膜下腔出血,尼莫地平治疗组预后不良率(39%),病死率 26%,对照组预后不良率(40%),病死率 27%,两组间均无统计学差异,但同时对 HIT 研究方法进行了评估,根据 Jadad scale 评分,HIT Ⅳ研究只有 2 分,在所有 4 项 HIT 研究中质量评分最低。2009 年科克伦循证医学中心发表的对钙拮抗剂治疗颅脑创伤系统性综述中,也对 HIT 研究的质量进行评估,结果表明 HIT Ⅱ～Ⅲ研究均无偏倚风险,而对 HIT Ⅳ研究提出质疑,认为其隐蔽分组(allocation concealment)可能不够完善。通过客观回顾和分析提示,HIT Ⅳ研究的质量可能存在一些问题。

2009 年《钙拮抗剂与急性颅脑创伤》的系统性综述,在 tSAH 亚组患者中尼莫地平组病死率显著降低(26.9% vs. 38.9%,OR 0.59,95% CI 0.37～0.94),总病死率和重度病残率也显著降低(48.2% vs. 57.9%,OR 0.67,95% CI 0.46～0.98)。说明尼莫地平能够改善 tSAH 患者的预后。相对于 HIT Ⅳ研究的局限性、公开数据有限、研究质量不确定,科克伦循证医学中心的荟萃分析结果更为全面和客观,更能为临床实践提供有价值的指导。但有研究指出此系统性综述剔除了 HIT4 研究中部分病例,对于 tSAH 可能过高评价了药物的有利作用,而过低评估发生的不良事件。

2013 年发表的钙拮抗剂治疗颅脑创伤的 Meta 分析,对 tSAH 亚组分析,研究组病死率

23%,低于对照组 32%,但差异无统计学意义(P=0.06),治疗组预后不良率 39%低于对照组 40%,差异无统计学意义(P=0.33);认为钙拮抗剂减少了 tSAH 的死亡比例。

2022 年发表的尼莫地平治疗蛛网膜下腔出血疗效的 Meta 分析,对 tSAH 亚组进行分析,这些研究之间没有发现异质性($I^2=0.0\%$,$P=0.949$),治疗组有效率显著高于对照组($OR=3.21$;$95\% CI$:$2.25\sim4.58$;$P<0.001$),故认为尼莫地平对于创伤性蛛网膜下腔出血患者是有效的。

(三) 钙拮抗剂治疗颅脑创伤的安全性

1. 颅内压 颅内压升高是导致颅脑创伤患者死亡的重要原因之一。HIT Ⅲ研究表明,与安慰剂相比,尼莫地平并不增加 tSAH 患者颅内压升高的风险。2009 年发表的另一项小规模研究也表明,尼莫地平对重度颅脑创伤患者的颅内压无不良影响。

2. 再出血 尼莫地平选择性扩张痉挛的血管,故可降低血管内压力,从而通过减小血管跨壁压梯度来降低出血风险;而且,尼莫地平只能阻断功能良好的血管平滑肌细胞钙超载,故不会扩张血管出血口的平滑肌细胞,因此不增加出血口口径。所以,从机制上来说尼莫地平不增加再出血风险。2009 年科克伦循证医学中心对尼莫地平治疗 tSAH 的系统性综述表明,尼莫地平不增加再出血的发生率。

3. 低血压 2009 年科克伦循证医学中心系统性综述显示,尼莫地平组低血压的发生率有所增加(12.0% vs. 7.4%,OR 1.74,95% CI:1.20~2.52)。临床医师在使用尼莫地平时,要防治可能产生的低血压。持续动脉有创血压监测和其他生理参数监测,根据 CVP 持续静脉液体输入,必要时使用血管活性药物能维持血压的稳定。

4. 其他 2013 年发表的钙拮抗剂治疗颅脑创伤的 Meta 分析,接受尼莫地平治疗组药物相关性副作用,包括呼吸障碍、过度通气、高钠血症、贫血、心电异常、肾功能障碍、静脉炎、皮疹和低钙血症等,与对照组均无差异(P=0.33)。2020 年发表的持续动脉内输注尼莫地平治疗蛛网膜下腔出血的系统性综述共纳入 8 篇报道 136 例患者的文章并进行分析。持续动脉内输注尼莫地平的副作用包括动脉低血压、肝素诱导的血小板减少症、心房颤动或扑动、感染、急性肾损伤、肝脏和胃肠道副作用。但作者指出仍需大量的前瞻性研究进一步探讨。

(四) 钙拮抗剂治疗颅脑创伤使用方法

对于需使用尼莫地平的 tSAH 患者,推荐的使用方法为:起始剂量为 0.5 mg/h,如耐受良好,2 小时后增加至持续静脉泵入 1~2 mg/h,能口服或鼻饲后,替换为 30~60 mg,q4~6 h,疗程 2~3 周。有报道在 tSAH 后出现神经功能状态恶化,脑血管造影明确血管痉挛后,可以采取动脉内直接给药的方法,3 mg 稀释成 60 mL,予 2 mL/h 持续动脉内泵入。

四、小结

由于颅脑创伤后继发性脑损伤病理生理机制复杂,血管痉挛及迟发性缺血障碍在不同类型颅脑创伤中继发性脑损伤机制中的作用不尽相同,目前有关钙拮抗剂对颅脑创伤患者和外伤性蛛网膜下腔出血患者的疗效仍有争议。国内外临床研究和系统性综述研究发现尼莫地平对于无 tSAH 的颅脑创伤患者无效,但能降低 tSAH 患者的死残率、减少外伤性脑梗死、脑积水和癫痫的发生,且安全性良好。建议钙拮抗剂不常规用于所有未经选择的颅脑创伤病例;对于合并蛛网膜下腔出血的颅脑创伤患者(tSAH),早期钙拮抗剂能降低死残率、减少外伤性脑梗死、脑积水和癫痫的发生,且安全性良好,不会增加颅内压和再出血的风险,可推荐使用,但需要防治可能出现的低血压。

五、前景与展望

颅脑创伤后,神经元和星形胶质细胞经历快速和持久的细胞内钙增多,不仅导致凋亡和坏死细胞的死亡,也可导致存活细胞的长期功能障碍。体外研究证实,无论是 L 型或 N 型钙拮抗剂均能成功降低钙负荷,减少神经元和胶质细胞的死亡及功能障碍;颅脑创伤模型研究证实钙拮抗剂减少细胞死亡和改善认知功能。钙拮抗剂成功应用临床的可能性目前仍未被证实,也未被排除,仍需要去研究和探索钙拮抗剂在颅脑创伤中的应用。

基于目前有单中心的随机对照研究试验能证实钙拮抗剂治疗颅脑创伤包括创伤性蛛网膜下腔出血的有效性,但仍需要大的设计良好的 RCT 研究去评价钙拮抗剂在颅脑创伤尤其是创伤性蛛网膜下腔出血中的治疗效果,包括预后、生活质量和药物的经济效益。

六、主要依据(表 16‐1)

表 16‐1　尼莫地平治疗颅脑创伤和外伤性蛛网膜下腔出血的临床研究与系统性综述

作者	研究摘要	结果
多中心协作组(HIT,第1期)	251 例颅脑创伤前瞻性研究,176 例患者尼莫地平组,175 例患者对照组	尼莫地平组恢复良好率 53%,对照组恢复良好率 49%
多中心协作组(HIT Ⅱ,第 2 期)	852 例颅脑创伤前瞻性研究,423 例患者尼莫地平组,429 例患者对照组;其中 210 例外伤性蛛血性,96 例患者尼莫地平组,114 例患者对照组	尼莫地平组预后不良率 39.5%,对照组预后不良率 40.5%;对 sSAH 亚组分析,尼莫地平组预后不良率 51.0%,对照组预后不良率 66.0%
多中心协作组(HIT Ⅲ,第 3 期)	123 例外伤性蛛血性研究,60 例患者尼莫地平组,63 例患者对照组,尼莫地平 2 mg/h,7~10 天后改 360 mg/d,21 天	尼莫地平组预后不良率 25.0%,对照组预后不良率 46.0%
多中心协作组(HIT Ⅳ,第 4 期)	入组 592 例外伤性蛛血,有效病例 577 例,290 例患者尼莫同组,287 例患者对照组	尼莫同组预后良好率 66.2%,对照组预后良好率 73.9%
Pillai SV	97 例重型弥漫性脑损伤的随机对照研究,其中 tSAH 39 例,尼莫地平治疗组 50 例,给予 30 mg q6h 共 3 周的治疗,安慰剂治疗对照组 47 例	6 个月进行随访,两组间在功能和神经心理预后方面均无统计学差异,即使是对于 tSAH 病例,也无统计学差异,未见药物相关性不良反应
Farhoudi M	40 例 GCS 5~8 分的 DAI 病例等量随机分为 2 组,研究组入院后既给予 60 mg q6h 的尼莫地平口服,检测平均脑血流速度、PI、1 个月后的 GOS 预后评分	尼莫地平治疗组脑血管痉挛率的比例下降,但两组平均血流速度和大脑中动脉 PI 的改变并无统计学差异。1 个月随访,尼莫地平治疗组预后良好率 45%,对照组 30%,但两组间无统计学差异
Aslan	入组重型颅脑创伤 10 例,研究组 5 例(用尼莫地平,前 2 小时 1 mg/h,后 2 mg/h 持续 1 周),对照组 5 例	尼莫地平组 CPP 和 SjVO$_2$更高($P<0.05$),ICP、颈静脉乳酸和颈静脉血糖低于对照组($P<0.05$),GOS 值尼莫地平组高于对照组($P<0.05$)
Vergouwen MD 系统性综述	1 074 例创伤性蛛网膜下腔出血	尼莫地平治疗组预后不良率(39%),病死率 26%,对照组预后不良率(40%),病死率 27%,两组间均无统计学差异
Langham 系统性综述	纳入 6 项随机安慰剂对照试验的系统性综述共 1 862 名 tSAH 受试者	尼莫地平组病死率显著降低(26.9% *vs.* 38.9%,*OR* 0.59,95% *CI* 0.37~0.94),总死亡率和重度病残率也显著降低(48.2% *vs.* 57.9%,*OR* 0.67,95% *CI* 0.46~0.98)
Xu GZ Meta 分析	纳入包括 9 项研究在内的 12 篇参考文献,共包括 2 182 名受试者,其中 2 项为尼卡地平,7 项为尼莫地平的研究	总体治疗组病死率 23%,对照组病死率 25%,治疗组预后不良率 39%,对照组 41%,差异无统计学意义($P=0.26$)。对 sSAH 亚组分析,研究组病死率 23%,低于对照组 32%;治疗组预后不良率 39%,低于对照组 40%
易声禹	118 例重型颅脑创伤患者,60 例尼莫地平组,58 例常规治疗组	尼莫地平组病死率 15.0%,常规治疗组病死率 28.9%

作　者	研　究　摘　要	结　　果
徐如祥	488 例重型颅脑创伤患者,346 尼莫地平组,142 常规治疗组	尼莫地平组病死率18.2%,常规治疗组病死率33.8%
王金林	30 例重型颅脑创伤患者,15 例尼莫地平组,15 例对照组	治疗 24 小时后,尼莫地平组脑组织氧分压高于对照组,3 个月 GOS 预后评分优于对照组
漆松涛	纳入 138 例 tSAH,尼莫地平治疗组 70 例,对照组 68 例	尼莫地平治疗组脑梗死发生率11.43%,对照组脑梗死发生率23.53%;尼莫地平治疗组脑积水发生率14.29%,对照组脑积水发生率32.35%;尼莫地平治疗组患者病死率低于对照组,恢复良好率高于对照组($P<0.05$)
张建宁	纳入 92 例 tSAH 病例,研究组 46 例,对照组 46 例	治疗组脑血管痉挛(CVS)发生率(15.22%)低于对照组(43.48%),2 组不同时间的 Vp 值、GCS 和颅内压差异有统计学意义,3 个月后治疗组预后不良率(30.43%)低于对照组(54.35%)
余国峰	将 60 例合并外伤性蛛网膜下腔出血的重型颅脑创伤患者随机分为尼莫同组和对照组。尼莫同组予以尼莫同 40 mg 24 h 微泵维持匀速静脉注射,疗程 10 天,后改为尼莫同片 60 mg,每天 4 次,疗程 15 天	尼莫同组 GCS 评分从治疗第 4 天开始明显高于对照组($P<0.05$);尼莫同组颅内压自治疗后第 4 天开始则明显低于对照组($P<0.05$);尼莫同组脑梗死、脑积水发生例数明显少于对照组,治疗后 6 个月 GOS 评分尼莫同组明显优于对照组
杨波	入组 80 例,将其中行持续泵入尼莫地平下控制性减压术治疗的 40 例患者设为观察组,行标准大骨瓣减压术治疗的 40 例患者设为对照组	观察组术中、术毕、术后 6 个月颅内压均较对照组同时点显著降低($P<0.05$)。观察组脑梗死发生率为 5.00%,显著低于对照组的 25.00%($P<0.05$);观察组平均脑梗死体积为(5.87 ± 1.14)cm³,显著小于对照组的(11.72 ± 2.96)cm³($P<0.01$)
朱贤富	GCS 评分≤8 分的 95 例重型儿童颅脑创伤患者,随机分为试验组和对照组。试验组患者常规加尼莫地平治疗,对照组常规治疗	试验组患者治疗 3、5、7 天时,颅内压低于对照组($P<0.05$);试验组患者 CaM 和 IL-1β 水平低于对照组($P<0.05$),IL-4 和 IL-10 水平高于对照组($P<0.05$);伤后第 7 天试验组恢复率较对照组高($P<0.05$),3 个月后试验组患者预后较对照组高($P<0.05$)
俞小莉	入组了 78 例颅脑创伤患者进行随机分组。分为实验组和对照组,每组各 39 名患者,对照组患者使用基础康复疗法进行治疗,实验组患者在此基础上配合使用尼莫同进行治疗	接受康复性治疗之后,两组患者的躯体运动能力及肢体协调性均有上升,但对照组的患者中出现头晕、头疼、恶心、嗜睡及呕吐等不适反应的人数明显多余实验组;实验组者的平均痊愈时间短于对照组患者,实验组患者总体满意程度高于对照组
张敏	入组了 60 例创伤性蛛网膜下腔出血患者,并随机分为 2 组,对照组 30 例采用常规综合治疗,治疗组 30 例在此基础上给予尼莫地平注射持续静脉泵入	尼莫地平组 30 例患者中 27 例 MCA 血流速度明显降低,对照组 30 例患者中仅 8 例 MCA 血流速度有所降低。尼莫地平组再出血 2 例;对照组再出血 6 例,其中 3 例病情恶化行手术治疗,2 例出现外伤性脑梗死
左敏现	90 例创伤性蛛网膜下腔出血患者,分为对照组和试验组。对照组采用常规营养神经、脱水降低颅内压,试验组在对照组基础上给予尼莫地平进行治疗	试验组创伤性蛛网膜下腔出血治疗总有效率高于对照组($P<0.05$);试验组不良反应发生率和对照组无显著差异($P>0.05$);试验组患者脑血管痉挛发生率低于对照组($P<0.05$);干预前两组格拉斯哥预后评分、生存质量评分无显著统计学差异($P>0.05$);治疗后试验组格拉斯哥预后评分、生存质量评分优于对照组($P<0.05$)。干预前两组大脑动脉收缩峰流速、颅内压平均水平无显著统计学差异($P>0.05$);治疗后试验组大脑动脉收缩峰流速、颅内压平均水平优于对照组($P<0.05$)

续　表

作　者	研　究　摘　要	结　果
朱子煜	入组了 76 例创伤性蛛网膜下腔出血患者,分为两组,其中,对照组采用常规治疗,试验组在此基础上加用尼莫地平治疗	实验组的 Vp 值较对照组 7 天($t=3.989,P=0.001$)、14 天($t=4.359,P=0.002$)、21 天($t=4.472,P=0.001$)显著下降;GCS 评分实验组 7 天($t=3.949,P=0.001$)、14 天($t=4.610,P=0.002$)、21 天($t=4.582,P=0.002$)上升趋势明显优于对照组,且组间、不同时间段及组间与不同时间点交互作用均有统计学意义($P<0.05$),且实验组对于创伤性蛛网膜下腔出血的治疗总有效率明显优于对照组
Jianqiang Liu Meta 分析	纳入了 10 项 RCT 临床研究,其中,9 项为创伤性蛛网膜下腔出血研究,1 项为非创伤性蛛网膜下腔出血研究	与对照组比较,治疗组有效率更高($OR\ 3.21,95\%\ CI\ 2.25\sim4.58;P<0.001$),不良反应发生率较低($OR\ 0.35,95\%\ CI\ 0.19\sim0.67;P¼<0.001$)。 治疗前,两组患者大脑中动脉血流速度、格拉斯哥昏迷评分(GCS)比较,差异均无统计学意义。但治疗后,脑中动脉血流速度($SMD=1.36,95\%\ CI\ 2.28\sim0.49;P¼<0.002$)和 GCS 评分($SMD¼1.24,95\%\ CI\ 0.58\sim1.89;P<0.001$),治疗组明显优于对照组。 对 tSAH 进行亚组分析,这些研究之间没有发现异质性($I^2=0.0\%,P=0.949$),治疗组有效率显著高于对照组($OR=3.21;95\%\ CI\ 2.25\sim4.58;P<0.001$)
D. Viderman 系统性综述	纳入了 8 项临床研究,共 136 名患者	持续动脉内输注尼莫地平的副作用包括动脉低血压、肝素诱导的血小板减少症、心房颤动或扑动、感染、急性肾损伤、肝脏和胃肠道副作用,但仍需大量 RCT 进一步探讨
R. Loch Macdonald	随机选取 6 例受试者(5 例 EG-1962,1 例口服尼莫地平)	随访 90 天后,5 例 EG-1962 患者中有 1 例和 1 例口服尼莫地平患者的 eGOS 出现良好结果。4 例 EG-1962 和 1 例口服尼莫地平的受试者出现血管痉挛。1 例 EG-1962 患者迟发性脑缺血,除 1 例 EG-1962 患者外,所有血管造影血管痉挛患者均接受了抢救治疗。一名接受 EG-1962 治疗的受试者在 5 个月后出现右颈内动脉和大脑中动脉狭窄,导致闭塞和脑梗死。药代动力学显示两组尼莫地平血药浓度相似
Roland Roelz	纳入了 436 例动脉瘤性蛛网膜下腔出血患者。222 例动脉瘤术前患者,214 例动脉瘤术后患者	214 例患者中 57 例(27%)接受 STX-VCS 治疗。立体定向手术导致 1 例(2%)硬膜下血肿。118 例(53%)术前患者和 139 例(65%)术后患者在 6 个月时出现良好的神经系统预后($RR\ 0.79,95\%\ CI\ 0.66\sim0.95$)。术前有 40 例(18.0%)患者发生迟发性脑梗死,术后有 17 例(7.9%)患者发生迟发性脑梗死($RR\ 0.68,95\%\ CI\ 0.57\sim0.86$),迟发性脑梗死总体积分别为 8 933 mL(100%)和 3 329 mL(36%)。分别有 97 例(44%)和 30 例(15%)患者使用诱导性高血压($RR\ 0.55,95\%\ CI\ 0.46\sim0.65$)。30 例(13.5%)患者接受了血管内抢救治疗,5 例(2.3%)患者接受了血管内抢救治疗($RR\ 0.17,95\%\ CI\ 0.07\sim0.42$)

参考文献

请扫描二维码
阅读本章参考文献

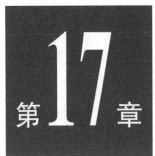

第17章 颅脑创伤患者阿片受体拮抗剂的应用

The use of opioid antagonists in traumatic brain injury

（龙连圣　王聪）

- 颅脑创伤患者早期应用阿片受体拮抗剂（纳洛酮）能明显降低急性中型、重型颅脑创伤患者的颅内压增高幅度，减轻脑水肿，缩短昏迷时间，降低病死率和致残率，从而改善预后及远期生活质量，且具有可靠的安全性。
- 阿片受体拮抗剂（纳洛酮）治疗颅脑创伤主要包括：① 急性中型、重型颅脑创伤患者紧急救治；② 重型颅脑创伤长期昏迷患者促醒；③ 颅脑创伤并发创伤性休克；④ 颅脑创伤合并呼吸功能不全患者。

- 急性中型、重型颅脑创伤患者早期静脉滴注阿片受体拮抗剂（纳洛酮），用药剂量为 0.3 mg/（kg·d），用生理盐水或葡萄糖溶液稀释至 500 mL 后使用输液泵 24 小时持续滴注。连用 3 天后，改为 0.1 mg/（kg·d），连用 10 天后停药。重型颅脑创伤长期昏迷成年患者用量 4～8 mg/d，具体疗程根据患者意识状态恢复情况确定。其他患者用药剂量和疗程根据具体病情决定。治疗过程中注意监测患者的肝肾功能水电解质情况。

一、概述

正常情况下，人体内源性阿片类物质对于调节神经、精神、内分泌、呼吸、循环等全身生理活动有重要作用。然而，在应激状态下，如患者遭受颅脑创伤时，肽能神经会释放过多的内源性阿片类物质（如 β 内啡肽、强啡肽、亮啡肽等），这些物质与相关受体（如 μ、κ、δ、σ 等受体）结合，诱发机体发生一系列病理生理改变，导致继发性颅脑创伤，主要表现为：① 抑制循环中枢功能，导致脑血流量减少，加重脑组织缺血缺氧；② 影响脑干网状结构及呼吸中枢，加重意识障碍，抑制呼吸；③ 引起脑组织内小动脉强烈收缩，进一步加重脑组织缺血缺氧；④ 增加毛细血管通透性，导致血管源性脑水肿。

阿片受体拮抗剂对中枢神经系统的 μ、κ、δ、σ 等受体均有拮抗作用，能阻断过量的内源性阿片

类物质对神经功能的损害，并改善神经细胞的能量代谢，减少神经元细胞凋亡和坏死。纳洛酮（naloxone）作为阿片受体的非特异性拮抗剂（opioid antagonist）之一，于 1960 年由 Feshman 首先合成，自 1971 年开始应用于阿片类药物及其他麻醉镇痛药中毒的抢救。随着纳洛酮对中枢神经系统药理作用基础和临床研究的深入，目前研究认为，在急性颅脑创伤后，脑脊液中 β-内啡肽和强啡肽含量明显升高，升高程度与伤情轻重和意识障碍程度呈正相关，纳洛酮能有效地拮抗 β-内啡肽和强啡肽等内源性阿片类物质所导致的继发性颅脑病理损伤过程。

国内外一些研究机构对纳洛酮在急性颅脑创伤后的治疗效果进行了一系列动物实验，观察到一些积极的治疗效果；在临床上，纳洛酮也已用于治疗与内源性阿片类物质异常释放有关的多种疾病，如休克、呼吸抑制、神经系统损伤等。国外多

中心随机对照试验已经证实大剂量纳洛酮治疗急性脊髓损伤的疗效和安全性;2001 年我国中华医学会神经外科学分会亦组织并实施了纳洛酮治疗急性颅脑创伤随机双盲多中心前瞻性的临床研究,评估了国内 18 家医院 511 例受试患者的纳洛酮疗效和用药安全性,该研究率先报道了纳洛酮治疗急性颅脑创伤的确切疗效。随后纳洛酮治疗颅脑创伤这一治疗方案被国内同行广泛认可,各种纳洛酮治疗颅脑创伤的前瞻性临床研究相继在国内各家医院开展。

二、论点形成过程

首先通过 MEDLINE 查阅 1980 年以来,以阿片受体拮抗剂或纳洛酮和颅脑创伤为关键词的相关文章,选择部分高级别临床研究文献、客观评估纳洛酮在治疗急性中型、重型颅脑创伤患者中的作用。

在此基础上总结近 20 年来纳洛酮治疗急性中型、重型颅脑创伤的相关文献,通过系统评价的方法,分析疗效指标,客观评价纳洛酮在急性中型、重型颅脑创伤早期应用的有效性和安全性,以期为临床提供一定的参考依据。

三、科学基础与循证医学证据

近 20 年来我国神经外科相继开展了纳洛酮治疗急性中型、重型颅脑创伤的前瞻性临床研究,纳洛酮在急性中型、重型颅脑创伤早期应用的有效性和安全性大多数结果令人满意。

2001 年,由中华医学会神经外科学分会组织、国内 18 家医院实施完成金尔伦(盐酸纳洛酮)对受试者的疗效和用药安全性观察。从 18 家医院选出符合入组标准的 511 例急性中型、重型颅脑创伤患者,随机分为金尔伦组($n=256$)和安慰剂组($n=255$)。病死率分别为金尔伦组 12.5%,安慰剂组 17.3%($P<0.05$)。金尔伦组患者 GCS 评分在用药后第 5 天开始明显优于安慰剂组($P<0.05$)。治疗结束后金尔伦组患者 GOS 评分明显优于安慰剂组($P<0.05$)。金尔伦组患者语言功能评分和生活质量状况评分也明显优于安慰剂组($P<0.05$)。另外试验过程中未发现因用药

造成的毒副反应。

2003 年,江苏大学附属医院采用完全随机、双盲、对照临床研究,选择 112 例急性重型颅脑创伤患者,56 例采用颅脑创伤常规治疗加盐酸纳洛酮药物治疗,另 56 例仅采用颅脑创伤常规治疗。研究结果发现纳洛酮治疗组觉醒天数明显短于常规治疗组,纳洛酮治疗组病死率为 14%,常规治疗组为 25%,纳洛酮治疗组重残率为 11%,常规治疗组为 27%($P<0.05$)。同一年,广东省南海市人民医院神经外科按入院顺序配对实验法,将 86 例急性中型、重型颅脑创伤患者分为常规治疗组和纳洛酮治疗组各 43 例,纳洛酮治疗组患者在常规治疗的基础上加用纳洛酮治疗,用药剂量为 0.3 mg/kg,用输液泵 24 小时连续静滴连用 3 天,第 4~10 天剂量为 4.8 mg/d,共用 10 天。研究结果发现纳洛酮治疗组治疗后第 7 天 GCS 评分高于常规治疗组,血浆内皮素含量及脑电图的异常率低于常规治疗组($P<0.05$)。

2004 年,中国人民解放军第 180 医院报道 116 例伤后 12 小时入院急性重型脑创伤(GCS<8 分)患者,在常规综合治疗基础上随机分为 2 组,纳洛酮治疗组 59 例,每天 8 mg 纳洛酮持续微量泵静推,以 57 例同等伤情未用纳洛酮治疗病例为对照组,于治疗后采用特异性放射免疫分析法测定血浆内皮素含量,观察 GCS 评分并与对照组进行比较。研究结果也表明治疗组伤后第 5 天、10 天治疗组血浆内皮素值明显低于对照组($P<0.05$),纳洛酮治疗组恢复良好率 39.0%、中残率 20.3%、病死率 25.4%;对照组恢复良好率 21.1%、中残率 15.8%、病死率 43.8%($P<0.05$),也证明伤后早期应用大剂量纳洛酮可以明显降低急性重型颅脑创伤患者血浆内皮素水平,改善预后。同一年,江苏省如皋市人民医院及四川省泸州医学院附属医院也相继报道了盐酸纳洛酮在急性颅脑创伤中的应用情况,均具有较好的疗效。

2005 年,四川大学华西医院神经外科医师按完全随机化原则将 260 例急性重型颅脑创伤患者随机分为治疗组 140 例和对照组 120 例,对照组给予常规治疗,治疗组在常规治疗的基础上早期使用阿片受体拮抗剂,结果表明治疗组 ICP 增高

幅度和脑水肿程度均较对照组显著减轻（$P<0.05$）；GCS评分明显优于对照组（$P<0.05$）；6个月后病死率、重残率及语言、肢体功能障碍均显著少于对照组（$P<0.01$）。从而证明阿片受体拮抗剂可降低急性重型颅脑创伤患者 ICP 增高的幅度，减轻脑水肿，缩短昏迷时间，降低病死率和致残率，促进患者神经功能恢复，改善预后。同年，广东省多家医院也相继报道了盐酸纳洛酮在重型颅脑创伤患者救治中的应用效果及其临床意义，如兴宁市人民医院、汕头市第二人民医院及佛山市南海区盐步医院，均表明盐酸纳洛酮在重型颅脑创伤救治中，疗效可靠，使用安全，临床应用前景广阔。

2006年，四川大学华西医院神经外科冯桥显医师对120例急性重型闭合型颅脑创伤患者进行前瞻性临床研究。120例患者随机分为两组，62例患者为纳洛酮治疗组，另58例为常规治疗组。对照组给以常规治疗，治疗组在常规治疗的基础上在伤后24小时内静脉注射盐酸纳洛酮，用法为 $0.4\,mg/(kg \cdot d)$，3天后 $0.2\,mg/(kg \cdot d)$，7天后 $6\,mg/d$ 静滴，至第14天停药。结果表明治疗组第7天颅内压 $[(2.35\pm0.47)kPa]$ 显著低于对照组 $[(3.12\pm0.51)kPa]$（$P<0.05$）。伤后6个月随访结果显示治疗组的病死率较对照组降低16.62%，重残率较对照组降低14.69%，语言及肢体功能障碍发生率较对照组降低20.08%（$P<0.05$）。同一年，国内多家医院也相继报道了盐酸纳洛酮在重型颅脑创伤中的应用效果及其临床意义，如广东省肇庆市大旺区人民医院、南方医科大学附属南方医院。可见早期应用盐酸纳洛酮对降低颅内压、改善意识状态和预后有一定作用，从而为重型颅脑创伤的救治提供了一种新的治疗手段。

2010年，河南省南阳医专第一附属医院神经外科对127例年龄<50岁的急性重型颅脑创伤患者进行前瞻性临床纳洛酮治疗（$n=67$）和常规治疗（$n=60$）对照研究。对照组采用常规治疗，如应用脱水剂、抗生素、止血药、保护脑细胞、防止血管痉挛、保持呼吸道通畅等常规治疗，根据手术适应证进行手术治疗；纳洛酮组除应用盐酸纳洛酮

治疗，余治疗方法均与对照组相同。纳洛酮组应用盐酸纳洛酮 $8\,mg/d$，静脉微量泵持续静滴，连续 $10\sim14$ 天，以后减量为 $4\,mg/d$，维持7天后停药。结果显示纳洛酮组伤后5天内呼吸异常率为43%，心律异常率为53%，对照组伤后5天内呼吸异常率为57%，心律异常率为64%（$P<0.05$）。纳洛酮组患者呼吸循环较快恢复稳定，呼吸异常和心律异常率明显减少。伤后6个月纳洛酮治疗组患者脑功能恢复良好率（48.0%）优于常规对照组（28.0%）（$P<0.05$）。

2014年，东莞市常安医院神经外科医师将接受治疗的78例醉酒后重型颅脑创伤患者随机分成两组，进行临床前瞻性研究。第1组对照组39例患者采用重型颅脑创伤常规治疗，如降低颅内压、利尿、脱水、扩张血管、解痉、营养细胞等。第2组观察组在对照组的基础上加用盐酸纳洛酮注射液治疗。临床结果表明经过治疗后观察组颅内压 $>250\,mmH_2O$、重度脑水肿患者比率均为17.95%，而对照组患者分别为43.59%、51.28%。观察组治疗10天意识转清率、伤后3个月恢复良好率分别为56.41%、46.15%。对照组患者分别为35.90%、30.77%（$P<0.05$），也证明在治疗重型颅脑创伤患者时，盐酸纳洛酮可以改善脑代谢及醉酒患者的酒精中毒、减轻脑水肿、降低颅内压，从而缩短意识清醒时间，改善患者的预后。

2017年，吉林市中心医院神经外科把68例急性重型颅脑创伤患者随机分为观察组与对照组各34例。两组均根据具体病情予以颅内血肿清除、去骨瓣减压、脱水降颅压、营养神经、调节水电解质酸碱失衡等基础治疗，观察组予以大剂量纳洛酮治疗，对照组予以胞二磷胆碱治疗。结果显示纳洛酮组治疗10天后显效率76.47%，高于胞二磷胆碱组的52.94%（$P<0.05$）。纳洛酮组治疗3个月后恢复良好率73.53%，高于胞二磷胆碱组的47.06%（$P<0.05$）。也证明大剂量纳洛酮相比胞二磷胆碱能更好地改善重型颅脑创伤患者的预后。

2019年，重庆市南川区人民医院以近3年收治的80例急性重型颅脑创伤患者为研究对象，随机分为对照组和观察组，两组患者均给予常规药

物治疗,观察组患者入院后立即给予盐酸纳洛酮 4 mg 静脉缓慢推注,推注后继续予以 0.4 mg/(kg·d) 静脉泵入,3 天后剂量改为 0.2 mg/(kg·d),第 6 天开始给予 4～6 mg/d 静脉维持,直至第 10 天。结果发现治疗后观察组患者的颅内压明显低于对照组患者($P<0.01$);定向力、瞬时记忆和短时记忆等简易智力状态检查量表(mini-mental state examination,MMSE)评分均高于对照组患者($P<0.05$);观察组中患者的清醒时间短于观察组($P<0.01$)。进一步表明盐酸纳洛酮对急性重型颅脑创伤患者有较好的治疗效果,可明显改善患者的认知功能和颅内压,具有良好的应用价值。但关于盐酸纳洛酮能否引起中枢神经系统副反应的发生,以及其具体的临床安全性仍然需要深入探讨。

2020 年,河南省人民医院收集到 2014 年到 2019 年救治的 60 例急性重型颅脑创伤昏迷患者,其中 30 例患者为采用神经节苷脂等常规治疗,另 30 例患者采用神经节苷脂联合纳洛酮治疗。伤后 2 周,研究组治疗后美国国立卫生研究院卒中量表(National Institute of Health Stroke Scale,NIHSS)、认知自评量表(cognitive self-evaluation scale,CSS)评分均低于对照组($P<0.05$)。研究组疾病知识、治疗态度、心理状态、疲劳、饮食、精神、睡眠等生存质量评分均高于对照组($P<0.05$)。研究组治疗后血清神经肽 Y、肿瘤坏死因子-α、C 反应蛋白水平均低于对照组($P<0.05$)。伤后 3 个月随访结果发现,纳洛酮治疗组良好率 30.0%、中残率 56.7%;常规对照组恢复良好率 13.3%、中残率 33.3%($P<0.05$)。本研究也证明神经节苷脂联合纳洛酮治疗急性重型颅脑创伤的疗效优于单用神经节苷脂,可促进患者神经功能恢复,改善患者预后,提高生存质量,降低致残率。

2021 年,重庆市开州区中医院将收治的 44 例急性重型颅脑创伤患者(GCS 3～8 分),按随机数字表法分为对照组和观察组,各 22 例。入院后,对照组患者行常规治疗配合呼吸机辅助通气。观察组患者在对照组治疗基础上加用盐酸纳洛酮注射液 4 mg,静脉注射,以 0.3 mg/kg 持续微量泵注,3 天后减量为 0.2 mg/kg 微量泵注,7 天后减量为 0.1 mg/kg 微量泵注,每日 1 次,持续治疗 14 天。研究结果发现观察组患者的 ICP 显著低于对照组,局部脑氧饱和度($rScO_2$)显著高于对照组($P<0.05$),神经元特异性烯醇化酶(NSE)、S-100β 蛋白水平均显著低于对照组($P<0.05$);GCS、GOS 均显著高于对照组($P<0.05$);NIHSS 评分显著低于对照组($P<0.05$)。从而证明纳洛酮联合呼吸机辅助通气治疗重型颅脑创伤患者临床疗效较好,可有效改善患者的颅内压、脑氧代谢情况,降低脑损伤血清标志物水平,且有助于改善预后及神经功能。

四、小结

国内高级别临床随机对照研究客观地证明了阿片受体拮抗剂(纳洛酮)在治疗急性中型、重型颅脑创伤患者的治疗效果。查阅近 20 年来纳洛酮治疗急性中型、重型颅脑创伤的相关文献,通过系统评价的方法,客观分析也表明:颅脑创伤患者早期应用阿片受体拮抗剂(纳洛酮)能明显降低急性中型、重型颅脑创伤患者的颅内压增高幅度,减轻脑水肿,缩短昏迷时间,降低病死率和致残率,从而改善预后及远期生活质量,且具有可靠的安全性。推荐用药剂量为 0.3 mg/(kg·d),用生理盐水或葡萄糖溶液稀释至 500 mL 后使用输液泵 24 小时持续滴注。连用 3 天后,改为 0.1 mg/(kg·d),连用 10 天后停药。重型颅脑创伤长期昏迷成年患者用量 4～8 mg/d,具体疗程根据患者意识状态恢复情况确定。其他患者用药剂量和疗程根据具体病情决定。治疗过程中注意监测患者的肝肾功能水电解质情况。

五、前景与展望

纳洛酮作为非选择性的阿片受体拮抗剂,对于急性颅脑创伤患者的疗效确切,特别是重型颅脑创伤患者,能显著改善预后,可广泛应用于临床。但目前仍存在几方面问题:① 纳洛酮是一种非选择性的阿片受体拮抗剂,它不仅拮抗痛觉通路上的阿片受体,还影响其他生理功能。这可能导致一系列副作用和不良反应,如呼吸抑制、恶心、呕吐等,尤其在高剂量下。② 目前,关于纳洛酮在急性颅脑创伤中的最佳用药剂量和治疗时间仍不清楚。不同的患者可能需要不同的剂量,而且过早或过晚治疗可能会产生不同效果。③ 纳洛酮可能并不适用于所有急性颅脑创伤患者。某些患者可能对其不敏感,或者可能存在禁忌证,如严重的呼吸抑制或阿片药物的滥用史。因此,需要更多的研究来确定哪些患者能够从纳洛酮治疗中获益。④ 尽管有研究表明纳洛酮可能通过减轻脑水肿、抑制炎症反应和促进神经修复来改善

预后,但其确切作用机制尚不清楚,这使得难以针对特定机制进行定制化治疗。⑤ 对于颅脑创伤患者,治疗的时间窗口非常关键。纳洛酮是否能在特定的时间窗口内发挥最佳效果尚不明确,这可能会影响其应用的实际可行性和有效性。为了更好地理解其在这一领域的应用潜力,需要进行更多的研究以解决治疗剂量、时间、作用机制和患者选择等关键问题。

六、主要依据(表 17 - 1)

表 17 - 1　国内外有关颅脑创伤患者阿片受体拮抗剂应用的研究概要和结论

作　者	研　究　概　要	结　　论
王忠诚,2001	511 例急性中型、重型颅脑创伤患者多中心研究 256 例患者纳洛酮治疗组 255 例患者常规治疗组 (纳洛酮持续静脉泵入 7 天)	纳洛酮治疗组病死率 12.5% 常规治疗组病死率 17.3% GOS、语言功能和生活质量状况评分明显提高 未发现不良反应
杭健育,2003	112 例急性重型颅脑创伤患者前瞻性研究 56 例患者纳洛酮治疗组 56 例患者常规治疗组 (纳洛酮持续静脉泵入 14 天)	纳洛酮治疗组病死率 14.3% 常规治疗组病死率 25.0% 缩短昏迷时间
关国梁,2003	86 例急性中型、重型颅脑创伤患者前瞻性研究 43 例患者纳洛酮治疗组 43 例患者常规治疗组 (纳洛酮持续静脉泵入 10 天)	纳洛酮早期使用可增加脑灌注量 减轻脑水肿 改善颅脑创伤患者预后
高培君,2003	253 例急性轻、中型颅脑创伤患者前瞻性研究 128 例患者纳洛酮治疗组 125 例患者常规治疗组 (纳洛酮持续静脉泵入 10~13 天)	纳洛酮治疗组恢复良好率 82.0% 常规治疗组恢复良好率 71.2% 降低颅内压 致残率两组无明显差异
张银清,2004	116 例急性重型颅脑创伤患者前瞻性研究 59 例患者纳洛酮治疗组 57 例患者常规治疗组 (纳洛酮持续静脉泵入 10 天)	纳洛酮治疗组恢复良好率 39.0% 纳洛酮治疗组病死率 25.4% 常规治疗组恢复良好率 21.1% 常规治疗组病死率 43.8% 明显降低血浆内皮素
顾应江,2004	120 例急性中、重型颅脑创伤患者前瞻性研究 60 例患者纳洛酮治疗组 60 例患者常规治疗组 (纳洛酮持续静脉泵入 10 天)	纳洛酮治疗组恢复良好率 55.0% 常规治疗组恢复良好率 40.0% 未见毒副作用
沈敏慎,2004	68 例急性重型颅脑创伤患者前瞻性研究 38 例患者纳洛酮治疗组 30 例患者常规治疗组 (纳洛酮持续静脉泵入 10 天)	纳洛酮治疗组病死率 31.6% 纳洛酮治疗组 7 天内清醒率 57.0% 常规治疗组病死率 43.3% 常规治疗组 7 天内清醒率 42.0% 重残率和植物生存率无差异

续　表

作　者	研　究　概　要	结　　论
王东军,2005	260 例急性重型颅脑创伤患者前瞻性研究 140 例患者纳洛酮治疗组 120 例患者常规治疗组 (纳洛酮持续静脉泵入 14 天)	纳洛酮治疗组病死率 8.57% 常规治疗组病死率 15.00% 减轻脑水肿
陈亿民,2005	131 例急性重型颅脑创伤患者前瞻性研究 62 例患者纳洛酮治疗组 69 例患者常规治疗组 (纳洛酮持续静脉泵入 10 天)	纳洛酮治疗组病死率 24.2% 常规治疗组病死率 50.7% 重残率无差异
张杰,2005	122 例急性中、重型颅脑创伤患者前瞻性研究 61 例患者纳洛酮治疗组 61 例患者常规治疗组 (纳洛酮持续静脉泵入 4～10 天)	纳洛酮治疗组恢复良好率 49.18% 纳洛酮治疗组病死率 8.20% 纳洛酮治疗组应激性消化溃疡出血率 8.20% 常规治疗组恢复良好率 31.15% 常规治疗组病死率 21.31% 常规治疗组应激性消化溃疡出血率 21.31% 降低颅内压 缩短昏迷时间
黄育驰,2005	69 例急性重型颅脑创伤患者前瞻性研究 37 例患者纳洛酮治疗组 32 例患者常规治疗组 (纳洛酮持续静脉泵入 14 天)	纳洛酮治疗组恢复良好率 73.0% 常规治疗组恢复良好率 46.9% 减轻脑水肿 缩短觉醒时间
冯桥显,2006	120 例急性重型颅脑创伤患者前瞻性研究 62 例患者纳洛酮治疗组 58 例患者常规治疗组 (纳洛酮持续静脉泵入 14 天)	纳洛酮治疗组病死率 16.13% 纳洛酮治疗组重残率 12.90% 常规治疗组病死率 32.75% 常规治疗组重残率 27.59% 降低颅内压
张永明,2006	68 例急性重型颅脑创伤患者前瞻性研究 30 例患者纳洛酮治疗组 38 例患者常规治疗组 (纳洛酮 q6h 静脉滴注 10 天)	纳洛酮治疗组恢复良好率 63.3% 常规治疗组恢复良好率 47.4% 降低颅内压 减轻脑水肿 降低血浆 C 反应蛋白
曾小明,2006	76 例急性重型颅脑创伤患者前瞻性研究 38 例患者纳洛酮治疗组 38 例患者常规治疗组 (纳洛酮持续静脉泵入 17～21 天)	纳洛酮治疗组病死率 10.52% 纳洛酮治疗组并发脑积水率 7.89% 常规治疗组病死率 13.15% 常规治疗组并发脑积水率 18.42% 缩短觉醒时间
靳栋梁,2010	127 例急性重型颅脑创伤患者前瞻性研究 67 例患者纳洛酮治疗组 60 例患者常规治疗组 (纳洛酮持续静脉泵入 17～21 天)	纳洛酮治疗组恢复良好率 48% 常规治疗组恢复良好率 28% 减轻脑水肿 呼吸异常及心律异常率降低
刘永贵,2014	78 例醉酒后急性重型颅脑创伤患者临床研究 39 例患者纳洛酮治疗组 39 例患者常规治疗组 (纳洛酮持续静脉泵入 9 天)	纳洛酮治疗组恢复良好率 46.15% 纳洛酮治疗组 10 天内清醒率 56.41% 常规治疗组恢复良好率 30.77% 常规治疗组 10 天内清醒率 35.90% 降低颅内压 减轻脑水肿

续　表

作　者	研　究　概　要	结　　论
陈武,2017	68例急性重型颅脑创伤者前瞻性研究 34例患者纳洛酮治疗组 34例患者常规治疗组 （纳洛酮持续静脉泵入14天）	纳洛酮治疗组恢复良好率73.53% 纳洛酮治疗组病死率2.94% 常规治疗组恢复良好率47.06% 常规治疗组病死率5.88% 缩短觉醒时间
苏俊,2019	80例急性重型颅脑创伤者前瞻性研究 40例患者纳洛酮治疗组 40例患者常规治疗组 （纳洛酮持续静脉泵入10天）	纳洛酮治疗组阿片肽水平明显降低 降低颅内压 缩短觉醒时间 改善颅脑创伤患者认知功能
刘建熙,2020	60例急性重型颅脑创伤者前瞻性研究 30例患者纳洛酮治疗组 30例患者常规治疗组 （纳洛酮持续静脉泵入14天）	纳洛酮治疗组恢复良好率30.0% 常规治疗组恢复良好率13.3% 降低血清炎性因子水平 提高生存质量评分
郑毅,2021	44例急性重型颅脑创伤者临床研究 22例患者纳洛酮治疗组 22例患者常规治疗组 两组患者均予呼吸机辅助通气 （纳洛酮持续静脉泵入14天）	降低颅内压 改善脑氧代谢情况 改善预后及神经功能

参考文献

请扫描二维码
阅读本章参考文献

颅脑创伤患者脑细胞
保护药物的选择

The selective application of neuroprotective drugs in traumatic brain injury

第18章

（江荣才）

- 为了改善颅脑创伤患者的预后、降低病死率、减少致残率，应该提倡早期应用脑细胞保护药物。
- 鉴于当前尚无公认有效的急性期脑保护药物，部分显示对脑外伤有效的药物适用于患者康复期，因此急性期并无合适的脑保护药物可推荐。基于目前的研究结果，推荐：① 常规检测重型脑外伤患者下丘脑-垂体-肾上腺素轴功能及相关激素水平，对于功能低下者推荐使用应激剂量糖皮质激素或所缺少的下丘脑垂体分泌激素。② 可常规使用经典神经营养合成代谢所需药物，如：ATP、COA、维生素 B_6、维生素 C 等。③ 患者急性期，可根据患者及各地医疗政策情况选择去除氧自由基药物依达拉奉，减少脑血管痉挛药物法舒地尔等减少脑损伤灶的炎性反应和过度氧化；在脑损伤恢复期，可以根据具体情况选用奥拉西坦、唑吡坦等药物。④ 具有综合作用的脑活素以及神经节苷脂等是否能促进急性期脑外伤恢复尚无确切依据，后者可能带来副作用，可视情况谨慎选用。

一、概述

脑保护是指在尚未发生脑损害之前或在脑遭受损害的早期过程中，采取保护脑组织细胞的治疗措施，使脑功能得以保存或恢复。对颅脑创伤患者应用脑细胞保护药物在降低患者致残率、改善预后具有重要意义。但有关颅脑创伤患者脑细胞保护药物的选择争议较大。

脑细胞保护药物种类繁多，常用的脑细胞保护药物大致包括钙离子拮抗剂、阿片受体拮抗剂、抗氧化剂、神经节苷脂（GM_1）、抗炎性反应剂等。另外，一些非随机对照双盲的临床研究证实那些可以降低胆固醇、抗氧化和改善脑血供的保健品和食物，也可能促进脑功能改善，如鱼油含有丰富二十碳五烯酸（EPA）、二十二碳六烯酸（DHA）和 ω-3 脂肪酸，以及多种维生素、银杏叶片、长春西汀、乙酰基-L-肉碱、α-硫辛酸及 N-乙酰半胱氨酸等。抗氧化剂伊达拉奉因被认为可以有效去除

氧自由基，进而改善损伤脑组织的炎症反应、减少凋亡而有利于脑损伤修复。糖皮质激素也有抗氧化和抗炎作用，但是大剂量糖皮质激素应用已经被随机双盲对照多中心临床研究所确认为可以增加脑外伤病死率。而近来有临床研究证实应激剂量糖皮质激素补充可以明显减少重型脑外伤患者的呼吸机相关肺炎发生率和改善总体预后，动物实验则证实应激剂量糖皮质激素能减少脑损伤区细胞凋亡、促进脑外伤大鼠神经功能修复。钙离子拮抗剂对局灶性、全脑性脑缺血均有治疗作用，其治疗作用机制大致可分为两个方面：一方面可选择性作用脑组织和脑血管平滑肌细胞膜上的受体依赖性钙通道，解除脑血管痉挛，增加了脑血流量，改善脑局部缺血循环，降低病死率；另一方面钙离子拮抗剂通过血脑屏障与脑细胞相关受体结合，有效地调节 Ca^{2+} 流入细胞内，增强线粒体、内质网等钙库的摄取和储存钙的作用，防止钙超载，保护神经元线粒体的完整性，起到提高脑细胞的

缺氧耐受性,使脑水肿、颅内高压与继发脑损害减轻,从而保护了脑细胞,降低了致残率。除了经典钙离子拮抗剂尼莫地平外,Rho 激酶抑制剂法舒地尔通过抑制蛋白激酶、抑制细胞骨架等发挥抑制钙离子向细胞内流、防治脑血管痉挛作用,但尚缺少法舒地尔应用于临床治疗脑外伤的报道。内源性阿片肽及其受体在颅脑创伤发病机制中起着重要作用,非特异性阿片受体拮抗剂纳洛酮能改善脑灌注压,减轻颅脑创伤后脑水肿及神经功能障碍。自由基损伤是神经细胞死亡途径之一。颅脑创伤时,自由基大量生成,造成神经细胞结构和功能上的损伤。神经节苷脂(GM_1)对神经元损害有明显的保护作用,神经节苷脂(GM_1)能阻断兴奋性氨基酸对神经元的毒性作用,改善脑缺血后神经和记忆功能障碍,阻止脑组织钙浓度升高,维持神经细胞膜和神经胶质细胞 $Na^+ - K^+ - ATP$ 酶的活性,减少神经细胞膜脂肪酸的丢失,提高神经细胞对氧自由基损害的抵抗能力,改善缺血脑组织的能量代谢,促进损伤神经细胞的修复。依达拉奉是一种自由基清除剂,通过降低烷氧自由基、提升水通道蛋白 4(aquaporin - 4,AQP4)等多种机制,去除脑损伤病灶周围氧自由基,从而达到脑保护作用,已被应用于临床。新型胞二磷胆碱具有促进脑内摄取葡萄糖、抑制脑内乳酸蓄积、改善线粒体功能、增加脑血流量、降低脑血管阻力、改善脑循环流量等作用。目前临床上应用较为广泛的抗炎反应剂类固醇类抗炎药,具有稳定细胞膜和溶酶体膜、降低脑血管和血脑屏障通透性、抑制免疫应答和肉芽组织形成等多种抗炎作用。但其在脑损伤中的应用,还缺乏足够临床研究的证据。

二、论点形成

　　检索查阅了近 34 年来有关颅脑创伤患者脑细胞保护药物临床研究的文献,国外文献通过 MEDLINE 检索获得,其中,重要临床文献通过阅读原文取得完整信息;国内文献通过网络检索,获得来自《中华神经外科杂志》、《中华创伤杂志》、《中国外科年鉴》等核心杂志及国内主要颅脑创伤著作的信息。

三、科学基础

　　人类认识脑外伤以来,一直在寻找可以有效保护脑细胞、促进神经生长的药物。早期人们一直认为中枢神经细胞成熟后即不可再生,但越来越多证据显示,在成年个体,其脑室下区以及海马区存在神经干细胞,在外伤、出血等系列条件刺激下,这些神经干细胞不仅可在原位分化为神经元,而且可迁移到损伤区参与损伤修复。而通常认为发挥着抑制神经细胞再生作用的胶质细胞也可能通过人工诱导向神经元转化。纵向搜索脑细胞保护相关文献,可以看出,近 34 年来,人们主要围绕导致脑损伤的一些机制在开发脑细胞保护药。因继发性脑损伤伴随着缺血缺氧、炎症反应、氧自由基发生、凋亡坏死等病理机制,因此,改善脑循环、增加脑供氧、抑制炎性反应、去除自由基、促进神经元再生和抑制凋亡等就成为开发脑保护药的主要策略。现就几种代表性药物的临床研究与应用情况阐述如下:

　　1. 尼莫地平　20 世纪 90 年代,欧洲颅脑创伤尼莫地平治疗协作组在 13 个欧洲国家 21 个神经外科中心进行 Ⅱ 期前瞻性研究,共纳入 852 例重度颅脑创伤患者,其中 1/3 的患者伴有外伤性蛛网膜下腔出血。患者随机分为尼莫地平治疗组(423 例)和安慰剂对照组(429 例),尼莫地平按 2 mg/h 静脉滴注,24 小时维持,连续应用 7 天,伤后 6 个月随访发现:两组的重残与病死率均在 40.0% 左右,无统计学差异;但统计外伤性蛛网膜下腔出血患者,则尼莫地平治疗组病死率 20%,安慰剂对照组病死率 35%,差异显著,提示尼莫地平可改善外伤性蛛网膜下腔出血患者的预后。随后又连续进行了 2 项多中心联创研究,但是最终因研究中发现尼莫地平与安慰剂相比,并未明显改善重型脑外伤患者预后,因此全面停止了该项研究。这些主要是在欧洲国家实施、长达 12 年的多中心 RCT,并未证实尼莫地平可以改善创伤性脑损伤和创伤性蛛网膜下腔出血患者的预后。可以认为,尼莫地平治疗重度颅脑创伤的疗效不可靠。

　　2. 糖皮质激素　因观察到糖皮质激素冲击疗

法可以改善急性脊髓损伤患者的预后，人们开始高度重视糖皮质激素在重度颅脑创伤中的应用，展开了糖皮质激素治疗脑外伤的大型 RCT 研究，结果却显示糖皮质激素冲击疗法对脑外伤无效且可能有害，因此，已发表的脑外伤诊疗相关指南或共识都未推荐应用糖皮质激素。实际上，糖皮质激素治疗脑外伤的 RCT 之所以未获阳性结果，可能与各位研究者对于激素种类的选择、剂量的大小、应用时间的长短均不一致有关，同时缺乏对入组脑外伤患者严重程度的比较性分析，双盲性也不强。2004 年世界著名医学杂志 Lancet 发表了来自全世界 49 个国家 239 家医院 10 008 例急性颅脑创伤患者前瞻性随机双盲对照研究结果。10 008 例急性颅脑创伤患者中，5 007 例为甲泼尼龙组（48 小时、21.2 克），5 001 例为安慰剂组，两组间患者年龄、性别、伤因、伤情、入院治疗时间、CT 表现等都无显著差异（$P>0.05$）。治疗 2 周的患者病死率：甲泼尼龙组为 21.1%，安慰剂组为 17.9%（$P<0.001$）。按格拉斯哥预后评分方法，两组患者随访 6 个月的病死率：甲泼尼龙组为 25.7%，安慰剂组 22.3%（$P=0.000\ 1$）；重度致残率：甲泼尼龙组为 11.9%，安慰剂组为 13.6%；中度致残率：甲泼尼龙组为 17.6%，安慰剂组 16.9%；恢复良好率：甲泼尼龙组为 43.7%，安慰剂组为 45.9%。显然，超大剂量甲泼尼龙不但无效，反而会显著增加患者病死率。进一步分析临床资料发现超大剂量甲泼尼龙导致的病死率增加与伤情、用药时间、CT 征象等无关。甲泼尼龙增加病死率的主要原因是增加感染和应激性溃疡出血等。研究者呼吁急性颅脑创伤患者不应该使用超大剂量甲泼尼龙。但是，与该上述观点矛盾的是，在临床中医师们仍不断观察到给予应激剂量氢化可的松（200 mg/d）可较好地控制脑外伤后的低钠血症，改善患者症状。为此，我们应用糖皮质激素治疗脑外伤大鼠动物，证实大剂量糖皮质激素可以损伤大鼠定向力、加重脑外伤引起的糖皮质激素应激不良，诱导海马区、下丘脑以及垂体的神经元凋亡，造成中间神经元介导的突触可塑性降低；相反，应激剂量糖皮质激素则可以减少重型脑外伤大鼠模型的病死率和糖皮质激

素应激不良发生率，从而改善大鼠的神经功能，并观察到应激剂量糖皮质激素可以减少下丘脑神经元、修复损伤的血管内皮细胞紧密连接等；而 Roquilly 则设计了一个多中心双盲 RCT：给予需要气管插管的昏迷创伤患者（其中 56.4% 是脑外伤患者）应激剂量氢化可的松连续治疗 5 天后减量，再应用 2 天使其总应用时间达到 1 周，结果发现，应用激素者的院内获得性肺炎（HAP）发生率者用药组为 35.7%，安慰剂对照组为 54.4%，可以不使用呼吸机的时间也是应用激素组长于安慰剂组；应用激素组和安慰剂对照组的低血钠发生率则分别为 0% 和 9.2%。以上均具有统计学差异。无独有偶，我们在临床实践中发现，重型脑外伤发生后，其继发的下丘脑-垂体-肾上腺轴应激不良比例高达 40%～65%，再次佐证重型脑外伤患者并不能一味拒绝糖皮质激素，而应是拒绝大剂量糖皮质激素，但应根据具体情况给予适当剂量的糖皮质激素补充。当然，该观点需要 RCT 证实。

3. 神经节苷脂　是一种小分子量糖脂类复合物，可穿过血脑屏障，与受损神经细胞膜结合，从而参与神经修复。早在 1988 年德国 Hörmann 博士报道神经节苷脂（GM_1）治疗 60 例闭合性脑损伤患者的随机双盲对照前瞻性临床研究结果，GM_1 组 30 例，安慰剂组（等渗盐水）30 例，均连续应用 56 天。结果发现 GM_1 组在情绪、智能改善方面均显著优于对照组，且无不良反应。国内近年来广泛应用 GM_1 治疗脑外伤，也有专家共识做了用法和剂量的推荐。但自 1990 年代以后发现吉兰-巴雷综合征患者血清中含有抗 GM_1 抗体后，GM_1 被认为是诱发吉兰-巴雷综合征的因素之一，且国内已有注射 GM_1 导致吉兰-巴雷综合征的病例报道。吉林大学回顾性分析 485 例被确诊为吉兰-巴雷综合征的患者的发病原因发现，有 26 例（5.4%）患者可能因注射神经节苷脂及含有神经节苷脂的脑肌酐导致该综合征。该药物导致吉兰-巴雷综合征的相关报道与研究警示我们在应用该药物治疗脑损伤时，需警惕其副作用。

4. 纳洛酮　纳洛酮是阿片受体拮抗剂，本身无内在活性。但能竞争性拮抗各类阿片受体，对 μ 受体有很强的亲和力，它起效迅速，拮抗作用

强,能同时逆转阿片受体激动剂所有作用,包括镇痛。2001 年国内 18 家大型医院对 511 例急性中重度颅脑创伤患者进行了关于纳洛酮前瞻性应用的 RCT,揭盲后发现纳洛酮可以明显抑制脑外伤患者病死率,改善 GOS 评分、语言运动功能和生活质量评分。同样的结论出现在另一组病例总数为 60 例的纳洛酮治疗急性重症颅脑创伤的 RCT 中,即纳洛酮可改善脑外伤患者预后。2021 年,有人向脑外伤小鼠模型注射吗啡,发现它可以有效抑制脑外伤引起的炎性反应、减轻神经功能缺陷,但是,如果同时应用纳洛酮这个抑制阿片受体的抑制剂,反而减弱了吗啡对脑损伤的改善作用,纳洛酮能否作为脑外伤治疗药物还存在疑问。

5.黄体酮 黄体酮是一种类固醇激素,在生殖系统和内分泌系统中均起重要作用,并且男女都分泌黄体酮,其受体在脑组织中广泛存在,可以促进胚胎的神经系统发育。天然的脂溶性特点使其能够轻易透过血脑屏障,到达靶点。Stein 首先报道黄体酮与脑外伤关系,他和 Wright 等开展了黄体酮治疗 100 例中重型脑外伤(GCS 4~12 分)的小规模随机双盲对照研究,按照黄体酮与安慰剂 4:1 的比例(黄体酮组 *vs.* 对照组=77 *vs.* 23)进行随机分组,并都在伤后 11 小时内启动治疗。结果与安慰剂组对比,应用黄体酮未明显增加副作用,而且黄体酮治疗组 30 天病死率明显低于安慰剂对照组,具有统计学意义。2008 年浙江肖国民按照 1:1 比例,对伤后 8 小时的 159 例重型脑外伤患者实施应用黄体酮与安慰剂的 RCT 研究,黄体酮治疗组的 3 个月和 6 个月格拉斯哥评分结果(GOS)均优于对照组。两组研究均未发现黄体酮治疗有严重副反应。但稍后由美国国家卫生研究院(National Institute of Health,NIH)资助、被 FDA 批准、免知情同意书的一项关于黄体酮治疗脑创伤的多中心临床 III 期研究,以及另一项由 FDA 批准、BHR Pharma 公司资助黄体酮治疗脑创伤的临床 III 期试验先后开展,均未能证实黄体酮具有治疗脑外伤作用。

6.其他 美国医师曾报道 53 例颅脑创伤后患者遗留记忆和认知功能障碍,采用胆碱酯酶抑制剂安理申(Donepezil)治疗和随访 2 年,其记忆

和认知功能获得明显改善。最近一篇综述分析了 27 份该领域临床研究论著,提示绝大多数报道都显示安理申有利于脑外伤患者恢复且副作用轻微,但鉴于所有临床研究纳入的样本数都较少,其作用尚不能肯定,期待正在进行中的多个大型 RCT 能给出更明确结论。

依达拉奉拥有强大的抗氧自由基作用,法舒地尔则可以在抑制血管痉挛同时抗炎性反应,奥拉西坦则被认为具有调控炎性反应作用,国际上已经有较多论著证实它们在脑外伤鼠模型中发挥重要神经修复作用,但少见直接应用这些药物治疗脑外伤的 RCT。脑活素曾在全球除美国之外超过 50 个国家应用于脑外伤治疗,但其所含多样短肽被认为难以通过血脑屏障。有综述认为,尽管各种证据说明脑活素用于患者是安全的,但相互矛盾的文献不能支持它明确有利于脑外伤的结论,还期待更多切实证据来说明它的用途。

神经生长因子也因分子量较大(140 千道尔顿)无法通过血脑屏障,因此,尽管有动物实验显示脑室内注射神经生长因子可以改善脑外伤后动物认知功能,但临床上并无大宗应用报道。有学者通过眼结膜滴入或经脑室内注射 1 mg/d 神经生长因子治疗脑缺血缺氧引起的脑损伤,疗程为 10 天,结果显示神经生长因子明显改善患者神经症状;而一项应用鼠神经生长因子治疗出血性卒中的概念验证研究,也显示神经生长因子可有效改善脑损伤。

2020 年 *Lancet* 评估突触致密区蛋白 Nerinetide(PSD-95)在急性缺血性卒中患者中的作用,评价其在快速血管内血栓切除术后发生缺血再灌注不良事件中的有效性和安全性。与接受安慰剂患者相比,Nerinetide 并没有提高血管内血栓切除术后获得良好临床结果的患者比例。但 Nerinetide 可显著改善未接受阿替普酶治疗的血管内血栓切除术后患者的神经功能,使其大脑受损部分体积大大减少,术后 90 天死亡的相对风险也大幅下降。Nerinetide 可能是有潜力的脑损伤治疗新药。

免疫抑制剂环孢霉素 A、他克莫司(FK506)以及雌激素、生长激素、卡巴拉丁(rivastigmine)等也被应用于不同层级的脑外伤临床研究,均显示疗效显著。但是,因缺少多中心 RCT 证据,目

前缺少可用的药物。金刚烷胺是比较热门的促醒药,但也有比较研究认为,它对重型脑外伤患者的促醒作用还不如标准护理更可靠。唑吡坦则在多达 30 篇研究报道中显示可以增加脑梗死灶内、梗死周围和梗死远处的脑灌注,改善脑代谢和激活神经元,适用于非急性期脑损伤患者的促醒治疗。

四、小结

迄今为止,显示可以减轻颅脑创伤后神经症状体征的证据基本都来自动物实验,而临床证据极为缺乏或者虽有临床证据,但证据等级很低,没有被临床医师广泛认可。临床上如果检测到患者下丘脑-垂体-肾上腺素轴功能及相关激素水平低下者,推荐及时补充相关激素;没有一种神经营养合成代谢药物被证实可以促进神经修复,但临床常规为脑外伤患者补充 ATP、COA、维生素 B_6、维生素 C 等;脑创伤急性期,可以应用去除氧自由基药物依达拉奉或应用抑制脑血管痉挛药物的法舒地;在脑损伤恢复期,可以选用奥拉西坦、唑吡坦等药物促醒。

五、前景与展望

目前,脑外伤治疗的主要原则仍是控制颅内高压、管理脑温和体温、防治并发症。尚缺乏一种安全、有效、特异性的脑外伤尤其是适用于急性脑外伤的药物,临床前期和临床循证医学研究仍然存在不少问题有待克服,开发脑外伤后脑保护药物仍然是今后很长一段时间的努力方向。开发新的脑保护药物时,不仅要考虑其疗效,还应考虑其药物相关副作用、用药是否方便以及药物是否昂贵,一种可靠安全的新药或者老药新用,需要经得起严谨的临床多中心双盲随机对照研究的验证。

六、主要依据(表 18 - 1)

表 18 - 1　形成选择脑保护药物观点主要作者的研究概要及结论

作　者	研　究　概　要	结　论
Crash 试验,2004	10 008 例重型颅脑创伤分别随机接受安慰剂或超大剂量甲泼尼龙 21.2 g/48 h	显著增加病死率
Wright 等,2014	按照 4∶1 比例随机纳入 100 例中重型脑外伤 882 名中重型 TBI 患者随机入组,但第二次中期分析后,以 6 个月后 GOS 评分为主要终点指标,结果发现黄体酮组相比于安慰剂组未体现疗效。故提前终止本实验	黄体酮对脑外伤具有治疗作用
Skolnick 等,2014	1 195 例中重型 TBI 患者,随机分为黄体酮治疗组(591 例)和安慰剂组(588 例),主要终点考察指标是 6 个月的格拉斯哥结果评分,结果显示黄体酮组和安慰剂组的 6 个月格拉斯哥评分没有差别	黄体酮对脑外伤具有治疗作用
Roquilly A 等,2011	招募需气管插管的昏迷创伤者(其中 56.4% 是脑外伤患者)给予 200 mg/d 氢化可的松并连续治疗 5 天,然后减量再应用 2 天,总时间达到 1 周,结果发现,应用激素者,其院内获得性肺炎(HAP)发生率为 35.7%,安慰剂组为 54.4%。用药组 64.4% 未发生 HAP,安慰剂 48.7% 未发生 HAP;用药组发生一次、二次 HAP 的数量均比安慰剂少,两组差异具有统计学意义($P<0.05$)	重型脑外伤者接受适当剂量糖皮质激素治疗有利于改善患者预后

参考文献

请扫描二维码
阅读本章参考文献

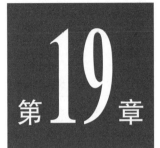

第19章 颅脑创伤患者预防性抗癫痫治疗
The use of anti-seizure prophylaxis in traumatic brain injury

（王鹏程　赵建农）

- 对于脑外伤的患者目前尚没有特殊的方法预防其出现癫痫，部分临床研究证实抗癫痫药物（AED）有效降低预防创伤后癫痫发作（post-traumatic seizure，PTS）（早期癫痫）的发病率，但不能预防创伤后癫痫（post-traumatic epilepsy，PTE）（晚期癫痫）的发生。也有临床研究证明抗癫痫药物（AED）对预防伤后早晚期癫痫发作都无效。
- 开放性颅脑创伤、脑挫裂伤并脑内血肿、弥漫性轴索损伤、凹陷性颅骨骨折及年龄在16岁以下是外伤性癫痫的潜在危险因素。有学者主张对脑外伤后有发作高危风险的颅脑穿通伤患者给予预防性抗癫痫治疗1周。对非穿通性脑外伤患者不应该预防性应用苯妥英钠、卡马西平、丙戊酸钠、苯巴比妥等。
- 对脑外伤后有发作高危风险的颅脑穿通伤患者给予苯妥英钠、丙戊酸钠、苯巴比妥、卡马西平等预防性抗癫痫治疗1周，一般不继续用药，除非有PTE的发展趋势。

一、概述

早在希波克拉底时代，人们就清楚认识到，外伤能够导致痫性发作。外伤后癫痫约占整个癫痫的20%，是第二种常见的获得性癫痫。据统计，美国每年约有422 000人因为交通事故造成脑外伤而住院治疗；在脑外伤住院患者中总癫痫发病率为5%~7%，在严重非穿通性脑外伤患者中为11%，而穿通性脑外伤患者发病率则上升到35%~50%。

第二次世界大战后，随着战争中颅脑创伤患者的增多，外伤后癫痫发病率较第一次世界大战明显增高。这就引起了人们对外伤后癫痫预防用药的高度重视。早期预防性应用抗癫痫药得到了临床肯定，也得到了动物实验的支持。然而随着近来研究方法的科学化、规范化，越来越多的证据表明，颅脑创伤后预防性应用抗癫痫药并不能阻止晚期癫痫的发生。1972年对美国神经外科医师的调查表明，只有60%的医师赞成预防使用抗癫痫药。1998年美国物理医学与康复学院脑外伤小组（Brain Injury Special Interest Group of the American Academy of Physical Medicine and Rehabilitation）对预防用药提出了如下建议。① 治疗标准：如无癫痫发作病史，不建议对非穿通性脑外伤患者预防应用苯妥英钠、卡马西平、丙戊酸钠、苯巴比妥以阻止晚期癫痫发作。② 对高危患者可预防使用苯妥英钠、卡马西平、苯巴比妥等药物来防止早期癫痫发作。③ 不建议对穿通性脑外伤患者预防应用苯妥英钠、卡马西平、丙戊酸钠、苯巴比妥等药物来防止晚期癫痫发作。2022年Laing等研究再次证实创伤后早期癫痫发作与更高的住院发病率、较差的预后及后续GOS评分随访24个月时的死亡风险有关。

目前绝大多数人认为苯妥英钠、苯巴比妥、卡马西平对预防早期癫痫发作有一定效果，但并不能预防晚期癫痫的发生，因而主张对脑外伤后有发作高危风险的患者立即给予预防性抗癫痫治疗1周。

二、论点形成过程

基于临床实践探索,并通过 MEDLINE 查阅1980 年以来以 head injury 脑外伤和 anti-seizure prophylaxis 预防性抗癫痫为关键词的相关文章,选择高级别临床研究文献、客观全面评估脑外伤后预防性抗癫痫治疗的作用。

三、科学基础与循证医学证据

明确定义外伤后癫痫发作(post-traumatic seizures,PTS)及外伤后癫痫(post-traumatic epilepsy,PTE)是必要的,因之与研究范围相关,定义不统一仍是目前研究的最主要障碍。发作为有限的事件,由偶然的、过度的、病理性放电引起;而癫痫是反复发作的神经系统慢性疾病。创伤后癫痫的发作被称为创伤后癫痫发作(PTS),并不是每一个 PTS 患者都会成为创伤后癫痫(PTE)患者,因为 PTE 是一个慢性疾病。不过在医学文献中 PTS 和 PTE 概念两个经常互用。PTE 患者的癫痫发作和非 PTE 患者的癫痫发作是不同的,两者的主要区别在于发作的原因和发作的时间,PTE 患者是晚期癫痫发作(受伤 1 周之后),晚期癫痫发作被认为是非刺激性的,而早期癫痫发作(受伤 1 周以内)被认为是由损伤的直接效应引起的,刺激性的癫痫发作是由偶然的原因引起的,比如外伤的直接作用,而不是脑组织的功能缺失,它不是 PTE 的表现。因此对于 PTE 的诊断,癫痫的发作必须是非刺激性的。创伤后癫痫发作(PTS)和创伤后癫痫(PTE)无论是病因,还是预后,治疗均不相同。其他发作如运动中常可见到的震荡性惊厥,不属于癫痫发作,虽然症状相似然而无须治疗。以前的观点认为只要有一次非刺激性癫痫发作就应该考虑诊断 PTE,但是现在认为至少要两次或者两次以上的非刺激性癫痫发作才能考虑为 PTE,当然这并不包括第一次癫痫发作后就立即进行药物治疗的患者。PTS 发作常与脑挫裂伤、凹陷性骨折、急性脑水肿、蛛网膜下腔血肿、颅内血肿刺激有关,多属暂时性发作。PTE

发作多由脑膜-脑瘢痕、陈旧性凹陷性骨折压迫、脑脓肿、颅内异物、慢性硬膜下血肿引起;多数脑内已形成固定的癫痫灶,发作多为持续性。PTS又可分为即刻发作(24 小时内发作)和延迟发作(1～7 天)。

(一)发生率

临床工作者常协同评估外伤后不同时间癫痫的发作风险,但是由于定义、随访方法的不同及病例选择的差异,研究非常困难。由于长期随访消费太大,一些研究仅致力于存有高发作风险的患者。

在 TBI 患者中 PTE 的发病率为 1.9%～30%,发病率的不同是因为脑外伤的严重程度不同以及随访的时间不同导致的。和普通人群相比,轻型颅脑创伤和颅骨骨折患者的癫痫发生率是其 2倍,重型颅脑创伤患者的癫痫发生率更高,是其 7倍。脑外伤是癫痫发生的最重要的易感因子之一,特别是对于青年人发生脑外伤的概率是最高的,这也导致了青年人群中 PTE 的高发生率,目前脑外伤导致的癫痫是青年人群发生癫痫最主要的原因。儿童发生 PTE 的概率相对较低,有研究表明程度相同的重型颅脑创伤患者中,仅有 10%的儿童发生了 PTE,而有 16%～20%的成年人发生了 PTE。年龄大于 65 岁也是 PTE 发生的一个重要易感因素,有研究表明在 TBI 患者中,男性患者的癫痫发生率大于女性普通人群癫痫发生率为 0.5%～2%,颅脑创伤后癫痫总发生率为2%～2.5%,颅脑创伤住院患者 5%,早期发作发生率为 2%～6%,儿童更高。脑外伤后第一年内,晚期发作风险超出普通人群癫痫发生率约12%。晚期发作风险随时间推移而逐渐下降,Jennett 指出没有发作的脑外伤患者 5 年以后发作风险已和正常人群相似;而穿通性颅脑创伤后15 年内发作风险仍有上升。

(二)高危因素

经过对继往文献的回顾分析,除外伤严重程度外并未发现其他与发作风险简单相关的因素。即刻发作被认为是外伤的急性反应,晚期发作则直接和痫灶相关,是外伤后癫痫形成的潜在风险因素。① 早期发作特殊风险因素包括穿通性脑外伤、颅内血肿、脑挫伤、皮质撕裂、线性/凹陷性颅骨骨折、昏迷24小时、局灶神经症状、儿童5岁。② 晚期发作特殊风险因素包括穿通性脑外伤、颅内血肿、脑挫伤、皮质撕裂、凹陷性颅骨骨折、昏迷24小时、早期发作。

有穿通性颅脑创伤的患者,早、晚期发作和癫痫形成的风险最大,持续时间最长。如上所述,急性硬膜下血肿、颅内血肿、皮质撕裂、脑挫伤与外伤后癫痫强烈相关,而硬膜外血肿风险相对较小。在非战争性创伤人群中,晚期发作的最大风险因素是硬膜下血肿和脑挫伤(表19-1)。

表19-1 PTS和PTE的独立危险因素

PTS	PTE
急性脑出血	创伤后癫痫发作
急性蛛网膜下腔出血	急性脑出血
年轻患者	脑挫伤
进展性重型颅脑创伤	进展性重型颅脑创伤
慢性酒精中毒	受伤年龄>65岁

(三)预防用药理论基础

1. 预防用药潜在作用 近年不同类型AED层出不穷,例如加巴喷丁(2008年)、左乙拉西坦(2006年)、奥卡西平(2005年)等。涉及的AED研究较多的也是苯妥英钠、卡马西平等传统的AED。所以应探寻更加有效、更加安全的预防脑外伤后癫痫的药物,并采用更多的多中心临床对照试验增加现有研究结果的论证强度。

据统计分析,伤后第一天是发作高风险期,约有1/3患者第一次发作发生在伤后1小时内,尚有1/3患者在第一天内稍晚时间发作。在颅脑创伤急性期,这些发作可进一步加重脑组织损伤,导致脑血流增多、颅内压升高、脑代谢需求增加(糖利用,乳酸产生,细胞性/系统性酸中毒)、兴奋性神经递质过度释放、呼吸功能下降(低氧、高二氧化碳),从而引起或加剧脑水肿、缺血、坏死,导致进一步的机体损伤和神经功能状况的恶化。阻止发作可防止突发损伤、精神异常和生活能力的丧失。预防应用抗癫痫药,还有可能会消除或抑制

痫性的形成。有学者曾用氢氧化铝局部注射至小鼠额叶而制造了与外伤后癫痫较为类似的听觉发作模型,在此实验中,他发现苯巴比妥可显著降低癫痫发生率。在类似的猴模型中,苯巴比妥、苯妥英钠也显示了良好的预防效果。还有学者用猫的慢性诱导性癫痫模型也证明了苯妥英钠的预防作用。总之,动物实验已显示,初期的反复发作可起点燃作用,导致永久性痫灶的形成;进行药物预防可明显减少痫性发作的发生。

2. 常用抗癫痫药物作用机制及毒副作用 苯妥英钠、苯巴比妥、卡马西平、丙戊酸钠为目前使用最多的预防性抗癫痫药物。拉莫三嗪作为新型抗癫痫药物,在临床十多年的实践中已证实是一种较为理想的AED,并在许多国家和地区成为治疗癫痫的一线用药。该药与其他AED相比具有独特的多重作用机制。

(1)苯妥英钠:苯妥英钠在实验性癫痫模型中可完全消除电休克所特有的强直惊厥相。其抗癫痫作用机制尚未完全阐明,实验证实它对癫痫病灶的异常放电没有抑制作用,但可阻止放电向病灶周围正常脑组织的扩散。常见智能衰退、抑郁、精神运动迟缓等神经系统并发症;也可发生巨幼红细胞性贫血、再生障碍性贫血、白细胞减少及淋巴结病。皮疹是苯妥英钠较少见的不良反应;牙龈增生是苯妥英钠特有的不良反应,剂量较大及时间较长者更严重。长期苯妥英钠治疗可引起无症状性血清碱性磷酸酶及丙氨酸转移酶升高,也可导致明显的低血钙及骨软化。高血清浓度可抑制胰岛素的释放而产生高血糖,有致畸性。

(2)苯巴比妥:苯巴比妥确切抗癫痫作用机制未明,但其兼有抑制癫痫放电传播和升高诱发实验发作阈限的作用。它对中枢神经系统的作用机制包括:① 减轻突触后神经递质反应,增强GABA介导的抑制作用及减低谷氨酸能及胆碱能兴奋性,它也直接增加膜的氯离子传导。② 突触前作用以减少钙进入神经元及阻滞神经递质释放。③ 非突触性作用为减低与电压有关的钠和钾的传导,并阻止反复点燃。即使苯巴比妥血药浓度在有效治疗范围(10~40 $\mu g/mL$)内,仍然可

出现情绪、行为及认知功能受损的神经精神毒性表现。可发生巨幼红细胞性贫血及巨红细胞增多症，也可出现各种皮疹，有致畸性。

（3）卡马西平：卡马西平的抗癫痫作用机制尚不清楚，但它似具有许多与苯妥英钠相同的作用。其最可能的作用方式为限制高频持续的反复放电，它也影响一些神经递质的作用。卡马西平最常见的与剂量有关的副作用为协调障碍；通常包括眼球运动障碍，其结果产生头晕、视力模糊及复视，或平衡障碍引起共济失调。发生血液学障碍很罕见，一旦发生则较严重。可见骨髓抑制及增殖性作用。也可导致食欲不振、恶心及呕吐，多见于开始用药的几周内。皮肤反应见于 3% 患者，发生率较高者主要是剂量太大，多发生在用药之早期，大多皮疹为斑丘疹、麻疹样、荨麻疹样或泡状疹，一般不需停药。剥脱性皮炎较少，需停药。用卡马西平曾见低钠血症及低渗透压血症，机制不明，致畸性很小。

（4）丙戊酸钠：丙戊酸钠可能作用机制有以下几点：① 增加脑内抑制性神经递质 GABA 的浓度。② 选择性增强突触后对 GABA 的反应。③ 直接作用于神经元膜，例如改变钾传导性。④ 减低脑内兴奋性氨基酸神经递质-天门冬氨酸的浓度。服用丙戊酸钠可发生食欲不振、恶心、呕吐、消化不良、腹泻及便秘，偶有发生胰腺炎的报道。常有可逆性毛发脱落，发生率为 2.6%～12%。可见血小板减少及青肿，也有血小板功能异常的报道。常见震颤及无症状性肝转氨酶的增高，可能与剂量有关且为可逆性。严重肝毒伴死亡者罕见，似由特异反应性所致，多见于治疗之初 6 个月，报道多见于儿童，且许多均见于已有发育迟缓或伴有神经系统疾病者。丙戊酸钠可抑制一些细胞代谢有关的酶，故可引起各种代谢障碍。常见无症状的血氨升高，少数患者可发生脑病，偶见死亡。有致畸性。

（5）拉莫三嗪：其作用机制：① 选择性抑制电压依赖性 Ⅱ a 型 Na^+ 通道，稳定细胞膜防止神经元异常放电。② 稳定突触前膜，从而调节和阻止兴奋性神经递质谷氨酸的释放。③ 抑制电压依赖性钙离子通道。④ 有报道 LTG 可通过

抑制糖原合成激酶 23 B(GSK23 B) 的活性发挥抗凋亡作用，亦有报道 LTG 对脑损伤及其引起的癫痫持续状态能产生有效的神经保护作用。这种多重作用的特性无疑有助于拉莫三嗪用于治疗多种类型的癫痫发作。同时，因其特异性作用于钠离子通道，不影响正常神经元的活动，从而基本不影响患者的认知功能。而且，近年来多数研究发现拉莫三嗪对认知功能有改善的作用。

综上所述，在预防应用这些抗癫痫药时，要综合考虑其正副作用，以使其最大限度地发挥预防作用，而副反应最少。

（四）临床验证

1. 关于预防用药对 PTS、PTE 的影响

（1）预防用药对 PTS 的作用：部分前瞻、随机、对照研究显示苯妥英钠、苯巴比妥、卡马西平可明显减少伤后早期癫痫发作风险。

（2）预防用药对晚期发作的影响

1）回顾性、无对照、非随机临床研究：受动物研究中抗癫痫药可阻止痫性形成的影响，早期回顾性、无对照、非随机临床研究广泛，结果令人鼓舞（表 19-2）。

• 对苯妥英钠的临床研究：Young、Rapp 曾于 1979 年无对照地评估了苯妥英钠的预防作用，他们从重型颅脑创伤患者中筛选出 84 例癫痫发作风险大于 15% 的患者，发现虽然预防治疗也导致了较低的毒副作用的发生，但是癫痫发生率只有 6%，故认为预防性使用抗癫痫药对阻止晚期发作有效。与此类似，Wohns 和 Wyler 经对外伤患者随访至少 1 年后发现，苯妥英钠治疗者中仅 10% 有外伤后癫痫发生，而在对照组癫痫发生率高达 50%。2019 年 Gul 通过回顾性分析 163 名中度至重度颅脑创伤患者发现，共有 26 名(16%)患者有早期创伤后癫痫发作。9.89% 的患者在 12 小时内开始服用苯妥英钠，而 23.11% 的患者在受伤 12 小时后开始服用苯妥英钠，这两种差异具有统计学意义($P=0.018$)。该研究认为抗癫痫药物如苯妥英应在 12 小时内开始预防癫痫发作。但 2014 年 Bhullar 报道的一项关于 93 例重型颅脑创伤患者回顾性研究中发现，50 例苯妥英钠治疗

者中有 2 例出现外伤后癫痫,而 43 例对照组中只有 1 例出现外伤后癫痫。

• 对苯巴比妥的临床研究:Servit 和 Musil 以苯巴比妥或苯妥英钠治疗了 143 例患者,结果外伤后癫痫发生率在 23 例未治疗患者中为 25%,在治疗组中为 2.1%。1992 年,Murri 对 390 例重型颅脑创伤患者进行了无对照研究。在研究中他监测了血药浓度,以及时调整剂量确保苯巴比妥处于有效治疗浓度范围内(即 $5\sim30$ mg/mL)。结果有 293 人完成了该试验。在外伤后 12 个月时,共有 6 人(2.04%)有发作。故而 Murri 认为预防用药是有作用的,并建议在外伤后最初 2 个月内预防应用苯巴比妥,即使是小剂量也可以阻止癫痫发作。

• 对卡马西平的临床研究:Heikinnen 对连续收入 Oulu 大学中心医院的 55 例闭合型颅脑创伤患者进行了无对照卡马西平、苯妥英钠预防研究,平均随访 5.7 年,结果癫痫发生率 18%。Heikinnen 据此认为所有颅脑创伤患者均应接受卡马西平、苯妥英钠预防治疗 3~6 个月。

• 对丙戊酸钠的临床研究:Price 回顾分析了 143 例以丙戊酸钠为预防药物的高危患者,发现他们没有一人发生癫痫,故认为丙戊酸钠具有很好的预防效果。2010 年 Ma 回顾性分析 159 例脑外伤患者中发现丙戊酸钠在降低严重 TBI 患者早期创伤后癫痫发作的风险方面是有效的。

• 对拉莫三嗪的临床研究:Mohanra 回顾性分析了各种 AED 单药治疗 1 020 例不同发作类型癫痫的疗效和安全性,平均观察 6.6 年(2~21 年),"以>1 年无发作"为疗效指标,发现 LTG 治疗癫痫部分性发作患者优于 CBZ 和 VPA,而其治疗癫痫全面性发作患者劣于 VPA,LTG 耐受性好于 CBZ。

2) 临床前瞻性、随机、对照研究:前瞻性、随机、对照临床实验数量有限(表 19-3);除 2 组外,均显示预防性应用抗癫痫药对早期发作有效;对预防晚期发作无效,甚至有 4 组研究结果显示苯妥英钠治疗组晚期癫痫发生率高于对照组。

• 对苯妥英钠的临床研究:Young 等对 244 例脑外伤患者进行前瞻性随机双盲研究,报道苯妥英钠在预防伤后早期或晚期外伤性癫痫中无作用。但在苯妥英钠血浆浓度高于 12 μg/mL 时无癫痫发生,因此也存在着这种可能,即高浓度药物在防止晚期发作时有效。McQueen 等在对 164 例接受安慰剂或苯妥英钠治疗以防止外伤后癫痫发作者的前瞻性随机双盲研究中发现在治疗组晚期癫痫发生率无明显下降。Temkin 等报道最大一组的前瞻性随机双盲对照研究结果,对 404 例患者评价苯妥英钠对早期和晚期发作的预防效果。试验进行了单独的血药浓度监测,并调整剂量使至少 70% 患者的血药浓度维持在治疗水平,结果有 3/4 的患者在他们第一次晚期发作的那天药物浓度已达到治疗水平,在治疗组早期癫痫发生率明显降低,但晚期癫痫发生率无明显下降。然而,Pechadre 等在对 86 例苯妥英钠治疗早期和晚期癫痫发生率的前瞻性随机双盲研究中,发现在治疗组早期和晚期癫痫发生率均有明显下降。

• 对苯巴比妥的临床研究:Penry 等报道了一组包括 125 例高危脑外伤患者的研究,随机给予安慰剂或苯巴比妥和苯妥英钠联用,患者治疗时间达 18 个月并再随访 18 个月。36 个月中,两组患者癫痫发生率无明显差别(治疗组 23%,安慰剂组 13%)。Manaka 随机给予 126 例脑外伤患者以苯巴比妥或安慰剂,结果实验组晚期癫痫发病率 16%,对照组 11%,证明苯巴比妥对晚期发作无预防作用。

• 对卡马西平的临床研究:Glotzner 等在对 139 例接受卡马西平预防早期和晚期发作的前瞻性随机双盲研究中,发现在治疗组中早期癫痫发生率明显下降,而晚期发作无明显变化。

• 对丙戊酸钠的临床研究:Temkin 进行了丙戊酸钠随机双盲研究。患者被随机分为三组,一组接受苯妥英钠治疗 7 天,一组丙戊酸钠治疗 1 个月,一组丙戊酸钠治疗 6 个月。结果表明晚期癫痫发生率在苯妥英钠组 13%,在两组丙戊酸钠组 16%,并无明显差异。病死率(2 年时)前组 13.4%,后组 7.2%。总之,目前有限的、科学的临床研究绝大多数表明,预防性抗癫痫治疗对早期发作是有效的,但并不能降低晚期癫痫发生率、病死率。

• 对拉莫三嗪的临床研究:Reunanen 等采用多中心随机对照研究,比较 LTG(100 mg,115 例)、LTG(200 mg,111 例)、CBZ(600 mg,117 例)治疗各种类型新诊断癫痫患者的疗效和安全性,观察 24 周,结果显示观察期内未发作率分别为 51.3%、60.4%、54.7%,由于不能耐受不良反应而退出治疗的分别为 4.3%、4.5%、10.3%,提示 LTG 和 CBZ 疗效相当,但 LTG 有更好的耐受性。其他研究也得出类似结论。

2. 关于预防用药的毒副作用 外伤后预防性给予抗癫痫药有时会发生显著的特异性或剂量相关性副反应,这包括血液学的、肝脏的、皮肤的、神经系统的及内分泌副作用。有时尚会发生一些罕见的致死性副作用。Temkin 曾对已发表数据进行了回顾分析,以研究早期预防治疗是否会导致显著的副作用。在开始 2 周内,药物副作用发生率低,与安慰剂组相比无明显差别。第 1 周,苯妥英钠组过敏反应发生率 0.6%,安慰剂组 0%;第 2 周,苯妥英钠组 2.5%,安慰剂组 0%,死亡率相似。这表明服用苯妥英钠 1~2 周尚不至于导致明显的副作用的发生。

由于脑外伤患者本就有或重或轻的意识受损,因而抗癫痫药对意识的影响尤受关注。研究表明抗癫痫药可导致单独或附加的意识影响。对健康成人的双盲研究表明,苯妥英钠、苯巴比妥、卡马西平可明显导致记忆力受损。Dikmen 经回顾分析发现,重型颅脑创伤后服用苯妥英钠,1 个月时与对照组相比,神经-心理明显受损。Temkin 在进行苯妥英钠预防实验时,对患者的神经行为进行检查后发现,在外伤后 1 个月治疗组 78% 的患者有严重的意识受损。而这种严重意识受损的发生率,据其他人报道,在安慰剂对照患者中仅为 47%,差别显著。另外,抗癫痫药对神经功能恢复的影响也不应忽视。动物实验已显示,抗癫痫药可明显影响外伤后意识的恢复。关于这方面的临床研究尚待深入。总之,在进行预防性抗癫痫治疗时,不仅要考虑它们可能会带来的正面效应,还要考虑它们潜在的副作用和毒性反应。

(五) 关键点

1. 早期发作

(1) PTS 的预防首先应去除其诱发因素。及时行清创手术,去除异物及骨折片,切除无生机的脑组织,保护脑和软脑膜的血液供应,缝合修补硬脑膜,同时及早使用脱水剂、激素等措施降低脑水肿,应用尼莫通等药物防止脑血管痉挛。

(2) 对有发作高风险的患者可给予预防性抗癫痫治疗,对于具体的预防用药时间长短的选择应权衡利弊,考虑药物效能/副反应比,以使治疗效果最佳,而副反应发生风险小。血药浓度监测对实现这一目的是有帮助的。现普遍认为,对于存在高危因素的患者,在外伤后最初一周内预防性行抗癫痫治疗效果最佳,副反应最少。

2. 创伤后癫痫 所谓预防应是通过对发病机制的干预来达到阻止发作的目的,然而现有的抗癫痫药无法满足该要求,它们只能对放电的扩散、传播起阻断作用,控制发作,防止癫痫所造成的继发性脑损害。所进行的有限的科学的临床实验也有力地证明了这一点。到目前为止,通过对苯妥英钠、苯巴比妥、卡马西平、丙戊酸钠的临床验证尚未证实它们的预防性应用对阻止晚期癫痫发作有效。因此无须用抗癫痫药来预防晚期癫痫发作。但是,我们应该认识到已有报道的抗癫痫药预防应用的失败,并不能代表对其他药物的验证也会出现类似的结果。尤其对于新出现的抗癫痫药,如氨己烯酸、加巴喷丁、托吡酯、拉莫三嗪。它们具有不同的抗癫痫机制,可调节兴奋与抑制性氨基酸递质浓度,阻止癫痫的发展。因而,尚有必要继续对这些新出现的抗癫痫药进行临床验证。

四、小结

目前,对抗癫痫药在预防晚期发作中所起作用的认识尚未达成统一意见。有报道通过调查 127 位神经外科医师对外伤后癫痫预防治疗所持态度;其中 36% 的医师不管外伤情况如何,一律不进行预防治疗;而另 12% 的医师则不管病情如何,对所有外伤患者都进行预防治疗;剩下 52% 的医师则视病情如何而决定是否进行预防治疗。造成这种状况的原因,与长期以来无对照临床研究、回顾性观察及有限的随机、双盲、安慰剂对照研究结论的不统一有关。因而今后尚有必要进行附加的前瞻性、随机、对照、大样本研究,尤其是对研究较少的卡马西平、丙戊酸钠。当然,进一步明确研究对象范畴、入选标准、试验设计方案、预后评定指标及规范的给药方案也是十分必要的;同时在进行进一步的预防用药研究时,也应进行仔细的血药浓度监测,因为外伤后患者处于高代谢状态,抗癫痫药药动学也因此而发生相应变化。

五、前景与展望

外伤后癫痫发病机制尚未阐明,但是,应当相信,对外伤后癫痫发病机制研究的深入,必将会推动更合理的预防用药方案的确定。含铁血黄素在癫痫形成中所起作用已得到了绝大多数临床医师的肯定。颅脑创伤后红细胞外渗、溶解和含铁血黄素沉积于神经纤维网内,与癫痫发生有直接联系,这是人类外伤后的显著特征。许多学者都发现只要皮质组织内存在血液,就易引起癫痫的发生。动物实验也证实,铁具有致痫作用。这种致痫作用与其氧化还原特性有关。铁的氧化导致了氧、羟自由基及过氧化氢的生成。这些物质可作用于多不饱和脂肪酸及细胞膜,造成脱氢及过氧化反应的随后传递。这种非酶促的脂质过氧化反应的启动、传递引起细胞膜破裂及微环境的改变,从而导致癫痫发作。因而在颅脑创伤后给予抗氧化治疗,将可能起到预防癫痫发作的效果。有研究将 500 nmol 氯化铁注射到鼠的皮质感觉运动区后,15～45 分钟即可在脑电图上观察到尖波,70～90 分钟后有癫痫发作。如提前 30 分钟注射腺苷,清除自由基,则可延迟或阻止痫样放电的发生。这表明非抗癫痫性药物也可起到阻止癫痫形成的作用,因而外伤后癫痫的预防治疗不应仅局限于抗癫痫药,可根据其发病机制尝试应用其他药物。

值得介绍给国内同行的是一组亚低温治疗的前瞻性随机双盲对照临床研究发现,亚低温能显著降低外伤后癫痫发生率。1993 年,美国得克萨斯大学休斯敦医学中心医师对 46 例重型闭合型颅脑创伤患者进行前瞻性临床研究。46 例患者随机分为两组,24 例患者为低温治疗组(体温:32～33℃),另 22 例患者为正常体温对照组(体温:36～37℃)。3 个月的临床随访结果表明,经亚低温治疗的颅脑创伤患者伤后癫痫发生率(0/24)明显低于正常体温颅脑创伤患者(5/22)($P <$ 0.01)。伤后早期亚低温治疗降低外伤性癫痫发生率的确切机制尚不清楚,可能与亚低温抑制伤后兴奋性氨基酸、自由基、钙过度异常释放有关,表示其并不能降低发病率。有报道使用 CB-1 (cannabinoid-1)受体阻滞剂利莫那班预防创伤后癫痫的发生。研究表明受伤后两分钟内注射利莫那班可以有效降低创伤后癫痫的发生率。虽然这在临床使用上还有难度,但是这表明创伤后癫痫的预防是有可能的。此外,近来不少研究还报道抗胆碱能药物可以降低患创伤后癫痫(PTE)的风险,为 PTE 预防提供更多的可能。

六、主要依据(表 19-2 和表 19-3)

表 19-2　回顾性无对照非随机临床预防研究

作　者	病例数	外伤种类	观察时间(至少)	外伤后癫痫发生率	抗癫痫药
Kollevold,1978	149	CHI	至少 2 年,91% 长于 5 年	LPTS(＞4 周):实验组 43%,对照组 18%	苯妥英钠和(或)卡马西平
Wohns,1979	62	CHI	18 个月	实验组 10%,对照组 50%	苯妥英钠
Young,1979	84	CHI 86%, PHI 14%	12 个月	6%	苯妥英钠
Debenham,2011	1 008	CHI	24 个月	实验组 4%,对照组 9%	苯妥英钠

续　表

作　者	病例数	外伤种类	观察时间（至少）	外伤后癫痫发生率	抗癫痫药
Bhullar,2014	93	CHI	24 个月	实验组 4%,对照组 2%	苯妥英钠
Murri,1980	90	CHI	25 个月	低剂量组 0%,高剂量组 4.7%	苯巴比妥
Price,1980	143	不限	2 年	0%	丙戊酸钠
Servit,1981	167	CHI 90%, PHI 10%	3 年	实验组 2.1%,对照组 25%	苯妥英钠或苯巴比妥
Heikkinnen,1990	55	CHI	5 年(4.5～6.8 年)	18%	卡马西平或苯妥英钠

注：CHI、PHI、LPTS 分别指闭合性、穿通性颅脑创伤,以及外伤后晚期发作。

表 19-3　临床前瞻性随机对照研究

作　者	研究方法	病例数	使用药物	早期发作发生率	晚期发作发生率	结　论
Penry,1979	前瞻随机双盲	125	苯巴比妥和苯妥英钠	未统计	实验组 23%,安慰剂组 13%	苯巴比妥和苯妥英钠对晚期 PTS 无预防作用
McQueen,1983	前瞻随机双盲	164	苯妥英钠	未统计	实验组 10%,安慰剂组 9%	苯妥英钠对晚期 PTS 无预防作用
Young,1983	前瞻随机双盲	244	苯妥英钠	实验组 4%,安慰剂组 4%	实验组 12%,安慰剂组 11%	苯妥英钠对早、晚期 PTS 无预防作用
Young,2004	前瞻随机双盲	102	苯妥英钠	实验组 7%,安慰剂组 5%	未统计	苯妥英钠对儿童早、晚期 PTS 无预防作用
Glotzner,1983	前瞻随机双盲	139	卡马西平	实验组 10%,安慰剂组 25%	实验组 27%,安慰剂组 21%	用治疗水平的卡马西平能显著降低早期 PTS 发生率,但对晚期 PTS 无明显效果
Temkin,1990	前瞻随机双盲	404	苯妥英钠	实验组 4%,安慰剂组 14%	实验组 27%,安慰剂组 21%	苯妥英钠能明显减少早期 PTS,对晚期 PTS 无预防作用
Pechadre,1991	前瞻随机非双盲	86	苯妥英钠	实验组 6%,对照组 24%	实验组 6%,对照组 42%	苯妥英钠能明显减低早期或晚期 PTS
Manaka,1992	前瞻随机双盲	126	苯巴比妥	未统计	实验组 16%,安慰剂组 11%	苯巴比妥对晚期 PTS 无预防作用

续　表

作　者	研究方法	病例数	使用药物	早期发作发生率	晚期发作发生率	结　论
Temkin,1997	前瞻随机双盲	380	苯妥英钠丙戊酸钠	PT 组 1.5％，VP 组 4.5％	PT 组 14％（1周），16％（1 个月），VPA组 16％	丙戊酸钠、苯妥英钠对早、晚期 PTS 均无预防作用

注：PTS 指创伤后癫痫发作。

参考文献

请扫描二维码
阅读本章参考文献

颅脑创伤患者应激性溃疡的防治

Prevention and treatment of stress ulcer in traumatic brain injury

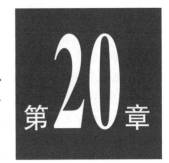

（刘劲芳　陈鑫　孙种夷）

- 对于应激性溃疡的预防和治疗，需要综合运用多种策略，以最大限度地降低风险，提高患者的生存率和康复质量。然而，指征、治疗时机、药物选择以及疗程等问题仍存在争议，需要进一步深入研究来取得更加明确的结论。
- 改善血流动力学异常：及时进行容量复苏和血流动力学支持，确保足够的胃肠道组织灌注，尤其是胃肠道黏膜。
- 感染控制：有效控制感染可减少炎症反应，降低胃肠道黏膜损伤的风险。
- 肠内营养：在允许的情况下，早期进行肠内营养，维持胃肠道黏膜完整性和功能。
- 药物预防治疗：采用质子泵抑制剂、H_2 受体拮抗剂或硫糖铝等药物，综合患者风险和可能的并发症进行选择。
- 动态监测胃黏膜 pH：对高危患者或已并发应激性溃疡的患者，定期监测胃黏膜 pH，维持较高的 pH 水平。
- 个体化治疗：考虑到肺部感染等风险，个体化治疗是关键。单药大剂量早期预防性治疗对高危患者可考虑。
- 治疗无效时的处理：对药物治疗无效且出现严重应激性溃疡大出血的患者，可能需要进一步措施如输血、内镜或外科手术止血。

一、概述

颅脑创伤后并发应激性溃疡，也被称为 Cushing 溃疡，最早于 1932 年由 Cushing 首次观察并命名。他指出应激性溃疡的发病与下丘脑的副交感神经中枢、脑干传导束、第四脑室以及迷走神经核之间的改变密切相关。有关文献显示，颅脑创伤后应激性上消化道病变的发生率可能高达 91%，而其出血的发生率为 16%～47%，出血后的病死率可能高达 50%。当患者存在合并呼吸衰竭、凝血功能障碍、休克、多脏器功能衰竭、中枢神经系统感染、败血症、有溃疡史，接受大剂量糖皮质激素治疗或有高血压病史等高危因素时，应激性溃疡及消化道出血的发病率更加突出。因此，临床上将创伤后并发应激性溃疡视为重型颅脑创伤的标志之一。

颅脑创伤后并发应激性溃疡的发病机制涉及多个因素，目前认为主要包括以下几点。① 早期交感肾上腺系统活动异常增高：在创伤后的早期阶段，交感神经系统异常兴奋，导致儿茶酚胺的分泌增加。这会引起胃黏膜血管强烈而持续的收缩，成为胃黏膜损害的主要因素之一。② 副交感或抑制交感中枢失去平衡：颅脑创伤后，副交感神经和抑制交感神经中枢的平衡受到干扰，导致胃酸和胃蛋白酶的分泌增加。在胃肠黏膜缺血的基础上，这些变化促进了胃黏膜的损害。③ 胃黏膜能量代谢障碍和黏液屏障破坏：颅脑创伤后机体处于高能消耗状态，蛋白质分解加速，营养供应不足导致胃黏膜细胞脱落加快，而细胞更新减慢。这种情况下，黏膜的能量代谢受到障碍，黏液屏障也受到破坏,使得胃酸可以逆向扩散。④ 应激引发垂体-肾上腺轴活动增加:颅脑创伤后机体会释放大量的糖皮质激素,同时临床上也常使用大剂量的糖皮质激素。这导致胃酸分泌量进一步增加,抑制蛋白质合成,阻碍黏膜上皮细胞的更新,从而加重了黏膜的损害。除此之外,另外有研究者指出:颅脑创伤引发的下丘脑损害可能导致垂体激素分泌紊乱,进而促发应激性溃疡的发生。然而,这方面的相关研究文献较少,需要进一步的探讨和明确。需要指出的是,应激性溃疡的形成通常是多种因素共同作用的结果,而单一因素导致应激性溃疡的情况较为罕见。

应激性溃疡引起的消化道出血根据不同程度有以下表现形式。① 明显的消化道出血:这种情况下,患者可能出现吐血、呕吐出咖啡样物(这是由于胃内血液与胃酸混合后产生的颜色)及黑便。此外,通过鼻胃管可能抽出带有血的液体。② 隐匿的消化道出血:临床上可能没有明显的消化道出血症状,但大便潜血试验却呈阳性反应,提示患者可能存在隐匿的出血情况。③ 严重的消化道出血:临床上严重的消化道出血可能表现为明显的胃肠道出血症状,同时还伴随以下之一的表现:收缩压或舒张压在上消化道出血后的 24 小时内下降超过 20 mmHg;直立位后心率增加超过 20 次/分钟;血红蛋白在 24 小时内下降超过 20 g/L;24 小时内需要输注 2 个以上单位的红细胞。这些症状和体征反映了应激性溃疡所导致严重的消化道出血对患者整体健康状况的影响。在这些情况下,患者可能出现血容量不足、心血管系统的应激性反应以及贫血等严重并发症。因此,对于这类病情,应该及早进行有效的干预和治疗,以降低患者的病情恶化风险,提高治疗效果。

应激性溃疡的病理改变在组织上呈现为圆形红色糜烂,直径为 3~5 mm,有时也可表现为黏膜下出血的情况。当病情严重时,这些溃疡可导致胃肠道大量出血,进而引发出血性休克;另外因为减少了大部分血容量,使得颅内灌注压降低。这不仅加剧了原发性损伤的情况,还会造成进一步的继发性损伤,形成了恶性循环。在这种情况下,应激性溃疡的处理变得更加复杂,且预后较差,临床上的病死率较高。这种恶性循环导致机体的生理平衡进一步被打破,颅内的血液灌注不足也可能加重神经系统的损伤,从而加重患者的病情。因此,对于出现严重的应激性溃疡和大量出血的患者,既需要采取措施控制胃肠道出血,还需要积极处理伴随的休克状态,以减轻恶性循环对患者的不良影响。

多种高危因素与应激性溃疡的发生密切相关,其中包括呼吸衰竭、凝血功能障碍、休克、多脏器功能衰竭、中枢神经系统感染、败血症、有溃疡史,同时还接受大剂量糖皮质激素治疗或患有高血压等其他高危因素。这些高危因素的存在可能会导致机体在应激状态下出现一系列生理和代谢的改变,从而增加应激性溃疡的发生风险。预防性使用药物治疗虽然不能直接降低颅脑创伤患者的总病死率,但却能有效降低明显的消化道出血的发生率。

以下是一些关键的预防和治疗措施:① 纠正血流动力学异常:对于低血压或休克的患者,必须进行及时的容量复苏和血流动力学支持,以确保足够的组织灌注,尤其是胃肠道黏膜组织。② 改善胃肠道灌注:提高胃肠道灌注对预防应激性溃疡和消化道出血至关重要。这可以通过纠正血流动力学异常、保持足够的血液氧合和维持适当的组织灌注来实现。③ 感染控制:有效地控制感染有助于减少炎症反应,降低胃肠道黏膜损伤的风险。④ 肠内营养:在肠道功能允许的情况下,尽早提供肠内营养。这有助于维持胃肠道黏膜的完整性和功能。⑤ 药物预防治疗:早期使用药物进行预防性治疗是常规做法。可选的药物包括质子泵抑制剂、H_2 受体拮抗剂或硫糖铝。在选择药物时,需要综合考虑患者并发应激性溃疡的风险,同时还要评估因药物治疗可能引发的并发症,例如肺部感染的风险,以及可能带来的费用消耗等多个因素。⑥ 动态监测胃黏膜 pH:对于高危患者或已并发应激性溃疡的患者,应定期监测胃黏膜 pH。预防性措施旨在确保胃黏膜 pH 维持在较高水平,如 pH>4,以降低应激性溃疡的发生风险。⑦ 药物治疗无效时的进一步处理:对于药物治疗无效且出现严重应激性溃疡大出血的患者,可能需要采取更进一步的措施,如输血、内镜下或外科手术止血,以挽救患者生命。通过综合应用这些措施,可以有效地减少应激性溃疡和消化道出血的风险,从而改善患者的预后。

二、论点形成过程

通过在 MEDLINE 数据库中的检索,以 ulcer(胃溃疡)和 traumatic brain injury(颅脑创伤)为关键词,对相关文献进行了综合审阅。在筛选过程中,着重挑选了高水平的临床研究文献,以对颅脑创伤应激性溃疡的预防与治疗方法进行客观评估。

三、科学基础与循证医学证据

迄今为止,关于药物预防应激性溃疡的起始时间、药物选择和停止时间等方面仍缺乏统一的标准。根据 2004 年美国危重病学协会对医师的调查结果,69.5% 的 ICU 患者在进入病房后立即开始应激性溃疡的预防治疗。在一线药物的选择方面,H$_2$ 受体拮抗剂占 63.9%,质子泵抑制剂占 23%,硫糖铝占 12.2%。当患者的临床状况得到改善并转入普通病房或开始口服进食时,预防药物的应用会被终止。

在 20 世纪 80 年代,西咪替丁在预防和治疗颅脑创伤后应激性溃疡方面开始进入临床试验阶段。Chan 的前瞻性研究涵盖了 381 例颅脑创伤患者,发现间断使用西咪替丁(800 mg/d)后,有 2.4% 患者在治疗后 5 天仍然出现消化道出血的症状。同期,Zach 等通过前瞻性随机双盲对照研究,对 84 例急性脊髓损伤患者进行观察,结果显示间断使用西咪替丁(1.2～2.4 g/d)亦不理想,患者仍出现消化道出血的症状;然而在对 26 名患者采用高剂量的西咪替丁治疗时(300 mg,静脉滴注,每 4 小时一次),有效地控制了胃内 pH 并控制了消化道出血的症状。与此同时,有研究表明:上述抗酸药物的应用可能会增加肺部感染的风险。Driks 的研究发现,采用多种抗酸药物联合治疗的患者,其肺部感染的概率为 46.2%,而单一抗酸药物治疗的概率为 23.1%。在 20 世纪 90 年代,Ryan 等通过前瞻性双盲对照研究,分析了 114 名应激性溃疡患者,认为西咪替丁并不会增加肺部感染的发生率。Hatton 等则在神经外科 ICU 病房对 136 例患者进行了前瞻性双盲研究,发现对于 GCS 评分≥8 分的患者,预防性使用西咪替丁对胃溃疡有效;然而,对于 GCS 评分<8 分的患者,胃内 pH 可能更低,单一使用西咪替丁效果不佳,有效率仅为 35%。

进入 20 世纪 90 年代,不同类型的新药物开始进入临床试验,其中代表性的药物包括雷尼替丁、硫糖铝和奥美拉唑。在一项关于神经外科 ICU 患者的随机双盲对照研究中,Larson 等发现,通过注入 6.25 mg/h 剂量的雷尼替丁,可使胃内 pH 提高 2 U(平均胃内 pH 为 4.17)。此外,使用雷尼替丁的患者未出现消化道出血症状,该研究认为雷尼替丁在应激性溃疡的预防和治疗中具有重要作用。在 1994 年,Eddleston 等证实硫糖铝能够有效降低创伤后引发消化道出血的发生率。同年,Maier 等也进行了一项对照研究,将硫糖铝与雷尼替丁进行比较,结果显示在危重患者中,硫糖铝组的机械通气时间、ICU 入住天数及总住院时间均较雷尼替丁组短,并且硫糖铝的使用费用也明显低于雷尼替丁。此外,Levy 等对 67 例患者进行了随机双盲对照研究,将其中 35 例患者使用雷尼替丁(剂量为 150 mg/d),32 例使用奥美拉唑(剂量为 40 mg/d)。结果显示,雷尼替丁组患者中有 35% 出现消化道出血,而奥美拉唑组仅有 6%。肺部感染的发生率分别为 14% 和 3%。研究者认为奥美拉唑在安全有效方面表现突出,能显著预防和治疗消化道出血。1996 年,Phillips 等通过研究认为,质子泵抑制剂能够较容易地提高胃肠黏膜的 pH,使其达到 6 U 以上。进一步地,Las 等于 1998 年对 60 例接受呼吸机支持且患有应激性溃疡的外伤患者进行前瞻性研究,发现奥美拉唑在预防消化道出血方面具有显著作用,能有效地调控胃内 pH,且安全无毒性,不引起明显的副作用。近期于 2019 年,Brown 等对应激性溃疡患者的临床数据进行了分析,以探讨药物预防策略的有效性。研究结果表明,选择适当的药物预防策略,如 H$_2$ 受体拮抗剂和质子泵抑制剂,对于减少应激性溃疡的发生具有积极作用。

在 2020 年,Smith 及其团队通过临床研究,深入探讨了应激性溃疡的高危因素与预防策略。研究结果显示,对于存在呼吸衰竭、凝血功能障碍等高危因素的颅脑创伤患者,采取早期肠内营养和药物预防措施,如质子泵抑制剂等,可以有效地降低应激性溃疡的发生率。

在初期发展阶段,H_2 受体拮抗剂成为临床上最常使用的药物,用以预防和治疗颅脑创伤引发的应激性溃疡。大量临床证据逐渐涌现,并衍生出一系列荟萃分析,以总结药物的疗效和不良反应。Cook 等先后多次发表相关的荟萃分析。在 1986 年,Cook 进行了一项对比 H_2 受体拮抗剂与硫糖铝在预防颅脑创伤后应激性溃疡的荟萃分析,发现两者间无明显差异。1996 年,Cook 再次展开涵盖 10 个有关 H_2 受体拮抗剂与安慰剂的荟萃分析,结果表明 H_2 受体拮抗剂明显降低了严重消化道大出血的风险。1998 年,Cook 及其团队在对 1 200 名接受机械通气的患者进行随机双盲对照研究时,对比了雷尼替丁与硫糖铝的预防效果,发现雷尼替丁在降低消化道大出血风险方面优于硫糖铝。此外,其他研究团队也陆续发布了他们的研究成果。例如,Messori 于 2000 年进行了另一项关于雷尼替丁与安慰剂的荟萃分析,共涵盖 398 名患者,结果显示两组患者的消化道出血发生率无显著差异,因此得出雷尼替丁预防应激性溃疡引发的消化道出血的效果不显著的结论。在 2010 年,Marik 也进行了一项荟萃分析,汇总了 17 个随机对照研究,涵盖 1 836 名患者,结果显示 H_2 受体拮抗剂具有显著的疗效。另外,Huang 于 2010 年通过荟萃分析 10 项随机对照研究,总共涵盖 2 092 名患者,结果显示在预防和治疗消化道出血方面,雷尼替丁组与硫糖铝组无显著差异,但雷尼替丁组的肺部感染发生率较硫糖铝组更高。

近些年来,随着质子泵抑制剂在临床实践中的应用逐渐增多,涉及质子泵抑制剂与 H_2 受体拮抗剂的相关荟萃分析逐渐增多,但在评价两者疗效时,不同荟萃分析的结论存在一定的不一致。2009 年,Pongprasobchai 等开展荟萃分析,综合了 3 项随机对照研究,共涵盖 569 例病例。结果显示,质子泵抑制剂组和 H_2 受体拮抗剂组的严重消化道出血并发率分别为 3.5% 和 8%,表明质子泵抑制剂组的发病率显著低于 H_2 受体拮抗剂组。然而,到了 2010 年,Lin 等进行了一项荟萃分析,纳入了 7 个随机对照研究,总共涵盖 936 名患者,结果却显示质子泵抑制剂组和 H_2 受体拮抗剂组的严重消化道出血发病率无显著差异,而且两组患者的肺部感染发病率和死亡率也没有明显差别。进一步地,2011 年,Alhazzani 等对包含了 10 个随机对照研究,共涵盖 1 274 例患者的荟萃分析发现:质子泵抑制剂在预防严重消化道出血方面的效果优于 H_2 受体拮抗剂,且药物给药途径(肠内或肠外)以及给药频率(每日 1 次或 2 次)并不影响疗效。鉴于质子泵抑制剂与 H_2 受体拮抗剂相比,副作用较少,不太容易引发肺部感染,近年来逐渐受到临床医师的青睐,成为预防治疗的首选药物。

在中-重型颅脑创伤患者的治疗过程中,常常需要使用肠内营养来提供营养支持。多项研究已经证实,肠内营养是预防和治疗应激性溃疡的一种可选方案。然而,是否将肠内营养与应激性溃疡药物联合使用,一直存在分歧。1990 年,Ephgrave 等通过动物试验模型证实,肠内营养能够保护胃黏膜,减少应激性损伤。肠内营养多为碱性,相对于胃酸而言,这使得肠内营养具有缓冲胃酸的潜在优势。此外,肠内营养还能直接为胃肠黏膜提供能量,增强其免疫功能,诱导前列腺素分泌,从而改善黏膜的血液循环。1994 年,Bonten 的研究表明,在接受硫糖铝治疗的患者中,胃黏膜 pH 为 1.7,而同时行肠内营养时,pH 可升高至 4.0,证实肠内营养与应激性溃疡药物存在协同作用。1997 年,Raff 等研究针对 526 例烧伤患者,显示肠内营养预防胃肠道出血的效果与抗酸剂及 H_2 受体拮抗剂相当。2010 年,Marik 等在一项关于 H_2 受体拮抗剂与安慰剂对比的荟萃分析中,研究了一个接受肠内营养的患者亚组,发现在该亚组中,H_2 受体拮抗剂并未降低消化道出血的风险,反而其病死率高于安慰剂组。因此,作者认为在已经接受肠内营养的患者中,应用 H_2 受体拮抗剂来预防应激性溃疡反而不利,而仅有在患者尚未开始进食时才考虑使用。对于已经接受肠内营养的患者是否需要进行应激性溃疡药物的预防治疗,仍然存在争议。近年来,有关联合肠内营养与溃疡药物治疗的研究不断涌现。在 2017 年,White 及其团队回顾了近期的研究进展,探讨了应激性溃疡的防治策略。他们指出,在存在高危因素的颅脑创伤患者中,应综合考虑肠内营养和药物预防,以降低应激性溃疡的风险,但也要谨慎评估潜在的并发症。在 2018 年,Johnson 等进行了一项回顾性研究,评估了肠内营养对应激性溃疡的预防效果。研究结果显示,早期实施肠内营养不仅有助于改善胃肠道黏膜屏障,还可以维持胃肠道的 pH,从而降低应激性溃疡的风险。而在 2021 年,Martinez 等通过多中心随机对照试验,比较了不同预防措施的效果。他们强调,在存在高危因素的颅脑创伤患者中,联合应用肠内营养和药物预防,如硫糖铝,能够显著降低应激性溃疡的发生率。这些研究共同揭示了在处理已接受肠内营养的患者时,综合考虑药物预防与肠内营养的策略的重要性,以最大限度地降低应激性溃疡的风险。

国内关于颅脑创伤引发应激性溃疡的临床研究相对较为稀缺,其中一项有代表性的研究由赵锋等进行。他们进行了一项队列研究,涵盖了 41 例急性重型颅脑创伤患者,通过监测胃黏膜 pH 及其衍生物指标,如 $PgapCO_2$(胃黏膜二氧化碳分压与动脉血二氧化碳分压差值)和 pHgap(动脉血 pH 与胃黏膜 pH 差值)的变化,研究这些指标与颅脑创伤并发症(如应激性溃疡和多器官功能衰竭)以及近期预后之间的关系。研究结果显示,胃黏膜 pH 降低组与正常组相比,1 周内病死率、胃液隐血阳性发生率、多器官功能衰竭发生率(MODS)、感染性相关脏器功能衰竭评价(SOFA 评价)以及多器官功能衰竭(MOF)评分的差异在统计学上具有显著差异。存活组与死亡组之间,胃液隐血阳性发生率和多器官功能衰竭发生率差异也具有统计学意义。入院时,存活组和死亡组的 $PgapCO_2$ 差异显著。在入院后 24 小时,两组在 $PgCO_2$、$PgapCO_2$、pH 和 pHgap 方面的差异均具有统计学意义。研究者指出,低胃黏膜 pH 以

及异常的 pHgap、$PgapCO_2$ 表明患者存在胃肠黏膜低灌注,这可能会增加近期发生应激性溃疡出血和多器官功能衰竭的风险。因此,在临床实践中,应该提前进行干预性治疗,以改善胃肠黏膜的灌注状态,从而预防应激性溃疡和多器官功能衰竭的发生。

综上所述,过去 20 多年来,关于不同药物在应激性溃疡预防治疗方面的资料存在分歧,药物选择多种多样。在考虑药物预防出血效果的差异,同时,还需考虑不同药物引发呼吸机相关性肺部感染以及近期备受关注的质子泵抑制剂和 H_2 受体拮抗剂引发难辨梭状芽孢杆菌感染的问题。对于药物治疗无效而出现严重应激性溃疡大量出血的患者,需要采取输血、胃镜下止血或外科手术止血等手段挽救生命,这些方法在一定程度上能够获得治疗效果。然而,由于大多数应激性溃疡患者的胃肠道出血范围较广,外科止血的效果有限。对于部分病例,胃肠道局部动脉出血,通过内镜下止血或外科手术止血能够获得较好的治疗效果。

四、小结

多种高危因素如呼吸衰竭、凝血功能障碍、休克、多脏器功能衰竭、中枢神经系统感染、败血症、有溃疡史以及接受大剂量糖皮质激素治疗或高血压等,与应激性溃疡发病密切相关。针对存在高危因素的颅脑创伤患者,早期预防性治疗至关重要,以减少应激性溃疡和消化道出血的风险。及时进行容量复苏和血流动力学支持,确保足够的胃肠道组织灌注,尤其是胃肠道黏膜。通过改善血流动力学、维持足够的氧合和组织灌注,来提高胃肠道灌注,降低应激性溃疡发生风险。有效控制感染可减少炎症反应,降低胃肠道黏膜损伤的风险。在允许的情况下,早期进行肠内营养,维持胃肠道黏膜完整性和功能。采用质子泵抑制剂、H_2 受体拮抗剂或硫糖铝等药物,综合患者风险和可能的并发症进行选择。对高危患者或已并发应激性溃疡的患者,定期监测胃黏膜 pH,维持较高的 pH 水平。考虑到肺部感染等风险,个体化治疗是关键。单药大剂量早期预防性治疗对高危患

者可考虑。对药物治疗无效且出现严重应激性溃疡大出血的患者,可能需要进一步措施如输血、内镜下或外科手术止血。综合上述措施,可以有效降低颅脑创伤后应激性溃疡的发生风险,提高患者的预后。

五、前景与展望

颅脑创伤应激性溃疡的预防性治疗领域将持续吸引研究和关注,以下是一些可能的发展方向和争论焦点:① 指征和治疗时机的明确:进一步研究应激性溃疡预防治疗的具体指征和治疗时机,以更精准地确定哪些患者最需要预防性治疗,以及何时开始治疗。② 药物选择和疗程:对于不同高危因素的患者,选择最适合的药物和疗程仍然是一个争论的焦点。研究将可能比较不同药物在预防性治疗中的效果和安全性。③ 肠内营养

的作用:未来的研究可能会更加深入探究肠内营养对胃肠道黏膜 pH 的影响,以及单独肠内营养是否可以成为预防应激性溃疡消化道出血的有效治疗方案。④ 个体化治疗策略:随着对疾病特点和影响因素的更深入了解,未来的趋势可能会朝向个体化的治疗策略,以最大限度地降低患者发生应激性溃疡的风险。⑤ 多学科合作:应激性溃疡的预防和治疗需要多学科的合作,包括颅脑创伤、消化道疾病及其他内科、外科等领域的专家。未来的研究可能会更加注重不同专业的交流和合作。总之,随着医疗技术和研究的不断进步,我们可以期待在应激性溃疡的预防和治疗方面取得更多的突破,从而改善颅脑创伤患者的预后。

六、主要依据(表 20-1)

表 20-1　列举应激性溃疡防治的研究概要及结论

作　者	研　究　概　要	结　　论
Chan, 1989	前瞻性研究 381 例患者间断使用西咪替丁 2.4%患者仍发展为临床出血	低剂量的西咪替丁预防应激性溃疡效果不明显
Zach, 1984	随机双盲对照研究 105 例脊髓损伤患者,间断使用西咪替丁 1.2～2.4 g/天	低剂量的西咪替丁对应激性溃疡的预防不理想
Driks, 1987	回顾性研究发生肿部感染的 69 例患者,采用多药或单药对照	多药联合治疗增加肺部感染机会
Ryan, 1993	前瞻性双盲对照研究 114 例患者使用西咪替丁或安慰剂	西咪替丁并未增加肺部感染危险
Hatton, 1995	前瞻性双盲随机研究 136 例患者采用单药西咪替丁与多药对照同时进行早期多项监控	单药对 GCS≥8 分患者作用显著,多药有肺部感染危险
Larson, 1989	随机双盲对照研究 35 例患者接受雷尼替丁及安慰剂	雷尼替丁能显著预防应激性溃疡发展为临床出血
Levy, 1993	随机双盲对照研究 67 例患者使用雷尼替丁与奥美拉唑对照	奥美拉唑安全有效能预防应激性溃疡发展为临床出血
Lasky, 1998	前瞻性研究接受呼吸机支持的 60 例外伤患者使用安慰剂和奥美拉唑	奥美拉唑能显著预防应激性溃疡发展为临床出血
Cook, 1998	多中心、随机、双盲对照研究 1 200 例机械通气患者雷尼替丁和硫糖铝的比较	雷尼替丁降低消化道大出血的风险比硫糖铝更为有效
Raff, 1997	前瞻性研究 526 例烧伤患者肠内营养预防胃肠道出血的效果与 H_2 受体拮抗剂的比较	肠内营养预防胃肠道出血的效果与 H_2 受体拮抗剂相当

续　表

作　者	研　究　概　要	结　　论
赵锋,2004	队列研究 41 例重型颅脑创伤患者胃黏膜 pH 及其衍生指标 PgapCO$_2$ 和 pHgap 的变化与应激性溃疡发生及预后的关系	胃 pH 监测作为一种判断组织摄取和利用氧能力的有效方法,对于重型颅脑创伤后应激性溃疡出血的发生具有预警作用。低 pH（<7.32）及异常 pHgap、PgapCO$_2$ 提示存在胃肠黏膜低灌注,近期发生应激性溃疡的可能性增加,应提前给予干预性治疗
Lam,2008	随机对照分析 82 例重度烧伤患者早期（<24 小时）肠内营养预防应激性溃疡消化道出血的效果	胃 pH 监测作为一种判断组织摄取和利用氧能力的有效方法,对于重型颅脑创伤后应激性溃疡出血的发生具有预警作用。低 pH（<7.32）及异常 pHgap、PgapCO$_2$ 提示存在胃肠黏膜低灌注,近期发生应激性溃疡的可能性增加,应提前给予干预性治疗
Marik,2010	荟萃分析了 1 836 例综合 ICU 患者早期进食及药物预防性治疗对应激性溃疡消化道出血的预防效果	早期（<24 小时）肠内营养能明显预防应激性溃疡消化道出血的发生并能降低医院获得性肺炎的发生率;对于能早期进食的患者,没有必要行预防性药物治疗,预防性药物治疗会增加医院获得性肺炎的风险
Pilkington,2012	荟萃分析 7 项随机对照研究及 3 个荟萃分析结果,比较 H$_2$ 受体拮抗剂和质子泵抑制剂预防应激性溃疡消化道出血的疗效,同时分析早期进食预防应激性溃疡消化道出血的效果	无论是预防应激性溃疡的疗效还是吸入性肺炎的发生率,H$_2$ 受体拮抗剂和质子泵抑制剂均无明显差异,早期进食对预防消化道出血是安全有效的,对于能早期进食的患者没有必要行药物预防治疗
Rodriguez,2015	回顾性研究 120 例患者,探讨糖皮质激素治疗对应激性溃疡的影响	高剂量糖皮质激素治疗是应激性溃疡的危险因素,因此在治疗过程中需注意并发症的预防和监测
White,2017	综述近年来的研究进展,讨论应激性溃疡的防治策略	针对高危因素的颅脑创伤患者,应综合考虑肠内营养和药物预防,以降低应激性溃疡的风险,但需注意潜在的并发症
Johnson,2018	回顾性研究 180 例患者,评估肠内营养对应激性溃疡的预防效果	早期实施肠内营养不仅有助于改善胃肠道黏膜屏障,还可以维持胃肠道的 pH,从而降低应激性溃疡的风险
Brown,2019	分析 300 例应激性溃疡患者的临床数据,探讨药物预防策略的有效性	选择合适的药物预防策略,如 H$_2$ 受体拮抗剂和质子泵抑制剂,对于减少应激性溃疡的发生具有积极作用
Smith,2020	临床研究纳入 250 例,探讨应激性溃疡的高危因素与预防策略	针对呼吸衰竭、凝血功能障碍等高危因素的颅脑创伤患者,早期进行肠内营养和药物预防（如质子泵抑制剂等）,可有效降低应激性溃疡的发生
Martinez,2021	多中心随机对照试验,比较不同预防措施的效果	在高危因素存在的颅脑创伤患者中,联合应用肠内营养和药物预防（如硫糖铝）,能显著降低应激性溃疡的发生率

参考文献

请扫描二维码
阅读本章参考文献

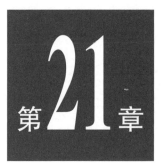

第21章 颅脑创伤患者凝血功能异常的防治

Prevention and treatment of abnormal coagulation function in traumatic brain injury

（胡锦　袁强）

- 颅脑创伤后凝血功能异常高发，导致患者进展性颅内出血，严重影响患者预后。在颅脑创伤患者急性期积极纠正凝血功能异常目前已经得到国内外神经外科医师的广泛认可。
- 全身支持：凝血障碍、低温及酸中毒被认为是创伤的死亡三角，三者常常相互促进使病情进行性恶化，为此，颅脑创伤后凝血功能异常的救治首先需进行积极复苏，控制出血，纠正低温及酸中毒，防止患者在死亡三角中出现瀑布式恶性循环。应尽早采取措施以减少体温丢失，对低体温患者进行保温或加温以达到并维持正常体温。
- 初始复苏治疗：对于颅脑创伤患者合并大出血，特别是合并其他部位多发伤的患者，如需进行初始复苏，可采用以下两种方法之一进行复苏：① 输注新鲜冰冻血浆（FFP）或灭活的 FFP，与红细胞的比例至少为 1：2；② 输注纤维蛋白原和红细胞。另外，应动态监测血红蛋白水平的变化并

维持血红蛋白不低于 70 g/L。
- 抗纤溶治疗：颅脑创伤后急性期患者往往存在纤溶亢进，且距离发病时间越近，纤溶亢进越显著，为此，在伤后急性期应尽早使用氨甲环酸以降低纤溶亢进，推荐负荷剂量 1 g，然后继续给药 1 g 并维持 8 小时。可以不用等凝血功能或血液黏弹性结果就尽早给予氨甲环酸。
- 目标导向性凝血管理：如果采用基于 FFP 的凝血纠正策略，应在标准实验室凝血指标［PT 和（或）APTT＞正常的 1.5 倍］和（或）血液黏弹性检测提示凝血因子缺乏的情况下进一步使用 FFP。低纤维蛋白原血症首选纤维蛋白原浓缩物和（或）冷沉淀进行纠正。
- 抗血栓药物的逆转：对于颅脑创伤存在颅内出血的患者，应逆转抗血栓药物的作用。此类药物包括维生素 K 依赖的抗凝药、抑制 Ⅹa 因子的口服抗凝药、抑制凝血酶的口服抗凝药、抗血小板药。

一、概述

颅脑创伤后凝血功能异常是指颅脑遭受创伤引起组织损伤后，出现以凝血、纤溶和抗凝途径激活为主要临床表现的凝血功能紊乱，被认为是多因素、多环节相互作用的结果，其病理生理学机制复杂。颅脑创伤后凝血功能异常作为创伤性凝血功能障碍的一种特殊类型，其病理生理过程虽与创伤性凝血功能障碍有相同之处，但也有其特殊性。脑组织中含有较其他脏器更为丰富的组织因

子，脑损伤后大量组织因子的暴露使得机体的凝血、纤溶和抗凝途径更加异常激活。颅脑创伤（TBI）患者出现的凝血功能异常在总体上属于创伤性凝血功能障碍的一种，为此，在 TBI 后凝血功能障碍的诊疗过程中，除了应参考创伤性凝血功能障碍的诊疗之外，还应根据 TBI 的病理生理给予特异性的诊疗，以及时准确的纠正凝血功能障碍的发生，提高患者的预后。

Epstein 等荟萃分析显示单纯 TBI 患者并发凝血功能障碍的发生率为 35.2%（95% *CI* 29.0～

41.4）。美国战伤患者并有过输血治疗的研究显示，单纯 TBI 患者的入院 INR 显著高于其他部位创伤患者。一项前瞻性观察研究发现 TBI 合并其他部位创伤患者的凝血功能障碍发生率为 46%，而单纯 TBI 和单纯其他部位创伤的凝血功能障碍发生率分别为 13% 和 5%，提示多发伤增加凝血功能障碍发生率。

目前 TBI 后凝血功能障碍的诊断标准不一，这也导致对该病的评估存在一定困难，不同的诊断标准直接导致对发生率的评估差异甚大。大多数研究认为，PT、国际标准化比率（INR）、活化部分凝血活酶时间（APTT）和血小板计数中至少有一个指标出现异常时即可诊断为凝血功能障碍。而国外大多数 Ⅰ 级创伤中心都以 INR>1.2，APTT>40 秒，血小板<100×10⁹/L，满足其中一项即可诊断为凝血功能障碍。

目前国内外尚无专门针对 TBI 后凝血功能障碍的救治指南，但 2023 年发布的最新版欧洲创伤后大出血及凝血功能障碍救治指南可用作参考。TBI 后凝血功能障碍与创伤后凝血功能障碍的发病情况与病理生理机制仍有所不同，因此在参照指南进行救治的同时，也应综合考虑 TBI 的特殊病理生理进行更为特异的救治。

二、论点形成过程

通过 MEDLINE 查阅 1980 年以来，以 coagulopathy（凝血病）和 traumatic brain injury（颅脑创伤）为关键词的相关文章，选择高级别临床研究文献、客观评估颅脑创伤患者凝血功能异常防治的有效方法以及在治疗颅脑创伤患者中的作用。

三、科学基础与循证医学证据

体温过低（核心体温<35℃）与患者的酸中毒、低血压和凝血障碍有关。低温的影响包括血小板功能改变、凝血因子功能受损（温度每下降 1℃，凝血因子功能下降 10%）、酶抑制和纤维蛋白溶解。最近的一项研究使用了 10 年的来自宾夕法尼亚州创伤患者（PTOS）的研究数据，研究分析了 11 033 名严重脑外伤患者，结果显示入院

时自发低温与死亡率显著增加相关。Abramson 等对多发性创伤患者进行了一项前瞻性观察研究，发现乳酸水平在 24 小时内恢复到正常范围（≤2 mmol/L）的患者存活率 100%。如果在 48 小时内恢复正常，存活率下降到 77.8%，乳酸水平高于 2 mmol/L 超过 48 小时的患者存活率下降到 13.6%。

一项包括大量接受大量输血患者的前瞻性多中心研究结果表明，高 FFP：RBC 比率与生存获益相关。一项针对 680 名疑似患有或曾经历过大量失血的创伤患者的随机临床试验（PROPPR）显示以 1：1：1 的比例给予血浆、血小板和红细胞输注比 1：1：2 的比例更多的实现了止血，并且死亡较少。

Schlimp 等研究证实，在入院血红蛋白（Hb）低于 100 g/L 的患者中，多达 73% 的患者检测到纤维蛋白原水平低于 1.5 g/L，而多达 63% 的患者碱剩余（BE）低于 -6 mmol/L。此外，Rourke 等研究显示在 41% 的入院时低血压患者中发现低纤维蛋白原。在这项研究中，低血压、增加的休克严重程度和高度的损伤（ISS≥25）都与纤维蛋白原水平的降低有关。

对于创伤患者，目前指南推荐的血红蛋白阈值为 70~90 g/L。对于 TBI，目前没有研究显示更高的血红蛋白阈值（≥90 g/L）比 70~90 g/L 的阈值更有利于预后的改善，并且大量输血与输血相关并发症、肺损伤、感染和肾功能衰竭的发生有关。

一项针对氨甲环酸的多中心随机对照试验纳入了 29 个国家/地区的 175 家医院的 12 737 名 TBI 患者，纳入患者均为受伤 3 小时以内的 TBI 成人，格拉斯哥昏迷量表（GCS）评分为 12 分或更低或 CT 扫描发现颅内出血。患者被随机分配（1：1）接受氨甲环酸（负荷剂量 1 g 在 10 分钟内，然后在 8 小时内输注 1 g）或匹配的安慰剂。结果显示轻度至中度颅脑创伤（*RR* 0.78, 95% *CI* 0.64~0.95）患者使用氨甲环酸降低与颅脑创伤相关的死亡风险，而重度颅脑创伤的患者则无此危险（*RR* 0.99, 95% *CI* 0.91~1.07）。对于轻度和中度颅脑创伤患者，早期治疗比晚期治疗更有

效($P=0.005$),但对于严重的颅脑创伤患者,治疗时间没有明显的影响($P=0.73$)。该研究表明氨甲环酸在 TBI 患者中是安全的,并且在受伤 3 小时内进行治疗可减少与颅脑创伤相关的死亡。受伤后应尽快治疗患者。

目前的目标导向性凝血管理主要基于两种策略:基于 FFP 的凝血纠正策略和基于浓缩凝血因子的凝血纠正策略。FFP 含有>70%正常水平的凝血因子。尽管血浆输注可以纠正凝血,但在出血急性期,当 FFP 被输注时并不能促进凝血因子水平增加。此外,大量血浆的复苏与红细胞和血小板的稀释有关。为此,目前多中心的随机对照研究显示基于浓缩凝血因子的凝血纠正策略更有利于改善预后。个体化的浓缩凝血因子凝血功能纠正策略需要基于标准实验室凝血参数和(或)黏弹性试验提示患者存在功能性凝血因子缺乏。凝血酶原复合物(PCC)的有效性已被证实,有证据表明它可以使颅脑创伤患者的血肿形成减少,同时在快速逆转维生素 K 拮抗剂(VKAs)的效果上优于 FFP。当 ROTEM 检测的 EXTEM 凝血时间延长时,尽管纤维蛋白原水平>2.0 g/L,也应给予 PCC 以使 EXTEM 凝血时间正常化。

纤维蛋白原是凝血级联反应中的最终成分,是血小板聚集的配体,因此是维持有效凝血和血小板功能的关键。低纤维蛋白原血症是出血相关凝血功能障碍的常见表现,往往首先出现下降并与死亡率增加有关。国际创伤出血指南推荐创伤出血患者的纤维蛋白原水平低于 1.5 g/L 时补充纤维蛋白原。然而,复旦大学附属华山医院一项大型临床回顾性调查分析发现 TBI 患者纤维蛋白原水平低于 2.0 g/L 是死亡的独立危险因素。为此,对于 TBI 患者可能需要维持比创伤患者更高的纤维蛋白原水平。纤维蛋白原的外源性来源包括 FFP,冷沉淀物和纤维蛋白原浓缩物。大多数创伤中心广泛使用冷沉淀物或纤维蛋白原浓缩物以纠正纤维蛋白原水平。

血小板在损伤后的止血中起关键作用,研究表明血小板计数减少预示创伤患者的死亡率更高,低于正常的血小板计数预示着脑内出血的进展、神经外科干预的可能性和 TBI 患者的死亡率增加。一份单采血小板通常足以对血小板减少性出血患者进行止血,并使血小板计数增加($30\sim50$)$\times10^9$/L。

离子钙在纤维蛋白聚合和稳定中起着重要作用,钙浓度的降低对所有血小板相关功能也均有影响。急性低钙血症是大量输血的常见并发症,入院时低离子钙水平与死亡率增加有关。在最初的 24 小时内,低钙血症能比低纤维蛋白原、酸中毒和低血小板计数更好地预测死亡率和多次输血的可能性。纠正低钙血症,氯化钙优先于葡萄糖酸钙。

大量的病例研究和系列报道表明用重组 FVⅡa 治疗创伤后出血是有益的,但只有在结合手术干预,最佳的血浆制品输注,抗纤溶药和重度酸中毒、低温和低钙血症纠正后,出血仍不能控制,才考虑使用重组 FVⅡa。对于 TBI 患者,前瞻性研究显示小剂量 FVⅡa 可以有效并迅速纠正凝血功能障碍和减低进展性出血的可能性,且不增加血栓风险。

逆转 VKA 通常有三个治疗选择:维生素 K_1、PCC 和 FFP。使用 PCC 可快速实现 VKA 的逆转。对于 VKA 的即时逆转,缺失的凝血因子 FII、FIX 和 FX 可被 PCC 替换。然而,不同配方的 PCC 所含 FVII 的浓度不同而且三因子的 PCC 所含 FVII 非常少。因此推荐使用含四因子的 PCC 逆转 VKA。然而,由于 FVII 的半衰期只有 6 小时,因此,同时给予维生素 K_1 刺激维生素 K 依赖性的凝血因子生成十分重要。PCC 的替代品是 FFP,它含有其他血浆制品所缺失的凝血因子。VKA 患者通常需要大量输注 FFP 且逆转不是总能完成,并且存在输血相关循环超负荷(TACO)和输血相关急性肺损伤(TRALI)的风险。对于 VKA 的逆转,可静脉给予 $25\sim50$ U/kg 的四因子 PCC,并可根据具体体重和 INR 进行合适的剂量换算,通常建议梯度剂量给药,例如,如果 INR 为 $2.0\sim4.0$,则给予 25 U/kg;如果 INR 为 $4.0\sim6.0$,则给予 35 U/kg;如果 INR>6.0,则为 50 U/kg。使用 PCC 与恢复期动静脉血栓形成的风险增加有关,因此,对于接受 PCC 治疗的患者,在控制出血后应尽早预防血栓形成。

近年来，直接口服抗凝药（DOAC）已被批准用于治疗和预防 VTE、心房颤动患者卒中和急性冠状动脉综合征。目前主要包括 Xa 直接抑制剂（阿哌沙班，依多沙班，利伐沙班）或凝血酶抑制剂（达比加群）。DOAC 因起效时间快（2～4 小时可达血浆峰浓度）和半衰期短（多为 8～12 小时）等特点近年来受到广泛应用。研究显示对于手术患者，如先前服用 DOAC，建议停药＞48～72 小时再行手术较为安全。由于凝血酶抑制剂主要经肾脏代谢，对于肾功能不全患者停药时间要求更长。为此，对于 TBI 有进展出血或需紧急手术干预的患者，积极逆转也是非常必要的。

早期评估实验室凝血试验和直接测量 DOAC 水平对于接受或怀疑接受 DOAC 的创伤患者至关重要。常用的实验室检测包括 PT，抗因子 Xa 和凝血酶时间的测量，可以用来评估患者是否接收抗凝治疗，以及使用了哪种抗凝剂、VKA、FXa 抑制剂或凝血酶抑制剂。对于 DOAC，目前大多数单位均没有常规开展 DOAC 血药浓度或直接凝血指标的监测。为此，Xa 因子抑制剂可以用特定试剂校准的抗 Xa 因子活性测量，而凝血酶抑制剂可以用稀释凝血酶时间或凝血酶时间进行定性评估。指标黏弹性凝血试验也可能有帮助，因为应用 DOAC 会逐渐延长凝血时间（ROTEM®）和反应时间（R）（TEG®）。

如果明确有抗因子 Xa 活性，则可以开始 PCC 治疗（25～50 U/kg）治疗。一般建议从初始剂量 25 U/kg 开始，如有必要时再重复。目前国内尚无获批的 Xa 抑制剂的解毒剂。在达比加群引起的危及生命的出血情况下，应首先使用艾达赛珠单抗（idarucizumab）（达比加群的特异性逆转剂 5 g iv）治疗。由于 idarucizumab 的作用短暂，可能需要重复使用。如不能获取特异性逆转剂，则可同样考虑 PCC 逆转。

关于抗血小板药物（APA）对创伤性颅内出血的影响目前仍证据不一。可能最主要的原因在于 APA 在个体的敏感性中存在差异，而目前关于血小板功能的最佳检测方法尚未达成一致。关于应用 APA 的颅内出血患者，输注血小板是否合理也存在争议。目前较多关于应用 APA 是否输注血小板的研究证据均来自自发性脑出血的患者。为此，目前不支持对 APA 伴有颅内出血但不需要手术的患者输注血小板治疗。

去氨加压素（1 -脱氨基- 8 - D -精氨酸加压素，DDAVP）释放内皮血管性血友病因子和因子Ⅷ，增强血小板聚集和体对人动脉内皮细胞的黏附，是治疗血管性血友病患者的首选。有研究表明，不论是否发病前应用阿司匹林，去氨加压素均可改善 ICH 患者的血小板功能。在应用 APA 的脑出血患者和 von Willebrand 病创伤患者中推荐使用去氨加压素。在脑出血患者应用的推荐剂量为 0.4 μg/kg，但 von Willebrand 病的常用剂量为 0.3 μg/kg，在 50 mL 生理盐水中稀释，并在 30 分钟内输注。当应用去氨加压素时，应同时应用抗纤维蛋白溶解剂（如 TXA）。

四、小结

凝血功能异常在 TBI 后常常发生，但在救治过程中往往容易被临床医师所忽略，导致不可逆的脑损害，影响患者预后。因此，必须认识并重视 TBI 后凝血功能异常的诊断和治疗。在对 TBI 患者的救治过程中，我们应该做到对 TBI 后凝血功能异常早发现、早判断、早干预，提高对 TBI 后凝血功能异常的救治能力。

五、前景与展望

目前，TBI 后凝血功能障碍的诊断标准仍不统一。对于 TBI 后凝血功能异常的诊治多数证据来自创伤患者，专门针对 TBI 后凝血功能异常诊治的证据较少。然而，TBI 后凝血功能障碍与其他创伤后凝血病的发生机制不完全一致，且对 TBI 后继发性脑损害的作用机制仍不明确。为此，在未来我们需要更加有力的证据来进一步明确脑组织损伤诱发凝血功能障碍的机制，以便找到更为明确的作用靶点针对性地纠正 TBI 后凝血功能障碍，以改善患者预后。

六、主要依据(表 21 - 1)

表 21 - 1　国内外有关 TBI 后凝血功能异常诊治的研究概要和结论

作　者	研　究　概　要	结　　论
Rubiano，2013	回顾性分析宾夕法尼亚多中心创伤预后数据库 11 033 例创伤患者	患者入院时自发性低体温与患者死亡率增加相关
Abramson，1993	前瞻性评估 76 例从手术室或急诊室直接入 ICU 的多发伤患者	乳酸水平在 24 小时内恢复到正常范围($\leqslant$2 mmol/L)的患者存活率 100%。如果在 48 小时内恢复正常，存活率下降到 77.8%，乳酸水平高于 2 mmol/L 超过 48 小时的患者存活率下降到 13.6%
Holcomb，2015	多中心随机对照试验，680 例需要大量输血的重型损伤患者。患者被随机给予血浆：血小板：红细胞比例 1：1：1 和 1：1：2 输注	两组患者的总体死亡率无差别，但 1：1：1 输注组中更多患者实现了止血且因大出血的病死率更低
McIntyre，2004	随机对照试验，创伤患者被随机分为严格输血组(70 g/L)和自由输血组(100 g/L)	两组患者在 30 天病死率，多器官障碍发生率和 ICU 住院天数上无差异
Innerhofer，2017	单中心开放随机对照试验，创伤且伴有凝血功能障碍患者被随机分为凝血因子纠正组和新鲜冰冻血浆纠正组	研究被提前终止，因为 FFP 纠正组有更多的抢救率和大量输血比例。提示了凝血因子纠正组的优势
CRASH - 3 trial collaborators，2019	中心随机对照试验纳入了 29 个国家/地区的 175 家医院的 12 737 名 TBI 患者，纳入患者均为受伤 3 小时以内的 TBI 成人，格拉斯哥昏迷量表(GCS)评分为 12 或更低或 CT 扫描发现颅内出血。患者被随机分配(1：1)接受氨甲环酸(负荷剂量 1 g 在 10 分钟内，然后在 8 小时内输注 1 g)或匹配的安慰剂	轻度至中度颅脑创伤(RR 0.78，95% CI 0.64~0.95)患者使用氨甲环酸降低与颅脑创伤相关的死亡风险，而重度颅脑创伤的患者则无此危险(RR 0.99，95% CI 0.91~1.07)。对于轻度和中度颅脑创伤患者，早期治疗比晚期治疗更有效(P=0.005)，但对于严重的颅脑创伤患者，治疗时间没有明显的影响(P=0.73)。该研究表明氨甲环酸在 TBI 患者中是安全的，并且在受伤 3 小时内进行治疗可减少与颅脑创伤相关的死亡
Schlimp，2013	纳入 675 例患者的回顾性研究	在入院 Hb 低于 100 g/L 的患者中，多达 73% 的患者检测到纤维蛋白原水平低于 1.5 g/L，而多达 63% 的患者碱剩余(BE)低于$-$6 mmol/L
Rourke，2012	前瞻性纳入 517 例创伤出血患者	41% 的入院时低血压患者中发现低纤维蛋白原。低血压、增加的休克严重程度和高度的损伤(ISS$\geqslant$25)都与纤维蛋白原水平的降低有关
Lv，2020	回顾性分析 2 570 例 TBI 患者的入院纤维蛋白原水平与患者预后关系	TBI 患者入院纤维蛋白原<2 g/L 与患者病死率相关
Schnuriger，2010	回顾性分析 626 例 TBI 患者的血小板水平与预后的关系	血小板计数<100 000/mm³ 死亡风险增加 9 倍，血小板计数<175 000/mm³ 是脑出血进展的重要预测因素
Ho，2011	这项队列研究评估了 352 名患者在危重出血 24 小时内的最低电离钙浓度与住院死亡率之间的关系	在需要大量输血的危重出血患者中，游离钙浓度与死亡率呈反浓度依赖关系。酸中毒和新鲜冷冻血浆的输注量是严重低钙血症的主要危险因素
Yuan，2015	前瞻性干预研究，TBI 患者被分为两组，一组给予小剂量 FVIIa 纠正凝血功能，另一组不给予	小剂量 FVIIa 可以快速有效纠正 TBI 患者的凝血功能，且不增加患者血栓事件风险

续 表

作　者	研　究　概　要	结　　论
Baharoglu, 2016	多中心开放随机对照研究,纳入服用抗血小板药物的脑出血患者,被随机分为血小板输注组和非输注组	血小板输注组在 3 个月时病死率高于标准护理组(调整后的共同优势比为 2.05,95％ CI 1.81~3.56;P = 0.014)。40 名(42％)接受血小板输注的参与者在住院期间出现严重不良事件,28 名(29％)接受标准护理的参与者也出现了严重不良事件。23 名(24％)接受血小板输注的参与者和 16 名(17％)接受标准护理的参与者在住院期间死亡

参考文献

请扫描二维码
阅读本章参考文献

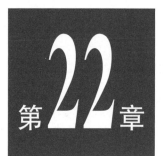

第22章 颅脑创伤患者脑血管损伤的治疗

The treatment of cerebrovascular injury after brain trauma

（刘建民）

- 创伤性脑血管损伤（traumatic cerebrovascular injury, TCVI）是头颈部创伤导致的脑血管损伤，主要包括钝性脑血管损伤（blunt CVI, BCVI）和锐性脑血管损伤（penetrating CVI, PCVI）两大类。TCVI 在头颈部创伤后的发病率不高，但致死率和致残率很高。
- TCVI 的诊断主要依赖血管影像学检查。其中，头颈部数字减影血管成像（digital subtractive angiography, DSA）是诊断 TCVI 的金标准，而计算机断层扫描的血管成像（computed tomographic angiography, CTA）是 DSA 的有效替代。
- 基于血管影像学的 TCVI 分型诊断是决定 TCVI 治疗策略的重要前提。尽管目前尚缺少能涵盖全部病理类型的 TCVI 分型诊断标准，针对 BCVI 的丹佛分型方式仍是 TCVI 分型诊断的主要依据。该分型标准将 BCVI 分为了五个等级，对后续治疗方式的选择具有一定指导意义。
- 药物治疗：包括抗凝与抗血小板治疗在内的抗血栓治疗是 TCVI 药物治疗的主要手段。启用抗血栓药物可降低患者卒中发生率以及病死率，故 TCVI 患者应在排除禁忌后，尽早启用抗血栓药物。

- 然而，对于伴有活动性出血或出血倾向的患者，启用抗血栓治疗将不可避免地增加其出血风险。因此，对于 TCVI 患者是否应启用抗血栓治疗，以及对何种分型的 TCVI 患者启用抗血栓药物仍不明确。此外，目前针对抗凝与抗血小板药物选择也存在争议，值得进一步研究。
- 外科手术治疗：外科手术是治疗部分 TCVI 的可选方案之一。对于假性动脉瘤、动静脉瘘等药物治疗难以解决的 TCVI，通过手术对病变部位进行切除与修复是可行的。对于伴有血管完全离断的 TCVI，使用手术结扎法可挽救患者生命。然而，对于创伤后单纯性夹层、狭窄等使用药物治疗可以控制的 TCVI，不主张使用外科手术方式进行治疗。对于术前因血管损伤已经出现持续性神经功能障碍的患者，手术治疗并不能改善其神经功能预后。此外，传统手术治疗的入路难度与病变部位密切相关，需谨慎选择手术方式。
- 血管内治疗：血管内治疗是治疗 TCVI 的新兴重要方法。对于不适用于药物治疗，且外科手术难以处理的 TCVI，可采用血管内治疗方法。

一、概述

TCVI 是继发于颅脑创伤和颈部外伤后的并发症之一，其总体发生率为 1%。尽管其发生率不高，但其一旦发生，将会导致血管夹层、血栓形成、动脉栓塞、假性动脉瘤和动静脉瘘等病变，进而引起危及生命的缺血或出血性损伤。这使得 TCVI 患者远期神经功能损伤发生率接近 80%，病死率则高达 40%。因此，头颈部创伤后的 TCVI 应引起高度重视。

TCVI 主要可分类为 BCVI 和 PCVI 两大类。BCVI 是非穿透性脑血管损伤，多为钝器打击、撞击、高处坠落等致伤因素导致。而 PCVI 则多继发于爆炸、枪弹以及锐器损伤。然而，对于所有遭受头颈部创伤的患者进行脑血管影像学普查容易造成医疗资源的浪费。为了实现 TCVI 的早期诊断,研究发现合并颈椎损伤、下颌骨骨折、颅底骨折、格拉斯哥昏迷量表(Glasgow coma scale,GCS)评分≤8 分、面部骨折等危险因素对 TCVI 有预测作用。对伴有上述危险因素的头颈部创伤患者,应尽早行 TCVI 影像学筛查。

影像学检查是诊断 TCVI 的关键。DSA 是诊断 TCVI 的金标准,但因有创性、辐射剂量大、技术依赖性高、耗时长等不足,限制了 DSA 在临床中的广泛应用。与 DSA 相比,CTA 具有快速、无创、技术门槛低等优点,是 DSA 的有效替代。磁共振血管成像(magnetic resonance angiography, MRA)也是一种常用的血管成像方法。但 MRA 诊断 TCVI 的敏感性与特异性劣于 CTA,且 MRA 耗时较长,不适合作为筛选方法。

基于准确影像学资料的 TCVI 分型对治疗具有指导价值,但现在仍缺少对 TCVI 的系统化分型。已有研究提出 BCVI 的丹佛分型方式,是目前应用最广泛的分型方法。丹佛分型将 TCVI 分为Ⅰ级到Ⅴ级(表 22-1),囊括了夹层、狭窄、血栓、假性动脉瘤、血管离断等多种血管损伤病理类型,对临床治疗决策具有一定指导意义。然而该分型方式还存在诸多局限性,如未纳入 PCVI,且对治疗策略选择的指导意义有限等。部分研究者在上述分型方法的基础上进行了一系列改进,如 Seth、Ares 等提出的分型,但并未从根本上解决其局限性。也有研究者主张同时考虑病变部位、性质与程度,进一步完善 TCVI 的影像学分型。

表 22-1　钝性脑血管损伤的丹佛分型

分级	描　　　　述
Ⅰ	创伤后血管腔不规则或狭窄程度≤25%的血管夹层
Ⅱ	创伤后狭窄程度>25%的血管夹层或壁间血肿、腔内血栓形成、内膜瓣形成
Ⅲ	创伤性假性动脉瘤形成
Ⅳ	创伤后血管闭塞
Ⅴ	血管离断或活动性出血

TCVI 的治疗以影像学分型为基础,主要包括药物治疗、外科手术治疗以及血管内治疗。其中,药物治疗主要指抗血栓治疗,包括抗凝与抗血小板两方面。抗血栓治疗的目的是降低Ⅰ级、Ⅱ级与部分Ⅲ级脑血管损伤血栓形成和发生缺血性卒中事件的风险。最新的美国东部创伤外科协会指南指出,尽管使用抗血栓药物会升高患者的出血风险,但是其预防卒中的作用仍可使患者获益。因此,应在排除禁忌证后,尽快使用抗血栓药物治疗。目前,TCVI 的药物治疗在抗凝与抗血小板药物的选择方面尚无定论。有研究表明,接受抗凝治疗的 TCVI 患者较接受抗血小板治疗的患者罹患卒中的风险更高。也有报道发现,抗凝治疗与 TCVI 患者 6 个月后再住院率密切相关。上述研究结论有待更大规模临床研究确证。

在血管内治疗出现之前,外科手术治疗几乎是药物之外的唯一治疗手段。对于无症状或症状较轻的颈动脉损伤患者,通过外科手术修复狭窄的管腔或损伤的内膜可以降低患者卒中的发生率。但对于已出现严重神经系统功能障碍的患者,即使接受手术治疗也难以挽救其神经功能。在危急情况下,为了挽救患者生命,也可以对存在严重破裂出血的血管进行结扎。可见,外科手术是 TCVI 有效的治疗方式。然而,手术入路困难极大限制了开放性手术的应用范围。近年来,血管内治疗发展迅速,通过血管内导管,将各类介入治疗器械输送至损伤血管部位并释放,恢复血管正常的结构与功能。在弹簧圈、支架、可解脱球囊、栓塞材料等传统植入物的基础上,覆膜支架、血流导向装置等新型植入物为各类 TCVI 的治疗提供了新的可能性。目前,已有大量研究陆续报道血管内治疗创伤性颅颈部动脉夹层、创伤性假性动脉瘤、急性硬膜外血肿、亚急性和慢性硬膜下血肿以及创伤性颅颈部动静脉瘘等各类 TCVI 的安全性与有效性。因此,介入治疗 TCVI 的手术指征和治疗效果值得进一步研究加以明确。

二、论点形成过程

通过 MEDLINE 查阅 1999 年以来,以 cerebrovascular injury(脑血管损伤)或

(cerebrovascular injuries)和 trauma（创伤）[或 traumatic（创伤的）、blunt（钝性损伤）、penetrating（锐性损伤）]为关键词的 444 篇文章，以这些文献来阐述各种诊断与治疗策略对颅脑创伤后脑血管损伤的治疗效果。

三、科学基础

（一）TCVI 早期诊断与影像学分型的历史沿革

TCVI 的早期诊断主要依赖头颈部 CTA 检查。尽管有少部分研究者主张对头颈部创伤患者进行 CTA 普查以提高 TCVI 的检出率，但由于医疗资源限制，其可行性尚需讨论。因此，基于致伤因素和典型临床表现的早期筛查流程尤为重要。通过长期的临床实践与研究，目前初步确定了颈椎损伤、下颌骨骨折、颅底骨折、GCS 评分≤8 分、面部骨折、不明原因的神经功能损害、霍纳综合征、颈部软组织挫伤或挥鞭样损伤等 TCVI 的危险因素。基于上述危险因素的早期诊断标准包括孟菲斯标准（Memphis criteria，MC）、丹佛标准（Denver Criteria，DC）、改良丹佛标准（expanded Denver Criteria，eDC）以及 EAST 标准等。其中，MC 敏感性最高，为 91.7%，特异性为 71.1%；DC 敏感性为 75.0%，特异性最高，为 87.5%；eDC 敏感性为 87.5%，特异性为 64.4%；EAST 敏感性为 79.2%，特异性为 82.7%。医师可以针对临床实际需求选用适合的早期诊断方法。

TCVI 的影像学分型仍在不断发展、完善过程中。早在 1988 年，就已有研究对 TCVI 的部位和影像学特征进行了描述，并强调根据影像学检查结果制订个体化的治疗措施。但该研究并未对 TCVI 进行系统性分型。之后，随着研究数据的积累，Biffl 等首次提出了 BCVI 的丹佛分型方式（表 22-1）。该方法目前在临床中应用最为广泛。2013 年，Seth 等对丹佛分型方式进行了改进，将 BCVI 分为以下等级：Ⅰ级与 Biffl 法相同；Ⅱ级根据夹层、壁间血肿、腔内血栓等造成的狭窄程度，被分为狭窄程度≥25%且<70%的Ⅱa级和狭窄程度>70%的Ⅱb级；Ⅲ级根据假性动脉瘤造成管腔狭窄的程度，被分为狭窄程度<70%的

Ⅲa级和狭窄程度>70%的Ⅲb级；Ⅳ级与 Biffl 法也相同；而Ⅴ级则在血管离断或活动性出血的基础上，增加了血流动力学不稳定的动静脉瘘。这种方式将狭窄程度进行了进一步细化，有利于指导抗血栓药物的使用，且囊括了动静脉瘘这一血管损伤的重要病理变化，无疑是一大进步。近年，有研究者关注到了 PCVI 的重要性，Ares 在丹佛分型Ⅰ级的基础上，增加了创伤后的静脉窦狭窄或闭塞，以及颈外动脉系统的夹层或闭塞；在Ⅲ级的基础上增加了动静脉瘘。该分型首次将 BCVI 和 PCVI 的分型进行了融合，对治疗方案的选择具有更精确的指导意义。

鉴于现行 TCVI 分型方法的诸多局限性，有越来越多的研究者提出根据病变的部位、性质、程度等因素对 TCVI 进行分型。部分研究者将病变性质分为夹层、血栓、假性动脉瘤、闭塞、离断以及动静脉瘘 6 类，并将病变部位按照颅内或颅外，颈动脉系统或椎动脉系统进行了划分。这种分类方式对手术方式的选择，尤其是对血管内介入治疗方案的制订具有重要意义。

近年来，随着血管损伤概念的不断完善和血管内治疗技术的不断提高，急性硬膜外血肿、亚急性和慢性硬膜下血肿等越来越多的传统创伤性疾病，也可以采用血管内治疗的方法取得良好的治疗效果和临床预后，进一步扩大了创伤性脑血管损伤概念的外延，并推动了颅脑创伤血管内治疗的理论创新和技术创新。

综上所述，TCVI 的早期诊断和准确的影像学分型是治疗的基础，今后还需探索 TCVI 早期诊断策略，完善 TCVI 的影像学分型，以促进 TCVI 的个体化治疗。

（二）创伤性脑血管损伤治疗的发展

TCVI 的治疗方法包括临床观察随访、药物治疗、外科手术和介入手术治疗。根据症状、病变部位、病理类型和影像学分型综合分析，选择最佳的治疗方法。由于创伤性脑血管损伤的致死率和致残率很高，因此应对患者予以积极治疗，临床观察随访仅适用于合并有药物治疗或手术治疗禁忌的患者。此外，由于创伤造成的颅内血管损伤往往位于颅底附近，因此外科手术不易显露、难度很

大,故外科手术在治疗创伤性脑血管损伤中的应用也受到很大局限。总体来讲,药物治疗是目前 TCVI 的一线治疗方法,包括抗凝治疗和抗血小板治疗,但缺乏前瞻性随机对照研究对比不同治疗方法的效果,因此目前所有的共识和推荐都来自回顾性的分析研究。

1996 年,美国田纳西州孟菲斯市普雷斯利区域创伤中心在国际上较早发表了一项 87 例颈动脉损伤患者的回顾性研究,其中绝大多数患者接受肝素全身抗凝治疗 1～3 周,使部分促凝血酶原时间目标值维持在 40～50 秒;之后改为华法林口服治疗 3～6 个月,使凝血酶原时间目标值维持在 15～18 秒之间,或将 INR 控制在 1.8 左右。多因素分析显示肝素抗凝治疗与患者神经功能改善显著相关。

2004 年,美国科罗拉多州大学丹佛医学中心对 13 280 名外伤患者进行回顾性分析,共筛选出 114 名创伤性脑血管损伤患者。73 名患者接受抗凝或抗血小板治疗,其中肝素治疗 54 人[15 U/(kg·h)、部分促凝血酶原时间目标值维持在 40～50 秒]、低分子肝素治疗 2 人(5 000 U,每日 2 次)、抗血小板治疗 17 人(阿司匹林 325 mg/d 联合氯吡格雷 75 mg/d),均无卒中事件发生。而在剩余 41 例未接收抗凝或抗血小板治疗的患者中,19 名患者(46%)发生了缺血事件和神经功能障碍。该研究结果进一步证明抗凝和抗血小板治疗对于改善创伤性脑血管损伤患者预后具有重要作用。

2007 年,美国田纳西州大学又发表了一项较大样本量的长期随访研究,纳入 133 例创伤性脑血管损伤、平均随访时间 34.4 个月。在随访存活的患者中,49% 的患者接受抗凝治疗,使用肝素全身抗凝使部分促凝血酶原时间目标值维持在 40～50 秒之间,出院后改为口服华法林,将 INR 控制在 2～3;44% 的患者接受抗血小板治疗,使用阿司匹林 325 mg/d 和氯吡格雷 75 mg/d 双联抗血小板;7% 的患者同时接受抗血小板和抗凝治疗。结果显示患者在出院后均未发生卒中事件,且不同药物治疗方案之间患者功能结局无明显差异。

随着神经介入诊疗技术和材料的发展,介入治疗创伤性脑血管损伤已成为重要的治疗方法。从早期应用可解脱球囊和弹簧圈治疗,到目前颅内支架和血流导向装置的广泛使用,创伤性脑血管损伤介入治疗理念也从早期的单纯"血管封堵"止血发展到现在以"血管重建"为核心目标的血管内治疗技术体系。

1999 年,美国丹佛医学中心的 Biffl 医师基于新的 TCVI 分型,提出 Ⅱ 型-Ⅴ 型的脑血管损伤应采用外科方法治疗。然而,由于外科手术常常因为颅底血管显露难度较大,因此介入治疗 TCVI 具有很大优势,特别是对于 Ⅴ 型的损伤,介入治疗可能是唯一的治疗方法。在 76 名创伤性脑血病损伤患者中,14 名患者(20%)因为假性动脉瘤接受了血管内支架植入术,初步证明了介入治疗创伤性行脑血管损伤的可行性。

2011 年,美国田纳西州大学一项回顾性研究分析了 222 名创伤性脑血管损伤患者,41% 患者接受了介入治疗,发现对于合适的疾病类型,使用介入治疗联合合理的药物治疗,能将患者的缺血事件发生率降到最低。然而,多项研究发现对于 Ⅱ 型和 Ⅲ 型病变,血管内支架植入和抗血小板治疗两种方法的疗效相当。介入治疗创伤性脑血管损伤还需要更多高级别临床研究检验其临床疗效。

(三) 各类 TCVI 的介入治疗进展

1. 创伤性假性动脉瘤　创伤性假性动脉瘤是由于头部受到外伤后引起的血管壁全层损伤,动脉瘤缺少真正的血管壁,仅有脆弱的结缔组织层覆盖。其主要发生于颈内动脉颈段、海绵窦段和岩骨段,其中又以海绵窦段较多见,常见原因有头部钝器伤、穿透性颅脑创伤和医源性损伤。

创伤性假性动脉瘤的手术治疗包括外科手术和血管内治疗。外科手术的术式早期为载瘤动脉夹闭,但这一术式的疗效并不确切,动脉瘤仍可能通过侧支循环继续充盈而出血,且面临较高的缺血风险。随着外科技术的发展,颅内外血管搭桥逐渐成熟,有效地降低了缺血风险,因此搭桥手术结合动脉瘤孤立术成为创伤性假性动脉瘤治疗的主要外科术式。但这种方法技术难度高,手术时间长，难以成为首选治疗手段。

介入治疗创伤性假性动脉瘤的术式包括单纯弹簧圈栓塞、支架辅助弹簧圈栓塞、血流导向装置、覆膜支架以及载瘤动脉闭塞等。各种术式孰优孰劣，目前仍缺少高级别循证医学证据，临床的手术策略仍取决于术者的个人经验和习惯。2002年海军军医大学第一附属医院（以下简称"上海长海医院"）报道了5例通过介入栓塞治疗的颈内动脉海绵窦段假性动脉瘤，所有动脉瘤均成功治疗，动脉瘤填塞程度均在95%以上，1例宽颈假性动脉瘤行支架结合GDC弹簧圈栓塞治疗后复发，经再次填塞GDC弹簧圈后治愈，随访5～18个月，载瘤动脉通畅，临床效果优良。2001年开始国外有成功应用覆膜支架治疗颈内动脉假性动脉瘤的报道，2007年李明华等在国内较早报道应用覆膜支架治疗颈内动脉假性动脉瘤，结果显示，覆膜支架可很好地重建载瘤动脉，封堵瘤颈，并发症较少，治疗效果良好。但是覆膜支架治疗颈内动脉假性动脉瘤需要重视内瘘的问题，支架内瘘主要原因可能在于覆膜的张力导致支架顺应性差，支架不能完全贴壁，尤其是在颈内动脉虹吸段弯曲处。其次，颈内动脉破口近远端血管直径差异较大也是引起内瘘的原因之一。

血流导向装置可治疗颅内巨大型、梭型或复发的复杂动脉瘤，同时治疗假性动脉瘤的探索也早有报道，置入的血流导向装置通过对载瘤动脉进行血流动力学重构，促进瘤内血栓形成。Amenta等在2012年报道1例Pipeline支架治疗蝶窦手术损伤颈内动脉而引起假性动脉瘤的患者，血流导向装置置入后瘤内造影剂明显滞留，4个月后复查动脉瘤完全消失；Giorgianni等报道1例患者外伤后右侧A1及左侧A2段2个假性动脉瘤，分别采用Pipeline治疗，术后6个月复查动脉瘤完全不显影。Zelenak成功应用2枚Silk治疗颈内动脉颈段假性动脉瘤。2019年上海长海医院在国内较早报道Tubridge成功治疗车祸后颈内动脉假性动脉瘤患者1例，术后4个月DSA随访显示动脉瘤完全不显影。由此可见，血流导向装置技术成功率高，虽然部分患者在置入支架后仍有动脉瘤的显影，但是大多数随访时动脉瘤

均能完全闭塞。

载瘤动脉闭塞疗效确实，但存在较高的缺血并发症发生率，且代偿血管未来发生血流相关性动脉瘤的风险大大增加。因此，大多数学者认为，通过血流导向装置或覆膜支架植入来重建血管是治疗颅内假性动脉瘤的首选方法。但无论采用何种血管内治疗方法，术后早期的密切随访至关重要，一般以2周到1个月为宜，尽可能早期发现动脉瘤复发，及时进行二次治疗。

2. 创伤性颅颈部动脉夹层　创伤性颅颈部动脉夹层指颅外段颈动脉、颅外段椎动脉及颅内动脉血管壁的完整性受到破坏，血液进入动脉壁的内膜与中膜之间或中膜与外膜之间，在动脉壁间形成壁间血肿。包括内膜下血肿和外膜下血肿，内膜下夹层常导致血管管腔狭窄或闭塞，而外膜下夹层则可导致夹层动脉瘤的形成，存在破裂出血的风险。

对影像学表现为血管狭窄的患者，应避免受损内膜表面血栓形成和动脉栓塞；对表现为夹层动脉瘤的患者，应积极干预动脉瘤以防止发生破裂出血。临床针对创伤性颅颈部动脉夹层的传统治疗方法包括药物治疗和开放外科手术，药物治疗多适用于症状轻微、影像学表现稳定的患者，但需要密切的临床监测和随访；而外科手术治疗更多适用于临床症状明显、影像学表现不稳定者。传统外科开放手术治疗创伤性颅颈部动脉夹层安全有效，手术术式包括病变动脉切除、血管补片技术、血栓部位血管内膜剥脱术等。

近年来，介入技术逐渐被应用于治疗颅颈部动脉夹层。Pham等回顾了140例支架治疗颈动脉夹层患者的资料，支架植入术的成功率为99%，手术并发症发生率为1.3%。Moon等通过回顾分析93例颈动脉夹层患者的资料指出，支架植入可有效改善患者的临床结局。Latacz等采用双密网支架治疗颈动脉夹层，影像学随访结果显示治疗后病变动脉血流通畅，夹层和假性动脉瘤完全被支架覆盖。刘娟等发现颈动脉夹层动脉瘤支架植入后94.9%的病变血管完全恢复正常，89.7%的患者症状消失或好转。上海长海医院报道了16例接受血管内治疗的创伤性颈内动脉夹

层患者,手术成功率为 100%,介入治疗策略有血流导向装置、支架辅助弹簧圈栓塞、球囊辅助弹簧圈栓塞和单纯支架植入,所有患者均无手术相关并发症,临床随访 15 例患者 GOS 评分为 5 分,1 例为 3 分;影像学随访 13 例治愈,1 例好转。

对于大型和巨大型夹层动脉瘤,由于其瘤颈较宽,常规支架结合弹簧圈治疗面临较高的复发率和再出血率,多支架技术操作步骤多、风险高,而覆膜支架会对分支血管带来闭塞的风险,因此采用高金属覆盖率的血流导向装置成为治疗此类动脉瘤的首选。

3. 创伤性颅颈部动静脉瘘　创伤性颅颈部动静脉瘘多继发于头部外伤颅底骨折后,其中又以颈内动脉海绵窦瘘最为常见,外伤导致颅颈部动脉或其分支损伤、撕裂,直接与静脉或静脉窦形成异常的动静脉交通。创伤性颅颈部动静脉瘘可导致静脉或静脉窦内的压力增高,从而引起一系列相关症状,包括搏动性耳鸣、颅内杂音、眼部症状,或因皮层静脉逆流而发生脑内血肿。创伤性颅颈部动静脉瘘通常采用血管内介入治疗,包括可解脱球囊、弹簧圈、液体栓塞剂、覆膜支架或几种材料联合应用对瘘口进行栓塞。

创伤性颅颈部动静脉瘘的治疗目的是将瘘口消除,保证动脉通畅。自 1974 年 Serbinenko 开创性应用可脱性球囊栓塞治疗颈内动脉海绵窦瘘以来,可解脱球囊被认为是治疗颈内动脉海绵窦瘘的首选方法,但可脱卸球囊常因瘘口过小、瘘口骨片存留等导致球囊通过瘘口失败、假性动脉瘤形成或球囊穿孔泄漏。随后,应用弹簧圈栓塞治疗颅颈部动静脉瘘的方法被广泛开展,但由于海绵窦容积较大,应用弹簧圈栓塞手术费用高昂,且大量弹簧圈栓塞后易出现占位效应。此外,弹簧圈压缩可导致动静脉瘘复发或假性动脉瘤形成。支架结合弹簧圈栓塞可防止弹簧圈突入血管,但围手术期抗血小板治疗有潜在增加出血的风险。并可能减慢瘘口部位的血栓形成而导致复发。因血流导向装置能够达到重建动脉管壁的目的,也有使用血流导向装置治疗创伤性颅颈部动静脉瘘的个案报道。但血流导向装置治疗同样面临出血的风险,且治疗费用昂贵。

2012 年上海长海医院报道了 23 例采用球囊结合 Onyx 胶栓塞治疗的创伤性颈内动脉海绵窦瘘患者,所有患者均获得完全治愈。2016 年同济大学附属第十人民医院回顾了 16 例 Onyx 胶联合弹簧圈治疗的创伤性颈内动脉海绵窦瘘患者,均在保持颈内动脉通畅的同时完全栓塞病变,术后 2 个月所有患者症状均得到缓解,平均随访 32.6 个月后未见神经功能恶化。2021 年上海长海医院回顾性分析了 50 例接受 Onyx 胶联合弹簧圈栓塞治疗的颈内动脉海绵窦瘘患者。随访 2~9 个月复查造影示所有患者瘘口均完全闭塞,除 3 例遗留视力障碍、1 例遗留眼肌麻痹症状外,剩余患者症状均消失。需要注意的是,使用球囊保护需行全面的血管评估,必要时行压颈实验或球囊闭塞试验以明确血流代偿情况。对于术前已出现盗血相关大脑半球缺血或前、后交通动脉代偿较差的患者,需适当缩短单次球囊闭塞保护的时间或不使用球囊保护,以防止发生缺血并发症。

覆膜支架是创伤性颅颈部动静脉瘘可行的治疗方法之一。2006 年上海长海医院在国内曾报道了使用覆膜支架治疗颈内动脉海绵窦瘘的病例。覆膜支架是理想的血管内重建材料,支架释放要求既完全覆盖瘘口,又避免影响正常颈内动脉分支的血流,其对颈内动脉的自身条件要求较高,过于迂曲的血管及血管与支架大小不匹配,均会影响支架的贴壁,从而导致内瘘和不愈合。

4. 急性硬膜外血肿　急性硬膜外血肿传统治疗方法分为保守治疗和手术治疗。对于神经功能缺损症状轻,格拉斯哥昏迷量表 GCS>8 分,血肿体积<30 mL,厚度<15 mm 且中线偏移<5 mm 的患者,可以在密切观察及多次 CT 检查前提下,采取保守治疗。对于神经功能缺损严重,血肿体积≥30 mL,厚度≥15 mm 或中线偏移≥5 mm 的患者,应采取手术治疗,方法包括骨窗开颅血肿清除术和去骨瓣血肿清除术。虽然开颅清除血肿可取得较好疗效,但开颅手术增加了患者术后发生出血、感染等并发症风险,给患者带来更多的心理负担和经济负担。

无显著占位效应的轻、中型 AEDH 可以保守治疗,但需要进行反复的影像学检查和密切的临床观察,且虽然经过严格的药物保守治疗,仍有高达17.4%～64.9%的患者在保守治疗过程中出现血肿的急性扩大而不得不接受开颅手术。因此,对于病情稳定的急性硬膜外血肿患者虽然可以暂行药物保守治疗,但由于其较高的血肿扩大率,我们仍需要寻找其他积极的治疗措施。

由于急性硬膜外血肿的责任血管多为脑膜中动脉,因此可以在血肿扩大前对脑膜中动脉进行栓塞治疗防止血肿增大。2004年,Suzuki等首次报道了对9例急性硬膜外血肿进行介入栓塞治疗,首先脑血管造影确定有无活动性出血及出血部位,然后对有活动性出血的患者进行相应的栓塞治疗,结果显示所有患者出血立即停止,同时避免了进一步的外科干预。2018年,Peres等对80例小型急性硬膜外血肿患者在局麻下进行了脑膜中动脉栓塞,所有患者出血立即停止。在栓塞后的1～7天进行CT随访,未发现血肿增加,栓塞后GCS评分无明显降低,无须手术清除血肿。与之对比,文献中471例接受保守治疗而未进行介入栓塞的急性硬膜外血肿患者中,82例(17.4%)因血肿扩大从保守治疗转为手术血肿清除。2021年上海长海医院刘建民教授团队报道了脑膜中动脉栓塞治疗急性硬膜外血肿的单中心研究,40例患者栓塞后出血均停止,无一例因出血增多接受开颅手术,该研究为国内最大宗的病例报道。上述研究提示,脑膜中动脉栓塞作为急性硬膜外血肿超早期的干预措施可能是一种非常安全和有效的方法,且具有巨大的应用前景,可以在血肿急性期实现及时止血,避免患者因血肿扩大接受开颅血肿清除术。

脑膜中动脉栓塞不仅可在出血早期预防血肿增大,对于部分达到开颅手术适应证的重型急性硬膜外血肿患者依然有效,尤其适用于高龄、心肺功能差、不能耐受气管插管全麻和骨瓣开颅手术的患者,采用血管内栓塞后联合颅骨钻孔引流术成为可选的术式之一,2018年上海长海医院在国内首次报道了23例经脑膜中动脉栓塞联合颅骨钻孔、尿激酶治疗的急性硬膜外血肿患者,无一例发生再出血,且治疗后血肿均完全清除。但目前的研究多局限于回顾性,未来仍需要多中心的前瞻性研究来进一步证实。

5. 慢性硬膜下血肿　慢性硬膜下血肿是中枢神经系统最常见外伤性疾病之一,多见于老年人。传统治疗方法包括药物保守治疗和外科手术。对于出血量不多、血肿量较少,或有明显外科手术禁忌的患者,可采用药物治疗,主要包括阿托伐他汀钙和地塞米松。目前认为,对于符合药物治疗适应证的患者,采用小剂量长程阿托伐他汀钙治疗能够显著减少血肿进展风险,并改善神经功能症状。地塞米松也被证明能够促进慢性硬膜下血肿的吸收,并降低外科术后血肿复发,但地塞米松治疗的药物不良反应令人担忧,故地塞米松的使用率已呈下降趋势。外科手术治疗慢性硬膜下血肿主要包括钻孔引流术和开颅血肿清除术,疗效确切,但文献报道术后慢性硬膜下血肿的复发率可达5%～37%,部分患者术后易复发是目前外科手术治疗慢性硬膜下血肿面临的重要问题。

随着对慢性硬膜下血肿发病机制的深入研究,目前认为脑膜中动脉是慢性硬膜下血肿假膜血供的重要来源,是血肿发生、发展的关键环节之一。因此,通过介入治疗栓塞脑膜中动脉可以阻断血肿外膜的血液供应,从而防止慢性硬膜下血肿的增大或复发,尤其是对于复发难治性慢性硬膜下血肿、服用抗血小板聚集药物或抗凝药物的有基础类疾病不能耐受手术的患者。

2000年,日本学者Mandai等首次报道通过栓塞脑膜中动脉治疗1例难治性慢性硬膜下血肿患者,该例患者因肝硬化导致凝血功能障碍,前期钻孔引流术后反复复发,最终通过栓塞脑膜中动脉成功治愈。此后,越来越多的神经外科医师发现,栓塞脑膜中动脉是治疗难治性慢性硬膜下血肿的一种更有效的办法。Kim回顾性纳入44例难治性慢性硬膜下血肿患者,其中20例采用栓塞脑膜中动脉治疗,另24例采用传统手术治疗,比较两组发现,传统治疗组的复发率远高于脑膜中动脉栓塞组[分别为33.3%(8/24)、5.0%(1/20),$P<0.05$];说明采用脑膜中动脉栓塞术治疗难治性慢性硬膜下血肿患者可加快脑复张率、降低复发率,并为伴有难治性复发性出血的慢性硬膜下血肿患者提供更好的预后。Ban等通过比较单独

接受脑膜中动脉栓塞治疗（27 例，单独脑膜中动脉栓塞组）、钻孔引流术后接受脑膜中动脉栓塞治疗（45 例，钻孔引流＋脑膜中动脉栓塞组）以及单独行传统治疗（469 例）的三组慢性硬膜下血肿患者，发现单独脑膜中动脉栓塞组术后复发率最低（0%），其次为钻孔引流＋脑膜中动脉栓塞组 [2.2%（1/45）]，而传统治疗组的复发率最高 [27.5%（129/469），$P=0.001$]。2021 年上海长海医院在国内首次报道了脑膜中动脉栓塞治疗 21 慢性硬膜下血肿的系列病例报道，其中 6 例为单纯栓塞，15 例为栓塞＋钻孔引流，无一例发生血肿增大或复发。

尽管已有大量研究证实 MMA 栓塞治疗慢性硬膜下血肿的有效性，但由于此类研究多为单中心的前瞻性队列研究，且各研究间患者入选标准层次不齐，干预方式也存在差异，因此 MMA 栓塞的疗效仍然需要高水平询证医学证据的支持。

四、小结

20 世纪 90 年代至今，TCVI 的诊断和治疗均取得很大进步。早期诊断和精准分型是治疗 TCVI 的基础，根据不同疾病分型选择合理的药物治疗、外科手术治疗和血管内治疗策略可显著改善患者预后。药物治疗以抗血栓药物为主，可降低部分 TCVI 患者缺血性卒中的发生率。开放性手术治疗虽然可以直接处理血管损伤部位，但是其可行性受到手术入路的限制。血管内介入治疗已逐渐成为处理 TCVI 的主要手段之一。创伤性假性动脉瘤、头颈部血管夹层、创伤性动静脉瘘、急性硬膜外血肿、慢性硬膜下血肿等 TCVI 均可使用介入手段加以干预，并获得较好的治疗效果。因此，血管内治疗 TCVI 值得进一步研究和推广。

五、前景与展望

目前绝大多数对于 TCVI 的治疗经验均是基于小样本和非随机对照研究的结果，甚至根据个人经验和治疗习惯决策治疗方案。在治疗方式选择方面，神经外科医师和神经介入医师倾向于对创伤血管夹层进行介入干预，而神经内科医师则倾向于使用药物保守治疗。这一结果反映了目前 TCVI 治疗规范的欠缺。事实上，TCVI 造成的血栓形成、血管狭窄、动脉瘤形成、动静脉瘘等病理变化与非创伤性血管病变有很高的相似性。我们可以从非创伤性血管病变，尤其是急性起病的非创伤性血管病变的治疗过程中汲取经验，优化 TCVI 的救治流程与方法。在今后的研究中，研究者可以根据非创伤性血管病变的病理类型和严重程度，进一步细化 TCVI 的病理分型，然后根据新的病理分型与分级标准开展有针对性的临床研究，探索药物保守治疗、开放手术治疗和血管内治疗对某一分型 TCVI 的优劣。

六、主要依据（表 22 - 2）

表 22 - 2　国内外有颅脑创伤患者脑血管损伤治疗的研究概要和结论

作　者	研　究　概　要	结　果　与　结　论
Walter，2009	美国西部创伤协会专家共识：BCVI 的筛查与治疗	对于 Biffl Ⅰ级、Ⅱ级损伤可启用抗血栓治疗；Ⅲ级以上病变往往需要手术干预，且往往需要血管内治疗
William，2010	BCVI 临床管理指南：美国东部创伤外科协会	对于 Biffl Ⅰ级、Ⅱ级损伤可选用抗血栓治疗，但需排除禁忌证；Ⅲ级以上损伤经抗血栓治疗较难缓解，需考虑手术或介入治疗
Tor，2018	BCVI 的最佳临床管理指南	需根据分型早期并长期使用低分子肝素或阿司匹林治疗；Ⅲ级以上损伤需考虑血管内治疗
Dennis，2020	BCVI 的评估与处理：美国东部创伤协会的临床管理指南	BCVI 患者需使用抗血栓治疗；对于Ⅱ级、Ⅲ级损伤并接受血管内治疗的患者，需做好并发症预防

续 表

作 者	研 究 概 要	结 果 与 结 论
李明华,2007	颅内覆膜支架治疗颅段颈内动脉病变的初步临床研究	13 例患者接受覆膜支架治疗颅段颈内动脉病变,除 1 例患者死亡,其余 12 例患者(92.3%)均获得改善
Akash, 2014	创伤性脑血管损伤的介入治疗趋势	41 例患者经介入治疗,2 例(4.8%)术后即刻出现神经血管并发症,1 例(2.4%)出现迟发性神经血管并发症,其中仅 1 例(2.4%)出现持续性神经功能损伤
Carlos, 2018	急性硬膜外血肿的介入治疗:80 例患者临床经验	80 例患者接受脑膜中动脉栓塞,未见血肿扩大、GCS 评分加重,且无须手术挽救;471 例保守治疗患者中,82 例(17.4%)需要挽救性手术治疗
张煜辉,2018	急性硬膜外血肿的微创治疗:血管内栓塞联合钻孔引流与尿激酶注射法	23 例患者接受脑膜中动脉栓塞,栓塞后出血停止,钻孔引流与尿激酶注射可有效清除血肿,术后无复发与感染发生
Ban, 2018	脑膜中动脉栓塞治疗慢性硬膜下血肿	脑膜中动脉栓塞组治疗失败率低于常规治疗组[1/72(1.4%) *vs.* 129/469(27.5%)];栓塞组挽救性治疗次数较少[1/72(1.4%) *vs.* 88/469(18.8%)];两组治疗相关并发症发生率无差异[0/72 *vs.* 20/469(4.3%)]
Link, 2019	脑膜中动脉栓塞治疗慢性硬膜下血肿:60 例病例报道	50 例患者接受脑膜中动脉栓塞,有 41 例血肿情况稳定或缩小,避免了手术治疗
Srivatsan, 2019	脑膜中动脉栓塞治疗慢性硬膜下血肿:一项荟萃分析和系统回顾	纳入 2 项对照研究,6 项病例报道。脑膜中动脉栓塞与单纯手术引流相比:血肿复发率显著下降(2.1% *vs.* 27.7%);并发症率无明显差异(2.1% *vs.* 4.4%);mRS 评分>2 分比例无明显差异(12.5% *vs.* 9.1%)
左乔,2021	脑膜中动脉栓塞治疗慢性硬脑膜下血肿:单中心经验	19 例患者接受脑膜中动脉栓塞,术后患者症状均明显缓解,未见血肿复发和进展

参考文献

请扫描二维码
阅读本章参考文献

颅脑创伤患者营养支持
Nutritional support for patients with traumatic brain injury

第23章

（钟春龙　刘珉）

- 颅脑创伤患者的能量需求变化较大，病程不同时期的差异显著高于其他重症患者。近年来的相关临床研究从多个角度证实，降低危重病患者早期能量供给有利于避免早期过度喂养，国际相关共识认为早期（3～7 天）不应给予 100％测量或计算的能量需要量。2019 年欧洲营养指南 ESPEN 推荐疾病急性期内给予总目标热量的 70％；2021 年美国营养指南 ASPEN 建议在 ICU 住院的前 7～10 天内喂养 12～25 kcal/kg。颅脑创伤患者需大量补充蛋白质，可按照以下公式估算：BMI≤30，1.5～2.5 g 蛋白质/kg（真实体重）/天；BMI 30～40，2.0 g 蛋白质/kg（真实体重）/天；BMI≥40，2.5 g 蛋白质/kg（真实体重）/天。

- 肠内营养（enteral nutrition, EN）是不能经口正常摄食及无法自主进食的颅脑创伤患者优先考虑选择的营养支持途径，而适宜的喂养途径是保证 EN 安全、有效实施的重要前提。EN 的管道喂养途径包括鼻胃（十二指肠）管、鼻空肠管、胃造口、空肠造口等。喂养途径的选择取决于喂养时间长短、患者疾病情况、精神状态及胃肠道功能等多种因素。当任何原因导致胃肠道不能使用或应用不足时，可以考虑肠外营养（parenteral nutrition, PN），或联合应用 EN 和 PN。

- 肠内营养制剂的选择基于以下原则：颅脑创伤后胃肠道功能正常的患者首选整蛋白标准配方，有条件时选用含有多种膳食纤维的整蛋白标准配方；有胃肠功能障碍患者可选用预消化短肽型、低脂肪配方，可明显减轻患者的胃肠道负担、改善胃排空及消化吸收功能障碍、保证完整而足量的营养支持；需限制液体入量的患者宜选用高能量配方。糖尿病或应激性高血糖患者可选用具有低糖比例、高单不饱和脂肪酸、富含膳食纤维等特点的糖尿病适用型配方。低蛋白血症患者可选用高蛋白配方。在营养配方中加入可溶性膳食纤维能增加肠道短链脂肪酸产生，刺激益生菌生长，减少腹泻；加入不溶性膳食纤维能增加粪便体积和水分，促进肠道运动，减少便秘。

一、概述

（一）颅脑创伤患者的营养代谢特点

急性颅脑创伤后患者机体处于高分解、高代谢状态，常同时伴有应激性胃肠道黏膜屏障受损导致胃肠道消化吸收功能障碍。如果不及时补充足够能量，会导致患者严重营养不足、免疫功能降低、伤口愈合不良等，可直接导致病死率增加，并影响中枢神经系统的修复和功能代偿。故此，急性颅脑创伤后早期建立营养通道并进行规范合理的营养支持是保证患者顺利康复、降低死残率的重要环节。

（二）颅脑创伤后早期肠内营养治疗理念

重型颅脑创伤早期患者因颅高压及下丘脑自主神经功能紊乱，常有呕吐和胃排空延迟等胃肠功能抑制现象。传统观点认为颅脑创伤后患者消化道功能恢复慢，EN 应于肠鸣音恢复后开始，早期行 PN 较安全。然而，随着临床营养治疗的理论和实践的发展，人们发现 PN 带来了很多问题，其中最值得关注的是肠源性饥饿综合征及肠源性感染的风险升高。目前已明确 EN 与 PN 比较，至少有三方面的优点：① EN 营养全面均衡、符合生理，不易引起血糖升高。② EN 具有刺激肠道蠕动、刺激胃肠激素分泌、改善肠道血液灌注、保护胃肠黏膜屏障、减少致病菌定植和细菌移位等优势，能减少肠源性感染的发生。③ EN 在降低住院费用方面较 PN 更具优势。临床研究还证实，早期肠内营养对应激性溃疡也具有预防作用。

近半个世纪临床应用与研究说明，不能经口正常摄食的颅脑创伤危重昏迷患者，一旦胃肠道功能允许，应该优先考虑给予 EN 治疗。当任何原因导致胃肠道不能使用或应用不足时，可以考虑 PN，或联合应用 EN 和 PN。首选 EN 不是单纯从营养支持的目的出发，更重要的是有利于维护及改善肠屏障功能，减少肠源性感染的发生，含有治疗目的。

欧洲肠外肠内营养学会营养指南（ESPEN，2019）建议颅脑创伤患者 48 小时内启动 EN。2016 年美国危重病医学会（Society of Critical Care Medicine，SCCM）与美国肠外肠内营养学会（American Society for Parenteral and Enteral Nutrition，ASPEN）明确提出，颅脑创伤患者与其他危重患者一样，对于不能维持自主进食的 TBI 患者，一旦血流动力学稳定（平均动脉压不持续低于 70 mmHg，且升压药物的品种及用量均稳定或已在减量中），推荐在创伤后早期（入监护室 24～48 小时内）启动 EN 支持治疗。血流动力学尚不稳定的患者应每日评估，直到稳定。严重颅脑创伤进行治疗性亚低温的患者，由于代谢水平显著下降，而且胃肠道功能明显受到降温抑制，建议给予低剂量早期 EN，复温后逐渐加量。

（三）颅脑创伤后营养风险评估

营养风险是指现存或潜在的与营养因素相关的导致患者出现不利临床结局的风险。颅脑创伤患者因疾病危重程度、合并基础疾病及进食状态等的差异，使得患者机体可能发生营养不良的风险不同。目前国际广泛应用的营养评估方案有营养筛查 2002（Nutritional risk screening 2002，NRS2002）评分和重症患者营养风险（Nutrition risk in the critically ill score，NUTRIC）评分。

ASPEN/SCCM（2016）建议 NRS 2002 评分≥5 分或改良 NUTRIC 评分（不纳入 IL-6）≥5 分为高营养风险人群，需要进行营养监测和营养治疗。改良 NUTRIC 评分（不纳入 IL-6）<5 分的患者，应在住院期间随病情变化定期评估。目前可用于评估营养风险的可靠筛查方法及评估的必要性仍在探讨中，2019 年发布的《颅脑创伤患者肠内营养管理流程中国专家共识（2019）》推荐使用在神经外科应用更为广泛的 NUTRIC 评分开展 TBI 患者的营养风险评估。

（四）颅脑创伤后肠内营养输注管道选择及营养需求量评估

短期 EN 患者首选鼻胃管喂养，简便易行，符合生理状态。不耐受鼻胃管喂养或有反流和误吸高风险患者建议采用鼻肠管，鼻肠管头端越过幽门甚至屈氏（Trietz）韧带置入十二指肠或空肠进行营养输注，有利于提高胃排空延迟患者 EN 耐受性，避免营养液的反流或误吸。长期（>4 周）EN 患者在有条件的情况下，可选择经皮内镜下胃造口术（PEG）或空肠造口术（PEJ），避免鼻腔刺激，患者易耐受，可置管数月至数年，满足长期喂养的需求。

近年来的相关临床研究从多个角度证实，降低危重病患者早期能量供给有利于避免早期过度喂养，国际相关共识认为早期（3～7 天）不应给予 100% 测量或计算的能量需要量。2019 年 ESPEN 指南推荐疾病急性期内给予总目标热量的 70%；2021 年 ASPEN 指南建议在 ICU 住院的前 7～10 天内喂养 12～25 kcal/kg（即所测量得到的平均能量摄入量范围）。

目标能量需求的评价方法，临床常采用间接测热法（indirect calorimetry，IC），IC 是能量测定的金标准，通过测定患者静息状态下消耗的氧气量，根据已知的每升氧耗对应的热卡消耗量推算出患者静息状态下的能量消耗总量，即静息代谢消耗（resting metabolic expenditure，RME），近年伴随营养代谢车在临床的推广，该操作方法已逐渐在临床使用。如果不能使用 IC，机械通气患者则可从呼吸机获得的参数二氧化碳呼呼出量 VCO_2 计算 REE（REE＝VCO_2×8.19），肺动脉导管计算的 VO_2 也可用。如果采用间接测热法评估患者的能量消耗（energy expenditure，EE），急性期（1～3 天）可进行低热量营养（不超过 70% EE）；3 天后可增加到 EE 测量值的 80%～100%。

对于不具备 IC 检测条件的单位，可按照国际国内指南的推荐，使用简单的基于体重的公式估算能量需求，且在第一周首选低热量营养（低于 70% 的估计需求量）。TBI 患者可按照 ASPEN 指南推荐，BMI≤30，25～30 kcal/kg（真实体重）/d；BMI＞50，22～25 kcal/kg（理想体重）/d（1 kcal＝4.18 kJ）。如果采用预测公式法，7 天内进行低热量营养（不超过 70% EE），7 天后逐渐增加到等热量营养。

TBI 患者因创伤早期迅速消耗糖原后即开始大量消耗通过糖异生产糖的蛋白质，且蛋白质是创伤修复、维持免疫功能的最重要营养元素，故 TBI 患者需大量补充蛋白质。目前对于蛋白质代谢动力学的临床评估手段仍然欠缺，氮平衡或非蛋白质热量：氮比[（70～100）∶1]的使用价值也十分有限。血清蛋白标记物（白蛋白、前白蛋白、转铁蛋白、C 反应蛋白）均未被证实可用于确定蛋白质供应是否充足，因此上述评估方式的临床推广价值有限。可按照以下公式估算：BMI＝30，1.5～2.5 g 蛋白质/kg（真实体重）/d；BMI 为 30～40，2.0 g 蛋白质/kg（真实体重）/d；BMI≥40，2.5 g 蛋白质/kg（真实体重）/d。对于无法测量实际体重或因水肿等情况无法测量真实体重的患者，可应用既往体重；如果患者无法提供可靠既往体重，则可使用上述的理想体重计算蛋白质需求量。除了蛋白质与能量合理供给外，需重视 TBI 患者的早期功能锻炼，可有助于促进肌肉合成、增加肌肉量，避免肌肉丢失。

近期的循证医学证据表明，营养基线正常的危重患者可耐受 1 周左右的低卡喂养。早期 EN 应遵循循序渐进的原则，无须急着达到目标量以提高耐受性。国内外指南均建议，对于无营养不良的重症患者，在 EN 营养 1 周后仍无法达到目标量时才建议启动补充性肠外营养（supplemental parenteral nutrition，SPN）补足营养。

（五）肠内营养配方的规范化选择

EN 配方选择取决于对营养配方成分的了解以及对营养支持目标的确认。颅脑创伤后胃肠道功能正常的患者首选整蛋白标准配方，有条件时选用含有多种膳食纤维的整蛋白标准配方。有胃肠功能障碍患者可选用预消化短肽型、低脂肪配方，可明显减轻患者的胃肠道负担、改善胃排空及消化吸收功能障碍、保证完整而足量的营养支持。需限制液体摄入量的患者宜选用高能量配方。糖尿病或应激性高血糖患者可选用具有低糖比例、高单不饱和脂肪酸、富含膳食纤维等特点的糖尿病适用型配方。低蛋白血症患者可选用高蛋白配方。在营养配方中加入可溶性膳食纤维能增加肠道短链脂肪酸产生，刺激益生菌生长，减少腹泻；加入不溶性膳食纤维能增加粪便体积和水分，促进肠道运动，减少便秘。

（六）肠内营养操作注意事项及常见并发症防治

临床上常见的 EN 并发症主要有机械性并发症、胃肠道并发症、代谢并发症和感染并发症。颅脑创伤患者容易出现应激性血糖增高，因此，启动营养治疗时需监测血糖，通常前两天至少需每 4 小时测量一次血糖。当血糖水平超过 10 mmol/L 时可予胰岛素治疗，血糖控制目标建议在 7.8～10.0 mmol/L 即可，急性期建议使用胰岛素泵，病情稳定后可使用长效胰岛素替代。如病情允许，应考虑更换低碳水化合物、含高单不饱和脂肪酸、可溶性膳食纤维和慢消化淀粉的糖尿病配方。同时应定期（建议每周 2 次）检测血甘油三酯，甘油三酯水平应控制在 5.7 mmol/L 以下。

EN 过程中胃肠道并发症可能由疾病本身引起，也可能因营养支持不耐受、感染及药物等原因造成。常规处理包括减慢输注速度、减少输注总量、更换营养配方、积极寻找原因以及对症处理。颅脑创伤患者 EN 不耐受的原因众多，神经创伤会增加颅内压并损害自主神经系统，阿片类药物等镇静剂延迟胃排空，从而可能增加胃残留体积和呕吐的风险。误吸是 EN 治疗的严重并发症之一，可增加肺炎甚至死亡的风险。胃肠动力不全患者胃潴留量增加时极易发生呕吐、误吸导致病情恶化，需重点防范。必要时应暂停 EN，并对患者胃肠耐受性进行再评价。美国营养指南

（ASPEN，2009）推荐：EN 患者床头抬高至少 30°，最好达到 45°；每 4 小时用 30 mL 水冲洗管道，每次中断喂养前后也应用 30 mL 水冲洗管道，以避免管道堵塞；有条件情况下，尽量用营养输注泵持续缓慢泵注。对于高误吸风险的患者，欧洲营养指南（ESPEN，2019）推荐，可采取以下干预措施：① 由胃内喂养改为幽门后喂养。② 由间歇性改为持续喂养。③ 定期口腔护理。④ 建议使用促胃肠动力药，如甲氧氯普胺、红霉素，或止吐药物，如甲氧氯普胺；或抗反流药物，如枸橼酸莫沙必利片。将患者床头抬高 30°～45°，也可有效减少反流性肺炎的发生。以上操作注意事项有助于减少呕吐、反流和吸入性肺炎的发生。

TBI 患者发生腹胀后，可推荐进行腹内压（intra-abdominal pressure，IAP）监测，每 4～6 小时监测一次。并推荐将膀胱内压力作为间接测量患者 IAP 的首选方法。当 IAP 12～15 mmHg 时，可以继续进行常规肠内营养；IAP 16～20 mmHg 时，应采用低速滋养型喂养；当 IAP＞20 mmHg 时，可能发生腹腔间室综合征（abdominal compartment syndrome，ACS），应暂停 EN。对于是否推荐胃残余量（gastric residual volume，GRV）检测国内外指南仍存在争议，TBI 患者常规可不需要进行 GRV 的监测，但出现腹胀后可进行 GRV 的监测，每 4～6 小时监测 1 次，可使用注射器胃管抽吸法或床边胃超声监测评估 GRV，床旁超声能更加准确评估 GRV。当 GRV 超过 200 mL 可低速肠内喂养，当 GRV＞500 mL 时应暂停肠内营养。同时推荐测量腹围值或腹部深、浅触诊的方法作为 TBI 患者常规评估腹胀的方法。

腹泻是 EN 过程中最常见的并发症，严重者可出现电解质紊乱、脱水、肛周皮肤破裂和伤口污染等不良事件。目前关于腹泻的定义没有统一标准，普遍根据排便频率、性状及量来进行判断。重症监护营养组织（critical care nutrition，CCN）将其定义为 24 小时内出现 3～5 次排便或粪便量 750 mL。应首先排除疾病或相关药物引起的腹泻，例如长期抗生素的应用导致的艰难梭菌相关的感染性腹泻等，其他常见病因还包括：肠缺血或肠瘘、重症感染、甲状腺功能异常、低钠、或低蛋白血症等。接受 EN 治疗的患者中，超过一半的腹泻病例与服用含山梨醇的药物使用相关。此外，富含短链碳水化合物（可发酵低聚糖、双糖和单糖、多元醇等）的 EN 配方也可导致腹泻，归因于吸收不良且肠道细菌快速发酵产气。此时应考虑纠正原发疾病，决定是否停用或更换相关药物。

肠内营养相关性腹泻指的是患者在接受肠内营养治疗 2 天后出现的腹泻。一般情况下，通过采取调整输入营养液的温度、降低营养液输入的量和浓度、控制输注速度、酌情使用止泻药物等措施后，患者的腹泻症状可以得到有效控制。EN 相关腹泻的干预措施还包括改用短肽配方和联合益生菌治疗。有关短肽型配方和标准配方对消化道术后患者的研究发现，短肽型配方组的腹泻发生率显著低于对照组，保证了 EN 的顺利进行。也有研究发现，短肽型 EN 配方可改善患者粪便硬度和排便次数，并提高患者的生活质量。与单独使用 EN 制剂相比，EN 制剂联合复合益生菌组的机械通气患者腹泻发生率明显降低，更有利于 EN 治疗的顺利进行。同时，EN 操作过程中应注意无菌操作原则，推荐使用胃肠营养泵进行匀速泵入；不建议单纯因为腹泻而暂停 EN 使用，可采用低速喂养的方式，并针对病因进行止泻治疗。

长期饥饿或严重营养不良者在重新摄入营养物质时可能出现以严重低磷血症为主要病理生理学特征的电解质紊乱及由此产生的一系列症状，即"再喂养综合征（refeeding syndrome，RFS）"，其防治原则与肠外营养 RFS 的防治原则基本一致。对严重营养不良的患者需注意预防再喂养综合征，加强血磷水平监测，如果出现血磷＜0.8 mmol/L 时即应引起关注，＜0.5 mmol/L 时应立即治疗，并减少能量的供给。

二、论点形成过程

输入英文主题词 traumatic brain injury 和 nutrition，检索 PubMed 1985—2023 年的文献，共发现相关外文文献 710 篇，国内文献检索《中华神经外科杂志》《中华创伤杂志》《中国外科年鉴》《中华医学杂志》等核心杂志，对相关颅脑创伤和营养支持的基础与临床研究进行全面的系统复习和分析总结。

三、科学基础

营养支持治疗是中度和重度颅脑创伤患者综合治疗的重要一环。国外于 20 世纪 60～70 年代开始关于颅脑创伤后营养代谢特点的研究，相应的营养支持临床应用开始于 20 世纪 70 年代晚期及 80 年代；我国对颅脑创伤后代谢及营养支持特点的基础及临床研究则起步较晚，开始于 20 世纪 80～90 年代。经过不断的探索，国内外已达成共识，颅脑创伤后早期建立营养通道并进行合理的营养支持治疗对颅脑创伤患者的预后起重要作用。

（一）颅脑创伤患者的营养代谢及胃肠道功能变化

颅脑创伤特别是重度颅脑创伤患者，早期应激反应导致整个机体进入"急性分解代谢期（acute catabolic phase）"，其突出特点是"自噬代谢"，表现为机体能量消耗增加伴分解代谢亢进，出现体温升高、呼吸和心率增快，创伤组织的修复和新生组织细胞对能量的需求增加。但在此期间机体摄取的外源性能量（食物）明显减少，因而机体的消耗远大于补充。与此同时，由于糖皮质激素、儿茶酚胺、胰岛素和胰高血糖素的分泌增加，机体动员内源性营养物质以支持机体对能量的需求，表现为血糖大量消耗，肝糖原、肌糖原加速分解。由于机体的糖原储备十分有限，且脑组织、红细胞和肾髓质所需的能量几乎都由葡萄糖供应，伤后体内的葡萄糖来源主要转由体内蛋白质和脂肪分解后的糖异生过程供给。此时不及时补充大量消耗，体重将迅速下降，出现营养不良。不同类型的颅脑创伤以及创伤的不同时期，患者的能量消耗差异巨大：未进行镇静治疗的颅脑创伤患者平均静息代谢消耗可达预测值的 140%～200%；颅脑创伤患者给予巴比妥盐镇静后肌肉松弛，能使患者静息代谢消耗从正常值的 160% 下降至 100%～120%。氮是蛋白质代谢的主要产物，创伤后数日内，尿素、肌酸、磷、钾等排出增加，呈负氮平衡状态，中等创伤时每日尿素氮排出量为 10～15 g，相当于 50～100 g 蛋白质，严重创伤时每日尿素氮排出量可增至 20～30 g，相当于 150～200 g 蛋白质，脑外伤后负氮平衡维持约 2～3 周，尿素氮排出峰值在伤后 10～14 天。负氮平衡产生低蛋白血症，其潜在危险包括：① 加重脑水肿；② 延迟伤口愈合，阻碍脑组织结构和功能的恢复；③ 抗体产生受到影响，免疫功能降低，对感染的抵抗力下降，感染发生率增加；④ 长期蛋白质缺乏将严重影响肺功能及通气量；⑤ 营养不足时，除肌肉蛋白分解外，体内其他蛋白质如血浆蛋白、各种酶类也被消耗，以致影响全身各脏器的功能及机体内环境的稳定。另外，颅脑创伤后胰岛素受体数目减少，亲和力下降，即发生胰岛素抵抗，这些因素均可导致血糖升高。颅脑创伤后的应激性高血糖症更进一步加重了脑组织的病理损害程度。当患者度过分解代谢期，能量和蛋白质消耗减少，胃肠功能逐渐恢复，摄取营养物质所补充的能量大于消耗量，氮平衡由急性期的负平衡转为正平衡，组织修复开始，进入"合成代谢期（anabolic phase）"。经过数周或数月，机体将完全恢复，在此期间合成代谢增强成为机体代谢的主要特征。对机体代谢过程的研究表明，对于颅脑创伤患者，特别是重型颅脑创伤患者，首先要保证能量补充充足，在此基础上摄入足够量的蛋白质才能确保机体合成代谢和组织修复的需要。而氮的正负平衡是反映机体能量代谢的重要指标。

生理情况下，机体的胃肠屏障由黏膜屏障、化学屏障、生物屏障和免疫屏障组成。其中黏膜屏障主要由肠黏膜上皮及紧密连接构成；化学屏障主要由胃肠道分泌的消化液、消化酶组成；免疫屏障包括肠黏膜间质中的 T 淋巴细胞、B 淋巴细胞和浆细胞分泌的分泌型 IgA；生物屏障是指肠道内正常菌群。颅脑创伤后机体在应激状态下，存在由神经-内分泌介导的适应性反应，儿茶酚胺释放增加可导致全身血流重新分配，表现为选择性内脏血管低灌注，以保证心、肺及脑等重要脏器的血液供应，结果导致胃肠黏膜缺血、缺氧。由此可引起黏膜上皮水肿、上皮细胞坏死或凋亡，上皮从绒毛顶端脱落，甚至黏膜全层脱落而形成溃疡，胃肠通透性增加、细菌和内毒素移位。应激还使得内毒素等细胞因子大量生成,胃肠道缺血再灌注,又使氧自由基增加,破坏细胞膜结构,胃肠道黏膜屏障受损。此外,肠上皮 DNA 含量减少,胃肠道分泌的消化液、消化酶分泌不足,消化吸收功能下降,化学屏障受损。机体在早期处于高分解代谢,加之胃肠道缺血,缺氧,胃肠道黏膜组织的蛋白质合成减弱,淋巴细胞减少,免疫球蛋白水平下降,免疫屏障损害。大量应用抗生素导致肠道菌群紊乱,造成生物屏障损伤。另外由于不恰当使用胃酸抑制剂,如 H_2 受体阻断剂或质子泵抑制剂,使胃酸减少,均可加重机体消化功能障碍。因此,颅脑创伤后的胃肠功能的改变主要有 4 个方面:① 胃肠黏膜吸收功能的变化,导致营养吸收不良;② 胃肠黏膜的缺血、缺氧性损害,由此而导致应激性溃疡和消化道出血等;③ 胃肠蠕动障碍,表现为腹胀、反流、腹泻和胃潴留等,严重者可出现中毒性肠麻痹;④ 胃肠黏膜屏障功能受到破坏,细菌和内毒素移位,导致全身炎症反应综合征或全身感染。

(二) 颅脑创伤后营养支持治疗的途径选择及应用时机

国内外有关颅脑创伤后营养支持途径的争论集中在 PN 与 EN 的选择以及应用时机上。提倡早期 PN 的研究认为,伤后 1～2 天由于儿茶酚胺诱导糖原异生和肝糖原释放以及下丘脑受创伤影响,此时机体不能吸收外界营养物质,因此把营养支持安排在伤后 48 小时进行符合临床病理机制;由于颅脑创伤早期有颅高压存在及下丘脑自主神经功能紊乱,常有呕吐和胃排空延迟等胃肠功能抑制现象,此时如给予胃肠营养不但营养不能吸收,反易因呕吐、反流造成误吸,诱发肺部感染,增加机体负担,因而此期给予 PN 是合适而安全的。提倡早期 EN 的研究则认为,长期使用完全肠外营养支持(total parenteral nutrition, TPN)的危重患者可出现肠源性饥饿综合征,表现为肠蠕动减慢、肠黏膜细胞减少、黏膜萎缩、肠腔内分泌型 IgA 明显减少,易导致多种并发症,包括水、电解质及酸碱平衡异常,营养素摄入过多或不足,以及静脉炎等。由于代谢的改变而引起营养素的需求改变,加之不合理的营养治疗方式与途径而引起

机体内环境的紊乱,TPN 支持下,机体则难以充分发挥自身代谢调节。提倡早期 EN 的研究还进一步发现,EN 可获得与 PN 相似的营养支持效果,特别是 EN 有利于维持肠黏膜细胞结构和功能的完整性,减少肠源性感染的发生,在减少全身性感染等并发症发生及费用方面较 PN 更具有优势。此外,对于确实具有反流和误吸高风险的患者,早期经空肠营养支持而不是传统的经鼻胃管营养支持可以有效避免呕吐、反流等情况,从而消除伤后因胃排空延迟引起的患者对 EN 的耐受性降低。多个随机对照试验及系统评价也证实,伤后 24～48 小时开始进行早期 EN 有助于减少感染、降低死残率,从而最终改善颅脑创伤危重患者的预后。故此,目前营养支持治疗的方式已转变为 EN 治疗为主。首选 EN 不是单纯从营养支持的目的出发,更重要的是有利于维护及改善肠屏障功能,减少肠源性感染的发生,含有治疗目的。

(三) 颅脑创伤患者热能与氮需要量的计算

急性重症脑损伤患者急性应激期代谢变化剧烈,能量供给或基本底物比例不适当可能加重代谢紊乱和脏器功能障碍,并导致预后不良。临床可采用间接热卡仪来测定患者的静息代谢消耗(resting metabolic expenditure, RME),其原理是通过测量患者静息状态下消耗的氧气量,根据已知的每升氧耗对应的热卡消耗量推算出患者静息状态下的能量消耗总量。由于能耗存在年龄、性别、体表面积的差异,颅脑创伤等状态下患者的实际代谢消耗常用患者正常静息状态下 RME 的百分比(静息代谢消耗百分比系数,%RME)来表示。故此,颅脑创伤患者热能需要量计算:每天热能需要总量(kJ)=静息代谢消耗(RME)×静息代谢消耗百分比系数(%RME)。近年伴随营养代谢车在临床的推广,该操作方法已逐渐在临床使用。

四、小结

不能经口正常摄食的颅脑创伤危重昏迷患者,一旦胃肠道功能允许,应该优先考虑给予 EN 治疗。当任何原因导致胃肠道不能使用或应用不足时,可以考虑 PN,或联合应用 EN 和 PN。首选

EN 不是单纯从营养支持的目的出发,更重要的是有利于维护及改善肠屏障功能,减少肠源性感染的发生,含有治疗目的。EN 应在伤后 24～48 小时尽早开始进行。早期 EN 应遵循循序渐进的原则,无须急着达到目标量。规范化选择合理的营养输注管道及 EN 配方、有效防治 EN 常见并发症是早期肠内营养顺利实施的重要保证。通过重症颅脑创伤患者肠内营养专家共识的制订和完善,有利于进一步规范重症颅脑创伤患者的肠内营养支持治疗并提高疗效。

五、前景与展望

随着对颅脑创伤后代谢反应及其机制的深入研究,颅脑创伤患者的营养支持治疗将不断完善并开拓出新的研究方向。近年来,针对患者营养代谢的不同特点以及颅脑创伤后的不同阶段专门设计的多种 EN 新配方的推出,为临床医师制订合理、规范、高效的营养支持方案提供了便利和依据。有人新近提出,颅脑创伤后早期可先给予经过预消化的短肽配方,待胃肠道功能恢复后逐渐过渡到含多种膳食纤维的整蛋白配方。这种"序贯肠内营养治疗"理念似乎更符合颅脑创伤重症患者的胃肠道病理生理特点。此外,国外学者目前正在进行的研究表明,在补充 EN 及 PN 的同时添加某些含有特异性营养成分的免疫营养素(immunonutritents),如精氨酸、谷氨酰胺、ω－3 多不饱和脂肪酸(鱼油)、抗氧化剂等,具有增强免疫、促进蛋白质合成、强化肠黏膜屏障、调控炎症反应及组织氧化等作用,有利于提高颅脑创伤患者的救治效果。

六、主要依据(表 23－1)

表 23－1　形成颅脑创伤后营养支持治疗观点的主要作者的研究概要及结论

作　者	研　究　概　要	结　　论
Rapp, 1983	38 例颅脑创伤患者随机分为全胃肠道外营养组和胃肠营养组,两组颅脑创伤严重程度(GCS 评分)无差异。全胃肠道外营养组伤后 18 天内摄入为 1 750 kcal 及 10.2 g/d 氮,获得充足的营养支持,胃肠营养组每日获得 1 600 cal 直至伤后第 14 天,胃肠营养组在同一时期内平均摄入为 685 cal 及 4.0 g/d 氮。胃肠组有 8 例患者死亡,而全胃肠道外营养组于伤后 18 天无死亡	早期给予饮食可减低颅脑创伤病死率
Hadley, 1986	45 例 GCS 5～8 分的患者分为 EN 组(21 例)和 PN 组(24 例),研究氮和热量平衡、感染发生率及预后	急性颅脑创伤后首选 EN 作为营养支持,优点在于费用低,并发症发生率较小
Grahm, 1989	32 例颅脑创伤患者随机分成鼻空肠管喂养和鼻胃管喂养两组,前者氮平衡为负 4.3 g/d,而后者为负 11.8 g/d	鼻空肠管喂养可增加热卡摄入,并能改善氮平衡
Klodell, 2000	118 例中度至重度颅脑创伤患者前瞻性研究,比较经皮内镜下胃造口术(PEG)与鼻胃管喂养	114 例中 111 例应用鼻胃管喂养,耐受良好,仅 5 例有误吸风险需 PEG
Rhoney, 2002	152 例重型颅脑创伤患者回顾性队列研究,比较鼻胃管团注和持续滴注喂养差异	间断推注喂养组更不易耐受,持续滴注组感染率低,但两者整体预后无显著差异
Gramlich, 2004	纳入 13 个 RCT,856 例危重症患者比较 PN 与 EN 哪种营养支持途径更优	EN 减少危重患者感染率,同时降低医疗费用
Elia, 2005	有关糖尿病专用配方的荟萃分析,纳入 23 个 RCT,784 例糖尿病患者	糖尿病专用配方与标准配方相比,更有助于改善血糖控制;长期使用还可能降低糖尿病慢性并发症发生率(如心血管事件)

续 表

作　者	研　究　概　要	结　　论
Perel，2006	Cochrane 系统综述：纳入 7 个 RCT，284 例颅脑创伤患者，评价早期 EN 优越性	伤后 24～72 h 开始进行早期 EN，有助于减少感染率，降低死残率，改善预后
Martindale，2009	美国肠外与肠内营养学会（ASPEN）营养指南	EN 治疗能早即早、24～48 小时启动 EN 治疗、不要等待肠鸣音、血流动力学需稳定
钟春龙，2010	神经外科危重昏迷患者肠内营养专家共识	通过专家共识的制订和完善，有利于进一步规范重症颅脑创伤患者的肠内营养支持治并提高疗效
Casaer，2011	针对 ASPEN 和 ESPEN 两大指南有关 EN 第一周是否需联用 PN 的争议，纳入 7 个 ICU，早期联用 PN 组 2 312 例，早期单用 EN 组 2 328 例	早期单用 EN 可以降低感染率，加速康复和降低治疗成本。对于无营养不良的重症患者，在 EN 营养 1 周后仍无法达到目标量时才建议联用 PN 补足营养
黎介寿，2013	EN 在患者尚有肠功能时应是首选，首选 EN 的主要目的是改善肠黏膜屏障功能，含有治疗目的	表明临床营养支持已进入营养支持治疗的阶段
McClave SA，2016	美国肠外与肠内营养学会（ASPEN）营养指南	TBI 患者管饲首选鼻胃管喂养；7～10 天后可考虑启动 SPN，不建议提前启动肠外营养治疗
高国一，2019	颅脑创伤患者肠内营养管理流程中国专家共识	推荐 TBI 患者优先启动 EN，使用 NUTRIC 评分开展 TBI 患者的营养风险评估
Singer P，2019	欧洲肠外与肠内营养学会（ESPEN）营养指南	推荐 NRS2002 和 NUTRIC 评分开展 TBI 患者的营养风险评估；疾病急性期内给予总目标热量的 70%；蛋白质需求量估算；高误吸风险患者推荐幽门后喂养
魏俊吉，2022	中国神经外科重症患者营养治疗专家共识	每 4～6 小时监测一次腹内压；预防再喂养综合征监测血磷水平
Compher C，2022	美国肠外与肠内营养学会（ASPEN）营养指南	建议 ICU 住院的前 7～10 天内喂养 12～25 kcal/kg
杨桦，2023	中国成人患者肠外肠内营养临床应用指南	将患者床头抬高 30°～45°可减少反流性肺炎的发生

参考文献

请扫描二维码
阅读本章参考文献

颅脑火器伤清创术

Debridement of missile craniocerebral injury

第24章

（屈延　李志红）

- 所有伤员均应积极行生命支持，若呼吸循环功能有严重障碍则应积极行心肺复苏。如果呼吸循环稳定且存在神经功能反应，应尽早行头颅 X 线摄片和 CT 检查。是否立即行外科清创术，主要由以下三方面因素决定：GCS 评分、脑干功能和头颅 CT。
- 颅脑火器伤的手术清创目的在于清除颅内血肿及碎化脑组织、取出手术区和伤道内容易取出的骨片和金属破片等异物。对于脑组织深部手术难以达到的骨片和金属破片不做勉强摘除，仅对入口和出口进行彻底清创。
- 选择适当的头位，应尽量同时暴露入口和出口。头皮切口的设计、骨瓣和骨窗开颅的选择等要根据伤口的形状。
- 如果颅内仅有小的存留碎片，且没有明显的占位效应和颅内血肿形成，围绕入口或出口做直径几厘米的骨窗开颅较为适合。咬骨钳经入口或邻近的骨孔扩大骨窗。大面积的颅骨粉碎性骨折、前额部手术因整容需要术后需回置颅骨，以及有广泛的脑实质损伤或颅内血肿等情况下则需要行骨瓣开颅。
- 脑组织深部的清创尤其是涉及功能区皮层和脑深部结构时，可借助术中超声检查判定位置，也可基于术前影像评估进行精确规划。应尽可能清除弹片及碎骨片，但对于脑组织深部的碎骨片和弹片，考虑到手术副损伤通常不强行取出。
- 头皮创缘精确对合对于预防脑脊液漏和伤口感染至关重要。应避免创口张力过高，可在创口附近行皮瓣与筋膜松解术以释放创口皮肤张力。

一、概述

第一次世界大战期间，Cushing 等开始倡导对颅脑火器伤进行早期彻底清创，即所谓的"彻底清创术（aggressive debridement）"。这种清创术要求彻底清除坏死的脑组织，取出嵌入脑组织的所有碎片，对硬脑膜和皮瓣行严密缝合。这使颅脑火器伤的感染率和病死率均明显下降，病死率从 55％下降至 29％。

第二次世界大战早期和朝鲜战争期间，Ascroft 和 Wannamaker 等英美国家的军医曾试图对颅脑火器伤行简单姑息清创，即"姑息清创术（less aggressive debridement）"。这种方法不追求彻底清除嵌入脑组织中的所有弹片和碎骨片，旨在最大限度地保留脑组织。但该方法在当时以失败而告终，因为该方法使术后感染率和死亡率均有所增加。有很多外科医师注意到，用这种方法清创后遗留在脑组织内的碎骨片经常导致颅内感染，再次探查发现大多数病例碎骨片周围有坏死脑组织和小脓腔，对这些碎骨片进行培养，结果发现阳性率非常高。所以"彻底清创术"在第二次世界大战中仍然被广泛应用，以后一直延续到朝鲜战争和越南战争。"彻底清创术"和抗菌素相结合，使术后感染率从 53％降至 15％，与此同时术后病死率从 25％降低到 4％。

第二次世界大战以后，虽然颅脑火器伤的感染率和死亡率均明显下降，但大多数幸存者术后遗留严重的神经功能障碍，生存质量极差。因为彻底清除遗留在深部脑组织内的碎骨片和弹片的同时，也将造成极其严重的神经功能损伤。所以是否需要彻底清除遗留在脑组织中的碎骨片仍然值得神经外科医师的思考。

20世纪80年代，中东战争爆发。CT已经被常规用于颅脑火器伤，军医可根据CT结果和临床表现决定治疗方案。进一步研究表明，颅内遗留碎片没有显著增加颅内感染的机会，除非合并其他与颅内感染有关的危险因素（主要包括脑脊液漏和切口裂开），所以彻底清除颅内所有的遗留碎片是不必要的。在三项针对平时火器伤的研究中，同样证实颅内碎骨片存留不增加颅内感染的发病率。因而，"姑息清创术"又一次被倡导。

在最近发生的克族和塞族伊拉克战争中，由于武器的精确性和空中力量的应用，直接面对面的战斗很少。所以枪伤少，但爆炸伤较以往增多，这是现代战争的一个新的特点。爆炸导致颅脑枪弹伤的伤情特点与子弹不同，从而对救治提出了新的要求。

二、论点形成过程

通过MEDLINE检索1980—2022年文献，输入关键词为颅脑火器伤和清创术，共发现相关文献110篇。对所有关于颅脑火器伤清创术的临床研究均进行了复习。

三、科学基础

目前，颅脑火器伤的最大争论在于颅内存留的骨片、弹片和其他异物的外科清除范围。目的是降低颅内感染的风险，但需要与手术引起的副损伤平衡考量。其争论集中在存留的骨片上，因为骨片与金属弹片相比是更强的感染源。

早在第二次世界大战早期，Maltby就已经证明遗留在脑组织中的碎骨片与脑脓肿形成无因果关系。他观察了17例术后脑脓肿的患者，其中只有三例颅内有碎骨片。Pitlyk等也用实验证实了这一点，他们把碎骨片植入猪的脑组织，无菌的和沾染的碎骨片其脑脓肿发病率分别为8%和4%，但如果这些碎骨片与皮瓣和头发相结合，则脓肿发病率增加至70%。

越南战争的经验也充分证实了遗留在脑组织中的碎骨片与脑脓肿形成无因果关系。首先研究者对1 221位颅脑火器伤伤员进行了随访，其中37例有脑脓肿形成，只有11例脑内留有碎骨片，但这11例都包含有脑脓肿形成的危险因素，包括面颅入口、脑脊液漏、伤口并发症、长期昏迷及多次手术操作等。Ⅱ期研究中，对481例伤员进行头颅CT检查，发现23%的伤员中脑组织内留有碎骨片，这些伤员均未形成颅内感染。以上证据不支持摘除没有临床症状的脑内深部碎骨片。

一项针对伊朗-伊拉克战争中伊朗士兵颅脑枪弹伤清创的研究显示，379例患者中，4.7%发展为颅内感染，其中16例为脑膜炎，2例为脑脓肿。颅内感染最重要的危险因素是脑脊液漏，9%的患者发展为颅内感染，36%的患者与颅内感染有关。脑脊液漏使颅内感染的发生率增加约20倍。颅内存留的骨片和金属破片使颅内感染的危险因素轻度升高，无统计学差异。

在黎巴嫩冲突中，颅内感染的发生率与伊朗经验相符，600例伤员中有5%形成颅内感染。感染患者中，6周内出现者约占90%，6个月内出现者约占97%，其中一例患者伤后7年在颅内异物周围形成脓肿。脑脊液漏与颅内感染相关性显著。脑脊液漏的发病率为8%，其中47%的患者发生颅内感染。同时存在脑脊液漏和颅内碎骨片者颅内感染的发病率为85%。虽然遗留的碎骨片增加颅内感染的危险性，但29%～30%的颅内感染患者至少还合并其他两种颅内感染的危险因素，主要包括伤口污染、弹道穿过副鼻窦、昏迷、硬脑膜没有完全闭合、清创术及切口裂开。30例颅内感染患者中，16例表现为脓肿、9例脑炎、5例脑膜炎和2例感染性血肿。Brandvold等在另一项针对以色列-黎巴嫩冲突中伤员的研究显示，43例患者平均随访时间超过6年，60%患者颅内遗留有骨片和金属碎片，CT显示没有一例脓肿。

虽然彻底清除颅脑火器伤后遗留在颅内的骨片及弹片的手术技术的确存在，但手术过程中出现了明显的神经功能缺失，且研究表明颅内遗留碎片没有明显增加颅内感染的机会，除非合并其他与颅内感染有关的危险因素（主要是脑脊液漏和切口裂开）。所以彻底清除颅内所有的遗留碎片是不必要的。Pilipenko 等研究则提示颅内残留碎骨片的风险，在分析 81 例颅脑枪弹伤患者后，结果显示脓肿相关的感染与不良结局相关，而颅内残留骨片则是脓肿的重要危险因素。

在三项针对平时火器伤的研究中，手术方式主要包括通过骨窗开颅或骨瓣开颅对入口和出口进行局部清创，清除坏死的脑组织，清除容易达到的骨片和弹片。其中的一项研究发现高达 88% 的患者颅内有异物存留。三项研究共 275 例患者，分别行骨瓣开颅和骨窗开颅清创术，患者中 0%～3% 有脑脓肿形成，总体发生率为 1%，脑膜炎的发病率为 0%～5%，其总体发病率为 1%。脑脊液漏并发脑膜炎的发病率为 0%～9%，总体发病率为 2.5%。与战时颅脑火器伤相比，颅内感染的比率不但没有升高，反而有所降低。

在以色列-黎巴嫩冲突中，Taha 等选择了更为保守的治疗方案。只单纯行头皮清创，伤口予尼龙线单层缝合，不放置引流。所有患者给予地塞米松 4 天，新青霉素 2 周，苯妥英钠至少 1 年。术后平均随访 5 年，至少 1 年。结果发现 32 例颅内遗留金属破片，20 例患者颅内残留有骨片。所有的患者均存活，没有加重神经功能损伤。1 例颅内遗留骨片的患者形成脑脊液漏、癫痫，伤后 20 天形成大肠杆菌脑脓肿。Taha 等行单纯头皮清创的患者筛选标准为 GCS 评分 11 分以上、受伤后 6 小时以内、入口<2 cm，伤口内没有看得见的骨片、无出口、无颅内血肿需清除。本研究虽然病例数量小，有 3% 的脑脊液漏、脑脓肿及晚期癫痫的发病率，但就特定的患者而言，显示出单纯头皮清创较其他的更为彻底清创方式的显著优越性。

2022 年，一项回顾性研究比较了简单皮瓣清创缝合术（17 例）与传统开颅术（50 例）对于平民颅脑枪弹伤的治疗效果。结果显示，简单皮瓣清创缝合组患者颅内影像占位以及弹道累及额窦者更少，两组患者伤后 30 天及 90 天良好结局者占比无显著差异，两组患者脑膜炎发生率、脑脊液漏发生率、癫痫发生率及再手术率也没有显著差异。以上结果提示简单的皮瓣清创缝合术可能是安全和有效的治疗方式，但前提是仅针对部分严格筛选的患者，是否合并颅内占位效应及累及额窦是筛选患者时重要的考量标准。这项研究对"所有的颅脑火器伤都需要行开颅手术才能获得良好预后"的说法提出进一步挑战。Kaufman 则认为这种清创手术适应于伤后 6 小时以内、入口小且不伴有颅内血肿的患者。以上证据质量较弱，简单皮瓣清创缝合术是否优于传统开颅术，尤其是如何筛选适合的患者尚需要进一步高级别研究证据支持。

尽管金属弹头引起感染的风险较小，但位于脑组织深部的金属弹头可能发生移位，并导致进一步损伤，这种情况下也需要摘除弹头。目前已经有学者尝试使用影像导航结合微创手术（立体定向或神经内镜）的方式精准摘除深部异物。如 Duddleston 等在 2020 年的一项报道中使用神经导航结合神经内镜技术对一名弹头位于丘脑且发生移位并导致脑组织进一步损伤的患儿进行了弹头摘除术，取得了良好结局。目前该技术相关的研究多为病例报道，证据级别较低，缺乏说服力，但这为未来个体化治疗提供了新的方向。

在海湾战争中，Hinsley 等总结了 482 例战争开始两周内的伤亡患者，有 104 名患者为战斗相关直接损伤，其中 9 例为烧伤，4 例死亡。结论是现代战争主要为城市内或者遥远的空战，所以受伤形式有很大的变化。对未来的医疗需求也有很大的变化。

四、小结

对颅脑火器伤伤员清创越早预后效果越好。一线救治应迅速对患者开展现场急救、正确地进行伤情评估、生命支持、包扎止血、初步清创及积极的组织转运。二线救治要再次进行伤情的评估，进行充分的术前准备，根据伤情、伤势、临床表现及异物的性质及位置决定手术方式。对于表浅的金属异物可采取直接开颅清创＋金属异物取出术，对于位置深无明显症状的金属异物可不予处置。引起严重症状的深部金属异物可采取导航结合微创手术方式。颅内遗留碎骨片没有明显增加颅内感染的机会，除非合并其他颅内感染相关危险因素。因此通常不必彻底清除颅内所有的遗留碎片。

五、前景与展望

目前,新式武器弹药更具有冲击伤、机械伤、多发伤、烧伤、复合伤、精神创伤以及在特定局部战争条件下会出现激光、微波、次声损伤的特点。颅脑火器伤的伤情也相应地出现损伤范围广、程度严重、损伤途径多、颅脑创伤和精神创伤并存的特点。未来需要基于伤情的新变化从多个角度全面的分析颅脑火器伤的临床治疗效果,加强颅脑火器伤的临床和基础研究。通过收集并分析相关数据,总结颅脑火器伤预防及诊治的经验,最大限度地降低颅脑火器伤的发生率、病死率和致残率,对现代战伤救治具有十分重要的意义。

六、主要依据(表 24 - 1)

表 24 - 1　形成颅脑火器伤清创术观点主要作者的研究概要及结论

作　者	研　究　概　要	结　　论
Rish,1981	对越南战争 1 221 例伤员进行研究,37 例形成脑脓肿,其中 11 例脑内存留碎骨片,他们都含有脑脓肿形成的其他危险因素	单纯的颅内碎骨片存留不增加脑脓肿的发病率
Myers,1989	对越南战争中 481 例颅脑火器伤伤员进行 15 年随访,CT 证实 23% 的伤员颅内有碎骨片存留,其中无 1 例形成脑脓肿和其他颅内感染。而 77% 颅内没有碎骨片存留的伤员,2% 伤员形成脑脓肿	颅脑火器伤后,颅内有碎骨片存留不增加脑脓肿的发病率,对于没有症状的脑内存留碎骨片的伤员,没有必要行第二次手术
Taba,1991	前瞻性研究黎巴嫩冲突中 600 例颅脑火器伤伤员,对其中的 32 例符合条件的伤行单纯的入口清创缝合,而不行开颅手术。所有伤员存活,没有神经功能障碍或神经功能障碍得到明显改善	彻底局部清创和没有过度张力的头皮缝合对于颅内感染有足够的预防能力且不致造成脑脊液漏和切口裂开。对有些伤员行单纯的入口清创缝合是一种合理的治疗方案
Taba,1991	回顾性研究 600 例颅脑火器伤伤员,其中 30 例并发颅内感染,分析与感染有关的因素	对于颅脑火器伤并发颅内感染的患者,如果没有脑脊液漏或伤口裂开,遗留在脑内<1 cm 的碎骨片不必取出
Brandvold,1990	回顾性研究越南战争中 1 131 例颅脑火器伤伤员,行多因素分析研究	遗留在脑内的碎骨片不增加颅脑火器伤的发病率和病死率。清创术后遗留在脑内的碎骨片不必再次手术取出
Ararbi,1989	对伊朗-伊拉克战争中的 397 例伤员进行回顾性研究,发现脑脊液漏使颅内感染的发病率增加 20 倍,颅内存留的碎骨片和金属破片使颅内感染的因素轻度上升,但无统计学差异	颅脑火器伤后颅内感染的发病率主要与脑脊液漏有关,而与颅内存留的碎骨片和金属破片无显著相关性
Malthy,1946	对 17 例颅脑火器伤术后并发脑脓肿形成的伤员进行研究,发现只有 3 例颅内有碎骨片存留	遗留在脑组织中的碎骨片与脑脓肿形成无因果关系
Pitlyk,1970	将无菌的和沾染的碎骨片分别植入猪脑组织内,其脑脓肿的发病率分别为 8% 和 4%。如果将碎骨片与碎头皮和头发一起植入猪脑组织内,则脑脓肿的发病率增加到 70%	单纯的碎骨片存留不增加脑脓肿的发病率;当碎骨片与其他促进脓肿形成的危险因素结合在一起时,则显著增加脑脓肿的发病率
Grabm,1990	在三组平时颅脑火器伤中,手术原则均是对入口和出口进行局部清创,清除碎化的脑组织和术野容易取出的骨片及弹片。三组病例共报道伤员 275 例,其中的一组伤员,颅内有异物存留高达 88%。术后 0%～3% 有脑脓肿形成,其总体发生率为 1%;在同一报道中,脑膜炎的发病率为 0%～5%,其总体发病率为 1%	在平时颅脑火器伤中,姑息清创不增加颅内感染的发病率

续　表

作　者	研　究　概　要	结　　论
Nohra，2002	1975 年至 1990 年之间，500 例颅脑火器伤中，272 例纳入标准。经过 CT 扫描的初步评估，177 例均行开颅去骨瓣减压术，包括清创和硬脑膜修补。回顾性研究的目的是为了确定颅脑火器伤后感染的危险因素	硬脑膜修补和积极治疗脑脊液漏可以降低感染率。没有必要再作适当的清创残余骨碎片。延迟 24～48 小时的清创不增加感染的风险
Amirjamshidi，2003	在两大隶属于德黑兰大学医学科学院中心，8 年跨越伊朗和伊拉克冲突中 1 150 个战争受害者与穿透性脑伤中，有 191 头受伤的患者没有手术干预或一个非常有限的清创术。99 例符合标准被纳入此系列。密切随访感染，功能恢复，或新的神经障碍和癫痫的发展	遗留在脑内的碎骨片不增加颅脑火器伤的发病率和死亡率。但在患者 GCS 评分变化时应用现代影像学的工具来检测，外科医师可以决定患者手术干预
Schulz，2008	使用影像导航系统，减少侵入性，准确术中定位，成功地去除 3 例颅脑火器伤后骨穿透金属碎片	建议应用神经导航技术，切除保留的二次颅脑火器伤金属碎片
Pilipenko，2020	脓肿相关的感染与不良结局相关，而颅内残留骨片则是脓肿的重要危险因素	清创技术的选择应该基于患者状况、脑损伤及异物情况评定
Krgeuer，2022	比较简单皮瓣清创缝合术（17 例）与传统开颅术（50 例）对平民颅脑枪弹伤的治疗效果的回顾性研究。两组患者基线资料分析显示，简单皮瓣清创缝合组患者合并颅内影像占位以及弹道累及额窦者更少。临床结局分析显示，两组患者伤后 30 天及 90 天良好结局者占比无显著差异，两组患者脑膜炎发生率、脑脊液漏发生率、癫痫发生率及再手术率也没有显著差异	对于部分经过严格筛选的患者，简单皮瓣清创缝合术相较于传统开颅术可能是安全和有效的治疗方式
Duddleston，2020	使用神经导航结合神经内镜技术对一名弹头位于丘脑且发生移位并导致进一步损伤的患儿进行了弹头摘除术，取得了良好结果	可使用影像导航加微创手术方法摘除深部金属弹头

参考文献

请扫描二维码
阅读本章参考文献

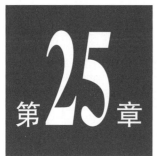

第25章

颅脑创伤患者脑脊液漏的处理

Management of posttraumatic CSF fistulae in tramatic brain injury

（杨朝华　刘志勇）

- 应该规范外伤性脑脊液漏的诊治方案。
- 外伤性脑脊液漏多数可经头高卧位的卧床休息而自行愈合，必要时可配合腰大池持续引流。
- 当发生大量脑脊液漏或张力性气颅时，应及时手术治疗。伤后对症治疗2周～1个月以上仍不愈合者，可行手术治疗。为了提高手术成功率，需按照微创的原则，设计个性化的手术方案，合理地综合运用直接手术、间接手术。如同时存在颅内高压或脑积水，则必须得到控制。开颅手术和内镜

- 手术的成功率没有明显的差异，均达90%以上。内镜手术的并发症和死亡率均明显低于开颅手术。
- 国内外多数学者认为：颅底骨折所致脑脊液漏大多在14天内停止，所以如果用抗生素治疗则不应少于2周，以预防脑膜炎。对于无感染症状的脑脊液漏患者是否应用预防性抗生素仍有争议。根据预防性抗生素的前瞻性和回顾性研究，大多数的文献不支持常规、预防性地使用抗生素。

一、概述

脑脊液与外界之间有正常的屏障：蛛网膜、硬脑膜和颅骨，另有头皮或副鼻窦的黏膜作为辅助屏障。这些屏障使得脑脊液在颅内和椎管内循环。脑脊液漏是由于脑蛛网膜和硬脑膜均有破损，以致脑脊液可经破损处漏到硬脑膜外，再经骨质缝隙漏至体外，其通常的临床表现为脑脊液鼻漏和脑脊液耳漏。也有经颅脑穿透伤的伤口漏液，一般不包括在内。

（一）病因

根据脑脊液漏发生的原因可分为外伤性和非外伤性两大类，以前者为多见。颅骨发生骨折或脑穿透伤时，将蛛网膜和硬脑膜同时撕破，致使脑脊液漏出，并可作为感染源或空气进入颅内的途径。

最常引起外伤性脑脊液漏的原因是颅底骨折，绝大部分为线形骨折。颅底骨质较薄，特别

是前颅窝底；颅底与硬脑膜粘连紧密，骨折时易使硬脑膜破裂；颅底与副鼻窦相邻，骨折后极易使蛛网膜下腔与外界相通，称为"内开放性骨折"；颅底部与脑底的脑池相邻近，也是发生脑脊液漏的原因。

非外伤性脑脊液漏的病因为脑积水、脑瘤、感染或先天性畸形，不在本章节讨论范围之内。

（二）发生率

外伤性脑脊液漏在颅脑创伤患者中的发生率为2%～3%。与颅骨骨折的部位有关，前颅窝底骨折有25%～50%的患者发生脑脊液漏；与脑损伤的严重程度无明显相关。Lewin报道在1 000例颅脑创伤住院患者中，脑脊液漏的发生率是2%，而副鼻窦骨折的发生率为7.2%。Raaf报道在2 000例急性颅脑创伤的患者中，鼻漏和耳漏的发生率分别为2.3%和3.6%，并且发现颅骨骨折使发生脑脊液漏的危险性增加2倍。据Mincy报道，1 745例颅脑创伤中，有54例发生脑脊液

漏,其中 25 例即将近半数患者没有或仅有短暂的昏迷,且不伴有神经症状。

Hendrick 等报道在总数为 4 465 例小儿颅脑创伤中,分别有 22 例和 17 例发生脑脊液鼻漏和耳漏。Caldicoott 发现成人与儿童脑脊液漏的发生率之比约为 10∶1,可能由于儿童颅骨较软,特别是筛窦处有软骨性质,不易发生骨折。另一重要的原因是额窦和蝶窦尚未发育完全。2 岁以后发生率逐渐增加,5 岁以后额窦发育完全,由于额窦骨折引起的脑脊液漏逐渐增多。既往的文献报道外伤性脑脊液漏在小儿较少见。但在 2013 年 McCutcheon 等报道发现,在 3 563 例儿童和 10 761 例成人的颅底骨折患者中,儿童和成人脑脊液漏发生率分别为 2.33% 和 1.75%($P = 0.027\ 0$),儿童比成人稍多。

二、论点形成过程

通过 PubMed,以 cerebrospinal fluid leak(脑脊液漏)、skull basal fracture(颅底骨折)和 traumatic brain injury(颅脑创伤)为关键词,查阅了 1980—2023 年的相关文献,并对既往的文献和有关书籍相应章节进行阅读。

三、科学基础

(一)病理生理

根据外伤性脑脊液漏发生时间可分为两类:急性脑脊液漏,伤后立即发生;延迟性脑脊液漏,发生于伤后数周、数月或数年。60% 的脑脊液漏发生于伤后数天之内。95% 的延迟性脑脊液漏发生于伤后 3 个月内,Steiert C 等报道伤后 3 年内仍有发生脑脊液漏。延迟性脑脊液鼻漏可能原因为:① 受伤时无明显的硬脑膜破裂,以后颅压受脉搏和呼吸波动影响,硬脑膜逐渐疝入骨折裂隙内,久之则硬脑膜纤维逐渐破裂,形成小孔,而致脑脊液鼻漏;或是因咳嗽、用力使颅内压突然增高,使脑膜穿破发生漏液。② 受伤时血块将破裂的硬脑膜和骨缝封闭,后来血块分解,则脑脊液自鼻流出。③ 脑水肿较严重,脑组织挤入破口处将其堵塞,水肿消退后发生漏液。

大多数外伤性脑脊液漏可自行永久性愈合,有的呈间歇性漏液,长期不愈者发生逆行性感染的风险增加。

脑脊液漏的最大危险是逆行性颅内感染引起的脑膜炎。由于抗生素的应用,脑膜炎导致的病死率和致残率虽然显著下降,但仍有发生。外伤性脑脊液漏并发脑膜炎者为 5%~10%,多见于持久性漏液的患者。漏液持续 7 天以上,脑膜炎的机会即逐渐增多,以肺炎球菌性脑膜炎最为多见。

(二)脑脊液漏及瘘口的确定

脑脊液漏可伤后即出现,亦可迟延或间断发生;漏液流量或多或少,甚至不易察觉。鼻漏通常在损伤侧,但也有在损伤的对侧。诊断要点包括以下几个方面。

(1)详细询问病史,如鼻孔流液与体位的关系,外伤后有无鼻出血、眼睑青紫、嗅觉障碍、听力障碍,以及有无过敏性鼻炎等。

(2)检查鼻腔与外耳道有无损伤出血,鼓膜是否有穿孔、破裂出血,以鉴别是否耳鼻局部损伤。

(3)检查是否伴有特征性的双侧眼周或乳突部皮肤瘀斑和相应的脑神经损伤症状。

(4)实验室检查:通过定量检查漏液中糖浓度,并与血清中糖浓度相比(如比率为 0.5~0.67),在排除其他可引起脑脊液和血清中糖浓度变化疾病的情况下,该漏液很可能是脑脊液。如果漏液中氯浓度大于 110 mEq/L,是脑脊液的可能性也较大。检查漏液中 β_2-转铁蛋白(β_2-transferrin)对诊断脑脊液漏有特异性,但检查方法相对复杂,必须做凝胶电泳法,并且在 3 小时内完成。尽管检查 β_2-转铁蛋白对诊断脑脊液漏有特异性,但有研究表明结果也可能是假阳性。有 80% 的患者可以通过 β_2-transferrin 检查证实脑脊液漏的发生。颅脑创伤的急性期漏出的脑脊液常掺杂血液,故化学分析不可靠,遇此情况,可用一块干净的纱布,接数滴含血的液体,其中如含有脑脊液,则在血斑之外周可见一淡色液体渗出形成环征。

(5)CT 检查:普通 CT 扫描能发现颅骨骨折,也可在硬脑膜内外、蛛网膜下腔、脑内和脑室内发现颅内积气,呈现出特殊的"小气泡"征象(双侧积气弥漫分布),如气体积于额硬脑膜下腔则表现为"山峰征"。高分辨率 CT(high resolution computed tomography,HRCT)能够很好地发现颅底骨折,但骨折部位不一定就是瘘口,其诊断的敏感性达到 88%。CT 脑池造影(computed tomography cisternography,CTC),通过腰椎穿刺鞘内注射造影剂也有助于发现瘘口,有 60% 的患者可以通过 CT 脑池造影证实脑脊液漏和缺损位置。

(6)MRI 检查:常规的 MRI 不容易发现小的脑脊液漏瘘口,但对有明显的脑膜脑膨出则可以发现。增强 MR 脑池造影(contrast-enhanced MR cisternography,CE - MRC)可以证实脑脊液漏和缺损位置,其诊断的敏感性达 100%。但目前尚未批准 Gd - DTPA 造影剂正式用于鞘内注射使用。非增强 MR 脑池造影即三维稳态相长干扰(three-dimensional constructive interference in steady state,3D - CISS),3D - CISS 不需腰椎穿刺注射造影金属于无创性的,其发现瘘口的敏感性达 76%。

(7)放射性同位素脑池显像:通过腰椎穿刺或枕大池穿刺注入放射性同位素,从连续摄片中可看清骨折及硬脑膜裂口的位置;在注入显像剂 2 小时后,在两侧鼻腔的上、中、下鼻道放置棉球,中、下鼻道尽量向后放,上鼻道的尽量向上靠近筛板。筛窦后组和蝶窦开口于上鼻道,2~4 小时后分侧测量各鼻道所放棉球的放射性浓度,如有脑脊液漏,则相应瘘口部位的放射性浓度明显增高,从而有助于漏道的定侧和定位。

目前尚无某种特定性的检查方法来诊断脑脊液漏及确定瘘口的位置、大小,根据现有的文献资料总结,常规 CT 应该作为基本的检查,有条件的应该做高分辨率 CT,如果尚未能明确诊断,可以行 MRI 或者是 CT 脑池造影、增强 MR 脑池造影。国外有作者把 3D - CISS 作为首选的检查。如果通过影像学检查无法明确,还可以通过鼻内镜检查或者术中鞘内注射荧光素或表面应用荧光素帮助识别瘘口。总之要根据患者的具体病情和医院的条件综合各种检查分析确定瘘口。

(三)治疗方案

虽然近几十年来神经外科、耳鼻喉颅底外科有了很大的发展,但脑脊液漏的治疗仍是十分复杂和具有挑战性的。决定治疗方案的因素包括:脑脊液漏的病程;瘘口的位置;瘘口周围结构;瘘口的大小和漏液的量;是否伴有感染。总体上讲,应尽量采取创伤小的技术和方法。

1. 脑脊液漏的非手术治疗 外伤性脑脊液漏多数可经非手术治疗而自行愈合。伤后立即发生的急性脑脊液鼻漏 80%~85% 可望在 1 周内自行停止漏液,而外伤性耳漏则大多数都可在 5~10 天内愈合。

非手术治疗的最重要的方法是卧床休息,采取 10°~20° 头高卧位,可以降低颅内压,推动脑脊液漏的压力梯度下降。同时使用软便药物,避免擤鼻、咳嗽和用力。这些措施是所有的治疗方法的基础。保持鼻孔和外耳道清洁,按无菌伤口处理,不可堵塞和冲洗,以防污染液体逆行感染。

单纯的卧床休息可以治愈大部分岩骨骨折导致的急性脑脊液耳漏,对筛板骨折或其他前颅窝底骨折导致的脑脊液鼻漏效果相对较差。Mincy 报道卧床休息 7 天内脑脊液漏的治愈率为 85%。所以,所有的急性外伤性脑脊液漏,需卧床休息和头高卧位 5~7 天。如果仍存在脑脊液漏,则进一步行腰大池持续脑脊液引流 5~7 天。

腰大池持续脑脊液引流的并发症少见。Shapiro 和 Scully 报道了 100 例腰椎穿刺蛛网膜下腔持续引流治疗脑脊液漏。5% 的患者发生感染,3% 的患者发生过度引流综合征,5% 的患者由于引流管堵塞需再次置管。Graf 报道了 3 例严重的过度引流综合征和气颅,建议颅内压和腰椎穿刺引流之间保持合理的压力梯度,维持一个缓慢的引流速度。因此,腰椎穿刺引流时需密切注意患者的意识和神经功能变化。由于颅底骨折导致脑脊液漏的患者中,联合运用头高卧位的卧床休息和腰大池持续脑脊液引流,可以治愈大多数的脑脊液漏。只有 2%~5% 的患者需要进一步的手术处理。

必须强调的是,在表现为慢性病程的脑脊液漏中,卧床休息和腰大池持续脑脊液引流的疗效很差。外伤后数年发生脑膜炎，在临床上或影像学上有少量脑脊液漏或观察不到脑脊液漏，对于这类患者，不要进行保守治疗。重点应放在积极抗感染，辅助检查寻找瘘口，准备行手术治疗。

2. 手术治疗　可分为直接手术和间接手术。直接手术要求在硬脑膜水平闭塞瘘口，有开颅修补和经鼻内镜下修补。间接手术包括：填塞副鼻窦或/和永久性脑脊液分流术。需要强调的是，如果存在导致脑脊液漏的颅内高压或脑积水，手术治愈脑脊液漏的可能性极小。

（1）直接手术：目前对手术的指征和手术时机仍有争议。Dandy 认为前颅窝底的脑脊液漏超过 2 周即应手术治疗。岩骨骨折和耳漏几乎均能自愈，不需手术。Lewin 主张凡有副鼻窦骨折的患者均行硬膜修补（无论病程长短）。Calvert 和 Cairns 持相似的观点。早期硬膜修补的理论依据是预防脑膜炎。而 Brawley 和 Kelly 报道了 35 例鼻漏/耳漏的患者均经保守治疗痊愈。Leech 和 Paterson 提议脑脊液鼻漏和耳漏早期行保守治疗，脑脊液漏持续 7 天以上，则行手术治疗。

国内学者一般认为直接手术的适应证为：① 伤后对症治疗 2 周～1 个月以上仍经久不愈合者，可行手术治疗；严重创伤后即有大量脑脊液外流时，应伤后即时施术。② 并发脑膜炎者，应在临床及生物学检查均已证实痊愈时，方可手术。③ 瘘口较大或漏液中混有脑组织、碎骨片、异物，有并发感染可能者。

如果保守治疗仍不能治愈脑脊液漏，建议积极进行直接手术修补瘘口。当漏液量较大，瘘口较大时，也必须手术修补硬脑膜。基本的原则是，尽可能地修补封闭硬脑膜。

对于前颅窝漏液，可以采用开颅经硬膜外或硬膜内入路，或两者联合。硬膜外封闭瘘口是最好的，可以减少硬膜下显露的风险。然而，硬膜内入路可以更好地显露瘘口，并且修补硬膜相对容易。

冠状瓣开颅术可以充分地暴露前颅底，且可以提供较好的手术空间。保留带蒂的骨膜十分重要，可以用于修补颅底硬膜瘘口。骨瓣形成后，额窦的黏膜应清除，用肌肉、脂肪、抗生素浸泡的明胶海绵填塞额窦。取出移位的骨片，封闭硬膜。把带蒂的骨膜瓣覆盖于额窦和颅底的筛板区域，骨膜后缘用生物胶与颅底硬膜严密封闭。

岩骨骨折导致的持续性脑脊液耳漏或鼻漏是非常少见的。有的患者表现为岩骨骨折导致脑组织或硬脑膜疝入，伴有脑脊液漏或无脑脊液漏。可以采取中颅窝或颅后窝入路，严密缝合或封闭硬膜。

目前随着内镜技术的发展，越来越多的手术医师对外伤性脑脊液漏采用经鼻内镜下修补。1981 年 Wigand 首先报道鼻内镜下修补脑脊液鼻漏后，相关的技术不断发展成熟，由于创伤小、手术成功率高、并发症少，鼻内镜下修补脑脊液鼻漏逐渐在国内外广泛应用。2012 年 Psaltis 对内镜修补脑脊液漏进行了一个系统回顾分析，通过对 55 个研究涉及 1 778 例修补的分析发现，首次修补成功率高达 90%，二次修补后成功率高达 97%，并发症发生率低于 0.02%，内镜修补脑脊液漏是一种安全有效的治疗方式。2013 年 Komotar 进行开颅手术和内镜手术治疗前颅底骨折脑脊液漏和脑膜脑膨出的文献系统分析，发现开颅手术和内镜手术的成功率没有明显的差异，均达 90%。内镜手术的并发症如脑膜炎、脓肿、伤口感染、败血症等以及死亡率均明显低于开颅手术。

手术的注意事项包括：① 手术入路的选择应根据骨折的部位和脑脊液漏瘘口的位置而定。如果术前检查未能明确瘘口，经鼻内镜修补术中给予鞘内荧光注射，有助于对瘘口的定位。② 严密修补硬脑膜，骨缺损视情况修补或填塞。③ 根据瘘口的部位和患者的具体情况选用开颅或者经鼻内镜修补。对于额窦和前组筛窦或者是广泛的前颅底骨折漏，建议首选开颅经额入路；对于中、后组筛窦、蝶窦和斜坡漏，建议首选经鼻内镜入路。④ 瘘口修补堵塞材料：开颅修补可采用肌肉片脂肪、游离筋膜、带蒂的骨膜或颞顶筋膜瓣、枕帽状腱膜瓣、骨片、生物胶水等。经鼻内镜修补可用肌肉片、脂肪、游离筋膜等或者带蒂鼻中隔、中鼻甲及下鼻甲黏膜瓣等。对于小的缺损，用多层的游离黏膜筋膜修补即可，但对于大的缺损需要带蒂的瓣修补。

目前对脑脊液漏修补术后是否常规使用腰大池持续外引流和抗生素预防感染也是有争议的，没有足够的证据说明这两者的利弊。不少作者使用抗生素的理由是因为有腰大池持续外引流或者鼻腔填塞。

（2）间接手术治疗：创伤后多年发生脑膜炎，且不能确定脑脊液漏瘘口的患者并不多见。另外，有些患者术前、术中不能确定漏口。对于这样的患者，可以考虑采用内镜探查副鼻窦，填塞蝶窦和筛窦。这种入路，对于鞍区的脑脊液漏特别有效。可以刮除副鼻窦内黏膜，用脂肪、肌肉或各种黏膜瓣填充，导致瘘口周围瘢痕组织形成，进一步封闭瘘口。

当存在脑积水时，永久性脑脊液分流术必须进行。当颅内压下降后，部分患者的脑脊液漏瘘口有望自行愈合。分流的术式首选脑室腹腔分流，多选择低压或中压分流阀。应注意存在过度引流的可能。

直接手术修补瘘口比任何间接手术方式疗效明确。通过临床和放射学检查，大部分的瘘口可以明确。在这种情况下，首选直接手术封闭瘘口，辅助临时性的脑脊液引流。当直接手术修补在技术上不能奏效或持续性脑脊液漏可能发生时，可以选择脑脊液分流术。

（四）脑脊液漏的并发症及处理原则

脑脊液漏可以有很多并发症。最常见和严重的是脑膜炎。脑脊液鼻漏和耳漏导致的脑膜炎的发生率为 5%～30%。Eljamel 和 Foye 报道 23 例非创伤性脑脊液漏发生脑膜炎的比率为 26%。在非创伤性脑脊液漏并不能自行愈合的患者中，脑膜炎的发生率约为 60%，明显高于创伤性脑脊液漏。Raaf 报道，在急性颅脑创伤的脑脊液鼻漏和耳漏并发脑膜炎的发生率分别为 25% 和 7.6%，死亡率分别为 10% 和 1.5%。1954 年，Lewin 报道 84 例脑脊液漏的患者，有 16 例发生脑膜炎，其中 6 例死亡。约 50% 的患者为肺炎球菌感染。1966 年，Mincy 报道 54 例脑脊液漏的患者，脑膜炎的发生率为 37%，其中脑脊液漏持续 7 天以上的患者发生脑膜炎的可能性显著升高。7 天以内

自行愈合的病例中，脑膜炎的发生率为 11%，而脑脊液漏超过 7 天的患者，脑膜炎的发生率为 88%。在 2013 年 McCutcheon 等报道发现，1995—2010 年 3 563 例儿童和 10 761 例成人的颅底骨折患者中，住院 1 个月和 90 天内儿童和成人发生脑膜炎均低于 1%。进一步分层分析发现，没有脑脊液漏的患者的脑膜炎发生率为 0.4%，有脑脊液漏但不需修补治疗的患者的脑膜炎发生率为 1.9%，有脑脊液漏且需修补治疗的患者的脑膜炎发生率为 4.3%（$P<0.001$）。该文献所报道的脑膜炎发生率远远低于既往的报道，是否与交通安全和卫生条件的改善有关或是包含了更多医院而不仅限于某个中心等因素有关尚未清楚。

对于反复发生脑膜炎的患者需要检查有无隐匿性脑脊液漏的可能。对于无感染症状的脑脊液漏患者是否预防性使用抗生素仍有争议。Eljamel 回顾性比较了 253 例脑脊液漏的患者，其中一半接受预防性抗生素，而另一半不应用抗生素，脑膜炎的年发生率分别为 7.6% 和 11.9%，无统计学差异。有趣的是，治疗组发生革兰阴性细菌感染的机会增加了，认为预防性抗生素在防止脑脊液漏引起的颅内感染方面无明显益处，有时甚至有害，因为可产生抗药性菌种，使感染更难以控制。Klastersky 进行了双盲、随机、安慰剂对照的前瞻性研究，每组 26 例脑脊液耳漏或鼻漏患者，每组均只有 1 名患者发生了脑膜炎。Klastersky 的报道没有支持预防性应用抗生素，但也没有表明预防性应用抗生素的危害。根据预防性抗生素的前瞻性和回顾性研究，大多数的文献不支持常规、预防性地使用抗生素。由于颅底骨折所致脑脊液漏大多在 14 天内停止，如果决定使用抗生素治疗时则不少于两周，以预防脑膜炎。

脑膜炎一旦发生，应给以足量适当的抗生素。在修补脑脊液漏手术前 24～48 小时给予抗生素是必要的，特别是修补手术中需加用一些异物修补材料时，用抗生素预防感染更为重要。

脑脊液漏的另一并发症是低颅压导致的头痛。其典型症状是直立性头痛，即站立时加重，平卧时立即缓解。由于脑脊液漏出，气体进入颅内，形成气颅。颅内的气体本身并无大的危险，除非

气体容量过大或张力性气颅。重点在于修复脑脊液漏瘘口,以防气颅加重。

四、小结

规范的诊治方案对于提高外伤性脑脊液漏的诊治水平很有意义。

外伤性脑脊液漏多数可经头高卧位的卧床休息而自行愈合,必要时可配合腰大池持续引流。

当发生大量脑脊液漏或张力性气颅时,应及时手术治疗。伤后对症治疗 2 周～1 个月以上仍不愈合者,可行手术治疗。如同时存在颅内高压或脑积水,则必须得到控制。为了提高手术成功率,需按照微创的原则,设计个体化的手术方案,合理地综合运用直接手术、间接手术和非手术治疗的优点。开颅手术和内镜手术的成功率没有明显的差异,均达 90% 以上,内镜手术的并发症和死亡率均明显低于开颅手术。

国内外多数学者认为:颅底骨折所致脑脊液漏大多在 14 天内停止,所以如果使用抗生素治疗不应少于两周,以预防脑膜炎。对于无感染症状的脑脊液漏患者是否应用预防性抗生素仍有争议。根据预防性抗生素的前瞻性和回顾性研究,大多数的文献不支持常规、预防性地使用抗生素。

五、前景与展望

现有的治疗方案对多数外伤性脑脊液漏患者是有效的,但有一部分患者经保守治疗或者是手术治疗后仍有脑脊液漏复发,需要研发新型的修补材料提高手术修补的便捷性和减少复发。此外,对外伤性脑脊液漏的手术指征和手术时机仍有争议,是否需要预防性使用抗生素也有争议。由于伦理学的原因,难以通过临床随机对照试验获得 I 级证据解决这些争议,或许可以开展真实世界研究,通过大数据分析解决争议问题,更好地指导临床治疗。

六、主要依据(表 25 - 1)

表 25 - 1　形成外伤性脑脊液漏诊断和治疗观点主要作者的研究概要及结论

作　者	研　究　概　要	结　　论
Lewin, 1954	报道了在 1 000 例颅脑创伤的住院患者中,脑脊液漏的发生率是 2%,而副鼻窦骨折的发生率为 7.2%	主张凡有副鼻窦骨折的患者均行硬膜修补(无论病程长短)
Raaf, 1967	在 2 000 例急性颅脑创伤的患者中,鼻漏和耳漏的发生率分别为 2.3% 和 3.6%,并且发现颅骨骨折使发生脑脊液漏的危险性增加 2 倍	脑损伤的严重性与脑脊液漏无明显的相关性
Mincy, 1966	1 745 例颅脑创伤中,有 54 例发生脑脊液漏,其中 25 例即将近半数患者没有或仅有短暂的昏迷,且不伴有神经症状	Mincy 报道卧床休息 7 天内脑脊液漏的治愈率为 85%
Hendrick, 1964	在总数为 4 465 例小儿颅脑创伤中,分别有 22 例和 17 例发生脑脊液鼻漏和耳漏	外伤性脑脊液漏在小儿较少见
Caldicoott, 1973	发现成人与儿童脑脊液漏的发生率之比约为 10∶1,可能由于颅骨较软,特别是筛窦处有软骨性质,不易发生骨折	重要的原因是,额窦和蝶窦尚未发育完全。2 岁以后发生率逐渐增加,5 岁以后额窦发育完全,由于额窦骨折引起的脑脊液漏者逐渐增多
Shapiro 和 Scully, 1992	报道了 100 例腰椎穿刺蛛网膜下腔持续引流治疗脑脊液漏。5% 的患者发生感染,3% 的患者发生过度引流综合征,5% 的患者由于引流管堵塞需再次置管	持续脑脊液引流的并发症少见。由于颅底骨折导致脑脊液漏的患者中,联合运用头高卧位的卧床休息和腰椎穿刺脑脊液引流,可以治愈绝大多数的脑脊液漏

续　表

作　者	研　究　概　要	结　　论
Mincy, 1966	54 例脑脊液漏的患者,脑膜炎的发生率为37%,其中脑脊液漏持续 7 天以上的患者发生脑膜炎的可能性显著升高。7 天以内自行愈合的病例中,脑膜炎的发生率为 11%,而脑脊液漏超过 7 天的患者,脑膜炎的发生率为 88%	脑脊液漏的持续时间与并发感染的机会有关
Eljamel, 1993	回顾性比较了 253 例脑脊液漏的患者,其中一半接受预防性抗生素,而另一半不应用抗生素,脑膜炎的年发生率分别为 7.6% 和11.9%,无统计学差异	治疗组发生革兰阴性细菌感染的机会增加了,认为预防性抗生素在防止脑脊液漏引起的颅内感染方面无明显益处,有时甚至有害,因为可产生抗药性菌种,使感染更难以控制
Klastersky, 1976	进行了双盲、随机、安慰剂对照的前瞻性研究,每组 26 例脑脊液耳漏或鼻漏患者,每组均只有 1 例患者发生了脑膜炎	没有支持预防性应用抗生素,但也没有表明预防性应用抗生素的危害
Algin, 2010	前瞻性研究脑脊液漏的诊断,对 17 例疑诊脑脊液漏的患者,每例均接受高分辨 CT非增强 MR 脑池造影(即 3D-CISS)和增强MR 脑池造影,结果这三种方法显示脑脊液漏的敏感性分别为 88%、76% 和 100%	非增强 MR 脑池造影(即 3D-CISS)作为一种无创的检查应该成为脑脊液漏的首选检查,增强 MR脑池造影在其他检查没发现漏或者是病情复杂的情况下很有帮助
Komotar, 2013	通过 MEDLINE 检索 1950—2010 年关于开颅手术和内镜手术治疗前颅底骨折脑脊液漏和脑膜脑膨出的文献,对符合标准的 71 个研究(包括了 1 178 例患者)进行比较分析	开颅手术和内镜手术的成功率没有明显的差异,均达 90%。内镜手术的并发症如脑膜炎、脓肿、伤口感染、败血症等以及死亡率均明显低于开颅手术。对适宜的病例内镜手术是安全有效的,是很好的治疗选择
Missale F, 2022	评估术中鞘内荧光注射在经鼻内镜脑脊液漏修补术中对瘘口定位的作用	对 83 例经鼻内镜脑脊液漏修补术的患者进行术中鞘内荧光注射,与术前的影像学瘘口定位比较,有 25.3% 的患者需要校正,术中鞘内荧光注射有助于瘘口定位
Bubshait RF, 2021	回顾性分析 61 例脑脊液鼻漏的患者经鼻内镜下修补的治疗效果	经过术后平均长达 3 年的随访,经鼻内镜修补手术的成功率高达 92%。治疗有效性和安全性高
Vasu ST, 2022	回顾性分析比较外伤性脑脊液鼻漏患者经颅手术修补和经鼻内镜修补的治疗效果	经颅手术修补和经鼻内镜修补各 15 例。经颅手术修补可能适合额窦和额-筛窦区的修补,但复发率和并发症比经鼻内镜修补高
Wang HP, 2023	回顾性分析颅底骨折气颅或脑脊液漏的患者预防性使用抗菌素的效果	纳入 365 例患者,其中 72 例患者不预防性使用抗菌素,颅内感染发生率为 1.4%(1/72);249 例患者静脉给予预防性使用抗菌素,颅内感染发生率为1.2%(3/249)。是否预防性使用抗菌素,颅内感染率没有差异,没有显示出预防使用抗菌素的作用

参考文献

请扫描二维码
阅读本章参考文献

颅脑创伤患者硬膜下积液的处理
The Management of subdural effusion in traumatic brain injury

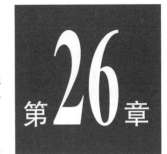

第**26**章

（黄贤健　苏高健）

- 创伤性硬膜下积液（traumatic subdural effusion，TSE），是创伤性颅脑创伤后常见的并发症之一，指头部损伤后脑脊液在硬膜下间隙积聚。TSE是颅脑创伤后预后较好的并发症，大部分 TSE 无须特殊处理即可逐渐消退，但仍有小部分患者出现难治性张力性积液。由于该疾病具体发生机制仍未明确，国内外有关观点包括：① 脑脊液单向活瓣学说。② 血脑屏障破坏学说：毛细血管通透性增加致渗漏。③ 渗透压学说。④ 颅内压平衡障碍学说。⑤ 创伤后继发脑萎缩学说：创伤后脑组织萎缩致硬膜下间隙增大，使脑脊液积聚。⑥ 脑脊液吸收障碍学说。根据 TSE 临床症状和影像表现、病程变化特点、发生部位而进行不同的分型，不同类型 TSE 的发生机制、治疗方法和预后各不相同，临床治疗策略也不同。目前大部分 TSE 的治疗仍以保守治疗为主，而外科治疗的术式选择依据积液分型、影像特征采取个体化治疗方案。早期的颅骨修补术可能有效预防硬膜下积液的产生，但仍需根据实际情况选择合适的手术方式。如何更有效预防该并发症的发生及治疗该并发症，仍是我们所面临的难题。

一、概述

全球每年超过 5 000 万人发生颅脑创伤（traumatic brain injury，TBI），另外超过一半的人口一生中至少发生一次以上 TBI。轻型 TBI 在发生率高于中型和重型 TBI，但由于症状轻微而容易被忽视。尽管绝大多数轻度 TBI 患者无须特殊治疗会在数周或数月内完全康复，但仍有 10%～20% 的患者存在创伤并发症。外伤性硬膜下积液（traumatic subdural effusion，TSE），是 TBI 后常见的并发症之一，是指头部损伤后脑脊液在硬膜下间隙积聚。

TSE 最早由 Mayo 等于 1894 年发现并报道，当时因检查方法不足和缺乏特征性临床症状，曾认为此病的发病率较低。随着现代影像医学发展和检出水平提高，报道的发病率达 1.1%～21%。TSE 被认为是 TBI 后一种预后较好的并发症，对其的研究报道仍比较少，目前仍未确定 TSE 的聚集是由于脑萎缩、脑脊液分离还是外部脑积水引起。大多数 TSE 病例无须特殊处理或手术治疗即可逐渐消退，但部分病例可能发展为慢性硬膜下血肿（chronic subdural hematoma，CSDH），需要手术或药物干预以控制病情进展。

TBI 后当颅内压升高难以控制时，去骨瓣减压术（decompressive craniectomy，DC）是常用的降低颅内压有效方法。DC 后使脑脊液循环障碍而形成 TSE，是 DC 术后常见并发症之一，发生率约为 21%～50%。大多数 TSE 发生在 DC 术后同侧，其中 70%～90% 可自行消退，而对侧 TSE 发生较少，但出现症状可能性更高。

二、论点形成过程

通过 PubMed 和万方查阅数据库查阅 1998 年

以来,以 traumatic subdural effusion、subdural effusion 和 decompressive craniectomy,以及外伤性硬膜下积液、硬膜下积液和去骨瓣减压术为关键词,搜索出 45 篇文章,以这些文献归纳总结外伤性硬膜下积液的处理。

三、科学依据与循证医学证据

1. 临床分型、分期　有研究根据 TSE 临床症状和影像表现,将 TSE 分为以下 4 种类型。① 消退型:动态影像检查提示积液越来越少或临床症状逐渐消失。② 稳定型:动态影像提示积液体积保持不变,TBI 发生 4 周后临床症状无明显变化。③ 进展型:动态影像监测提示积液逐渐增多,可见脑组织受压或相应临床症状逐渐加重。④ 演变型:动态影像检查提示积液演变为 CSDH,伴慢性颅内压增高。

根据 TSE 病程变化特点,学者提出将 TSE 病程分段为进展期、稳定期、演变期及消退期四期,分别表示积液逐渐增多的时期、积液量相对稳定的时期、向出血转化的时期和积液逐渐减少的时期,大多数 TSE 可不进入演变期而直接进入消退期。DC 术后硬膜下积液按发生部位可分去骨瓣同侧的 TSE、去骨瓣对侧的 TSE 和双侧 TSE 3 种类型。

2. 主要发生机制　TSE 在成年人 TBI 中较常见,TSE 发生机制尚不明确,目前国内外 TSE 的发病机制有多种学说。① 单向活瓣学说:TBI 发生时颅腔内脑组织发生相对位移,造成脑表面、视交叉池、外侧裂池等处的蛛网膜撕裂,脑脊液经活瓣破口进入硬膜下腔,却不能回流而逐渐增大形成。② 血脑屏障受到破坏,毛细血管通透性增加,血浆成分大量渗出积聚在硬膜下腔而形成。③ 积液内蛋白含量升高致渗透压升高,周围组织水分渗入增多而形成。④ 颅内压平衡失调,常发生于去骨瓣状态,因蛛网膜撕裂,脑脊液向压力减低区积聚有关。⑤ TBI 后继发脑萎缩使硬膜下间隙增大,使脑脊液积聚于硬膜下腔。⑥ 脑脊液吸收障碍。文献认为 TSE 的发生机制并不能由单一理论完全解释,不同类型的 TSE 需要用上述一种或多种理论来解释才是合理的。

TSE 演变成 CSDH 的原因也存在多种理论,主要有以下几种观点。① TSE 逐渐增多并形成包膜,使桥静脉撕裂并发生包膜壁出血,纤维蛋白溶解升高,导致凝血功能障碍,逐渐形成 CSDH,这与 TSE 演变为 CSDH 常发生在出现积液后 1 个月(即包膜形成后)的时间点相一致。② TSE 内性质改变,蛋白质含量升高或混有血液成分,CSDH 形成。③ 反复头部损伤致 TSE 内出血,最后发展成 CSDH。

DC 术后颅腔完整性收破坏,TSE 的发病机制有其特殊性,主要包括在以下几个方面。① DC 术后,肿胀的脑组织向减压窗移位甚至疝出,颅内正常解剖结构发生改变,导致脑脊液回流受阻,压力梯度差使脑脊液趋向压力较低的区域,脑脊液从蛛网膜裂口进入硬膜下腔形成硬膜下积液。② 脑脊液循环吸收机制受破坏,使脑脊液吸收减少,并通过蛛网膜撕裂部分流出积聚于硬膜下腔。③ DC 术后脑组织塌陷,使两侧大脑半球形成压力梯度,造成脑组织移位,并使手术侧(对侧或双侧)硬膜下间隙的扩大,脑脊液的积聚形成 TSE。

3. 临床表现　不同分型的 TSE 临床表现各不相同,但一般情况下并无与 TSE 明确相关的神经功能障碍表现。消退型 TSE 患者以青年多见,通常没有明显的颅内压升高和神经功能障碍表现,或在早期可能有颅内压轻微升高的症状,随后逐渐好转而无神经系统阳性体征。稳定型 TSE 以老年患者居多,主要为头痛、头晕、恶心、呕吐、情绪异常(如兴奋、冷漠、抑郁等)和嗜睡等不同程度表现。进展型 TSE 常见于小儿,主要表现为进行性颅内压增高,可出现轻度偏瘫、失语、意识异常。此外,婴幼儿也可能有脑积水的类似症状和体征,而伴有脑实质损伤的病例可出现意识障碍和病理体征。

演变型 TSE 的临床特点包括以下几个方面。① 发病年龄两极化,常发生在 10 岁以下小儿或 60 岁以上老人,这可能与小儿、老人的硬膜下腔较大有关。② 常发生于少量积液采取保守治疗的病例,因为积液可形成包膜,包膜渗血形成慢性血肿;而积液量大的情况下若行手术则中止了积液形成包膜的过程,故演变型 TSE 其少发生于手术治疗的病例中。③ 致病方式常为轻微的减速性脑损伤。④ 有慢性颅内压增高的临床表现。

4. 诊断依据　① 积液出现在头部外伤后。

② CT 显示硬膜下腔有与脑脊液类似的均匀的低密度区,病变区域 CT 值<20 Hu。③ MRI 图像上积液的信号与脑脊液相近。④ 增强影像未见包膜强化表现。

5. 治疗方案　TSE 的治疗以保守治疗为主,消退型 TSE 一般无须手术治疗,观察和对症治疗即可。稳定型 TSE 首选保守治疗。① 一般治疗:采取平卧位或头低位休息,禁用脱水剂,适当增加液体量,补充人血白蛋白、血浆等胶体液。② 改善脑微循环,提高脑灌注压,促进积液吸收:使用脑血管扩张剂,给予钙离子通道阻滞剂、阿托伐他汀钙,高压氧等治疗。③ 动态复查头颅 CT 及定期随访。演变型 TSE 出现症状不明显的少量 CSDH 可以保守治疗。DC 术后因颅腔密闭性受破坏,TSE 处理除上述保守治疗方案外,需在减压窗处覆盖棉垫后弹力绷带适当加压包扎,适时调整压迫力度。

TSE 量大且脑受压明显并导致明显临床症状者应行手术治疗。目前 TSE 的手术方法包括钻孔引流术、穿刺引流术、脑室-腹腔分流术、积液腔-腹腔分流术、Ommaya 囊置入术、开颅蛛网膜造瘘颞肌填敷术、开颅积液清除术、开颅积液囊壁包膜部分切除术等。手术方式没有统一标准,钻孔引流 TSE 手术治疗最常用的办法,其操作简单,对患者的颅内影响小且能快速、有效解除积液对脑组织的压迫,术后并发症较少。但由于积液腔与蛛网膜下腔之间的蛛网膜破口未修复及积液包膜存在,或脑萎缩存在致使脑组织膨胀困难,积液腔难以消除而使积液不能完全吸收,钻孔引流术后易复发。研究表明,对于钻孔引流术后复发的 TSE,可以选择积液-腹腔分流。进展型 TSE 多需手术治疗,若钻孔引流术后临床症状改善,但复查影像见积液未减少或拔除引流管后积液又增加且临床症状又加重,则需行体内分流术。演变型 TSE 逐渐增多并出现症状,应早期进行血肿引流。

DC 术后 TSE 患者的手术治疗有其特殊性,应根据患者的具体情况个体化选择,包括腰椎穿刺或腰大池持续引流,经皮穿刺引流(减压窗同侧),钻孔长时程持续外引流并加压包扎,早期颅骨修补术,早期脑室腹腔分流术等。文献报道 DC 术后张力性 TSE 早期行长时程持续外引流及加压包扎,并持续 5～7 天以上,待积液完全消退后夹闭引流管观察 24～48 小时,无积液复发后拔除引流管,可快速缓解张力性 TSE 相关症状,复发率低。

6. 预防　对于如何预防 TSE,我们认为脱水药物根据病情尽早减用并停用,避免过度使用。对于脑脊液压力不平衡所致的 DC 术后 TSE 患者,研究提出在脑组织肿胀消退后,早期颅骨修补可改善脑脊液循环并减轻患者神经功能障碍,避免出现 TSE 等并发症。但须注意部分患者在 DC 术后早期因发生 TSE,导致切口张力增高而难以有效愈合情况下,并不适宜行颅骨修补。另对于本质上为脑外积水的张力性硬膜下积液患者,早期行颅骨修补术不利于患者恢复。我们需根据实际情况选择合适的手术方式,早期处理 DC 术后 TSE。

7. 预后　消退型和稳定型 TSE 患者往往预后良好,神经功能障碍基本恢复。大部分进展型及演变型 TSE 尽早行引流术可大部分治愈,且神经功能障碍恢复良好。极少数进展型病例中,可能因伴随的脑组织损伤和手术并发症而死亡。复发的病例通过积极分流大部分可缓解积液压迫,少数病例可达到积液与脑组织的平衡而长期存在。极少数演变型 TSE 因脑复张困难,CSDH 长期稳定存在。

四、小结

不同类型的 TSE 的发生机制、临床表现、治疗方法和预后各不相同,临床治疗策略也不同。目前 TSE 的治疗仍以保守治疗为主,外科治疗的术式选择可依据 TSE 分型、影像特征采取个体化治疗方案。

五、前景与展望

TSE 影响 TBI 患者的整体治疗和预后,如何更有效预防该并发症的发生,仍是我们所面临的难题。目前 TSE 的治疗缺乏高级别循证医学证据推荐的方案,需个体化选择合适的治疗方案。TSE 的研究报道仍比较少,大部分研究为回顾性队列研究,期待前瞻性临床研究结果,更有利于患者的治疗及改善预后。

六、主要依据(表 26 - 1)

表 26 - 1 国内外有关治疗 TSE 的研究概要和疗效

作 者	研究概要	分 组	疗 效
Salunke，2014	7 例回顾性分析	5 例进展型钻孔引流组 2 例稳定型早期修补组	5 例复发后行颅骨修补术后好转 均好转
刘玉光，2003	192 例回顾性分析	34 例消退型保守治疗 48 例稳定型，44 例保守治疗，4 例体外引流术 78 例进展型，10 例保守治疗，56 例体外引流术，12 例体内分流术 32 例演变型体外引流术	均治愈或好转 保守治疗组死亡 2 例，体外引流组死亡 3 例，其他均治愈或好转。(死亡原因为脑挫裂伤 2 例，颅内感染 1 例，全身衰竭 2 例) 演变型均治愈
李松年，2010	66 例回顾性分析	46 例保守治疗 20 例手术治疗	44 例治愈，2 例演变为慢性硬膜下血肿 首先采用钻孔引流术，6 例治愈，14 例复发。复发病例经腰大池持续引流脑脊液，5 例治愈，9 例再复发。再次复发病例中 2 例行积液-腹腔分流术发生堵管，最后经开颅剥除包膜并打通外侧裂池治愈
刘玉光，2002	32 例回顾性分析	32 例外伤性硬膜下积液演变为慢性硬膜下血肿	行单侧或双侧钻颅血肿冲洗引流术，术后无复发
Wang，2010	9 例回顾性分析	3 例稳定型保守治疗 6 例进展型手术治疗	均好转 5 例好转，1 例复发
刘文广，2014	109 例回顾性分析	稳定型 87 例保守治疗 进展型 22 例手术治疗(交通性硬膜下积液 7 例，闭合性 15 例)	治愈 交通性进展型 7 例：4 例行积液-腹腔分流术；1 例行内镜下蛛网膜开窗＋外引流术；1 例行腰大池外引流术，效果不佳后改为积液分流术；1 例行积液外引流术，经抬高引流管至室间孔上约 15 cm，每日引流量仍超过 80 mL，后改积液分流术。孤立性进展型 15 例经钻孔外引流术治愈
罗春，2020	51 例回顾性分析	27 例进展组早期修补组 24 例进展组钻孔引流组	治愈 18 例，显效 7 例无效 2 例；其中复发 3 例 治愈 8 例，显效 11 例无效 5 例；其中复发 9 例
高杰，2021	14 例回顾性分析	6 例进展型保守治疗 8 例进展型手术治疗	2 例好转，4 例改行手术治疗 均好转或治愈
李志红，2016	56 例回顾性分析	12 例 TSE 量≤30 mL 非手术治疗 44 例 TSE 量＞30 mL 手术治疗	10 例好转，2 例增多后行穿刺引流术 29 例好转，15 例复发

续　表

作　者	研究概要	分　组	疗　效
马继强,2015	19 例 回顾性分析	10 例稳定型保守治疗 9 例进展型手术治疗	治愈 钻孔引流术 2 例,行骨瓣开颅硬膜下积液清除术 1 例,术中剥除积液包膜,并根据具体情况打通颅底脑池的脑脊液循环;行硬膜下腹腔分流术 4 例;行硬膜下腹腔分流术加颅骨修补 2 例;均好转或治愈

参考文献

请扫描二维码
阅读本章参考文献

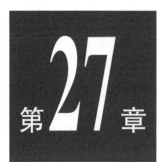

第27章 颅脑创伤患者颅内感染的处理
Treatment of posttraumatic intracranial infections

（杭春华　陈祥昕）

- 颅脑创伤后颅内感染的发生率为1%～9%。颅脑开放性损伤、多次开颅手术、伤口感染及脑脊液漏是颅脑创伤后颅内感染的重要危险因素。此外，并发全身重症感染、高龄、糖尿病、免疫力下降也是颅脑创伤后颅内感染的危险因素之一。
- 颅脑创伤后颅内感染的治疗依赖于抗菌治疗联合外科治疗。抗菌治疗要避免延迟，及时进行经验性抗菌治疗，等到病原学结果确定后再针对性的抗菌治疗，抗生素的应用要选择易透过血脑屏障的敏感药物，保证足够的疗程。外科治疗的目的在于及时清除感染源，避免感染进一步加重，包括钻孔引流、手

术切除等。不同的颅内感染类型所选取的抗菌治疗及外科治疗方案有所不同，要依据具体情况而定。
- 颅内感染是颅脑创伤后常见的并发症，及时有效的预防感染可以降低颅脑创伤的病死率，改善预后。主要的方案包括术前预防性抗菌药使用、术后颅内压探头及引流管的安全管理并及时拔除。
- 颅脑创伤后颅内感染的预后与病原体及地区而异。年龄、低血压、癫痫发作、入院前未使用抗生素、合并相关疾病等均是其预后不良的危险因素。颅内感染是颅脑创伤预后的预测指标。因此，预防与及时治疗颅内感染是改善颅脑创伤预后的重要手段。

一、概述

颅脑创伤（traumatic brain injury，TBI）是由外部机械力对颅脑造成的损伤，是导致45岁以下个人死亡和残疾的主要原因。在开放性颅脑创伤中，原本阻挡颅内感染的物理结构受到外力破坏，使得颅腔与外界直接相通，可伴发脑脊液漏，是导致颅内感染的重要风险因素。然而，即使是在那些闭合性颅脑创伤的患者身上，也大概率需要进行与颅腔相通的侵入性操作，或者开颅手术、放置引流管、颅骨成形术等。有文献报道，颅骨成形术后手术区域感染的风险远高于其他类型的神经外科手术。另外，TBI患者通常需要经历ICU治疗，而这也是TBI患者并发颅内感染的重要危险因素之一。不仅如此，研究发现TBI患者会出现严重的全身免疫反应抑制，循环中的中性粒细胞、

辅助性T细胞、调节性T细胞和自然杀伤（NK）细胞都会受到不同程度的损伤。综合以上因素，颅内感染是TBI常见并发症之一。这种感染不但会引起广泛而持久的神经系统的损伤，更增加了致残率和病死率。与没有获得感染的患者相比，TBI并发颅内感染者在ICU住院时间、呼吸机使用时间、器官衰竭风险、总住院时间都明显增加。因此颅脑创伤后的颅内感染是外科医师应该关注的重点和难点。

颅脑创伤后颅内感染主要包括颅骨骨髓炎、细菌性脑膜炎、脑室炎、硬膜外脓肿、硬膜下脓肿及脑脓肿。一般来说，颅脑创伤后颅内感染的诊断相对明确。目前针对颅脑创伤后颅内感染的治疗方式可分为内科治疗和外科手术治疗，其中内科治疗又分为抗菌治疗和一般对症治疗。脑脊液漏患者应尽早治疗，变开放性颅脑创伤为闭合性，

消除感染源、切断感染途径是预防颅内感染的关键。颅脑清创、颅底重建与修复、消灭瘘管、软组织填塞、腰大池引流等是脑脊液漏的重要治疗方法。

（一）流行病学

1. 发生率与危险因素　颅脑创伤后颅内感染的发生率为 1%～9%。合并脑脊液漏的开放性颅脑创伤者颅内感染的风险明显升高，结合文献，主要原因有：① 开放性颅脑创伤易存在颅内异物、伤口污染等，其可能成为重要的感染来源。② 头皮、颅骨和脑膜的三重保护作用均被破坏，脑组织或脑室系统与外界环境的直接相通，为病原菌入颅提供重要的感染途径。③ 挫裂伤或水肿的脑组织，坏死液化后可能成为良好的细菌培养基。

开颅手术也是颅脑创伤并发颅内感染的重要危险因素之一，这可能是因为开颅手术破坏了头皮、颅骨和脑膜对脑组织的保护作用，污染伤口的细菌逆行进入脑室系统或深部脑组织，若术后并发切口感染可进一步增加颅内感染风险；约 50% 的患者在伤后 2 天内会发生脑脊液漏，脑脊液自骨折缝裂经鼻腔、外耳道或开放伤口流出，细菌沿脑脊液逆行入颅引发感染；此外，并发重度感染、糖尿病也是颅脑创伤后发生颅内感染的危险因素。主要包括以下几个方面。

总之，颅脑创伤患者发生颅内感染的危险因素：① 创伤的严重程度，与机体免疫力相关。② 脑脊液漏：头皮、颅骨和脑膜的三重保护作用均已破坏，脑组织或脑室系统与外界环境的直接相通，为病原菌提供重要的感染途径。③ 外引流：引流管的存在导致颅内与外界环境相通，细菌可经头皮切口处逆行而上，引流液反流也可能成为重要的感染源和细菌培养基。④ 多次开颅手术：短时间内需要多次手术者通常是多发脑挫裂伤或对冲伤患者，损伤程度较重，且在短时间内接受多次手术，全身应激反应较大，免疫力下降，术后反应及自我恢复能力较差，促使颅内感染风险升高。

2. 病原菌　颅脑创伤后导致颅内感染的因素不同，病原菌的种类及耐药性也存在很大差距，常见的病原菌包括革兰阴性菌、革兰阳性菌及真菌，以前两者为主。厌氧菌是脑脓肿常见的致病菌。细菌性脑膜炎的致病菌和年龄相关，新生儿脑膜炎以革兰阴性菌居多，主要是大肠埃希菌，其次是乙型链球菌；在年龄大些的婴儿和儿童中，多数致病菌是流感嗜血杆菌、脑膜炎奈瑟菌和肺炎链球菌。颅骨骨髓炎最重要的病原菌是金黄色葡萄球菌；硬膜外脓肿的细菌与引起感染的病因相关，继发于外伤或术后感染的病例，病原菌多为金黄色葡萄球菌或表皮葡萄球菌，而继发于副鼻窦炎、耳炎等病例，其潜在感染的微生物多为溶血性链球菌或微需氧链球菌及需氧链球菌。对于硬膜下脓肿，术后感染病原菌多为金黄色葡萄球菌，也有各种革兰杆菌。脑脓肿最常见的致病菌为葡萄球菌、链球菌、厌氧菌、肺炎杆菌、大肠埃希菌和变形杆菌等，致病菌往往因感染源的不同而异。革兰阳性菌的感染率为 55%，阴性菌为 45%，近年革兰阴性菌所致的颅内感染呈现上升趋势，随着抗生素的广泛使用，重型颅脑创伤患者容易并发耐药性革兰阴性菌颅内感染，如铜绿假单胞菌、大肠埃希菌、肺炎克雷伯菌、鲍曼不动杆菌等。

（二）颅内感染的诊断与评估

病史与临床表现可以为颅脑创伤后颅内感染的诊断提供重要的线索，常见的临床症状包括发热、头痛、恶心、呕吐和意识改变。脑脊液检查、神经影像学和脑电图是必要的辅助手段与决策依据。颅内感染脑脊液的典型表现为白细胞计数 $>1\,000/mm^3$，多核细胞比例 >0.7。正常脑脊液葡萄糖浓度为 2.5～4.5 mmol/L，因其受血清葡萄糖的影响，是血清葡萄糖水平的 2/3（66%），所以需同时检测血清葡萄糖含量；脑脊液葡萄糖含量低于同期血清葡萄糖含量的 0.4 被认为异常。脑脊液降钙素原（PCT）在脑膜炎发作后 4 小时开始升高，6 小时达高峰，并持续 24 小时以上，是感染早期诊断的有价值的标志物，但其截断值目前仍有争议；因脑脊液乳酸含量不受血清浓度的影响，其对颅内感染的诊断可能比葡萄糖更有优势。

病原学的确定主要依靠：脑脊液病原学染色、培养及鉴定；血液和脑脊液检测特异性抗体（IgM）；脑脊液 PCR 检测病原体核酸；脑活体组织病理等。影像学检查（尤其 MRI）可清楚显示脑膜、脑实质病变，帮助病因学分析和鉴别诊断，如脑膜炎在增强 MRI 上可显示硬脑膜、软脑膜和蛛网膜及全脑膜的不同强化模式；单侧或双侧颞叶内侧、额叶眶面的异常信号是单纯疱疹病毒性脑炎特征性的影像学改变。此外，宏基因组二代测序（metagenomic next-generation sequencing，mNGS）能覆盖更广范围的病原体，可以快速、高效、准确获得检测样本中所有核酸信息，因此在疑难感染性疾病中越来越发挥着重要作用。

（三）颅脑创伤后颅内感染的治疗

1. 抗菌治疗　当患者已经有颅内感染征象且致病菌不明确的情况下，可以全身应用广谱并且可通过血脑屏障的抗菌药物，之后再根据细菌学检查结果选用敏感的抗生素。抗菌药物治疗延迟超过 6 小时会导致死亡率增加（从 6％增加到 45％），以及神经系统后遗症发生率增加（从 10％增加到 70％）。在头孢曲松广泛使用下，肺炎链球菌耐药率超过 1％（定义为最低抑菌浓度 2 mg/L），在等待药敏结果之前，应在头孢曲松中经验性添加万古霉素。一旦确定了病原体并进行了药敏试验，就应修改抗菌治疗。如果脑脊液多重 PCR 检测结果呈病毒病原体阳性，或者患者患细菌性脑膜炎的风险较低，并且没有其他明确的迹象（例如败血症），则可以停止抗生素治疗。

抗生素的运用应该遵循如下原则：① 怀疑中枢神经系统细菌性感染时，应在抗菌药使用前留取脑脊液、手术切口分泌物及血标本，行常规、生化、涂片、细菌培养及药敏试验；尽早开始经验性抗菌治疗。② 抗菌药首选易透过血脑屏障的杀菌剂，如头孢曲松、头孢噻肟、美罗培南及万古霉素等。③ 在经验治疗 48～72 小时后对治疗反应性进行评估，疗效不佳者，需重新考虑诊断；仍怀疑中枢神经系统感染时，则需考虑调整治疗方案，如增加剂量、更换药物、联合用药或考虑脑室内注射或腰椎穿刺鞘内注射药物。④ 药物要应用足够的疗程，具体治疗时间取决于致病菌、感染程度及治疗效果。

美国感染病学会指南推荐万古霉素联合抗假单胞菌的头孢菌素（如头孢吡肟、头孢他啶）或碳青霉烯类（美罗培南）作为脑室炎和脑膜炎的经验性治疗药物。万古霉素抗菌谱覆盖革兰阳性菌，如葡萄球菌、痤疮丙酸杆菌等，而头孢菌素或碳青霉烯类覆盖需氧的革兰阴性菌，故这两类药物联合应用能覆盖常见的革兰阳性和阴性菌。头孢菌素或碳青霉烯类抗生素的选择应依赖于当地产超广谱 β-内酰胺酶细菌的流行病学情况。对 β-内酰胺类抗菌药过敏和有美罗培南禁忌证的脑室炎和脑膜炎患者，建议使用氨曲南或环丙沙星以覆盖革兰阴性菌。使用万古霉素 4～5 次后要监测血清药物谷浓度，使谷浓度应维持在 15～20 μg/mL。头孢菌素类药物对非炎性或轻度炎性脑膜的透过性很低，在严重炎性脑膜炎时可达 15％穿透性。美罗培南在非炎性或轻度炎性及严重脑膜炎透过率分别为 4.7％～25％和 39％。

2. 外科治疗　对于颅骨骨髓炎、硬膜外脓肿、硬膜下脓肿、脑脓肿，在积极应用抗生素的同时，应采用积极的外科治疗。颅骨骨髓炎手术包括所有受感染骨的完全清除；对于硬膜外脓肿，外科处理包括开颅术或部分颅骨切除术，清除所有脓性物质和坏死组织、碎屑并充分冲洗；对于硬膜下脓肿外科处理包括开颅术或钻孔引流术，清除脓性物质，随后静脉内应用抗生素；对于脑脓肿，出现脓肿直径＞2 cm（有占位效应甚至脑疝）、有破入脑室风险、药物治疗无效、真菌感染、神经功能缺损、多房脓肿时，则需考虑脓肿穿刺引流或开颅脓肿切除术。对有颅骨减压窗患者可在超声引导下行脓肿穿刺治疗。外科处理要考虑到患者的年龄、神经系统的状况，脓肿的位置、分期和种类，以及是否存在多发病灶，分别选择脓肿穿刺抽脓、脓肿穿刺导管持续引流术及脑脓肿切除术。此外，充分引流炎性脑脊液有助于感染的控制。脑室外引流和腰大池外引流可引流出蛛网膜下腔脑脊液中含大量病原菌的渗出物及炎性因子，有助于降低脑脊液中的细菌浓度、加速脑脊液循环，防止室管膜和蛛网膜下腔粘连，减少脑积水的发生，降低颅内压，减少切口局部脑脊液漏的概率。

（四）不同类型颅脑创伤后颅内感染的处理

1. 颅骨骨髓炎　颅脑创伤后颅骨骨髓炎常与颅脑创伤，尤其是开放性凹陷性颅骨骨折和开颅术后出现的术后感染相关。颅骨骨髓炎可被局限于颅骨,也可合并有颅骨下颅腔内感染。在临床上可表现为一个连续性的过程,从隐匿、无痛和几乎无症状一直到具有威胁生命的相关疾病。颅骨骨髓炎最主要的病原体是金黄色葡萄球菌。主要的治疗方法包括手术清创和术后抗菌治疗。

(1)手术清创:清除坏死物质以及取受累组织和骨进行培养,应当由各个方向进行,小心地除去全部含有脓性物质的游离腔,直到正常出血的骨质与周围相互邻接为止。手术清创过程中还能给予局部抗菌剂,可以将其直接应用于感染部位,也可以与可吸收载体(如硫酸钙)或不可吸收载体(如聚甲基丙烯酸甲酯骨水泥)混合。

(2)抗菌治疗:首先经验性地使用对金黄色葡萄球菌、铜绿假单胞菌有效的几种抗生素,而后依据细菌培养结果,应用敏感的抗生素。尽量选择可在骨组织中达到较高治疗浓度的抗生素。

2. 细菌性脑膜炎　细菌性脑膜炎是软脑膜的炎症性疾病,以脑脊液中白细胞异常为特征,反映了蛛网膜以及蛛网膜下腔与脑室中脑脊液的感染。患者常表现为发热、颈强直和精神状态改变三联征。病原菌多为肺炎链球菌和脑膜炎奈瑟菌。主要的治疗方法包括抗菌治疗、地塞米松与支持治疗。

(1)抗菌治疗:抗生素治疗要避免延误,一项人群队列研究表明抗生素治疗延误超过 6 小时与院内病死率增加及出院时不良结局相关。在脑脊液培养结果及药敏结果出来之前即开始经验性抗菌治疗,主要针对肺炎链球菌、脑膜炎奈瑟菌及单核细胞增多性李斯特菌,在得到脑脊液培养结果及药敏结果,选择针对性的抗生素,静脉注射治疗并给予最大剂量以维持脑脊液中足够的药物浓度。

(2)地塞米松治疗:对于病原体不明的疑似细菌性脑膜炎成人患者,推荐将地塞米松纳入经验性治疗。在抗生素用药前或同时静脉给予糖皮质激素(通常是地塞米松),可降低肺炎链球菌脑膜炎患者听力损失和其他神经系统并发症的发生率以及病死率。

(3)支持治疗:主要包括一般支持治疗、液体管理及降低颅内压。研究表明在最初 48 小时内采用静脉维持液体疗法要优于限制液体摄入;颅内压超过 20 mmHg 为异常,应给予治疗,研究表明积极降低颅内压可以降低患者病死率。

3. 脑室炎　脑室炎是指脑室系统的感染,包括侧脑室、第三脑室、第四脑室及脑脊液流经的一系列导水管和脑孔。常发生于头部创伤、神经外科术后及脑室外引流等。患者常表现为精神状态改变、发烧及头痛。病原菌多为表皮葡萄球菌及金黄色葡萄球菌。主要的治疗方法包括预防脑室外引流引起的感染及抗菌治疗。

(1)预防脑室外引流引起的感染:缩短手术时间,严密缝合切口防止脑脊液漏;保证引流通畅,尽早拔除引流管;及时清除脑室内出血,尽快恢复脑室功能,减少引流管的堵塞和不通畅。

(2)抗菌治疗:经验性抗菌治疗首选静脉注射万古霉素。脑脊液培养及药敏试验结果指导进一步的抗菌治疗,效果不佳时可使用脑室导管给予鞘内注射抗生素。

4. 硬膜外脓肿　硬膜外脓肿是指脓液聚集在硬膜和颅骨之间的潜在间隙,大多数是由于继发于外伤后异物进入、开颅术后或完全由鼻旁窦的感染引起,通常是一个局部病灶,中央聚集脓液,脓液由可能会钙化的炎症反应壁包绕。患者常见发热、头痛、嗜睡、恶心和呕吐。病原菌多为金黄色葡萄球菌或表皮葡萄球菌。主要的治疗方法通常需要联合引流操作与抗菌治疗。

(1)外科引流:神经外科引流大多通过钻孔或颅骨切开术实施,清除所有脓性物质和致命性的坏死组织、碎屑并充分冲洗等。对黏附于硬膜上的肉芽组织,如果未紧密黏附于硬膜上且容易去除,则予以去除;如果已经紧密黏附于硬膜上且血供丰富,一旦去除,很可能撕裂硬膜并造成硬膜下间隙的污染,可不予清除。如果硬脑膜被侵蚀或破坏,则可采取移植或其他闭塞方法。

(2)经验性抗菌治疗:在大多数其他情况下,应选择针对葡萄球菌、链球菌和革兰阴性杆菌的经验性治疗方案。如果抽吸样本的培养和(或)革兰染色结果呈阳性,则应使用针对已知病原体的抗菌药物。常用的经验性抗感染治疗药物包括万古霉素、甲硝唑、头孢噻肟、头孢曲松、头孢他啶。

通常的抗菌治疗周期为 6～8 周,如果患者获得改善则在 4～6 周时进行首次 MRI 随访。

5. 硬膜下脓肿　硬膜下脓肿是指化脓性感染发生在硬膜下间隙,颅脑创伤的硬膜下脓肿可继发于开颅术后、外伤后或脑脓肿破裂后脓液渗入硬膜下间隙。扩展范围广泛,不仅可以沿一侧大脑表面扩散,还可以通过大脑脚扩散到对侧,甚至侵犯到脑底面。患者常见发热、剧烈头痛、脑膜刺激征、抽搐及颅内压增高征象。病原菌多为葡萄球菌、链球菌及厌氧菌。主要的治疗方法包括钻孔引流、开颅手术联合抗生素治疗。

(1) 外科治疗:钻孔引流是最佳选择,钻孔部位及数量根据脓液聚集位置而定,同时联合抗生素液反复冲洗,保持引流管的通畅。如钻孔引流不彻底,应开颅清除脓肿。此外,另有研究发现手术类型并不会对临床预后有显著影响,尽早手术可以更好改善预后。

(2) 并发症处理:钻孔引流的同时需要进行抗癫痫治疗;避免脑血栓性静脉炎、静脉窦炎、化脓性脑膜炎及脑脓肿。

6. 脑脓肿　脑脓肿是脑实质内局灶性脓液积聚,可能是多种感染、创伤或手术的并发症,表现较为隐匿。多由发病部位直接蔓延而来,常见于额颞叶。病原菌多为厌氧菌、革兰阳性菌及真菌。患者常见头痛、发热和局灶性神经功能障碍。主要的治疗方法是抗生素联合手术引流。

(1) 外科治疗:针刺抽吸造成的神经系统后遗症较少,一般优于手术切除。创伤性脑脓肿存在骨碎片及异物或形成多房性脓肿时首选手术切除。

(2) 抗生素治疗:尽早使用抗生素是必要的,持续时间为 4～8 周,在厌氧菌感染转阴后应停用甲硝唑。抗生素以静脉注射为主,早期过渡到口服抗生素对于降低长期住院及静脉注射相关并发症有所帮助。抗生素常见药物包括头孢噻肟、甲硝唑、万古霉素、青霉素 G 等。

(3) 皮质类固醇治疗:影像学检查显示有显著的占位效应,建议在抗生素治疗基础上加用糖皮质激素,可减轻水肿,还可能减少神经系统后遗症。

(五) 预防

颅脑创伤后的中枢神经系统感染高发,术后感染问题是最常见并发症。在很多研究中显示,以德、美为主的西方国家,术后感染并发症发生率常低于国内,感染问题除了和患者本身的年龄、一般状况有关,更是和医师团队手术技术理念及周到的围手术期管理、术中管理息息相关,西方也在最早提出无菌术、发明抗生素并广泛应用于临床,他们在神经外科手术沉淀了百余年历史。

抗菌法和无菌术的应用使感染大幅地下降,但是完全根除感染还是不可能的。在老年人、体质或精神状态差及失活组织和异物存在时,抵抗力下降。手术范围大、再次手术、手术时间长、无菌操作不严格,房屋通风不好均可造成感染风险增加。

1. 术前预防性抗菌药使用　神经外科术前抗菌药预防性使用主要针对手术中最有可能引发感染的细菌,而不是将组织中的细菌全部杀灭。颅脑创伤手术围手术期,手术预防性使用头孢唑啉或头孢呋辛,头孢菌素过敏者可选用克林霉素。在手术切开皮肤前 30 分钟给药,30 分钟内滴完,如手术延长到 3 小时以上,或失血量超过 1 500 mL,可术中增加 1 次给药。常规持续预防性使用抗菌素,不能减少颅内感染的发生反而增加耐药菌株出现的风险。

2. 术后颅内压探头及引流管的管理和拔除　颅脑创伤患者建议放置颅内压探头。但是有研究报道安置颅内压监测装置的患者其发生相关感染的概率高达 27%。对于脑室外引流患者,以往大家都对植入的导管比较关注,而现在对于植入过程的适当轻柔操作、脑脊液的取样技术、是否静脉使用预防性抗感染药物降低感染概率、机体产生耐药性的风险等问题更为关注。术后引流管的管理需注意:① 引流管固定于床边,不可抬高引流管袋以防引流液逆向流入颅内引起感染。② 保持引流管通畅,防止受压、扭曲、折角或脱出。③ 一般脑内、硬膜下、硬膜外或皮瓣下引流管应在 24～48 小时内尽早拔除。

3. 出现颅内感染的患者　可放置脑脊液引流管,如脑室外引流(EVD)及腰大池外引流管。行 EVD 及腰大池外引流术应尽可能在手术室或者换药室进行。引流管拔除后,进行无菌缝合。EVD 和腰大池外引流要采用走皮下隧道技术,能减少引流管移位、脱管、脑脊液漏及感染的发生率。应减少脑脊液标本采集的频率,每日评估引流量及引流液性质,并注意引流管出皮肤处的情况,及时清除局部痂皮,若发现渗液应立即处置,必要时重新缝合或拔除引流管。若病情允许尽早拔除引流管,留置时间不宜超过 2～3 周,必要时更换新的引流管。带涂层的 EVD 引流管能减少感染的概率。

总之,颅脑创伤患者感染问题与预后息息相关,开放性颅脑创伤及重型颅脑创伤多次开颅患者是颅内感染的高危人群,医院获得性感染又可以进一步加重病情。因此,要始终秉持预防为主的基本原则,处理好颅脑创伤后颅内感染,既需要敏锐的临床洞察力,又需要丰富的抗感染临床经验,还需要加强多学科的协作,以促进颅脑创伤患者的早日康复,改善患者的预后。

(六) 总体预后

TBI 后的颅内感染是 TBI 预后的预测指标,并且与总体预后较差的结果相关。TBI 后的颅内感染不仅是导致残和致死的主要因素,而且可能导致 TBI 后有害的长期后果。中枢神经系统损伤后的颅内感染可能引发病理生理后遗症并加剧神经变性,神经元丢失可能会阻碍神经恢复的程度。创伤后癫痫(PTE)在严重 TBI 患者群体中,发病率高达 50%。而在发生颅内感染的 TBI 人群中 PTE 的发病率更高,并且越来越多的证据表明急性损伤后炎症是导致癫痫发生的主要机制。

TBI 后的中枢神经系统感染的预后因病原体和地域而异。整体死亡率、神经认知方面后遗症,如听力损失、局灶性神经功能缺损或记忆障碍,也因地区发展程度而异。EVD 相关感染的发生率达 8%～22%,颅脑创伤、腰大池外引流术引发颅内感染的发生率分别为 1.4% 和 5%,脑膜炎和(或)脑室炎的病死率为 3%～3.3%,即使颅内感染得以治愈,患者一般会遗留不同程度的神经功能障碍。

不良临床结果的危险因素包括年龄较大、低血压、癫痫发作、入院前未使用抗生素、合并肺炎、心动过速、格拉斯哥昏迷量表评分较低、局灶性神经功能缺损、脑脊液白细胞计数低于 1 000 cell/μL、血培养结果呈阳性以及血清 C 反应蛋白浓度较高。重要的是,感染是可以预防的,因此是治疗干预的临床相关目标。然而,预防性应用抗生素,仅显示出有限的疗效。

二、论点形成过程

通过 MEDLINE 查阅 1980 年以来,文章标题,摘要或关键词中同时包括 traumatic brain injury(颅脑创伤)和 infection(感染)的相关文章。既包含高级别临床研究文献,也包含基础研究文献以及高质量综述。全面评估颅脑创伤后颅内感染在临床诊疗中的研究现状及其机制。

三、科学基础与循证医学证据

2009 年,哈尔滨医科大学科附属第一医院急诊神经外科及重症监护室杨猛医师招募 240 名重度 TBI 患者随机分入常规胰岛素治疗组和强化胰岛素治疗组进行随机对照临床试验。常规治疗组($n = 119$)除非血糖水平大于 11.1 mmol/L (200 mg/dL),否则不给予胰岛素治疗。强化治疗组($n = 121$)接受连续胰岛素输注以维持 4.4 mmol/L(80 mg/dL)和 6.1 mmol/L(110 mg/dL)之间的血糖水平。6 个月随访的总体病死率在两组中相似[117 例中有 61 例(52.1%) vs. 116 例中有 62 例(53.4%);$P = 0.8$]。研究期间接受常规胰岛素治疗的患者的感染率明显高于接受强化胰岛素治疗的患者(46.2% vs. 31.4%,$P < 0.05$)。强化胰岛素对照组在 NICU 的住院天数明显少于常规治疗组(中位数为 4.2 天 vs. 5.6 天,$P < 0.05$)。研究期间的院内病死率在常规和强化治疗组中相似。强化胰岛素治疗组(34/117,29.1%)6 个月(GOS 评分 5 分和 4 分)的神经系统预后优于常规治疗组(26/116,22.4%,$P < 0.05$)。

2011 年,川北医学院附属医院护理系谭敏等入组了 52 名患有严重创伤性脑损伤和昏迷指数评分为 5～8 分的患者进行前瞻性、随机、单盲研究。患者被随机分为对照组和益生菌组,益生菌组每天接受 109 个活菌的益生菌,持续 21 天。结果显示益生菌组血清 IL - 12p70 和 IFN - γ 水平显著升高,同时 IL-4 和 IL-10 浓度也显著降低。益生菌治疗对 APACHE Ⅱ 和 SOFA 评分无显著影响。研究结束时,益生菌组患者的医院感染发生率有所下降。在接受益生菌治疗的患者中,ICU 住院时间也较短。然而,28 天病死率没有受到影响。

2012 年,罗马 Chalkida 社区医院内科中心 Kourbeti 医师对共计 760 名 TBI 患者就 TBI 患者感染的发生率、类型和危险因素进行描述性分析。观察到 214 例感染。大部分是下呼吸道感染(47%),其次是手术部位感染(17%)。多变量分析显示手术部位感染的发展与 ≥2 次手术的表现(OR 16.7),伴随感染的存在,即呼吸机相关肺炎(OR 5.7)和尿路感染(OR 8.8),腰椎穿刺(OR 34.5)和心室引流管(OR 4.0)及脑脊液(CSF)渗漏(OR 3.8)独立相关。脑膜炎的发展与住院时间延长(OR 1.02)有关,特别是 >7 天 ICU 住院(OR 25.5),以及腰椎穿刺(OR 297)和脑室引流管(OR 9.1)。

2014 年,Glimåker 教授开展了一项前瞻性对照研究,研究纳入 16~75 岁之间的确诊急性细菌性脑膜炎患者。其中 52 例患者在神经重症监护病房接受颅脑高压靶向治疗,53 例对照组接受常规重症监护治疗。靶向治疗组的其他 ICP 治疗包括使用外部心室导管(n=48)、渗透治疗(n=21)、过度通气(n=13)、外部降温(n=9)、甲泼尼龙(n=3),以及深度巴比妥酸盐镇静(n=2)针对 ICP<20 mmHg 和 ICP>50 mmHg 的脑脊液脑灌注压。干预组病死率明显低于对照组,5/52(10%)和 16/53(30%;相对风险降低 68%;P<0.05)。此外,对照组仅有 17 例(32%)完全康复,而干预组为 28 例(54%)(相对危险度降低 40%;P<0.05)。

2016 年,丹麦奥尔堡大学医院传染病科 Jacob Bodilsen 医师发布一项关于抗生素治疗的时间和细菌性脑膜炎的队列研究。基于 1998—2014 年丹麦北部所有 CABM 成人病例(>16 岁)的图表回顾,不包括接受院前肠外抗生素治疗的患者。入院至抗生素的中位时间为 2.0 小时(IQR 1.0~5.5)。我们观察到当治疗延迟超过 6

小时,住院病死率的校正风险比为 1.6(95% CI 0.8~3.2),出院时的不良结果为 1.5(95% CI 1.0~2.2,P=0.03)入院后 2 小时内的治疗。这些发现相当于调整后的住院死亡风险比为每小时延迟 1.1(95% CI 0.8~1.5),并且在入院的前 6 小时内每小时延迟 1.1(95% CI 1.0~1.3)的不利结果。一些患者(31%)在入院后被诊断出,抗生素治疗延迟更多,相应地增加了院内病死率和不良结果。

2016 年,伦敦帕丁顿南码头路圣玛丽医院儿科急诊部 Ian K Maconochie 医师开展的一项持续更新的 Meta 分析,通过搜索了截至 2016 年 3 月的 Cochrane 急性呼吸道感染组的专业登记册、中央数据库、CINAHL 数据库、全球健康数据库和科学网络数据库,纳入了在细菌性脑膜炎的初始治疗中给予不同体积的液体的随机对照试验(RCT)。荟萃分析发现,维持液体组和限制液体组在死亡人数(RR 0.82,95% CI 0.53~1.27;407 名受试者;证据质量低)或急性严重神经后遗症(RR 0.67,95% CI 0.41~1.08;407 名受试者;证据质量低)方面没有显著差异。然而,当进一步定义神经后遗症时,维持液体组痉挛状态(RR 0.50,95% CI 0.27~0.93;357 名受试者)和 72 小时癫痫发作(RR 0.59,95% CI 0.42~0.83;357 名受试者)和 14 天(RR 0.19,95% CI 0.04~0.88;357 名受试者)。在 3 个月的随访中,维持液体治疗优于限制性液体治疗慢性严重神经系统后遗症的证据质量非常低(RR 0.42,95% CI 0.20~0.89;351 名受试者)。

2018 年一项关于脑脓肿患者使用地塞米松与死亡率的系统综述和荟萃分析。根据 PRISMA 指南对文献进行了系统的检索。PubMed,Embase 和 Cochrane 数据库被用来识别所有与用地塞米松治疗的脑脓肿患者有关的研究。感兴趣的主要结果是病死率。混合效应估计使用固定效应(FE)和随机效应(RE)模型计算。研究总共包括 7 个队列研究和 4 个病例系列。涉及 571 例脑脓肿患者的 7 项队列研究包括 330 例接受标准治疗加地塞米松治疗的患者和 241 例单独接受标准的患者,在任一组的脓肿抽吸或手术治疗后。所有

7 项队列研究的汇总结果显示,标准治疗和地塞米松患者与标准治疗患者相比,病死率无显著差异。

2020 年,印度 Chandigarh 医学教育与研究所高级儿科中心儿科学系 Ramachandran Rameshkumari 教授招募 57 名 GCS 评分≤8 分,急性中枢性感染引起的颅内高压的 1~2 岁儿童进行前瞻性随机对照临床试验。57 名患儿被随机分为 3% 盐水治疗组和 20% 甘露醇治疗组。高渗盐水组相较于甘露醇组具有更好的降低颅内压的能力。平均颅内压降低更多和脑灌注压升高更显著。然而高渗盐水组在 72 小时时的改良格拉斯哥昏迷量表评分较高,病死率较低(20.7% $vs.$ 35.7%),机械通气持续时间较短(5 天 $vs.$ 15 天)、PICU 住院时间较短(11 天 $vs.$ 19 天)和出院时较轻的神经功能障碍(31% $vs.$ 61%)。

四、小结

颅脑创伤后的颅内感染不仅对患者的神经系统产生了广泛而持久的损害,更增加了患者并发症的发生与病死率。控制颅脑创伤后的颅内感染可以有效降低 TBI 后患者病死率,提高患者总体预后与生存质量,减轻疾病负担。所以,外科医师应该重视并规范开展颅脑创伤后颅内感染的预防与诊疗。

五、前景与展望

随着微创神经外科医疗水平的进步,颅脑创伤后颅内感染的诊断及治疗明显提高,大多数颅内感染患者可以通过抗感染治疗治愈。但是仍然存在急性起病,伴有高热、脑脊液培养阳性率低、病原学诊断困难、颅脑天然屏障的存在,颅脑抗菌药物无法达到有效浓度、抗生素滥用多重耐药菌明显增加、调理素和杀菌活性的水平低、导致颅脑感染治疗中更加依赖杀菌活性药物的需求、治疗神经外科疾病本身同时抗感染的透支费用使部分患者无法支持治疗等一系列困难,从而导致治愈率低,致残率高甚至危及生命。当术后发生颅内感染时,积极高效的抗感染措施是治疗的关键,期待通过反复的研究论证出高效的抗感染方案指导临床,如探索通过 Ommaya 囊置入行脑室内注射抗生素的同时引流脑脊液的治疗措施的高效性等治疗方案,最终使脑创伤后颅内感染的防治达到早期、快速、合理、高效、安全。

六、主要依据(表 27 - 1)

表 27 - 1　国内外有关颅脑创伤后中枢感染的研究概要和结论

作　者	研　究　概　要	结　　论
Meng Yang, 2009	240 例 sTBI 患者,胰岛素常规治疗组 119 例,胰岛素强化治疗组 121 例	研究期间接受常规胰岛素治疗的患者的感染率明显高于接受强化胰岛素治疗的患者(46.2% $vs.$ 31.4%,$P < 0.05$)
Min Tan, 2011	52 例 TBI 患者,随机分为对照组和益生菌组	益生菌组患者的医院感染发生率有所下降,ICU 住院时间也较短
I S Kourbeti, 2012	对 760 例 TBI 患者感染的发生率、类型和危险因素进行描述性分析	脑膜炎的发展与住院时间延长(OR 1.02)有关,特别是 >7 天 ICU 住院(OR 25.5),以及腰椎穿刺(OR 297)和脑室引流管(OR 9.1)
Kourbeti, 2012	258 例脑外伤后感染危险因素分析	中枢感染仍以革兰阳性菌为主(主为葡萄球菌属),但阴性菌呈现上升趋势,涉及脑脊液的操作(如腰椎穿刺、脑室外引流等)是感染危险因素
Martin Glimåker, 2014	105 例细菌性脑膜炎,52 例接受颅脑高压靶向治疗,53 例接受常规重症监护	干预组的病死率明显低于对照组,5/52(10%)比 16/53(30%;相对风险降低 68%;$P < 0.05$)。此外,对照组仅有 17 例(32%)完全康复,而干预组为 28 例(54%)(相对危险度降低 40%;$P < 0.05$)

续 表

作 者	研 究 概 要	结 论
Jacob Bodilsen，2016	纳入 173 例社区获得性细菌性脑膜炎患者的人群队列研究：抗生素治疗时间与细菌性脑膜炎的队列研究	治疗延迟超过 6 小时,住院病死率的校正风险比为 1.6(95% CI 0.8～3.2),出院时的不良结果为 1.5(95% CI 1.0～2.2,P=0.03)入院后 2 小时内的治疗
Ian K Maconochie，2016	细菌性脑膜炎的初始治疗中给予不同体积的液体的随机对照试验	维持液体治疗优于限制性液体治疗慢性严重神经系统后遗症的证据质量非常低(RR 0.42,95% CI 0.20～0.89)
Thomas Simjian，2018	脑脓肿患者使用地塞米松与病死率的系统综述和荟萃分析,330 例接受标准治疗加地塞米松治疗的患者,241 例单独接受标准的患者	标准治疗和地塞米松患者与标准治疗患者相比,病死率无显著差异
Ramachandran Rameshkumari，2020	57 例颅内感染后颅高压患儿前瞻性随机对照临床试验,随机分为 3% 盐水治疗组和 20% 甘露醇治疗组	高渗盐水组相较于甘露醇组具有更好的降低颅内压的能力。在 72 小时时的改良格拉斯哥昏迷量表评分较高,病死率较低(20.7% vs. 35.7%),机械通气持续时间较短(5 天 vs. 15 天)、PICU 住院时间较短(11 天 vs. 19 天)和出院时较轻的神经功能障碍(31% vs. 61%)

参考文献

请扫描二维码
阅读本章参考文献

颅脑创伤患者脑积水的诊断和处理

Diagnosis and treatment of post-traumatic hydrocephalus

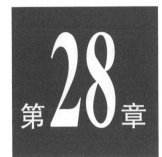

第28章

（李维平　黄贤键　苏高健）

- 颅脑创伤后脑积水（post-traumatic hydrocephalus，PTH）是颅脑创伤（traumatic brain injury，TBI）患者治疗与康复过程中常见并发症，处理目的是为预防或治疗脑脊液异常增多造成脑组织结构病理改变引起的神经功能损伤。TBI患者在治疗和康复阶段密切观察，随访临床表现及影像学改变，尤其有发生PTH高危因素患者。无论梗阻性脑积水或交通性脑积水患者，均需综合考虑患者个体因素，采取个体化治疗方案（常用的是脑室-腹腔分流术、脑室-心房分流术、腰大池-腹腔分流术、第三脑室底和透明隔造瘘术）。分流术后患者定期随访，预防分流术后并发症。

- TBI具有PTH高危因素，患者需注意加强随访，若经治疗病情稳定后突然出现意识进行性恶化或神经功能恢复停滞，持续昏迷无好转，减压窗逐步膨隆等，均应积极查找原因。TBI患者治疗和康复过程中密切关注并处理发生PTH的高危因素，包括：① 术中无菌操作和开放性损伤做有效清创和关闭瘘口，减少颅内感染机会；② 尽可能将术野血肿清除干净（手术中涉及脑室内或脑脊液循环通路操作尤为重要）；③ 伴随蛛网膜下腔出血患者将血性脑脊液早期引出以减少脑脊液流动通路梗阻和吸收障碍。

一、概述

PTH是TBI发生后常见的并发症，其重要的病理生理基础是脑脊液循环动力学异常，表现为脑室内或蛛网膜下腔脑脊液异常积聚使其部分或全部异常扩大，临床上所指脑积水通常是脑室内积水。

急性PTH多发生在TBI后2周内，最早可发生在伤后3天内，慢性PTH多见于伤后3~6周，或迟于6~12个月。伴有颅内压增高的PTH轻症患者表现为头痛及进展性神经功能减退（认知障碍、行走不稳、尿失禁三联征），昏迷患者则表现为持续性意识障碍无好转或神经功能恢复停滞甚至逆转。

PTH常按流体动力学分为梗阻性脑积水和交通性脑积水。梗阻性脑积水指脑室系统内脑脊液流动受限；交通性脑积水指脑室系统内脑脊液流动无梗阻，大脑凸面或颅底蛛网膜粘连，以及颅内静脉回流受阻导致脑脊液吸收障碍。

PTH发生与患者TBI程度、蛛网膜下腔出血、去骨瓣减压处理、颅内感染等多因素有关，其诊断必须结合影像学和临床表现综合判断。各单位报道PTH发病率为0.7%~34%，文献报道PTH通常发病率为0.7%~8%。各单位对PTH的处理经验存在差异，包括脑脊液体腔分流术（脑室-腹腔分流术、脑室-心房分流术和腰大池-腹腔分流术）及脑脊液颅内转流术（第三脑室底造瘘术和透明隔造瘘术），故PTH治疗有效率及并发症发生率也差别较大。但总的治疗思路是解决因脑脊液增多致脑组织结构病理改变而引起的神经功能损伤，同时术后定期随访可减少术后并发症发生。

二、论点形成过程

通过 PubMed 主要检索 2014 年以后,关键词为颅脑创伤后脑积水、颅脑创伤后正常颅压脑积水、脑积水手术治疗的相关文献 40 余篇,对相关文献进行复习,增补分析近期有关 PTH 诊治的新观点。

三、科学基础

(一)病因

有关 PTH 发生的确切病因尚未明确,主要有以下假说:① 脑脊液流动机械性梗阻:如 TBI 后脑室系统内积血,血块梗阻堵塞脑脊液循环通路,以室间孔、中脑导水管开口和第四脑室多见。此外,创伤后颅内占位效应(硬膜下血肿、脑挫伤灶、大面积脑梗死和脑水肿)也可能影响脑脊液的循环。② 脑脊液吸收障碍:TBI 后蛛网膜下腔出血和颅内感染导致蛛网膜粘连,脑脊液分泌增多以及红细胞溶解导致脑脊液内蛋白含量增高,使蛛网膜颗粒吸收功能障碍。③ 脑脊液动力学改变:TBI 致蛛网膜破裂,使脑脊液从蛛网膜裂口流入硬膜下腔。或去骨瓣减压术后颅腔密闭性破坏,对脑脊液推动不足。脑组织移位致硬膜下腔扩大形成积液,在硬膜下积液基础上发展成为 PTH。

(二)高危因素

各单位报道 PTH 发生率差异较大,总结 PTH 发生的相关危险因素如下。① TBI 严重程度:患者术前低 GCS 评分、急性硬膜下血肿厚度、中线移位程度、去骨瓣减压前高颅内压。② 蛛网膜下腔出血和脑室内出血:两者是 PTH 发生的主要相关因素。③ 去骨瓣减压术,以及减压窗上界距离中线小于 25 mm。④ 硬膜下积液:去骨瓣减压术后对侧硬膜下积液、大脑镰旁硬膜下积液。⑤ 特殊人群:老年和 0~5 岁年龄段儿童 TBI 患者,儿童 PTH 发生与院内并发症相关。⑥ 去骨瓣减压术后晚期行颅骨修补(超过 9 个月)。

(三)预防

PTH 的发生除注意以上高危因素以外,须注意以下几点:① 创伤性蛛网膜下腔出血的患者在病情允许的情况下应尽早行腰椎穿刺放出血性脑脊液,保障脑脊液循环通路通畅。② TBI 后出现脑室内出血的患者根据情况行脑室外引流或腰椎穿刺将血性脑脊液放出。③ 手术中尽可能将术野出血清除干净。④ 注意无菌操作和避免脑脊液漏,减少颅内感染机会。⑤ 去骨瓣减压患者病情允许情况下尽早行颅骨缺损修补术,维持颅腔稳定性和恢复脑脊液动力。

(四)诊断

1. 病史　有明确的 TBI 病史。

2. 临床表现　TBI 患者 PTH 发病高峰出现在伤后 3 个月内,但临床随访仍需延续到康复期。急性 PTH 患者临床表现缺乏特征性,主要为头痛、呕吐颅内压增高特征和认知障碍。慢性 PTH 患者在恢复过程中出现持续性认知障碍无好转或神经功能恢复停滞甚至逆转,头部存在减压窗的患者出现逐步膨隆。典型脑积水的三联征:认知障碍、步态不稳和尿失禁可同时或单个出现。

3. 辅助检查　头颅 CT 和 MRI 是诊断 PTH 最常用的影像学检查方法。影像上见脑室扩大,双额角径与最大颅内径的比值(Evans 指数)>0.33 是诊断 PTH 的标志性指标。各脑室增大,脑沟正常或消失,同时见脑室旁水肿改变。磁共振相位对比电影成像(PC-MRI)在梗阻性脑积水患者见中脑导水管中无明显脑脊液流动,交通性脑积水患者则表现为脑脊液流速增加。MRI 弥散张量成像序列中脑室周围弥散张量增加提示 PTH,而脑室周围白质和尾状核内存在异常的分数各向异性,有助于鉴别脑萎缩所致脑室代偿扩张。放射性脑池造影临床上较少应用,可辅助判断脑积水的类别,经腰椎穿刺注入放射性核素,交通性脑积水患者因脑脊液吸收障碍,核素进入脑室系统并存留时间延长超过 48 小时。

4. 鉴别诊断　PTH 须与 TBI 后脑萎缩相鉴别,尤其是老年 TBI 患者。脑萎缩患者脑脊液压力正常,脑沟明显增宽,脑室和脑池均扩大,影像学检查脑室旁无水肿。部分正常压力性脑积水与老年性痴呆、血管性痴呆存在鉴别困难。

(五)治疗

PTH 的治疗目的是解除脑脊液循环通路梗

阻或恢复脑脊液分泌和吸收平衡,减少脑脊液增多所致脑功能障碍,须结合患者 PTH 原因和个体状况,采取个体化治疗方法。PTH 诊断明确后早期处理,可改善患者预后。

(1) 脑脊液体腔分流手术是 PTH 最常用的治疗方法,常用方法是脑室-腹腔分流术。脑室-心房分流术一般应用于具有脑室-腹腔分流术禁忌证的患者,如腹腔内感染、腹腔脏器损伤和胸腹部皮肤感染等。使用腹腔镜放置分流管腹腔端可以减少分流管远端失败率。此外,腰大池-腹腔分流术适合于全身状况较差难以耐受颅脑手术的交通性脑积水。

(2) 第三脑室底造瘘术适用于梗阻性脑积水和部分交通性脑积水,透明隔造瘘术适用于单侧孤立性脑室扩张。

(3) 在脑室内出血急性期和颅内感染尚未控制的情况下,脑室外引流、Ommaya 囊引流、腰椎穿刺术和腰大池引流术可以达到暂时缓解脑室压力的作用,待血性脑脊液吸收和感染控制后可行分流术。

(4) 硬膜下积液处理:须个体化选择治疗方案,绝大部分硬膜下积液可自行吸收,但须密切观察其是否发展成 PTH。对于有占位效应的硬膜下积液可行钻孔引流术待转变为 PTH 后再行分流术,或行硬膜下积液-腹腔分流术和脑室-腹腔分流术。

(5) PTH 合并颅骨缺损患者行脑室分流术和颅骨成形术有利于病情恢复。

(六) 分流手术并发症及处理

1. 分流异常　表现为过度分流或分流不足。前者可表现为裂隙脑室综合征、硬膜下积液或硬膜下血肿,后者表现为临床症状无改善。建议术前行腰椎穿刺检查了解脑脊液压力并选择合适压力分流管,可以减少分流异常并发症发生。可调压分流管已广泛应用,加强随访必要时调整分流阀压力减少因分流阀压力不合适的预后不良或二次手术。

2. 感染　包括术后颅内感染、切口感染、腹腔内感染、分流管皮下通道感染等。发生分流管感染后,应将分流管取出并积极抗感染治疗,同时引流感染后分泌增多的脑脊液,如脑室外引流术或腰大池引流暂时改善脑积水压迫症状,待感染控制后适时选择合适分流方案(感染患者需注意脑脊液流动通畅性)。二代测序技术可对感染后脑脊液进行充分评估,另随着具有抗菌涂层的分流管上市应用,术后感染的发生率明显下降。

3. 出血　包括术后脑室内出血、穿刺道出血、硬膜下出血等。根据出血部位、出血量和出血原因采取保守或手术治疗,可调整分流阀压力使颅内压力稳定以辅助控制出血和保持分流管通畅性。

4. 分流管堵塞　可发生于分流管脑室端、分流阀和腹腔端,主要原因为脑室端接近脉络丛或贴近脑室壁,分流阀内血性液淤积,腹腔内大网膜包裹。通过按压分流阀或行腹腔 B 超判断分流管堵塞原因,必要时行分流管探查调整或更换术。手术中应用脑室镜和腹腔镜可将分流管放置于满意位置避免堵塞。

5. 分流管易位　分流管腹腔端可易位进入肠腔、膀胱、胸腔、阴道和心包等。术中使用腹腔镜操作可减少异位发生。一旦分流管易位发生,通常需要取出分流管,确定无感染再进行相应处理。

(七) 疗效评估及随访

由于分流手术的并发症较多,PTH 患者行分流术后需定期门诊随访并行影像学检查观察手术效果。分流术后早期疗效评估在手术后 2 周内,远期随访在术后 1 个月至 1 年,甚至到终身随访。TBI 发生时病情严重程度与血浆纤维蛋白原水平升高是影响 PTH 预后的重要因素。疗效观察包括临床表现和影像学检查(术前和术后两者对比)。临床表现是主要评估指标,包括意识状态、神经系统反应、减压窗张力、排尿功能和日常生活能力等。影像学检查主要观察脑室大小的变化,术前高压 PTH 患者可出现较明显变化。部分等压性脑积水患者由于脑室扩张变形时间较长、顺应性较差,术后脑室变化不明显甚至无改变。分流术后脑室系统周围水肿渗出减少是可靠的评估指标之一。

可调压分流管使用广泛,综合评估患者状态与影像情况,调整分流阀压力以达到最佳分流状态。现已有新型抗磁可调压分流管上市,具有预防外界磁场意外调整分流阀的功能,可进行 3.0 T 磁共振检查。

四、小结

　　PTH 是 TBI 后常见的并发症,治疗过程中减少 PTH 发生的危险因素,应加强观察随访,特别是有 PTH 发生高危因素的患者需密切随访,及时筛查和诊断 PTH。PTH 的诊断除影像学检查结果外,更注重患者的临床表现。PTH 治疗目的是解除脑脊液循环通路梗阻并恢复脑脊液分泌和吸收平衡,缓解脑脊液增多对脑功能的影响,须结合患者 PTH 类型和个体状况采取个体化治疗方法。PTH 诊断后在病情允许情况下尽早手术处理,不同类型 PTH 常用的手术方式包括脑室-腹腔分流术、脑室-心房分流术和第三脑室底造瘘

术。分流管及分流阀已不断更新换代,目前可调压分流管和具有抗菌涂层的分流管已使用较广泛,手术操作理念与技术也得到不断改进,术后并发症已明显减少。手术后定期随访非常重要,根据情况调整分流阀压力,并需注意分流阀意外调整的风险。

五、前景和展望

　　PTH 的诊断仍然缺乏客观的指标,特定分子标记物检测进展不大,未得到临床应用,仍需探索更有效的诊断评估手段。进一步推广内镜技术置入脑室-腹腔分流管可以减少并发症的发生。期望新型的分流阀具有自动监测脑脊液分流量并根据临床表现和脑室大小调整分流量的功能。

六、主要依据(表 28 - 1)

表 28 - 1　近年 PTH 诊断和治疗观点主要作者的研究概要及结论

作　者	研　究　概　要	结　　论
De Bonis, 2010	41 例闭合性 TBI 患者行去骨瓣减压术,9 例出现脑积水患者中 8 例去骨瓣范围距离中线小于 25 mm。减压窗上界与中线的距离是脑积水发生的独立因素	减压窗上界距离中线应大于 25 mm
Kaen, 2010	73 例接受去骨瓣减压的 sTBI 患者回顾性研究,20 例患者发生脑积水(27.4%)。17 例发生大脑镰旁硬膜下积液患者中 15 例发展成为脑积水(88%)	大脑镰旁硬膜下积液是 PTH 发生的独立预后因素
Osuka, 2010	10 例慢性脑积水患者、8 例脑萎缩患者和 14 例健康志愿者进行弥散张量成像,分别在分流前后采集图像或采集一次图像(志愿者),评估侧脑室周围多个点的分数各向异性值	脑室周围白质和尾状核内的分数各向异性值可用于鉴别脑积水和脑萎缩脑室代偿扩张
Bauer, 2011	71 例接受脑室外引流术的 TBI 患者中 16 例患者在出院前需要接受脑室-腹腔或脑室-心房分流术(22%)	TBI 患者在出院前必须评估是否需要接受永久脑脊液分流手术
Su, 2011	149 例 TBI 后行单侧去骨瓣减压患者,35 例发生脑积水需行脑室腹腔分流术(23.5%)。98 例未发生硬膜下积液患者中 18 例发生脑积水(18.4%),51 例发生硬膜下积液患者中 17 例发生脑积水(33.3%)。而发生去骨瓣减压对侧硬膜下积液的 13 例患者中 6 例发生脑积水(46.2%)	sTBI 患者行去骨瓣减压后发生 PTH 概率增高,出现去骨瓣减压对侧硬膜下积液的患者更常见
Tsuang, 2012	14 例 TBI 后硬膜下积液的患者,1 例接受硬膜下积液引流术,另 13 例接受硬膜下积液分流术。这 14 例患者均出现脑积水,其中 13 例行硬膜下积液引流术患者最终接受可调压脑室-腹腔分流术	TBI 后硬脑膜与蛛网膜间层面撕裂导致硬膜下积液和脑脊液循环受阻,引起脑积水

续　表

作　者	研　究　概　要	结　论
Kammersgaard，2013	444 例重型 TBI 患者回顾性研究,脑积水发生率为 14.2%,而 75% 脑积水患者发生在康复期。老年及脑损伤程度较重的患者脑积水发生率较高	对于老年及严重意识障碍 TBI 患者康复期需注意随访是否脑积水
Nigim，2014	232 例正常压力脑积水和非正常压力脑积水患者第一次脑室腹腔分流术后远端分流管失败原因分析,发现 77 例腹腔开放手术 7 例失败,155 例腹腔镜手术 6 例失败。失败原因与脑室压力无关	使用腹腔镜放置分流管腹腔端可以减少分流管远端失败率
Chari，2014	根据 ISO 7197 标准对 26 种分流泵长期效果进行长程测试	磁场会对早期设计的可调压分流泵设置有不良影响,新型的分流泵具有预防分流泵意外调整功能,甚至可进行 3.0 T 磁共振检查
Weintraub，2017	701 例接受去骨瓣减压的重型 TBI 患者回顾性研究,59 例患者诊断为 PTH(8%),52 例接受脑室腹腔分流术(88%)	早期分流可以改善 TBI 患者康复期间预后
Rumalla，2017	124 444 例 TBI 儿童患者回顾性研究,其中有 1 265 例(1.0%)发生 PTH,采用脑室-腹腔分流术(32.7%)和脑室外引流术(10.7%)治疗	儿童 PTH 发病率在 0~5 岁年龄组最高,随着年龄的增长而下降。儿童 PTH 的发生与院内并发症有关
Kim，2017	63 例接受去骨瓣减压的重型 TBI 患者回顾性研究,34 例患者发生脑积水(54%)	急性硬膜下血肿厚度、中线移位程度和脑室内出血是去骨瓣减压术后发生脑积水的重要危险因素
Su，2019	143 例接受去骨瓣减压的重型 TBI 患者回顾性研究,43 例患者出现 PTH(30.1%)。PTH 组中 25 例出现对侧硬膜下积液(58.1%),无 PTH 组 27 例出现对侧硬膜下积液(27%)	对侧硬膜下积液是单侧去骨瓣减压术后 PTH 发展的重要危险因素
Sun，2019	116 例 PTH 患者回顾性研究,77 例患者预后不良	环池消失、昏迷持续时间延长(约 2 个月)、血浆纤维蛋白原水平升高是影响外伤性脑积水预后的重要因素,脑室-腹腔分流术是 PTH 预后最关键的因素
Chen，2019	23 775 例 TBI 患者回顾性研究,分为 TBI 合并 SAH 组(2 303 例)和 TBI 不伴 SAH 组(21 472 例),TBI 合并 SAH 组中 99 例发生 PTH(4.2%),TBI 不伴 SAH 组中 263 例发生 PTH(1.2%)	PTH 的发病高峰出现在颅脑创伤后 0~3 个月。TBI 合并 SAH 患者发生 PTH 的风险约为不伴 SAH 的 TBI 患者 3 倍
Kim，2020	95 例接受去骨瓣减压的重型 TBI 患者回顾性研究,18 例患者发生脑积水(18.95%),其中 10 例接受脑室腹腔分流术	DC 术后影像学表现如脑室内出血和硬膜下积液可以预测 PTH 的发展
Carballo，2020	34 例接受去骨瓣减压的重型 TBI 儿童患者回顾性研究,7 例患者出现 PTH(21%)	晚期颅骨修补术与 PTH 发生可能性增加相关。早期行颅骨修补术有利于降低 PTH 发生机会
Goldschmidt，2020	402 例重型 TBI 患者回顾性研究,105 例接受去骨瓣减压。105 例患者中有 22 例(21%)接受脑室腹腔分流术,而 297 例未去骨瓣减压的患者中有 18 例(6%)接受脑室腹腔分流术	早期诊断和脑室腹腔分流术处理可促进 PTH 患者神经功能恢复

续　表

作　者	研　究　概　要	结　论
Rufus，2021	95例接受去骨瓣减压的重型 TBI 患者回顾性研究，30例患者出现脑室扩大（31.6%），7例患者出现症状性 PTH，接受脑室腹腔分流术（7.3%）	PTH 应尽早与无症状的脑室扩大鉴别，以便于早期安排手术治疗，改善患者预后

参考文献

请扫描二维码
阅读本章参考文献

颅脑创伤患者意识障碍的催醒治疗

Awakening methods for disorders of consciousness after traumatic brain injury

（高国一）

第29章

- 颅脑创伤后长期昏迷或植物状态患者在病情稳定的情况下,应尽早对其进行催醒治疗。催醒治疗包括早期颅脑创伤的正确处理、各种严重并发症的防治、停用影响阻碍患者意识恢复的药物、催醒药物的应用、高压氧治疗和各种催醒训练的康复治疗等。催醒治疗可以在专科医院、康复医院和患者家中进行。目前,尚无一种方法或药物证明对颅脑创伤后长期昏迷或植物状态患者催醒有确切疗效。

- 所有颅脑创伤造成的长期昏迷或植物状态的患者。
- 首先,对长期昏迷或植物状态患者作出正确的诊断和进行必要的临床评估;其次,对长期昏迷或植物状态患者所进行的临床处理,如防治各种严重的并发症等;再次,采用多种促醒技术对长期昏迷或植物状态患者进行催醒治疗;其他措施还有高压氧治疗、多种催醒药物治疗等。

一、概述

随着医疗救治技术的进步,目前有更多的患者在 ICU 中得以生存下来,并得到更长久的存活,如几个月或几年。如何通过医学技术的发展和进步,对这一颅脑创伤后的严重状态有明确的认识,使得这一部分患者能够得到最佳的治疗结果,重新回到社会中去,减轻社会和家庭的负担,对于临床医师来说仍然是一个极大的挑战。颅脑创伤后长期昏迷或植物状态的催醒治疗目的在于帮助改善那些处于持续植物状态或严重伤残状况下生存患者的长期预后。目前在国外已有不少针对颅脑创伤后长期昏迷或植物状态进行治疗的专门康复治疗单位和机构,并已建立了一系列颅脑创伤长期昏迷或植物状态患者的诊断标准和综合治疗措施。例如美国国际昏迷康复研究所（International Coma Recovery Institute，ICRI）。国内对创伤后意识障碍患者后续催醒治疗和康复方面热情不断提高。

创伤性意识障碍可以分为昏迷、植物状态、微意识状态等。严重颅脑创伤患者的恢复过程是以意识恢复开始的。昏迷在临床上被定义为眼睛闭合的无反应状态,一般指无觉醒、无睡眠觉醒周期和无自主性睁眼的迹象。而美国神经病学学院（American Academy of Neurology，AAN）对植物状态的临床定义是:身体周期性清醒和睡眠,但是没有任何具有认知或能够对外界的事情或刺激所表达出行为或大脑新陈代谢的证据。AAN 提出确定植物状态时要满足所有的四个标准和条件:① 没有按吩咐动作的证据;② 没有可以被理解的言语反应;③ 没有可辨别的言语或手语来打算交谈和沟通的表示;④ 没有任何定位或自主的运动反应的迹象。当这种认知丧失持续超过几个星期后,这种情况被称为持续性植物状态。这些情况包括不能表现为连贯地语言,不能理解检查者的话语,以及连续性有目的的运动。持续性植物状态患者不能用眼睛注视或者连续地跟随移动的物体,对其他大声的刺激表现出吃惊的反应。

微意识状态（minimal consciousness state, MCS）指严重脑损伤后患者出现具有不连续和波动性的明确意识征象，MCS－指临床上出现视物追踪、痛觉定位、有方向性的自主运动，但无法完成遵嘱活动。在区分和鉴别植物状态与微意识状态时有诸多不同意见。Aspen Consensus 会议对微意识状态这一类别的定义为：① 出现可重复的但不协调的按吩咐动作；② 有可被理解的言语；③ 通过可辨别的语言或手语来进行沟通反应；④ 有定位或自主运动反应。如能满足上述四个标准中任何一个，那么这个患者可以被分类为微意识状态。MCS＋指出现了眼动、睁闭眼或肢体的稳定遵嘱活动，但仍无法完成与外界功能性交流，或不能有目的的使用物品。

目前认为颅脑创伤患者伤后持续昏迷 28 天以上称为长期昏迷，也有人认为颅脑创伤后持续昏迷 2 周以上就属于长期昏迷。许多临床综合征需要和长期昏迷进行鉴别，包括脑死亡、运动不能性缄默症、永久性和不可逆性或长期昏迷、木僵或痴呆、去大脑或去皮质状态、闭锁（locked-in）综合征、无反应觉醒综合征（UWS）、低反应觉醒综合征（LRWS）等。

处于植物状态人群的确切数目并未掌握，这是因为从现有的很少的流行病学研究中来计算出那些数字和图表是很困难的。发病率的数字是动态变化的，依赖于颅脑创伤的原因、病情出现的时间间隔和植物状态的诊断标准。一项对严重颅脑创伤的国际性研究表明，植物状态在 1、3、6、12 个月时的百分比分别为入院时的 10%、4%、2% 和 1%。对于严重颅脑创伤（昏迷时间超过 6 小时），1 个月时持续性植物状态的发生率为 1%～14%。由于在诊断和命名上的含糊不清，因此对持续性植物状态的发生率很难获得一个准确的估计数。

在处理长期昏迷状态的患者时，第一步需要有一个正确的神经系统确认和诊断依据。近来，美国 MSTF 提出植物状态可以按照下列标准进行诊断：① 无迹象表明对自我或环境有意识，也无与其他人进行沟通的能力；② 无迹象表明患者

对视觉、听觉、触觉或有害刺激产生持续不变的、可重复的、有目的的或自动有意识的行为反应；③ 无迹象表明有语言理解能力或表达能力；④ 由睡眠-清醒周期的出现显示患者间歇性觉醒状态；⑤ 足够地保留的下丘脑和脑干自主功能允许患者通过应用药物和护理工作得以存活；⑥ 大小便失禁；⑦ 不同程度保留的脑神经反射（瞳孔、眼头、角膜、前庭眼和吸吮反射）和脊髓反射。由于颅脑创伤患者的脑功能处于动态变化之中，因此，对其作出评估需要相当长的时间；如果要确定脑功能的不同水平，这种评估一般需耗时几周，而不是几个小时。对每一个具体患者来说，对恢复的可能性、治疗的恰当性和计划救治的医疗单位作出决定这一过程是非常重要的。考虑到临床反应的起伏性，因此时间取样技术的一个重要的作用在于评估行为的不同表现，例如生理节奏作用、对特殊治疗的反应、环境因素作用和作为恢复过程中行为上的变化。家庭人员和其他职业治疗师通常是第一个可以证实患者在认知功能方面起变化的人，尤其在运动功能有一定总的限制时，可通过对患者的面部表情和肢体语言作出更敏感的解释。Bricole 等明确现代医学技术并不能阐明持续性植物状态患者的诊断。他们认为临床观察仍然是最有意义的过程。

传统的急性脑损伤评估方法采用的是格拉斯哥昏迷量表（GCS）评分，以及由之衍生的格拉斯哥-列日量表（GLS）、无反应状态整体分级量表（FOUR）等都是较好的临床神经行为学评定量表。但患者进入包括植物状态在内的慢性意识障碍状态后，上述量表就不再适用了。Seel 等对各种量表包括诊断准确性、预后判断的预测性、标准化程度、内容有效及可靠性、是否有标准的指导手册等方面进行了全面的比较，并以美国康复医学会、脑损伤跨学科组、意识障碍专责小组的名义首推修正的昏迷恢复量表（coma recovery scale-revised, CRS-R）较适合植物状态、MCS 等的评定，其次是感知模式评估与康复技术（sensory modality assessment and rehabilitation technique, SMART）、西方神经感觉刺激参数量表（western neuro sensory stimulation profile, WNSSP）、感觉刺激评估测试

（sensory stimulation assessment measure，SSAM）、Wessex 脑损伤量表，Wessex Head Injury Matrix（WHIM）、意识障碍量表（disorders of consciousness scale，DOCS）。CRS－R 用来评估意识障碍，可信度最高。除了上述传统的基于运动功能评分的量表外，当前的研究热点在于通过检查手段寻找非行为学的指标来判断患者的意识障碍类型。研究表明，被动刺激和主动遵嘱的 fMRI，建立在 PET、fMRI、EEG、EMG 等基础上的脑-机界面都可以成为一种为脑损伤后意识障碍患者提供交流的途径。上述检测手段可以为意识障碍患者提供新的诊断和预后判断的标志。

二、论点形成过程

通过 MEDLINE 检索 1966 以来的英文文献，输入关键词为颅脑创伤、长期昏迷或植物状态或意识障碍和催醒治疗，共发现相关文献 200 余篇。查阅近年来《中华神经外科杂志》《中华创伤杂志》等主要核心期刊，发现涉及颅脑创伤后长期昏迷或植物状态催醒治疗的相关文献 26 余篇。论点形成过程中尚参阅了世界医学联合会（World Medical Association）、英国伦敦神经功能障碍皇家医院的国际工作联合会（International Working Party）和美国国际昏迷康复研究所（International Coma Recovery Institute，ICRI）的有关颅脑创伤后长期昏迷或植物状态催醒训练康复治疗的研究报道。

三、科学基础与循证医学证据

在诊断和治疗持续性植物状态患者时，应注意以下几点：① 对颅脑创伤的急性期后的研究工作的主要目的是排除是否存在需要手术治疗的情况，例如较大的病灶损害和脑积水等。② 在颅脑创伤后 4 个月重复进行 CT 扫描是有价值的，可以确定是否有进行性脑积水或是否有进行性脑萎缩。还有人认为，CT 扫描的价值在于当患者的改善类型已经稳定或显示病情恶化，通过 CT 扫描可被发现治疗的病因，如脑积水。CT 检查未发现进行性脑萎缩的证据表示患者有恢复的巨大潜能，这也是一些晚期恢复病例中的一个特性。

③ EEG、EMG 是有用的检查手段。较为重要的是，业已发现癫痫状态可以是痉挛性的，也可以是非痉挛性的，而后者更容易、更有可能被遗漏。④ 没有证据表明诱发电位可以改变对植物状态患者的处置。在感觉诱发电位上 P250 振幅的出现可能是植物状态患者存活的一个预后因素。⑤ 功能磁共振 fMRI 可提供可靠的脑部局域功能活动的证据。⑥ PET 扫描在处置植物状态患者中的作用是在临床研究中得到了应用，可预判大脑皮质的功能状态，进一步分析 MCS＋与 MCS－之间的功能神经解剖学的差异。

如果在昏迷的早期（在伤后第 2～3 周内）就进行积极的医学治疗，以及在一段足够长的时间（几个月，而不是几周）经过多种感觉强刺激和高强度的体格活动相结合的治疗后，在第 1 周内存活下来的患者大多数有恢复的可能，只有很少一部分患者会进展进入长期昏迷或者持续性植物状态。在早期处理中特殊需要是采用一个周密的治疗计划来避免颅内压进一步增高，以及防治多发伤患者的其他损伤。实施早期治疗计划的困难点是需要动员家属参与治疗计划。因此，对照看患者的家庭护理人员进行训练，尽可能地发挥家庭参与治疗的特殊作用，最终将会给患者带来益处。

临床处理计划的作用在于：① 改善和维持患者的临床状况。② 防止继发性并发症。③ 为最佳恢复提供临床和身体环境。④ 为家庭和家属提供支持。⑤ 帮助患者再融入社会。⑥ 当恢复是不可能时，提供患者一个伤残处理计划，以防止不必要的并发症和减少长期照顾患者的费用需要。继发性并发症主要有：① 肌张力增高而导致挛缩和永久性畸形残废。② 膀胱和泌尿道并发症，如感染、膀胱结石和收缩膀胱等。③ 直肠并发症，如便秘或腹泻。④ 营养不良。⑤ 呼吸道感染。⑥ 应激性溃疡。⑦ 深静脉血栓性静脉炎。⑧ 褥疮性溃疡。⑨ 异位骨化。⑩ 家庭的日常生活和工作节奏受影响。

昏迷催醒治疗（coma awakening therapy）对昏迷患者提倡进行高强度多种感觉刺激，这种措施将可以刺激大脑的网状激活系统（RAS）。网状激活系统主要与催醒和觉醒有关系,通常对所有感觉刺激包括疼痛、压力、触觉、温度、本体感觉、视觉和听觉等起反应。希望这种强刺激将有助于患者觉醒,重复的刺激将有助于训练大脑原先处于"休眠"状态的部分功能。

　　昏迷催醒治疗的基础在于患者接受的外界刺激的频率、强度和持续时间。刺激可以通过大脑接受外界信息的 5 个感觉通路(视觉、听觉、触觉、味觉和嗅觉)和物理活动来进行。感觉刺激是刺激网状激活系统(意识控制中心)来维持清醒状态的必要因素。基本上,处于临床生命体征稳定状况的所有昏迷状态患者均适合于昏迷催醒治疗。假若患者的身体状况已经稳定,可以进一步采用运动刺激。起初,可以进行一些运动范围的练习,最终过渡到应用倾斜床。最后患者以俯卧位或仰卧位的体位被放置在一个非常大的球上,以帮助刺激平衡和头部控制。其他的活动包括将患者放在一个垫子上从一边滚到另一边。昏迷催醒过程可能类似于一个婴儿所经过的对自我和外界环境的意识的发展过程。然而昏迷状况的患者不能自主地来探索环境,因此需要有其他人来协助完成。早在许多年前,护士们就已经意识到需要与不清醒的患者交谈。音乐治疗已经成为促醒治疗的必要手段,随着医学手段的进步,人们通过 fMRI 及脑电图等手段初步探索了音乐疗法在促醒中的作用及神经可塑性的机制,并且区分了各种植物状态。因此,通过对各种促醒方法内在机制的研究,可以"因地制宜",选择能够充分调动昏迷患者可以调动的局部脑功能区域,以便改善植物状态。

　　在 20 世纪 90 年代,在弗吉尼亚大学和东卡大学开展的实验研究中,38 例昏迷患者接受了右正中神经电刺激(right median nerve stimulation, RMNS)治疗(或假治疗对照),两个大学使用了同样的技术路线。在弗吉尼亚大学开展了两个实验研究,在这两个研究中,创伤昏迷患者被随机分为电刺激治疗组和假治疗对照组,首个研究中有 6 例患者,第二个研究中有 10 例患者。在第一个研究中,治疗组的患者接受神经外科监护治疗的时间较短,第二个研究中,接受电刺激治疗的患者气管插管时间更短。伤后首日 GCS 接近 8 分的昏迷患者可以获得满意的功能恢复,GCS 4～5 分的患者,处于去脑或去皮层状态,用常规治疗很难获得满意疗效,但是采用正中神经电刺激,只要患者在伤后获得生存,其昏迷催醒需要的时间比非治疗组更短。逐渐恢复获得功能水平的机会是非治疗组的两倍。东卡大学 1993 年至 1999 年用 RMNS 治疗了 22 例昏迷患者,这些患者的 GCS 评分均为 4 分,呈现去脑强直状态,处深昏迷状态均超过 1 周。众所周知,GCS 4 分的患者预后均较差,而 12 例年轻的深昏迷患者伤后 1 年 60% 获得满意恢复。

　　右正中神经电刺激治疗生效机制之一是网状上行激活体系。网状上行激活体系起源于脑干网状结构,而 LC 和 DRN 是去甲肾上腺素和血清素神经递质系统的起源地。另一个与唤醒和注意力有直接联系的是扣带回前部。近来的功能磁共振研究结果表明,扣带回前部,在施以刺痛的电流强度的 RMNS 中会被激活。在对昏迷患者的研究中,刺激电流强度并不引起痛觉,但是可以足以引起肌肉抽搐。电刺激治疗昏迷和阿兹海默患者的机制之一与神经营养因子有关,包括神经生长因子和脑衍生神经营养因子。神经营养因子在神经重塑方面起重要的作用,可以将静息的神经突触转化为功能状态。网状上行激活体系。其次,电刺激能使皮质、脑干血流量增加和舒张血管。对于右正中神经电刺激昏迷催醒技术的作用机制需要进行更为深入的研究,今年通过对其临床效果开展多中心随机对照临床研究初步确认了改措施的临床效果。

　　高压氧治疗在脑创伤等脑损伤急性期有显著保护脑功能的作用,其主要机制是增强血管阻力既可纠正脑缺氧又可减轻脑水肿,降低颅内压,有效的控制脑缺氧、脑水肿的恶性循环。对颅脑创伤后脑水肿的防治有明显的疗效。在脑创伤后的昏迷患者单独或联合针刺疗法、神经电刺激等综合方法亦达到促醒的目的。

　　至今为止,仍然只有很少研究信息可以证实药物治疗可以从根本上能使广泛颅脑创伤患者达到最大限度的神经功能恢复。最近的文献报道已经开始将注意力集中在颅脑创伤后的急性后期恢复中的药物治疗作用，尤其是在恢复的程度上具有强有力作用。在颅脑创伤的后期，理论上对恢复程度有价值作用的药物是胆碱能激动剂和儿茶酚胺激动剂，抑制促进恢复程度的药物包括儿茶酚胺拮抗剂、胆碱能拮抗剂，γ-氨基丁酸（GABA）激动剂和 5-羟色胺激动剂。在运动不能缄默症患者或处于昏迷状态的颅脑创伤患者中应用多巴胺类药物，已经取得一些有意义的结果。Higashi 等已经报道在他们的 110 例持续性植物状态患者的研究中至少有 2 例患者在应用左旋多巴（laevodopa）治疗后得到恢复。Haig 和 Ruess 已经描述了在植物状态 28 周后的明显改善。患者为 24 岁男性，在公路交通事故后处于植物状态，并接受维持治疗，在损伤后 28 周开始服用甲基多巴肼（carbidopa，10 mg）/左旋多巴（100 mg）联合治疗。在随后 2 天内注意到精神和智力状况有改善，因此将甲基多巴肼剂量增加至 25 mg，左旋多巴的剂量增加至 250 mg。在随后的 2 天内他开始能说出他母亲的名字。在接下来的几天内他开始说一些短句，回忆起原先知道的名字和在 5 分钟后能够记住新介绍的名字。有一些动物实验研究表明，安非他命可以改善运动功能的恢复，可能是通过改善意识水平而起作用的。还有一些报道描述中枢去甲肾上腺素前体具有镇静作用的药物通常被用来治疗癫痫或强直状态，但必须小心确保应用那些最小的镇静作用而有效的药物。

对颅脑创伤后昏迷催醒治疗仍存有争议。关于昏迷催醒治疗在改善生命的质量中的肯定作用，医学专家仍然有分歧。颅脑创伤后遗留的不同程度的功能和认知缺陷，对于患者的家庭来说，他们可能更需要持久的关心和支持。任何可以对患者植物状态恢复或改善有作用的治疗方法，不管其作用多么小，仍然值得临床医师去尝试，去努力改善颅脑创伤患者及其家庭人员的生活质量。在昏迷催醒治疗期间，原先用于治疗癫痫和痉挛强直的药物应该停止使用。通常情况下，地西泮、苯妥英钠和苯巴比妥等药物已经被给予如此大的剂量，结果造成和加剧患者的意识丧失。如果有必要应用抗癫痫药，也只有给予较小的剂量。一种通常用于治疗帕金森病强直的药物（Sinemet 公司生产的甲基多巴和左旋多巴的混合药物），已经成功地在这一治疗计划中用来控制这些患者中的痉挛状态（屈肌和伸肌张力增加）和强直（肌肉张力总的增加伴有运动迟缓），并且并不如同使用地西泮那样使患者安静下来。

研究表明，重复经颅磁刺激（rTMS）能导致脑电图上 α 和 β 波多出现，进一步说明其能激活运动神经皮质细胞的作用。因此，人们通过脑电波对改变和植物人的微小行为的检测，发现 rTMS 对微小意识状态患者有促醒作用。相对于深部电刺激 DBS，更加安全且易于接受。

人们充分利用非侵入性神经影像技术，如 fMRI、fNIRS 和 EEG，配合 BCI 装置尽可能地与无反应无意识疾病患者交流。随着人们对植物状态患者的细微观察，有些患者还残存一些微小的意识状态或者动作，通过一些影像学技术发现大脑皮层的局部代谢活跃区对应于这些症状。于是，研究者们通过一些感觉到刺激，应用 EEG 分析脑特征性信号波形，再输入电脑形成对应的指令。相反，如果患者检测到相应的脑电波，可以对应到患者的功能区域和还原相应的刺激。这种脑电反馈系统能够起到一定的桥梁作用，但其特异性和准确性有待证实。

有研究表明颅骨的修补能够影响意识水平的恢复，即使是 8 个月以后的患者。虽然尚未达成共识，但是少数学者已经发现其在认知和运用功能的恢复中的作用。

患者从医院出院后，可以回家由私人责任护士或家庭成员来进行护理和照顾。通常情况下，这些私人责任护士受过服务于昏迷患者的专门训练，并受雇于专门的机构。家庭总是负有主要责任来确保催醒康复计划的实施和完成。有时，家庭成员可以与护士一起实施高强度的多种感觉和体格刺激计划。必要时，可以向理疗师和语言训练师咨询。患者在每 3～4 个月就应该回到医院来接受再评估。在那里可以就有关问题与医师进行讨论，并对在康复计划中的任何必要的改变作出评判。

颅脑创伤患者伤后长期昏迷相关因素主要有

年龄、伤情（GCS 评分）、颅内血肿、颅内压、下丘脑损害、中枢性高热、抗利尿激素释放异常、脑干伤、呼吸功能不全、全身严重合并伤、癫痫以及脑积水等。① 年龄因素：颅脑创伤患者年龄越大，残死率越高，长期昏迷发生率越高。② 伤情（GCS 评分）：颅脑创伤患者伤情越重，残死率越高，长期昏迷发生率越高，但也有颅脑创伤患者 GCS 评分与长期昏迷发生率无明显相关的报道。③ 颅内血肿：重型颅脑创伤并发颅内血肿，尤其是脑内血肿的患者残死率和长期昏迷发生率高于无颅内血肿的脑外伤患者，但也有长期昏迷发生率与同等伤情无颅内血肿患者无明显差异的报道。④ 颅内压：颅脑创伤后伴发颅内高压（>2.7 kPa）的患者预后差，颅内压升高越明显，患者预后越差，长期昏迷发生率越高。但也有临床统计结果表明，颅脑创伤伴发颅内高压并不增加患者长期昏迷发生率。⑤ 下丘脑损害：颅脑创伤伴发下丘脑损害的患者除长期昏迷外，常表现为中枢性高热或体温不升、大汗淋漓以及抗利尿激素释放异常（少尿，血浆渗透压降低），残死率很高，长期昏迷或植物生存状态发生率也显著增加。⑥ 脑干伤：颅脑创伤伴发脑干伤患者除昏迷外，还会出现呼吸不规则、血压下降、瞳孔散大固定和去脑强直等，残死率极高，长期昏迷或植物生存状态发生率也显著增加。⑦ 呼吸功能不全：颅脑创伤患者发生呼吸功能不全的原因主要包括：脑干伤、上呼吸道阻塞、神经源性肺水肿和严重胸部外伤等，提示患者预后差，残死率和长期昏迷发生率也明显增加。⑧ 全身严重合并伤：严重颅脑创伤合并全身其他部位严重损伤的患者，如重型颅脑创伤合并血气胸、腹部脏器伤、四肢骨盆骨折或脊髓伤等，特别是发生低血压休克患者，预后较差，残死率和长期昏迷发生率也明显增加。⑨ 癫痫：颅脑创伤后伴发继发性癫痫会导致脑缺血缺氧，加重脑神经元损害，长期昏迷发生率明显增加。⑩ 脑积水：一组 105 例颅脑创伤后长期昏迷患者中，54 例（51.4％）存在交通性脑积水，其中 17 例交通性脑积水患者脑室进行性扩大，17 例经过外科脑室分流术后，7 例患者由长期昏迷转变成清醒状态，这充分说明颅脑创伤后交通性脑积水形成是加重患者意识障碍，造成患者长期昏迷状态的原因之一。

颅脑创伤后长期昏迷患者能否苏醒？临床医护人员如何促使长期昏迷患者苏醒？颅脑创伤后患者长期昏迷以及长期昏迷苏醒的确切机制是什么？这些问题一直困惑着基础和临床的医务工作者。

事实上，迄今对上述问题仍无完整的答案。临床回顾性调查资料表明，有 10％～50％颅脑创伤长期昏迷患者能够苏醒。在一组 134 例重型颅脑创伤昏迷 1 个月以上的患者中，72 例（54％）患者意识恢复正常，其中绝大多数在伤后 2～3 个月苏醒，平均苏醒时间为伤后 11.3～8.9 周。72 例苏醒成功的患者中，8 例（11.1％）恢复正常工作，35 例（48.6％）生活自理，其他 29 例（40.3％）患者重残，丧失生活能力。另一组 134 例颅脑创伤长期昏迷患者随访结果表明：62％患者苏醒成功，8％患者为植物状态，30％患者死亡。临床结果表明，相当一部分颅脑创伤后长期昏迷患者具有苏醒的可能性，绝大多数在伤后 3 个月以内意识复苏成功。江基尧等通过对 51 例颅脑创伤昏迷 1 个月以上的患者分析发现，61％的患者能苏醒成功，绝大多数在 3 个月以内苏醒。

尽管目前对通常采用的昏迷催醒方法的疗效仍有争议，不少人认为颅脑创伤长期昏迷患者苏醒是自然恢复过程，催醒治疗无任何作用。但全世界各国医师均常规采用康复训练和药物催醒等综合疗法，期望促使长期昏迷患者苏醒。长期昏迷催醒治疗应包括预防各种并发症、使用催醒药物、减少或停止使用苯妥英钠和巴比妥类药物、交通性脑积水外科治疗等内容。① 预防各种并发症是长期昏迷患者苏醒的基本条件，尤其要注意预防肺部感染、营养不良、高热和癫痫等并发症的发生。② 催醒药物：目前国外常用的催醒药物主要包括四大类：第一类是多巴胺类似物，如左旋多巴、甲基溴隐停、盐酸金刚胺；第二类是精神兴奋剂，如盐酸哌甲酯、硫酸右旋苯丙胺和匹莫林；第三类是抗忧郁药，如普罗替林和氟西汀；第四类是非特异性阿片受体拮抗剂——纳洛酮。临床上，纳洛酮通常用于麻醉患者催醒，因此它也是一种安全有效的长期昏迷患者催醒药物。③ 停止使用苯妥英钠、巴比妥类药物，以免加重脑损害，加深患者意识障碍程度，延迟或阻碍患者意识恢复。④ 交通性脑积水外科治疗：一组 105 例颅脑创伤后长期昏迷患者 CT 扫描发现，54 例患者发生交通性脑积水，其中 17 例患者脑室进行性扩大，采取外科脑室分流术后有 7 例患者恢复正常意识，苏醒成功。临床治疗充分表明，对颅脑创伤后长期昏迷患者应定期作头颅 CT 扫描，对交通性脑积水、脑室进行性扩大、无明显脑萎缩患者，应该及时采取外科脑室分流术，可以取得理想的催醒效果。⑤ 音乐疗法：尽早让患者听喜爱的音乐、相声、故事、亲人谈话等，以协助患者催醒治疗，值得临床广泛应用。⑥ 电刺激治疗：根据治疗条件采用侵入性或非侵入性电刺激治疗方法，可以对昏迷患者催醒起到辅助作用。近年来右正中神经电刺激治疗逐渐成为较受关注的经皮电刺激治疗方法。⑦ 高压氧治疗：高压氧治疗是目前用于长期昏迷患者催醒的行之有效的方法之一。颅脑创伤昏迷患者一旦伤情平稳，应该尽早接受高压氧治疗，疗程通常为 30 天左右。对于高热、高血压、心脏病和活动性出血的昏迷患者应该慎

用，以免发生意外。

四、小结

颅脑创伤后长期昏迷或植物状态患者在病情稳定的情况下，应该尽早对其进行催醒治疗。这种催醒治疗包括一系列综合治疗措施，如早期颅脑创伤的正确处理、各种严重并发症的防治、催醒药物的应用、高压氧治疗和各种催醒训练的康复治疗等。催醒治疗可以在专科医院、康复医院和患者家中进行。但到目前为止，尚无一种方法或药物证明对颅脑创伤后长期昏迷或植物状态患者的催醒有确切疗效。

五、前景与展望

有关颅脑创伤后长期昏迷或植物状态患者的定义和早期预测因素仍不十分清楚，特别是对长期昏迷或植物状态患者的催醒治疗仍缺乏有效方法和药物。因此，研制促进长期昏迷或植物状态患者清醒的方法和药物是今后相当长一段时期内值得研究的课题。

六、主要依据（表 29 - 1）

表 29 - 1　国内外有关颅脑创伤意识障碍治疗干预的研究概要和结论

作　者	研　究　概　要	结　　论
Giacino，2012	药物促醒随机对照研究。184 例颅脑创伤后慢性意识障碍给予金刚烷胺（最高剂量 200 mg/d）或安慰剂四周	金刚烷胺组患者在治疗期间的 DRS 评分提高大于对照组
Whyte，2014	药物促醒临床随机对照研究。84 例 UWS 或 MCS 患者服用唑吡坦	5% 服用 5 mg 唑吡坦后出现明显的临床改善，其 CRS - R 评分升高 5 分以上
Thibaut，2014	经颅直流电刺激促醒治疗双盲随机对照研究。55 例 1 周到 26 年的意识障碍患者接受 2 mA 直流电刺激 20 分钟	微意识状态组患者治疗后出现显著的临床改善，UWS 患者组无明显改善，无副作用报道
Liu P，2016	重复经颅磁刺激昏迷促醒随机对照研究。对主要运动皮质施加 20 Hz 重复经颅磁刺激	10 例患者入组，未见临床行为改善。微意识状态组患者脑血流速度等血流动力学指标改善
Monti MM，2016	中央丘脑超声刺激	颅脑创伤后 19 天的昏迷患者接受中央丘脑超声刺激后表现出语言理解和空间时间定向能力的改善
Yu YT，2017	经皮耳迷走神经刺激	缺氧性脑病 50 天的 UWS 患者，接受耳迷走神经刺激 4 周后出现意识清醒的表现

续　表

作　者	研　究　概　要	结　论
Wu X，2023	经右正中神经电刺激治疗颅脑创伤急性昏迷多中心随机对照研究。纳入 329 例患者。颅脑创伤后 7~14 天患者接受右正中神经电刺激 2 周	伤后 6 个月接受电刺激治疗的患者意识恢复清醒的比例显著高于对照组
Yang Y，2023	365 例意识障碍患者纳入 DBS 促醒治疗疗效分析。比较了接受 DBS 治疗 1 年后意识清醒比例和相关因素	DBS 组治疗 1 年后意识清醒的比例为 32.4%，对照组仅为 4.3%。DBS 对微意识状态患者治疗效果好于植物状态患者
Zhuang Y，2022	观察短程脊髓电刺激对于意识障碍治疗的安全性和有效性	2 周短程脊髓电刺激 3 个月后随访提示治疗组 CRS-R 评分有显著提高
Corazzol M，2017	植入迷走神经电刺激治疗 UWS 15 年的患者	患者改善成为微意识状态，且脑连接特征显著增强
Krewer C，2015	利用倾斜床试验开展随机对照试验观察对意识障碍患者的醒觉和知觉的促进作用。纳入 50 例医师障碍患者	接受倾斜床试验的患者 CRS-R 评分提高 2 分
Pape TL-B，2015	随机双盲对照试验观察意识障碍患者对熟悉听觉刺激训练的干预效果	干预组在行为（昏迷恢复量表）与神经影像数据（昏迷评分提高越多，全脑与语言区 MRI 活动越多）结果均好于对照组
Raglio A，2014	对照病例研究报道音乐疗法的疗效，10 例意识障碍患者进行 15 个疗程、2 个周期治疗，中间间隔 2 周	最小意识状态患者表现出一定程度的行为改善（如眼神交流及微笑增加，痛苦表情减少）以及血流动力学参数的提高
Cheng L，2018	非对照 A-B-A-B 设计的研究包含 8 例无反应综合征及 18 例最小意识状态患者，评估多感观刺激方案的疗效，包括：听觉、视觉、触觉、嗅觉及味觉刺激（20 分钟每次，每周 3 天，持续 4 周）	最小意识状态患者相比较基线及非治疗期（A）昏迷恢复评分量表总分在治疗期间（B）更高，在无反应综合征患者无该疗效
Sankaran R，2019	高压氧对缺血缺氧性脑病昏迷患者的治疗作用	高压氧治疗组的患者获得较高的 CRS-R 评分，与对照组相比，高压氧组患者意识恢复比例更高
Matsumoto-Miyazaki J，2016	观察针灸对意识障碍患者皮质脊髓束的即刻效应	针灸治疗可以对患者的运动诱发电位的波幅产生明显的增益效应

参考文献

请扫描二维码
阅读本章参考文献

颅脑创伤患者颅骨缺损成形术的临床管理

The clinical management of cranioplasty following traumatic brain injury

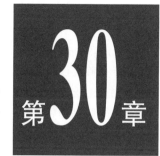

（杨小锋　温良）

- 成人创伤性颅骨缺损是指由于凹陷性或粉碎性颅骨骨折、开放性颅脑创伤或各种颅脑创伤合并难治性颅高压而行去骨瓣减压术(DC)等原因导致颅骨的连续性中断和缺失。创伤性颅骨缺损会对患者造成一系列临床效应，包括颅骨缺失后整体美观度的下降；颅内结构在外界压力下的变形移位导致的可逆性肢体偏瘫、局部出血以及脑挫伤的加重等；颅骨缺失还会导致颅内脑脊液循环改变、对侧轴外积血和积液、脑组织灌注改变以及脑电活动紊乱。颅骨成形术是解决成人创伤性颅骨缺损的根本治疗方法。

- 颅骨缺损成形术的手术指征包括：颅骨缺损直径＞3 cm；缺损部位有碍美观；存在颅骨缺损相关的临床症状（如头晕、头痛等）；预防或治疗 DC 相关并发症，包括脑外积液、脑脊液(CSF)流量改变和(或)吸收导致的伴随性脑积水、气压伤相关的康复抑制和"皮瓣下沉综合征"，或有严重的心理负担影响生活与工作。

- 虽然颅骨修补术是神经外科中相对简单的手术，但是颅骨修补术后存在术后切口或颅内感染、皮下积液、癫痫、骨吸收、颅内出血、脑脊液漏、皮瓣坏死、移植物外露、癫痫和过敏反应等并发症可能。临床医师应该在颅骨修补术前对患者的手术指征和时机做出正确评估，术中应严格无菌操作和合理预防性应用抗生素等。

一、概述

去骨瓣减压术后导致的创伤性颅骨缺损对颅脑创伤患者存在明确的不良影响，而颅骨成形术是治疗创伤性颅骨缺损的主要手段，不仅可保护颅骨缺损处的脑组织，治疗脑膨出及颅骨缺损综合征，改善神经功能，同时还可对缺损的外观进行整形美容。此外，颅骨修补术还可以在一定程度上纠正颅骨缺损导致的脑脊液循环紊乱、脑血流灌注降低等病理生理改变。研究表明，颅脑创伤行去骨瓣减压术的患者颅骨缺损侧的脑血流灌注水平低于无缺损侧。而颅骨成行术后，缺损侧和无缺损侧的脑血流灌注均增加，同时缺损侧和无缺损侧之间脑血流灌注的差异减小。因此，颅骨成形术是解决成人创伤性颅骨缺损的根本治疗方法。

颅骨成形术的手术指征目前已较为明确，包括：颅骨缺损直径＞3 cm；缺损部位有碍美观；存在颅骨缺损相关的临床症状（如头晕、头痛等）；预防或治疗 DC 相关并发症，包括脑外积液、脑脊液(CSF)流量改变和(或)吸收导致的伴随性脑积水、气压伤相关的康复抑制和"皮瓣下沉综合征"或有严重的心理负担影响生活与工作。而对于颅骨成形术的手术时机、修补材料选择、手术并发症及脑积水的处理方面仍然存在一定的争议，因此这些议题尚需要未来更进一步的高质量研究进行探讨。

二、论点形成过程

通过 MEDLINE 查阅 1945 年以来，以 cranioplasty（颅骨成形术）和 trauma（创伤）为关键词的 935 篇文章，以这些文献来梳理创伤性颅骨成形术的临床管理。

三、科学基础

（一）手术时机选择

对于明确应行颅骨成形术的创伤患者，应注意手术时机的选择。目前基本达成共识的是，对于开放性颅脑创伤患者，伤口比较清洁的开放性颅骨粉碎性骨折、且无颅高压的情况下，Ⅰ期行颅骨成形术是安全有效的，可使患者避免二次修补手术。但对于污染较严重的开放性颅骨骨折以及可能存在感染的开放性颅骨骨折，应该彻底清创、摘除碎骨片，禁止Ⅰ期行颅骨修补术，必须在感染完全控制6个月以上再行颅骨成形术。

对于严重闭合性颅脑创伤患者，因颅高压行去去骨瓣减压术后造成的巨大颅骨缺损，颅骨成形术的最佳手术时机尚有争议。Song 等研究发现颅骨修补术施行时间与脑血流量有关，早期颅骨修补术组患者的脑血流量改善较晚期颅骨修补术组更为显著。最近一项系统综述得出结论，颅骨修补术可能会改善神经功能，早期颅骨成形术可能会增强这种效果。一项回顾性研究结果显示，早期行颅骨修补术组患者伤后15个月的神经功能预后评分显著高于常规颅骨修补术组的患者。此外，自体骨作为颅骨成形术的常用材料之一，随着时间的推移，进行性吸收会影响自体骨的保存和手术效果，鉴于此最新的共识也推荐早期颅骨成形术。由于这些临床证据的逐步涌现，近年来，对于去大骨瓣减压术造成的颅骨缺损，越来越多的临床医师主张在3个月以内施行早期颅骨修补术。

早期颅骨修补术的顾虑主要在于是否会增加手术并发症。有研究发现早期颅骨成形术与更多并发症相关，尤其是0～6个月之间行颅骨修补术的感染率更高。然而，也有其他研究的结果描述早期颅骨修补术相关的并发症发生率较低。而对于行早期颅骨修补术顾虑较多的感染相关并发症，Xu 等系统综述结果提示早期颅骨修补的总体并发症发生率及术后感染发生率与晚期颅骨修补无显著差异。而 Zheng 等进行的 Meta 分析则表明，与3个月后施行颅骨修补相比，早期颅骨修补其硬膜下积液的风险更低，且手术时间更短，同时总体并发症风险及术后感染风险相同。同时，

2022年发表的一项有关颅骨修补的国际共识也认为感染、再次手术、颅内出血和癫痫发作的概率在早期和晚期颅骨成形术之间没有差异。

综上所述，在严格把握指征的前提下，早期行颅骨修补术是安全有效的。然而，目前有关颅骨修补时机对颅脑创伤患者预后和安全影响的报道多为回顾性研究，有待后期前瞻性临床随机对照试验研究去证实。如无手术禁忌证而且在病情允许的情况下，现阶段仍提倡早期行颅骨修补术（3个月以内）。

当然，每个患者的颅骨成形术的时机，应考虑每个患者的临床情况（如伤口状况、全身感染、血流动力学或呼吸不稳定、抗血栓药物使用）和皮瓣的状态：① 皮瓣凹陷，由于外伤后脑萎缩或与 VP 分流有关的 CSF 过度引流；② 皮瓣与颅顶边缘处于同一水平；③ 由于脑肿胀和（或）脑积水/脑室扩大（VM），皮瓣膨出超过颅穹窿边缘。在患者全身状态良好和皮瓣状态②情况下，推荐早期颅骨修补，否则需要推迟颅骨修补的时间。

（二）颅骨成形术的修补材料

就临床结果、美容和并发症而言，颅骨成形术的最佳材料问题（即骨移植、合成材料）仍未得到解答。临床上所用的颅骨修补的材料主要分为自体颅骨和人工合成颅骨替代材料两类。

自体颅骨是颅骨修补术最常用的材料，因为它具有较高的生物相容性和较低的成本，且无须塑形以及合乎患者本身的生理解剖要求。2023年一项发表于 *Journal of Neurosurgery* 杂志的研究指出：与采用人工材料相比，自体骨修补的住院费用更低、因感染需要二次住院手术比率也更低。但自体颅骨有骨瓣吸收这一特定材料相关并发症，特别是如果由于骨瓣吸收导致结构破坏、术后出现骨瓣松动、塌陷等并发症，可能需要进一步手术甚至再次手术使用同种异体材料替换自体骨瓣。骨瓣吸收的病因有很多，可能包括感染、缺乏足够的头皮和（或）硬脑膜血供以及缺乏与周围骨的结合。此外，自体颅骨保存的安全性和效果仍存在争议。自体骨瓣切除后，需要将骨瓣储存在皮下或肌下腹袋中，或者在体外情况下储存在骨生物库中。自体颅骨生理状态下的保存（如患者的腹部皮下脂肪层内），可能会增加患者的痛

苦,且保存过程中颅骨也可能骨瓣出现吸收变薄和性能下降,导致骨瓣吸收相关并发症的发生。骨瓣的体外保存方面,Corliss 等发现体外冷冻保存与腹袋保存相比,在感染、再吸收和(或)再手术率方面没有统计学上的显著差异。虽然深低温体外保存的颅骨瓣可保持骨的细胞活性,冷冻骨瓣基质中的骨引导物未被灭活,修复后骨瓣可存活并与周围骨质融合,但此方法要求超低温保存所需的特殊设备,国内很多基层医院难以做到。此外,也有研究报道长时间深低温保存也存在颅骨瓣骨性能下降、增加手术感染率等风险。近期有报道指出,通过 3D 生物打印技术制作的自体骨材料支架配合骨髓间充质干细胞能够用于颅骨修补,该项技术被成功用于比格犬动物模型,但是否能够转化至临床尚需观察。

人工颅骨材料主要包括自凝塑料、硅橡胶片、聚甲基丙烯酸甲酯、高分子聚合材料、骨水泥、不锈钢丝网、钛条和钛板、聚醚醚酮颅骨等。聚甲基丙烯酸甲酯(PMMA)是一种不可吸收的、射线可透过的、惰性的、非常常见的 CP 异体塑料材料。液态聚甲基丙烯酸甲酯具有易于成型和廉价的优点,为资源贫乏地区的情况提供了一种有吸引力的解决方案。对于因手术部位感染(SSI)而多次尝试 CP 失败的患者,液体聚甲基丙烯酸甲酯可注入抗生素,可作为一种额外的 CP 选择。3D 固体定制 PMMA 假体消除了液体 PMMA 的缺点,如聚合过程中的放热反应、术中准备的外科医师依赖性、妊娠的相对禁忌证及释放有毒烟雾的事实。

多孔羟基磷灰石是替代骨植入物的主要成分。多孔羟基磷灰石作为颅骨修补材料的优势在于其生物相容性较好,其不存在宿主免疫相互作用或全身/局部毒性。多项研究证实了多孔羟基磷灰石植入物的骨传导性和生物相容性。但由于其多孔结构,假体在植入后的第一个月内断裂是这种材料报道的主要缺点。然而,多孔结构的特殊性质提供了头部创伤和骨折后自我修复的可能性。一项关于 1 549 名患者多孔羟基磷灰石植入术后的并发症分析显示,骨折发生率为 2.1%,骨折再次手术发生率为 0.9%。在断裂的假体中,再次手术发生率为 44.4%,自修复发生率为 18.1%。

国内使用最多的人工颅骨成形材料为钛网,特别是三维数字塑形钛网已在国内医院广泛应用。钛合金具有良好的生物相容性和较低的生物退变性,组织反应性较小,术前计算机辅助塑形效果较佳,固定操作简单,术后并发症发生率较低。但钛网有非生理学热传导、放射伪影、磁共振干扰等缺陷,还存在一定的排异反应和感染风险。钛网在厚度、硬度和适应性方面更不均匀。此外,钛网的强度较差,不少患者在撞击后出现钛板的凹陷变形。

聚醚醚酮(PEEK)是一种惰性、耐用且机械性能良好的材料,近年来成为一种新型的颅骨修补材料。PEEK 具有良好的生物相容性,其化学性状稳定,不影响放射学检查且与正常人体骨的弹性系数相似,强度也好于钛网。一项系统综述和荟萃分析报道了与自体移植物相比,PEEK 术后并发症发生率有下降的趋势。此外,据报道,PEEK CP 组的总体并发症发生率(包括术后新发癫痫发作、术后植入物暴露和 CP 后再次手术)低于接受钛 CP 治疗的患者。2021 年一项发表于 *Neurosurgery* 杂志的 Meta 分析提示,PEEK 材料进行颅骨修补可能具有最低的二次再手术风险。这种材料的主要缺点是需要内部消毒,并且光滑的表面可能会增加血肿、积液的形成。此外,PEEK 材料价格较高,影响其临床中的广泛应用;且部分报道也发现 PEEK 材料仍有导致术后过敏反应的风险。因此,开发价格合理、组织相容性好、易塑形、抗外力性能强的新型颅骨修补材料仍是今后研究的重要方向。

(三) 颅骨成形术的手术并发症及管理

虽然颅骨修补术是神经外科中相对简单的手术。但是颅骨修补术后存在 15%～36.5% 的并发症发生率,主要包括术后切口或颅内感染、皮下积液、癫痫、骨吸收、颅内出血、脑脊液漏、皮瓣坏死、移植物外露、癫痫和过敏反应等。大部分皮下积液可自行吸收或经抽吸并加压包扎后治愈;针对 PEEK 修补后的皮下积液也有完整的术前、术中、术后处理流程可做参考。颅骨成形术区感染早期应该积极采用抗生素保守治疗,一旦手术部位感染无法控制甚至化脓,只能去除颅骨修补材料,彻底清创和引流。颅骨成形术后频发癫痫则需要规范的抗癫痫治疗。

颅骨修补术后存在并发症的患者中,25%~76%的患者需要再次手术干预。因此,对颅骨修补术后并发症的预防和治疗显得尤为重要。为了有效降低颅骨修补术的并发症,临床医师应该在颅骨修补术前对患者的手术指征和时机做出正确评估,如患者的全身情况、局部皮瓣情况、颅内状况等,术中应严格无菌操作和合理预防性应用抗生素等。

(四) 成人创伤性颅骨缺损合并脑积水的处理

创伤性颅骨缺失以及去骨瓣减压术后,可能会增加患者出现脑积水的概率。在之前的一项研究中,人们注意到10%~40%接受去骨瓣减压的患者出现脑积水。DC后脑积水与多种因素相关,包括半球间积液或硬膜下积液,更严重的颅脑创伤(入院时 GCS 评分低),以及急性期颅内压升高。据报道,与单侧 DC 相比,年轻患者和双侧 DC 患者 DC 后脑积水的风险更高,尽管没有统计学意义,此外,DC 边缘到解剖中线的距离<2.5 cm 与脑积水的发生之间存在显著的统计学关联。

DC 和脑积水发展之间的时间间隔在不同的报道之间有所不同,中间时间间隔为 6.4 个月(范围 1~15 个月)或 43.7 天(范围 23.5~199 天),但似乎 HC 在 DC 之后至少需要 1 个月发展。有趣的是,之前发表的系列研究一致认为,DC 后出现半球间水瘤的绝大多数患者(>80%)将在 DC 后50 天内出现脑积水。

脑室-腹腔分流术(VPS)与腰大池、腹腔分流术(LPS)等可以提供长期的脑脊液分流,并解决去骨瓣减压术后的脑积水问题。去骨瓣减压术后VPS 植入率为 5%~15%。早期识别 DC 后脑积水至关重要,因为其适当的管理可以改善患者的神经状态和患者的总体结果。既往多项研究报道了DC 后脑积水的发生与患者更坏的预后相关。之前的系列研究表明,延迟性颅骨修补(DC 后 3 个月以上)与脑积水相关。然而,其他系列研究得出结论,颅骨修补的时间与脑积水的发生无关。近期一项系统性综述得出结论,TBI 患者 90 天内颅骨修补与较低脑积水发生率相关。

去骨瓣减压术后脑积水患者需要进行颅骨成形术和 VPS(或 LPS 等)植入术。然而,现有的关于脑积水合并颅骨缺损的正确处理的争议是关于颅骨修补和脑脊液分流的时间。这两个过程的最佳顺序还没有确定,因为尚无文献证据证明在颅骨修补之前、同步或之后进行 VP 分流最佳。在一些报道中,同时进行 VPS 放置和颅骨成形术可以降低患者的费用和住院时间,与分阶段手术相比,同期放置 VPS 和颅骨成形术导致更高的并发症发生率和更长的住院时间。相比之下,其他研究在评估分期 VPS 放置和颅骨成形术与同期VPS 放置和颅骨成形术时,没有发现感染和 VPS功能障碍的风险特征之间的显著差异。此外,分期手术或同期手术能否减少手术并发症还没有定论。最新的一项荟萃分析显示,与分期手术相比,同期手术增加了总的并发症发生率。然而,两种治疗方法在术后出血、术后感染或再次手术方面的差异并不显著。在亚洲人群中,同期手术与总体术后并发症和术后感染率增加相关。鉴于此,在我国推荐分期性颅骨成形术和 VPS 植入术。

关于分期手术,在 VPS(或 LPS 等)后进行的颅骨修补与更高的并发症发生率和更高的分流修正率相关。VPS 之前的颅骨修补可能会延长和加强脑积水对大脑的影响,但同时可能会增加后续 CP 的技术难度。伴有脑室扩大的减压患者的最佳治疗仍不确定,最近有共识推荐在明确的脑脊液分流前进行颅骨成形术,因为它有助于恢复完整的颅内系统。对于那些皮瓣膨出的患者,使用暂时性脑室外引流(EVD)或腰椎引流(LD)可能有助于颅骨成形术。颅骨成形术后,应密切观察患者是否有脑积水的迹象。在持续或发展为脑积水的情况下,需要考虑脑脊液分流。除了安全方面的考虑,当进行脑脊液分流术时,分流阀的选择也是一个重要的方面。颅骨成形术后颅内压和脑脊液循环的变化尚未完全确定,但这种变化会影响分流阀的选择,尤其是是否应该使用防虹吸阀。目前,可调压的分流阀门是脑脊液分流术的首选;但是是否应该使用防虹吸阀仍然是一个重要的因素,尤其是当我们治疗正常压力脑积水患者时。此外,在资源有限的社会经济环境中,固定压力阀也是一种公认的治疗方法,鉴于其低成本性,这些分流器在资源较少的情况下可能适用性更广。未来需要高质量的临床研究来评估 DC 后脑积水和颅骨修补之间的关系,以期待寻找出颅骨缺损合并脑积水的最佳手术方案。

四、小结

应严格把握颅骨缺损成形术的手术指征:颅骨缺损直径>3 cm;缺损部位有碍美观;存在颅骨缺损相关的临床症状,如头晕、头痛等症状;预防或治疗 DC 相关并发症,包括脑外积液、脑脊液(CSF)流量改变和(或)吸收导致的伴随性脑积水、气压伤相关的康复抑制和"皮瓣下沉综合征"或有严重的心理负担影响生活与工作;如无手术禁忌证,在病情允许的情况下,提倡颅骨缺失 3 个

月内早期行颅骨成形术;颅骨成形术的修补材料选择:钛网是目前临床最常用的人工颅骨修补材料,PEEK 材料是一种新型的修补材料,但自体颅骨是最符合修复要求的颅骨修补材料,提倡自体颅骨保存再植入;颅骨缺损成形术并发症的防治:术前正确评估颅骨成形术的指征和时机,术中严格无菌操作和预防性规范使用抗生素,能有效降低术后感染,并在术后严密的观察可能出现的其他并发症;对于颅骨缺损合并脑积水患者,需要行颅骨成形术和脑脊液分流手术时,建议分期手术,可先行颅骨成形术,后期行脑脊液分流手术,若条件允许可选择可调压分流阀。上述推荐意见及诊疗流程见图 30-1 及表 30-1。

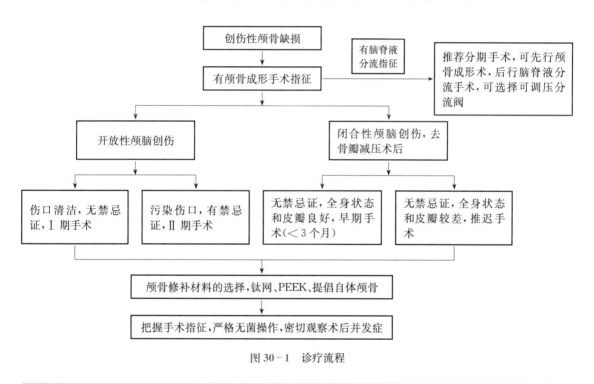

图 30-1 诊疗流程

表 30-1 推荐意见汇总

推 荐 意 见	证据级别	推荐等级
严格把握颅骨缺损成形术的手术指征:颅骨缺损直径>3 cm;缺损部位有碍美观;存在颅骨缺损相关的临床症状,如头晕、头痛等症状;预防或治疗 DC 相关并发症,包括脑外积液、脑脊液(CSF)流量改变和(或)吸收导致的伴随性脑积水、气压伤相关的康复抑制和"皮瓣下沉综合征"或有严重的心理负担影响生活与工作	2 级	B
关于颅骨缺损成形术的手术时机,如无手术禁忌证,在病情允许的情况下,提倡颅骨缺失 3 个月内早期行颅骨成形术	2 级	B

续　表

推　荐　意　见	证据级别	推荐等级
颅骨成形术的修补材料选择：钛网是目前临床最常用的人工颅骨修补材料，PEEK材料是一种新型的修补材料，但自体颅骨是最符合修复要求的颅骨修补材料，提倡自体颅骨保存再植入	2级	B
颅骨缺损成形术并发症的防治：术前正确评估颅骨成形术的指征和时机，术中严格无菌操作和预防性规范使用抗生素，能有效降低术后感染，并在术后严密的观察可能出现的其他并发症	2级	B
对于颅骨缺损合并脑积水患者，需要行颅骨成形术和脑脊液分流手术时，建议分期手术，可先行颅骨成形术，后期行脑脊液分流手术，若条件允许可选择可调压分流阀	2级	B

五、前景与展望

颅骨成形术虽然是高度成熟的技术，但是如上所述，在许多方面现有的循证医学证据尚存在一定的不足，一方面，已有的临床研究以回顾性研究为主，且样本量往往受到多方因素限制，代表性不足；另一方面，许多现有的临床研究已经年代较为久远，无法良好反映当下材料学和手术技术的进步与发展。因此在未来，颅骨成形术这一领域，依然需要更进一步的高质量临床研究以更好地回答临床遇到的疑问与争议。

六、主要依据

上述提及的关于颅骨成形术时机选择、材料选择、脑积水处理的代表性研究概要和结论见表 30-2。由于本文相关议题的研究文献过多，限于篇幅本处仅列举具有代表性的高质量、大样本临床研究，详细参考文献见表 30-2。

表 30-2　关于颅骨成形术时机选择、材料选择、脑积水处理的主要研究概要和结论

作　者	研　究　概　要	结　论
James G Malcolm, 2018	• 总计纳入 528 例患者 • 均为回顾性	颅骨成形术能够改善神经功能，早期手术能够强化这一获益
Ryan P Morton, 2018	• 超过 10 年跨度 • 754 例患者	15～30 天内行颅骨修补降低感染、癫痫和骨吸收风险
Truong H Do, 2023	• 2 295 例合成材料颅骨成形术 • 2 072 例自体骨颅骨成形术 • 2015 年至 2018 年跨度	合成材料相比于自体骨增加医疗花费且可能与更高的再次手术风险相关
He Zhenghui, 2022	• 2017—2020 年 • 纳入 104 例 PEEK 修补患者	一系列围手术期的处理可以显著降低、治疗 PEEK 修补的并发症
Jack Henry, 2021	• 1990 年至 2021 年，2 032 例患者 • 对比 5 种人工材料	PEEK 材料似乎具有最低的二次手术风险
Robert G Kowalski, 2018	• 2009 年至 2013 年 • 701 例患者纳入	需要行 VP 分流的患者中，早期分流效果优于晚期分流
Christian M Mustroph, 2017	• 1 635 例患者纳入 • 总并发症、感染和骨吸收	同期行 VP 分流手术增加颅骨成形术的总并发症、感染和骨吸收风险

参考文献

请扫描二维码
阅读本章参考文献

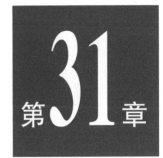

颅脑创伤后脑功能障碍患者的高压氧治疗

Hyperbaric oxygen therapy for brain dysfunction in patients with traumatic brain injury

（胡晓华　余泽）

- 2017 年欧洲高气压医学会在循证医学的基础上，将颅脑创伤列入高压氧治疗的适应证（3级），推荐在颅脑创伤的临床研究中积极应用高压氧治疗。2018 年中华医学会高压氧医学分会推荐的高压氧治疗适应证中，颅脑创伤为Ⅰ类适应证。

- 颅脑创伤后高压氧治疗的适用范围：① 轻度颅脑创伤的高压氧治疗，目前国内外尚未形成统一意见，结合我国国情及现有研究成果，可考虑使用高压氧治疗。② 中、重度颅脑创伤的急性期，强烈推荐高压氧治疗。③ 颅脑创伤的慢性康复期，建议行高压氧治疗。④ 颅脑创伤后慢性意识障碍患者（持续植物状态、最小意识状态），高压氧治疗可作为重要促醒手段之一。⑤ 颅脑创伤并发神经损伤和（或）后遗症（躯体后遗症、认知障碍），均

推荐高压氧治疗。⑥ 颅脑创伤造成的特殊神经损伤（视神经损伤、动眼神经损伤、舌咽神经损伤等），建议行高压氧治疗。

- 目前世界范围内有两大类高压氧舱，分别为以空气为加压介质的空气舱和以氧气为加压介质的纯氧舱。两者除加压介质不同以外，在加压、减压过程中患者吸入氧气浓度不同，纯氧舱在上述阶段患者吸入的氧气浓度高于空气舱。对于轻度颅脑创伤患者，高压氧治疗压力以较低为主，可选择 0.15～0.20 MPa；中、重度颅脑创伤急性期患者，治疗压力可选择 0.15～0.25 MPa；颅脑创伤康复期患者治疗压力可选择 0.15～0.20 MPa。颅脑创伤后脑功能障碍患者的高压氧治疗推荐 3～6 个疗程（30～60 次），根据患者的年龄、病情等具体情况酌情增减。

一、概述

1662 年，英国牧师 Henshaw 建造了金属加压舱（压缩空气）治疗肺病，为高压氧的萌芽。1867 年，Valenzaela 首先在 2 ATA 环境中吸入纯氧治疗疾病，为高压氧治疗疾病的开端。1960 年，荷兰学者 Boerema 发表了题为《无血的生命》的论文，轰动世界，为高压氧医学发展史上的里程碑。1963 年，由 Boerema 主持的第一届高气压医学学术会议在荷兰阿姆斯特丹举行。2006 年，美国 Stephen 教授发表文章《高压氧动员干细胞释放达 8 倍以上》，涵盖了临床与基础研究内容，为高压氧医学的发展带来第二个春天。2019 年，

William G. Kaelin J 等三位科学家因发现了《细胞如何感知和适应氧气的可用性》而获得了当年诺贝尔生理学和医学奖。解放前，上海打捞局有一座供潜水员防治减压病的加压舱，是中国最早的高压氧舱。1964 年，福建李温仁教授建造新中国第一座高压氧舱，开展心内直视手术，取得良好效果。1992 年，中华医学会高压氧医学分会在杭州成立，李温仁教授担任主任委员。2001 年全国第十次高压氧医学学术交流会上，宣布了我国高压氧医学进入了法制化、规范化和科学化。据统计，截至 2021 年，我国（含港澳台地区）共有 2 107 家医院配置有高压氧舱，其中大陆地区共有 2 066 家。目前高压氧可治疗疾病逾 100 种，治疗范围

几乎涉及临床各科。

二、论点形成过程

通过 PubMed 查阅自 1990 年来,以题目中同时有 hyperbaric oxygen(高压氧)和 brain injury(颅脑创伤)两词的文章共计 134 篇,以这些文献来评估高压氧在治疗重型颅脑创伤患者中的作用。

三、科学基础

1992 年,美国明尼苏达州神经外科医师 GL Rockswold 对 168 例颅脑创伤 GCS 评分在 9 分以下的患者进行前瞻性研究,随机分成高压氧组和对照组。高压氧组在对照组的基础上,增加高压氧治疗(1.5 ATA,每 8 小时治疗 1 小时,直到脑死亡或者恢复清醒),平均每个患者治疗 21 次。12 个月后随访。高压氧组 84 例病死率为 17%,对照组 32%($P=0.037$)。在 GCS 评分<6 分的患者中,高压氧组病死率 17%,对照组 42%($P=0.04$)。但对生存者的预后分析,高压氧组并不优于对照组。

2001 年,中国兰州医学院神经外科医师任海军等将 55 例重型颅脑创伤患者分为高压氧组(35 例)和对照组(20 例),高压氧组在对照组基础上给予 3 个疗程的高压氧治疗,观察高压氧治疗前后 GCS、GOS、脑电地形图(BEAM)的变化。结果显示:与对照组相比,高压氧组的 GCS、BEAN 和 GOS 评分明显改善,有效降低病死率和致残率,差异具有统计学意义。

2008 年,解放军联勤保障部队第九〇〇医院彭慧平等医师选取 321 例创伤性脑损伤后昏迷并气管切开的患者,分成渐进式高压氧治疗组(215 例)和对照组(106 例),2 组患者性别、年龄、病情、创伤性颅脑创伤类型构成具有可比性($P>0.05$),渐进组在对照组基础上,先行舱外高流量吸氧 1~2 次后给予 1.6~2.0 ATA 稳压 60 分钟、每日 1 次的高压氧治疗,疗程<10 次 45 例、10~20 次 129 例、>30 次 41 例。2 个月后显示,渐进组治愈率 73.0%,有效率 95.8%;对照组治愈率 57%,有效率 86.9%,两者差异均具有统计学意义($P<$

0.05)。渐进组和对照组治疗前 GCS 评分差异无统计学意义($P>0.05$),治疗后渐进组得分高于对照组,差异具有统计学意义($P<0.05$)。同年,中国台湾台北医科大学附属万芳医院神经外科 JW Lin 医师对 44 例创伤性脑伤患者前瞻性研究,发现高压氧组在治疗 6 个月后观察到 GOS 显著的改善。基于这项研究,高压氧可为亚急性 TBI 患者提供一些益处,且副作用较小。

2010 年,美国明尼苏达州明尼阿波利斯市医疗中心物理医学和康复科医师 sarah b. Rockswold 对 69 例创伤性脑伤患者做前瞻性研究,随机分成对照组、常压组(1 ATA,吸 100%氧气 3 小时/天,3 天)、高压氧治疗组(1.5 ATA,吸 100%氧气 60 分钟/天,3 天)。结果显示,脑组织氧分压在高压氧组和常压组都较对照组升高,高压氧组治疗效果比常压组好,且无肺或脑的氧中毒。2013 年,他又做了Ⅱ期试验,42 例创伤性脑伤患者随机分成对照组(常规治疗组)和高压氧联合常压组(1.5 ATA,吸 100%氧气 60 分钟后继以 1 ATA,吸 100%氧气 3 小时/天,3 天)。结果显示,与常规治疗(对照治疗)相比,高压氧联合常压治疗能明显改善相对未受损伤的脑组织和周围组织的氧化代谢指标,降低颅内压,改善脑毒性指标。经 GOS 测定,病死率明显降低,预后改善。

2020 年,南方科技大学的钟贤良医师对 88 例创伤性脑伤患者前瞻性研究,对照组 44 例,高压氧组 44 例(对照组基础上 0.20~0.25 Mpa,80 分钟/天,14 天),结果显示:高压氧组表现出较高的 GCS 和较低的 NIHSS 评分,高压氧治疗能促进重型颅脑创伤患者神经功能的恢复改善患者的认知功能和预后。

2021 年中国台湾和厦门长庚纪念医院采集 10 例急性脑外伤患者伤后及 HBOT 前后的血样 30 份,4 例患者于伤后 2 周开始接受早期高压氧治疗,4 例患者于伤后 10 周开始接受晚期高压氧治疗,2 例患者未接受高压氧治疗作为对照。HBOT 患者在 6 周内共接受 30 次 HBOT 治疗。通过分析对照组、早期高压氧治疗组和晚期高压氧治疗组患者的血清中谷胱甘肽(GSH)硫代巴比妥酸反应物质(TBARS)、可溶性细胞间黏附分子-1(sICAM-1)和可溶性血管细胞黏附分子-1(sVCAM-1)的水平,结果表明 HBOT 能改善脑外伤后患者的血清氧化应激状态。

2022 年,南通大学附属医院康复医学科医师陈玉文(音译)对 84 例创伤性脑伤患者前瞻性研究,对照组 40 例,高压氧组 44 例(对照组基础上 2 ATA,100%氧气 60 分钟/次,不少于 20 次),结果显示高压氧治疗可促进脑损伤后慢性认知功能障碍患者脑血管新生和脑微结构的恢复。

颅脑创伤是由多种病理生理过程引起的,如硝化和氧化应激、血脑屏障(BBB)破坏、兴奋毒性、神经细胞死亡、炎症反应和血管生成缺陷。高压氧治疗能显著降低创伤性颅脑创伤后凋亡基因的表达,减少神经细胞的凋亡,能提高神经细胞相关因子的表达,能增加 Nrf2 信号通路内相关蛋白质的表达,减少 MF-κB 信号通路及炎症信号通路达到保护脑组织的作用等。

1. 线粒体功能　线粒体消耗呼吸 85%~90%的氧气,是 ATP 产生的主要来源,而高压氧治疗(HBOT)的主要分子靶点可能是线粒体。最近的研究表明,HBOT 对神经元的直接影响是通过细胞间的线粒体转移介导的。HBOT 可促进线粒体从星形胶质细胞转移到神经元细胞,使后者对神经炎症更有弹性。这种神经胶质串扰可能促进康复,并解释了 HBOT 诱导的一些机制。在 TBI 大鼠中,HBOT 持续 4 小时(1.5 ATA)可使 ATP 水平和神经元存活的增加,两者都与认知恢复的改善相关。此外,在阿尔兹海默病(AD)大鼠模型中,HBOT 通过增加具有抗凋亡作用的 B 细胞淋巴瘤 2(Bcl-2)和降低具有促凋亡作用的 Bcl-2 相关 X 蛋白(Bax)来降低线粒体介导的凋亡信号通路。

2. 神经发生和血管发生　提高认知能力的另一个途径可能是干细胞增殖。在一项早期研究中,HBOT 对缺氧缺血的新生大鼠促进内源性神经干细胞的神经发生,通过脑室下区(SVZ)和海马齿状回(DG)(参与空间导航的区域)5-溴-20-脱氧尿苷(BrdU)和双皮质素的增加来测量。因此,HBOT 改善了 TBI 大鼠的空间学习和记忆能力,这与海马神经元活动的增加有关。这些结果

得到了另一项研究的进一步支持,该研究发现 HBOT 诱导神经元细胞增殖,海马 DG 区 nestin 和 BrdU 升高,SVZ 区 Wnt-3 和 nestin 升高。在一项旨在研究 HBOT 对 TBI 恢复的机制贡献的研究中,发现 HBOT 增加了神经干细胞的增殖和向病变区域的迁移,以及血管内皮生长因子(VEGF)及其受体 VEGFR-2、Raf-1、VEGF-2 和 VEGF-1,丝裂原活化蛋白激酶(MEK1/2)和磷酸化细胞外信号调节激酶(ERK)1/2 蛋白的水平。因此,HBOT 可能通过 VEGF/ERK 信号通路促进神经干细胞增殖并可能促进血管生成。此外,在血管性痴呆(VD)大鼠模型中,HBOT 还能刺激梨状皮层神经发生,改善血供。HBOT 还可促进骨髓干细胞向缺血区域的动员,促进营养因子的释放,促进脑和神经元的恢复,促进神经新生。有趣的是,在急性一氧化碳中毒后迟发性脑病患者中,HBOT 动员了外周血中循环的干细胞,这与认知能力的改善有关。在 TBI 大鼠模型中,HBOT 刺激血管生成的证据是,更多的 BrdU-和 vegf 阳性细胞,以及 BrdU-和 NeuN-阳性细胞数量的增加,表明神经生成增强。这些发现为改善人类大脑认知功能提供了支持,其与脑血管新生和神经元生长和增殖的改变有关,改善 CBF 和脑活动。事实上,最近的一项研究表明,HBOT 改善了 AD 小鼠模型的血液流动,减轻了这些 AD 小鼠在正常疾病过程中(无 HBOT)发生的血管收缩。此外,在基线显著失忆的老年患者中,HBOT 增加了 CBF,改善了认知功能。

3. 神经炎症　HBOT 在一些脑功能障碍中的另一个重要作用是减轻神经炎症。TBI 通常与炎症增加、凋亡和胶质细胞增生、神经细胞死亡及认知和运动功能障碍有关。在 TBI 大鼠模型中,HBOT 被证明可以减少神经炎症,增加抗炎细胞因子 IL-10 的水平;这些变化与认知缺陷的改善有关。在 AD 小鼠模型中,HBOT 逆转了缺氧,改善了脑病理和动物的行为表现。这种改善还与促炎细胞因子[如 IL-1b、IL-6 和肿瘤坏死因子 α(TNF-α)]的减少及抗炎细胞因子(如 IL-4 和 IL-10)的增加有关,从而导致神经炎症的减少。人类暴露于氧气后细胞因子的变化也有报道。低

强度运动计划结合暴露于轻度高氧状态(30%)可提高炎症前 IL-6,在感染和组织中有助于宿主防御,而在轻度(30%氧)和高氧状态(100%氧)下,抗炎细胞因子 IL-10 显著升高。在轻度认知损伤(MCI)大鼠模型中,HBOT 对由 ERK 介导的早期认知功能障碍有保护作用。这些动物在 Morris 水迷宫中表现更好,凋亡更少,海马细胞形态更好。在海马注射 β-淀粉样肽诱导的 AD 大鼠模型中,HBOT 改善了动物行为,并减少了神经元损伤、星形胶质细胞激活和树突棘丢失。这与海马 p38 丝裂原活化蛋白激酶(MAPK)磷酸化减少有关,发生在疾病早期,与神经炎症、细胞骨架重塑和 tau 蛋白磷酸化增加有关。这些论文表明,MAPK/ERK 通路参与细胞增殖和可塑性,也是 HBOT 的一个靶点。

4.神经保护,抗氧化和抗凋亡活性　HBOT 增加了脑对缺血的耐受,这是由 SIRT1(Ⅲ类组蛋白去乙酰化酶)增加介导的,SIRT1 被认为参与神经保护。HBOT 的神经保护作用与乳酸脱氢酶的降低有关,并通过 SIRT1 抑制剂 EX527 或 SIRT1 基因敲除降低 SIRT1 活性或表达而减弱。SIRT1 激活剂白藜芦醇可以模拟这种神经保护作用。SIRT1 水平的改变也与 b 细胞淋巴瘤 2(Bcl-2)表达的升高和裂解的半胱天冬酶 3(caspase 3)水平的降低有关。SIRT1 在大脑中的表达与核因子红系 2 相关因子 2(Nrf-2)、血红素加氧酶 1(HO-1)和超氧化物歧化酶 1(SOD1)的表达增加有关,HBOT 通过增强抗氧化防御途径,降低丙二醛(MDA)的水平,从而有助于神经保护。HBOT 在其他认知功能减退模型中增加了 SIRT1、Nrf-2 和 HO-1 的表达,改善了记忆

功能障碍,SIRT1 也被证明在大鼠大脑中动脉闭塞后的恢复中发挥作用。这可能是 HBOT 在急性缺血性脑卒中中发挥作用的机制。HBOT 和银杏叶提取物联合诱导淀粉样 β(Aβ 片段)毒性后,大鼠海马组织中 SOD 和谷胱甘肽水平增强,丙二醛(MDA)和 B 细胞淋巴瘤 2 相关 X 蛋白(Bax)水平降低,半胱天冬酶 9 和 3 活性降低,提示其抗氧化和抗凋亡活性均增强。在轻度创伤性脑损伤小鼠模型中,HBOT 提高了学习能力,防止了星形胶质细胞激活和神经元丢失,提示其具有神经保护作用。在 AD 大鼠模型中,凋亡通路的参与被证实,HBOT 后认知和记忆能力得到改善,这与 NF-κB 通路的激活和海马神经元损失的减少有关。总之,HBOT 对大脑具有多方面的神经保护作用,包括免疫、神经和血管系统,导致认知能力的增强和恢复。

四、小结

高压氧在颅脑创伤后功能障碍治疗中,其治疗效果明显,无明显毒副作用,越来越被重视。我国由于高压氧舱较国外普及,且费用较低,可以广泛应用于各期(急性期、早期、晚期)颅脑创伤后患者。

五、前景与展望

有学者提出早期亚低温治疗联合高压氧治疗有利于改善预后,提高生存质量,有待多中心随机双盲对照试验证据支持。高压氧舱内专用呼吸机的发展,为无自主呼吸的颅脑创伤危重患者提供了在超早期行高压氧治疗的可能性。

六、主要依据(表 31-1)

表 31-1　国内外有关高压氧治疗重型颅脑创伤患者疗效的研究概要和结论

作者	研究概要	结论
Rockswold GL,1992	168 例创伤性脑伤患者前瞻性研究,84 例对照组;84 例高压氧治疗组(1.5 ATA,8 小时/次,平均每人 21 次)	高压氧组病死率 17%;对照组病死率 32%($P=0.037$)
任海军,2001	55 例创伤性脑伤患者前瞻性研究,35 例对照组;20 例高压氧治疗组	较对照组,高压氧组 GCS、BEAM 和 GOS 评分明显改善病死率和致残率降低

续　表

作　者	研　究　概　要	结　　论
Lin JW, 2008	44 例创伤性脑伤患者前瞻性研究,22 例对照组;22 例高压氧治疗组	高压氧组 GCS 和 GOS 评分较对照组显著提高
彭慧平,2008	321 例创伤性脑伤气管切开患者研究,106 例对照组;215 例高压氧治疗组(1.6～2.0 ATA,60 分钟/次,45 例<10 次,170 例>10 次)	高压氧组有效率 95.8%,对照组有效率 86.9%,GCS 评分在治疗前无差异,治疗后差异有统计学意义
Rockswold SB, 2010	69 例创伤性脑伤前瞻性研究,对照组;常压组(1 ATA,吸 100% 氧气 3 小时/天,3 天);高压氧治疗组(1.5 ATA,吸 100% 氧气 60 分钟/天,3 天)	高压氧组治疗效果比常压组好无肺或者脑氧中毒
Sahni T, 2012	40 例创伤性脑伤前瞻性研究 20 例对照组;20 例高压氧治疗组	两组在认知功能等方面都有好转,高压氧组好转明显大于对照组
Rockswold SB, 2013	42 例创伤性脑伤前瞻性研究,对照组;常压组+高压氧治疗组(1 ATA 吸 100% 氧气 3 小时继以 1.5 ATA 吸 100% 氧气 60 分钟/天,3 天)	高压氧+常压组治疗效果比对照组治疗效果好
Tal S, 2017	15 例观察性研究,2 个大气压吸入 100% 氧气 90 分钟(含加减压),治疗 60 次	高压氧治疗可促进脑损伤后慢性认知功能障碍患者脑血管新生和脑微结构的恢复
Mozayeni BR, 2019	32 例多中心观察性研究,1.5 ATA 吸入 100% 氧气 1 小时,治疗 40～82 次不等	受试者在观察到的 25 项神经认知测试措施中有 21 项得到改善,客观神经认知测试的组成部分 17 项措施中有 13 项得到改善
钟贤良,2020	88 例创伤性脑伤前瞻性研究,44 例对照组;44 例高压氧治疗组(0.20～0.25 Mpa,80 分钟,14 天)	实验组表现出较高的 GCS 和较低的 NIHSS 评分,高压氧治疗能促进重型颅脑创伤患者神经功能的恢复,改善患者的认知功能和预后
Chen YW, 2022	84 例创伤性脑伤前瞻性研究,40 对照组;44 高压氧组(2 ATA,100% 氧气,60 分钟,≥20 次)	高压氧治疗可促进脑损伤后慢性认知功能障碍患者脑血管新生和脑微结构的恢复

参考文献

请扫描二维码
阅读本章参考文献

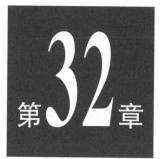

第32章 颅脑创伤患者预后因素
Factors of prognosis of traumatic brain injury

（张永明　张连富）

• 颅脑创伤发病机制复杂，不同个体间具有很强的异质性，特别是在中、重度颅脑创伤患者，影响预后的因素复杂，预后差异往往很大。目前临床颅脑创伤患者预后因素主要包括临床量表评价、神经影像学检查、颅内压及脑代谢变化、血浆生物标志物、脑电生理监测和基因组学等方面。当然，随着统计模型的发展和多中心大样本量的颅脑创伤临床数据库的建立，具有优越预测性能和普适性的预测模型建立，为颅脑创伤患者预后精准化评价提供了更大可能和美好前景。在预测模型的未来发展上，应当建立多国家、多中心标准化收集的临床数据库，并以此为基础建立合适的预后预测模型并作定期更新，只有这样才能更好地辅助预测颅脑创伤患者预后。

一、概述

预后是医学的基本要素，颅脑创伤患者的预后受多种因素影响，评价颅脑创伤或创伤性脑损伤（traumatic brain injury，TBI）的预后因素在TBI临床救治中具有一定意义，其目的不仅在于了解和预判TBI患者的预后，还可能通过对相关预后因素的探讨，有助于阐明其发病机制及指导治疗。早期利用各种量表来评定TBI后意识障碍功能的恢复。随着影像学技术的进步，CT检查是TBI的一个重要评估及分诊手段，因为它可以早期识别病变，决定是否需要住院治疗甚至进一步手术。但目前临床数据看，TBI患者特别是轻度TBI患者，CT检查的决策效率低下，90%～95%的扫描没有阳性结果，且让患者面临辐射风险。最新的研究表明，基于血液的生物标志物的检测可能有助于提高CT检查的阳性率同时减少辐射暴露的风险。同时对于CT扫描阴性、血液生物标志物浓度升高的脑外伤患者，表明存在结构性脑损伤，应推荐行头颅磁共振检查，约30%

的轻度TBI患者MR有着阳性改变。磁共振扩散张量成像和体积分析，可以识别标准临床MR图像检查无法检测到的额外损伤。此外，用来预测TBI的模型近年来也发展迅速，国际创伤性脑损伤研究协会已经确定了新的构建模块（如血液生物标志物和定量CT分析）来完善的预后模型。

二、论点形成过程

针对颅脑创伤患者预后的评价，目前可用于颅脑创伤后意识障碍功能恢复的评定量表有多种，文献报道中较常采用的预后评价标准包括：如TBI患者住院期间或30天内病死率、伤后6个月或1年的GOS评分（表32-1）及GOS-E评分（表32-2）及生存质量量表（WHOQOL-100）等。其中病死率多用于评价早期重度TBI的结果，GOS、GOS-E较多用于判定TBI患者中晚期的治疗结果，而WHO QOL-100等更适用于对包括轻度TBI患者长期生存质量的评价。TBI尤其是重度TBI的病理生理过程十分复杂，因此影响其预后的因素或与预后相关的因素表现在诸多方面,通过临床实际工作的总结和选择性的高级别临床研究文献的分析,颅脑创伤患者的预后因素主要包括患者受伤严重程度的临床评价、受伤的类型(影像学表现)、颅内压及脑代谢变化、血浆生物标志物、脑电生理监测和基因组学等。

表 32-1　GOS 评分

评分	评 分 标 准
1	死亡
2	植物状态:无意识,有心跳呼吸,偶有睁眼、吸吮、哈欠等局部运动反应
3	严重残疾:有意识,但认知、言语和躯体运动有严重残疾,24 小时均需他人照料
4	中度残疾:有认知、行为、性格障碍;有轻度偏瘫、共济失调、言语困难等残疾;在日常生活、家庭与社会活动中尚能勉强独立
5	恢复良好:能重新进入正常社交生活,并能恢复工作,但可能有各种轻度后遗症

表 32-2　GOS-E 评分

评分	评 分 标 准
1	死亡
2	植物状态
3	严重残疾:日常生活完全依赖他人
4	严重残疾:依赖他人可以做一些日常活动
5	中等残疾:低水平的工作
6	中等残疾:恢复以前的工作但需要一些调整
7	恢复良好:伴有轻微的身体和智力缺陷
8	恢复良好

三、科学基础与循证医学证据

(一) 临床评价

TBI 患者伤势严重程度,显然是判定其预后的重要方面之一。格拉斯哥昏迷评分(Glasgow coma scale, GCS)是一种简单而实用的颅脑创伤患者意识障碍评分系统,目前在全世界被广泛采用,它不仅用于昏迷评分,对 TBI 患者预后评价也具有参考价值。总体而言,GCS 评分越低,预后越差。但 GCS 评分存在的不足也显而易见。它未体现脑干反射,在相关神经损伤、气管切开等情况下会影响睁眼及语言反应评价,尤其是不能反映不同损伤类型的预后差别,如相同 GCS 评分的脑干伤和硬膜外血肿患者预后明显不同。为此,不少研究机构或个人提出多种改进的评价体系:如格拉斯哥-列日量表(Glasgow-Lèige Scale, GLS),因斯布鲁克昏迷评分(Innsbruck coma scale, ICS),全面无反应性量表(full outline of unresponsiveness, FOUR)等。其中,FOUR scale 由美国的明尼苏达罗彻斯特 Mayo 临床医学院的 Wijdicks 等制定,评估项目包括睁眼、运动、脑干反射、呼吸功能(表 32-3)。

表 32-3　FOUR 量表

评分	睁 眼	运 动	脑干反射	呼 吸
4	自发睁眼或按令睁眼、跟踪或眨眼	按令拇指上翘、握拳、V 形手势	瞳孔反射和角膜反射均存在	未插管,呼吸正常
3	能睁眼,不能跟踪	刺痛定位	一侧瞳孔散大固定	未插管,陈-施呼吸
2	闭眼,呼唤睁眼	刺痛肢体屈曲反应	瞳孔或角膜反射消失	未插管,不规则呼吸
1	闭眼,刺痛睁眼	刺痛肢体过伸反应	瞳孔、角膜反射均消失	插管,呼吸频率高于呼吸机频率
0	痛刺激不能睁眼	无反应或泛发性肌阵挛状态	瞳孔、角膜、咳嗽反射均消失	呼吸暂停,呼吸频率等于呼吸机频率

在多发伤的创伤评分系统中,常用的有简明损伤评分(abbreviated injury scale, AIS)、损伤严重程度评分(injury severity scale, ISS)、急性生理和既往健康状态评估法(acute physiology and chronic health evaluation, APACHE)、创伤严重程度评分(trauma and injury severity score,

TRISS)及创伤严重程度特征评价法(a severity characteristics of trauma，ASCOT)等，以上评分体系在多发伤或合并颅脑创伤的多发伤的伤情评价及预后判断中均有一定价值。

(二) 神经影像

头颅 CT 影像不仅是颅脑创伤患者判断伤情和选择治疗方案的重要依据，也是评价患者预后的重要因素。这些影像学特征包括中线结构的移位、基底池的情况、蛛网膜下腔出血、脑室积血、弥漫性轴索损伤及颅内血肿的类型等，甚至是否继发脑积水、脑梗死等均可影响患者预后。如笔者报道，中、重度颅脑创伤患者合并创伤性脑梗死其预后不良发生率明显高于无脑梗死组，并且多因素回归分析结果显示，创伤性脑梗死是预后不良的一种独立风险因素。考虑到治疗措施的不同对预后的影响，CT 影像的损伤类型如以脑实质挫裂伤为主，不同的损伤部位(如大脑、小脑或脑干部位损伤)，手术处理或保守治疗，预后相差较大。如以出血性损伤为，血肿部位、血肿形成时间及血肿量大小对预后的判断价值均非常重要。但 CT 在脑干伤、微小白质损伤等方面精确度存在局限性，MRI 检查尤其是某些特殊序列的影像，弥补了 CT 影像的不足，如 DWI、SWI、DTI 等均能较精确的反映弥漫性轴索损伤或某些微小结构损伤，MRV 来观察横窦或乙状窦受压和变形情况，它们对预后尤其是患者长期神经功能障碍的判断有较大意义，如果仅用 CT 来评估损伤，可能错过颅内压失调的迹象。

(三) 颅内压及脑代谢变化

通过颅内压(intracerebral pressure，ICP)监护将传统的经验性降颅压治疗变为目标性治疗，其对病情变化判断、指导治疗及评估预后均具有积极的意义。ICP 升高或脑灌注压(cerebral perfusion pressure，CPP)下降可能会造成脑梗死、脑疝甚至死亡。对颅脑创伤患者进行 ICP 监护是有必要的，对患者预后的判断、决定患者是否做开颅手术、早期迟发型颅内血肿的诊断及甘露醇使用的指导均有重要意义。有报道认为，颅脑创伤患者初始 ICP > 40 mmHg 病死率高达 92%～100%，ICP 在 20～40 mmHg 病死率约

69%，20～25 mmHg 病死率为 15%；也有报道，伤后 48 小时平均 ICP 是患者死亡的独立风险因素，但与存活者的神经功能恢复好坏无关。

结合脑微渗析研究发现，急性 TBI 患者的脑葡萄糖浓度是降低的，而乳酸浓度升高，最近的研究也在强调了脑功能障碍和乳酸水平是严重 TBI 和损伤后最重要的预后决定因素。最近的研究表明，线粒体功能障碍和随后的神经元能量衰竭在 TBI 后的发病机制中起着关键作用。继发性和延迟的 TBI 后果继续加重，由最初的神经创伤引起的各种生化反应的相互作用级联，其中一种特定的生化过程是线粒体功能障碍，其部分特征是代谢失败后大脑中乳酸/丙酮酸比值升高。颅脑创伤后的正常 ICP 及 CPP 情况也可能出现脑组织氧分压($PbtO_2$)的下降，因此认为脑代谢的变化如脑细胞组织间隙某些成分的改变更能预测患者预后，如脑细胞外间隙葡萄糖含量降低以及乳酸/丙酮酸比值升高是患者伤后 6 个月死亡的独立风险因素，其他脑代谢研究包括淀粉酶物质、神经粗丝蛋白等含量的变化与预后的关系，但目前尚不能肯定。

(四) 血浆生物标志物

有关颅脑创伤预后的血浆生物标志物研究已见大量报道，也是评估和预测脑外伤预后的重要方面。创伤后神经元、脑胶质细胞及神经纤维的损伤，可能产生不同的物质代谢变化。除此之外，严重创伤可能影响某些系统甚至全身代谢改变，导致诸如创伤后凝血功能障碍、血糖变化均可能与预后相关。综合文献报道，该类血浆生物标志物可能多达数十种(表 32 - 4)，其中研究较多或比较肯定的是反映脑胶质细胞损伤的 S100B、GFAP 升高；反映神经元损伤的 NSE 升高；而慢性神经元衍生的外泌体生物标志物在 TBI 后 3～12 个月趋于增加：它们分别是 Tau 蛋白、Aβ42、细胞朊病毒蛋白、突触蛋白、IL - 6 和延迟轴突生物标志物，如神经丝和髓鞘碱性蛋白；并且它们都可以用于评估 TBI 急性和伤后时期的认知障碍或进行性轴突变性和神经元损伤。凝血功能障碍的 D - 二聚体增高、血小板计数下降及全身应激状态的血糖升高等。它们的变化不仅反映损伤的严重程度，对患者的预后预测也具有一定参考价值，如

Wiesmann 认为人的血浆 S100B、GFAP 升高与患者死亡及不良预后相关,该笔者报道,颅脑创伤患者血浆 D-二聚体升高与患者病死率增加呈正相关,并且也是创伤后颅内进展性出血的独立危险因素。

表 32-4　TBI 后血浆生物标志物

生物标志物	基 因 名 称
GFAP	glial fibrillary acidic protein
S100B	S100 calcium-binding protein B
Tau	microtubule-associated protein tau
NSE	neuron specific enolase
UCHL1	ubiquitin carboxyl-terminal esterase L1
ENO2,NSE	enolase 2 (gamma, neuronal)
SPTAN1 (SBDP)[b]	spectrin, alpha, non-erythrocytic 1 (alpha-fodrin)
MBP	myelin basic protein
MAPT,TAU	microtubule-associated protein tau
FABP7,B-FABP	fatty-acid-binding protein 7,brain
HSPD1,HSP60	heat shock 60 kDa protein 1
HSPA4,HSP70	heat shock 70 kDa protein 4
HMOX1,HO-1	heme oxygenase (decycling) 1
CYCS,CYC	cytochrome c, somatic
BCL-2	B-cell CLL/lymphoma 2
IL-6	interleukin-6 (interferon, beta 2)
IFN-γ	interferon-gamma
APOE	apolipoprotein E
APP,ABPP	amyloid beta (A4) precursor protein
NGF	nerve growth factor (beta polypeptide)
NF-L	neurofilament-L
CRP	C-reactive protein, pentraxin-related
ADM	adrenomedullin
CP	ceruloplasmin (ferroxidase)
CHI3L1,YKL40	chitinase 3-like 1 (cartilage glycoprotein-39)
CASP9	caspase-9,apoptosis-related cysteinepeptidase

续　表

生物标志物	基 因 名 称
BDKRB1	bradykinin receptor B1
BDKRB2	bradykinin receptor B2
BECN1	beclin-1,autophagy related
BMP6	bone morphogenetic protein 6
BDNF	brain-derived neurotrophic factor
CASP7	caspase-7,apoptosis-related cysteine peptidase
AVEN	apoptosis, caspase activation inhibitor
CNTFR	ciliary neurotrophic factor receptor
AIMP1,EMAPⅡ	aminoacyl tRNA synthetase complex-interacting multifunctional protein 1
NEFH,NFH	neurofilament, heavy polypeptide
D-dimer	—
Blood glucose	—

(五) 脑电生理监测

持续脑电图(continuous electroencephalography, cEEG)、脑电地形图(brain electrical activity mapping, BEAM)、脑干听觉诱发电位(brainstem auditory evoked potentials, BAEP)及体感诱发电位(sensory somatic evoked potential, SSEP)等能从电生理角度用量化的指标评价脑功能状态,可作为治疗反应的评价,在颅脑创伤患者的预后判断中具有一定意义。脑电图(EEG)是通过 EEG 扫描仪将大脑自身微弱的生物电放大记录成的一种曲线图,是一种无创的现代辅助检查方法,EEG 的价值主要体现在创伤后癫痫的预判,而创伤后癫痫往往与脑代谢异常、脑血流改变及 ICP 升高有关,因此创伤后癫痫发生预示患者病死率增加及预后不良。同时 cEEG 监测还用于评价脑死亡。BEAM 是对脑电信号进行定量分析,是定量 EEG 的一个分支,其可作为判断昏迷患者临床预后的参考指标,多数观点认为脑波慢化的程度代表着脑功能损害的程度。但由于计算机不能识别各种伪迹和痫样放电,故常与常规 EEG 相配合才能提高临床应用价值。

BAEP 反映了局部脑干的功能变化,常被普遍用来评估脑干损伤的部位和程度,并证明对意识障碍程度和预后判断有重要价值。SSEP 多用于判断患者长期预后尤其与意识和认知功能的恢复密切相关。

(六)基因组学

目前可以使用一系列方法来获取患者遗传学信息对 TBI 预后影响的证据。像 CACNA1A 这样的罕见但高渗透性的基因变异,在轻微的头部损伤后会导致危及生命的脑肿胀。TBI 相关候选基因的研究也存在着一定的弊端,包括遗传覆盖率低、选择偏倚、群体分层隐秘、假阳性率高、发表偏倚和复制性差等,其中许多缺点都可以通过全基因组关联研究来克服。一项针对 5 268 例患者的 TBI 结果进行的大型全基因组关联研究估计,约 26% 的 TBI 结果差异可能是遗传的,完全在具有公认的遗传关联的常见神经系统疾病的范围内。

TBI 相关候选基因研究最重要的作用也许是了解疾病生物学,并确定丰富的患者群体,以进行新型或重新利用的药物试验和治疗。例如,一项研究表明,ABCC8(SUR1)和 TRPM4 这两个基因的变异导致了严重 TBI 后脑出血的进展,与基线模型相比,遗传信息的增加显著提高了对出血进展的预测。这些结果很重要,因为它们反映了实验模型和临床研究中的生物学,并且可以为开发 SUR-1 拮抗剂试验提供丰富的基础。

四、小结

颅脑创伤发病机制复杂,不同个体间具有很强的异质性,特别是在中、重度颅脑创伤患者,预后差异往往很大。尽管很多临床研究探讨了与预后相关危险因素,但颅脑创伤患者预后的预测仍然是个难题。对于 TBI 患者,我们需要对这些因素进行综合评估,积极采取对应的措施,以提高患者的康复率和生活质量。

五、前景与展望

长期以来,颅脑创伤患者预后的判断依赖于医师个人经验。随着统计模型的发展和多中心大样本量的颅脑创伤临床数据库的建立,具有优越预测性能和普适性的预测模型逐渐建立,使得颅脑创伤患者预后的预判从传统意义上医师的个体预测上升到现在具有循证医学依据的预后预测。

(一)预后相关危险因素的标准化收集及编码

与预后相关的危险因素是预后预测模型建立的基础。颅脑创伤患者预后相关危险因素主要包括患者特征、入院时病情和临床干预治疗 3 个方面。由于早期预后预测的重要性和患者接受治疗的不均一性,目前预后预测模型主要建立在患者特征和入院时病情相关危险因素的基础上。

多中心颅脑创伤临床数据库的建立不仅有利于提升颅脑创伤治疗水平,且有利于提高预后预测的准确性。但不同研究之间数据收集和编码的巨大差异成为不同研究之间的分析和比较的潜在混杂因素。因此,建立统一的颅脑创伤患者临床数据收集标准显得尤为重要。目前,在几个临床研究数据和高质量的前瞻性观测性数据的基础上,IMPACT 数据库的研究者们建立了一套颅脑创伤患者临床数据收集的标准化表格可供参考。颅脑创伤患者临床数据的标准化收集方便了不同研究中心间的比较、干预治疗效果的评价等,在此基础上建立的标准化临床数据库也为颅脑创伤患者的个性化治疗提供了循证医学依据。

(二)预后预测模型的建立及其验证

1. 预后相关独立危险因素的纳入 预测模型的建立过程中一个重要的问题就是纳入多少个或哪些潜在的独立危险因素,特别是当数据样本量比较小的时候,危险因素过少不能充分发挥其预测作用,过多则很容易导致过度预测。在纳入危险因素之前,我们可以通过系统回顾分析预后相关危险因素,根据危险因素缺失值的多少情况选取危险因素。在进行多因素分析之前,危险因素之间的共线性检测与处理也尤为重要,可采用合并危险因素等方法处理相关很强的变量。总之,纳入预测模型危险因素的数量需要根据数据的样本量决定,可以用打分的形式将几个相关性很高的危险因素进行转换,选取与临床实际意义相对应的危险因素。这些都是建立稳定、真实、可行预测模型的前提。例如,有研究通过总结和分析脑挫伤患者的基线数据、实验室检查和成像特征来评估创伤后癫痫和预后的高风险因素,然后开发诺模图预测模型并对其进行验证,可用于个性化脑挫裂伤患者的创伤后癫痫的发生和预后的预测。

2. 预测模型的建立　对于颅脑创伤预后这种二分类变量,较常用的预测模型建立方法为多因素 Logistic 回归,通过多因素 Logistic 回归分析纳入与预后相关独立危险因素建立 Logistic 回归方程。至此,颅脑创伤患者临床数据被转换为数理统计模型,初步建立了预后预测模型。此外,分类回归树技术,生存分析的 Cox 回归模型也被用于预后预测模型的建立。

3. 预后预测模型的验证　预测模型建立以后,模型的内、外部验证以及模型的性能是支持预测模型可以运用于临床准确预测的重要依据。目前只有少数研究同时检验了模型的内、外部真实性。预测模型的内部真实性代表了预测模型在预测与模型建立数据相似数据的性能,常用的内部验证方法有交叉验证法(cross-validation)、自举法(bootstrap)等。外部真实性代表了预测模型在预测模型建立数据以外新数据的性能,也就是模型的外部普遍适用性,预测模型在预测外部数据时常出现性能下降,因此预测模型建立后需要外部数据检验其性能。模型的性能又可分为模型的判别能力以及校准能力,分别以 C 统计值和拟合优度检验(Hosmer-Lemeshow 检验)P 值表示。只有经过内部验证证实预测模型不存在过度乐观并且外部验证证实预测模型的性能优越的预测模型才能用于外部数据的预后预测,提供给临床医师作预后预测参考使用。

4. 预后预测模型的临床应用　建立并验证的统计模型是比较复杂难以手工计算和应用的统计方程式,不方便临床医师使用。我们可以通过计算技术辅助,开发可供临床医师方便使用的网站、终端预测程序及预测概率标尺等简便易行的工具实现预测模型的临床应用。尽管预后模型在 TBI 研究中被广泛接受,但在临床实践中却不常使用。这种差异的部分原因可能是由于对个别患者的预测精度低。中度和重度 TBI 已经有被开发出来并得到广泛的验证的预后模型。对于轻度 TBI,还没有得到充分验证的模型,也没有适用于所有

TBI 严重程度范围的模型。中度至重度 TBI 存在可靠的预后模型,但这些模型只能预测结果差异的 35%。轻度 TBI 的预后模型不如中度至重度 TBI 的预后模型发达,但其性能可以通过包括受伤后 2~3 周获得的信息来加强。预测轻度 TBI 后脑震荡症状的模型采用了不同的方法来定义脑震荡后症状。目前为 TBI 制订的质量指标多限于 ICU 环境,尚未准备好转化为临床实践。

5. 现有预后预测模型及其展望　对目前国际上有关创伤预后预测模型的分析中,发现目前该领域的大部分预后预测模型都存在方法学上的问题,只有很少预测模型进行了模型的验证工作。目前比较准确、可靠的预测模型有基于 IMPACT 和 CRASH 数据库的预后预测模型,它们是颅脑创伤预后预测领域具有里程碑意义的发展。但两者数据来源于临床试验,临床试验的入选标准势必会造成选择偏倚。此外,IMPACT 数据库主要来源于发达国家,而 CRASH 数据库来源于低、中等发达国家,这也说明为什么 CRASH 预测模型在预测 CRASH 数据时校准能力(calibration)下降(H-L 检验,P<0.001),IMPACT 数据主要收集于 20 世纪 80 年代,且没有考虑不同区域治疗水平的差异,重要的是,预测模型更应该建立在不断更新的颅脑创伤数据基础上。基于以上原因,作者以本中心数据为基础建立了预后预测模型,并经过外部验证发现其外部预测性能良好(C 统计值 0.84~0.92,H-L 检验 P 值 0.433~0.051),因此可以应用于预后预测。除此之外,TARN 数据库的研究者也发布了其最新的预后预测模型,可供临床医师选择使用。上海市颅脑创伤研究所近期基于中国的大型多中心观察性队列开发的适用于中低收入国家的重型颅脑创伤患者短期死亡预测模型,该研究首次基于中国重型颅脑创伤患者的大数据队列,建立了一个便于临床医师使用、方便快捷的短期死亡预测模型,可能为早期临床决策提供一定的指导和帮助。在预测模型的未来发展上,应当建立多国家、多中心标准化收集的临床数据库,并以此为基础建立合适的预后预测模型并作定期更新,只有这样才能更好地辅助预测颅脑创伤患者预后。

六、主要依据(表 32 - 5)

表 32 - 5   国内外有关颅脑创伤患者预后因素的最新研究概要和结论

作 者	研 究 概 要	结 论
Teodor Svedung Wettervik, 2019	高动脉葡萄糖与创伤性脑损伤后较差的血压自动调节、高脑乳酸/丙酮酸比值和不良预后关系	高动脉血糖与预后不良、血压自动调节不良和脑能量代谢紊乱有关
Nikos Gorgoraptis, 2019	外伤性脑损伤长期幸存者脑 Tau 病理的体内检测	脑外伤患者的总 Tau 蛋白、磷酸化 Tau 蛋白和泛素羧基末端水解酶 L1 脑脊液浓度升高
Yevgeniya Lekomtseva, 2020	旨在确定 TBI 损伤后阶段的乳酸、丙酮酸、乳酸脱氢酶、Tau 蛋白、铜蓝蛋白血液水平与其不同形式的关系	TBI 损伤后乳酸水平较高,反映了损伤后氧化代谢障碍,并且在中度 TBI 损伤后表达较多
Edward J. Goetzl, 2019	为了确定 TBI 对认知障碍(CI)血浆神经元衍生外泌体(NDE)蛋白生物标志物水平的长期影响	NDE 生物标志物 P - S396 - Tau 和 IL - 6 在 TBI 后随 CI 明显升高,可能有助于评估老年患者的 CI。Aβ42 和 P - Tau TBI 后几十年内仍保持升高状态,可能介导 TBI 相关的 CI
Chen Zhi-Ling, 2022	外伤性脑损伤患者创伤后脑梗死的患病率及危险因素系统回顾和荟萃分析	GCS 评分较高、瞳孔扩张、PT 异常、血肿位置和血肿体积是创伤后脑梗死(PTCI)发生的危险因素,而低血压休克、硬脑膜成形术、脑疝和血小板减少与 PTCI 无关
Kals M, 2022	全基因组和转录组关联研究遗传对 TBI 结局的影响。研究人群由来自欧洲和美国前瞻性研究的 5 268 例患者组成,他们在 TBI 后 24 小时内入院,并满足当地 CT 方案	约 26% 的 TBI 结果差异可能是遗传的,完全在具有公认的遗传关联的常见神经系统疾病的范围内
Maas AIR, 2022	外伤性脑损伤预防、临床护理和研究的进展与挑战	柳叶刀神经病学委员会发表的第二版颅脑创伤综述,旨在为颅脑创伤的后续研究、临床诊疗和医疗卫生策略提供全面的背景资料
Lijian Lang, 2023	研究纳入其中 52 家医院 2 631 例 sTBI 患者数据,并以医院为单位划分建模组(用于建立模型)和验证组。使用多因素 Logistic 回归确定 STBI 患者短期死亡的独立预测因素并建立列线图模型。采用受试者工作特征曲线下面积(AUC)和一致性指数(C-index)评估模型的区分度,采用校准度图和 Hosmer-Lemeshow 检验(H - L 检验)评估校准度,采用决策曲线分析(DCA)评估模型对患者的净效益	该研究首次基于中国重型颅脑创伤患者的大数据队列,建立了一个便于临床医师使用的、方便快捷的短期死亡预测模型,可能为早期临床决策提供一定的指导和帮助
Yufeng Zhu, 2021	研究纳入 426 例脑挫伤患者的预后模型的建立和验证	本研究建立了高精度的列线图模型来预测脑挫伤患者的预后,指出脑脊液葡萄糖/乳酸比值、挫伤体积、水肿区平均 CT 值都是脑挫伤患者预后不良的独立预测因子

参考文献

请扫描二维码
阅读本章参考文献

儿童颅脑创伤救治
Treatment of pediatric traumatic brain injury

（刘劲芳　陈鑫）

- 检查和监测：CT 检查是儿童颅脑创伤重要的评估手段，对出现神经功能恶化或者颅内压增高症状的 TBI 患儿应进行 CT 检查；对弥漫性轴索损伤患儿进行 MRI 检查；对重型 TBI（GCS≤8 分）、影像学证实为 TBI 的患儿进行颅内压监测，儿童颅高压治疗的阈值为 20 mmHg；儿童 TBI 最低的 CPP 阈值为 40 mmHg，可根据不同的年龄调整；持续脑电图监测应用于儿童 TBI 后癫痫的诊断与疗效评估。
- 手术与治疗：符合手术指征的硬膜外血肿患儿应积极手术治疗；对神经功能恶化、脑疝形成及常规

降颅压治疗无效的 TBI 患儿行去骨瓣减压手术。颅内压增高的 TBI 患儿可使用高渗盐水或甘露醇进行高渗脱水降颅压治疗；存在脑室内出血或脑积水的重型 TBI 患儿进行脑室外引流来控制颅内压增高；在严格的重症管理下对于难治性颅内压增高的重型 TBI 患儿进行控制性低温治疗；重型 TBI 患儿进行机械通气治疗时需要进行 $PaCO_2$ 和脑血流监测；重型 TBI 患儿应早期进行癫痫预防。
- 儿童的颅骨成形术修补材料可选用自体骨、骨诱导材料或者合成材料，手术时机没有年龄限制。

一、概述

儿童创伤包括颅脑创伤（traumatic brain injury, TBI）非常常见，其年发生率大约为 200/100 000，最主要的病因包括跌落（包括跌倒在内）、交通事故和被击打，重型颅脑创伤（格拉斯哥昏迷评分，GCS≤8 分）是引起儿童（<18 岁）死亡和致残的最常见原因之一。由于儿童神经系统的解剖、生理、病理生理等均与成人有所不同，因此其颅脑创伤的临床特点及治疗策略也有别于成人。目前许多儿童颅脑创伤的治疗措施仍然来自成人颅脑创伤的循证医学证据，给临床医务工作人员带来了许多困扰。

（一）临床表现

儿童颅脑创伤伤后早期很难发现明显意识障碍，尤其是对于年龄越小的患儿来说可能只出现

不典型的临床表现（如精神淡漠、拒食及哭闹），随着伤后脑血管痉挛，脑水肿和局部脑组织缺血，患儿可逐渐出现意识障碍、呕吐等症状；若伤后立即出现明显的意识障碍，多为硬膜下血肿或广泛的脑挫裂伤、脑干损伤等严重的颅脑创伤。另外由于儿童血容量少（尤其是婴幼儿），即使未合并其他器官的损伤，也可能出现面色苍白、血压下降等休克表现。婴幼儿若前囟门未闭，受伤后囟门膨隆或张力增高是颅内压升高表现。儿童创伤性颅内血肿临床表现较轻，若血肿增大病情恶化，一旦瞳孔散大出现脑疝则会危及生命。局灶性脑组织损伤可出现肢体瘫痪、失语和癫痫等症状。婴幼儿颅脑创伤常合并有眼底出血，这也是婴儿摇晃综合征（Shaken Baby Syndrome）的典型临床表现。

（二）影像学表现

1. 头部 CT　是目前检查 TBI 患儿最常用的

影像技术,能快速地发现颅内出血,脑挫伤和脑水肿。同成人 TBI 患者类似,鹿特丹 CT 评分能反应 TBI 患儿的严重程度,评分上升与死亡风险密切相关,但是正常的 CT 表现并不代表没有颅内高压。如果硬膜外血肿>10 mL 或 GCS≤8 分,则不论有无显著的神经功能恶化,均需进行 CT 复查。TBI 患儿如果没有神经功能恶化或者颅内压升高的表现,不推荐进行常规的 CT 复查,因为这一措施不能带来额外的临床获益。

2. MRI 主要是通过各种特殊的扫描序列来反映更多脑损伤的细节信息。弥散加权成像(DWI)和表观弥散系数(ADC)主要应用于检测脑水肿以及弥漫性轴索损伤,尤其是在受伤早期能检测出局部的脑缺血,这对诊断因虐待而导致颅脑创伤的患儿十分重要,此外 ADC 值也可以用来预测 TBI 患儿的预后。其他的磁共振序列中,磁敏感加权成像(SWI)主要用来检测细小的弥漫性出血灶,更多的出血灶也提示 TBI 患儿的预后更差;弥散张量成像(DTI)能够检测神经纤维束的损伤情况并能反映患儿认知和总体的预后情况。总之,MRI 多用于儿童颅脑创伤神经功能远期预后的评估。

(三)神经重症监测

1. 颅内压监测和阈值 颅内压监测是重型 TBI 后重症监护的基础措施,许多针对 TBI 后颅内高压的治疗都是通过颅内压监测做出决策。重型 TBI 的患儿往往会出现 ICP,而 ICP 又与不良预后以及较高的病死率相关。临床研究表明,对儿科 ICU 中重型 TBI 患儿进行 ICP 监测,实施以 ICP 目标导向的治疗策略可显著降低患儿的病死率。颅脑创伤后脑组织挫伤、水肿和颅内出血等因素会引起颅内压升高,当颅内压升高到一定阈值时会引起神经损伤、脑疝和脑死亡。此前大量研究表明,儿童 TBI 患者颅内压持续超过 20 mmHg 与预后不良和病死率较高有关。儿童 TBI 患者颅内压>20 mmHg 每增加 1 小时,不良预后的可能性增加 4.6%。颅内压>20 mmHg、持续时间超过 5 分钟时,需要积极干预以获得改善 TBI 患儿的临床结局。

2. 脑灌注压阈值 脑灌注压(CPP)是指平均动脉压和 ICP 的差值,在颅脑创伤的临床管理中 CPP 是一个决定脑血流量的十分重要的参数,因为它在一定程度上间接地反映了脑组织营养物质和氧气的供应。多个研究表明最低应维持 TBI 患儿脑灌注压在 40 mmHg 以上,脑灌注不足与不良预后相关,维持脑灌注压在 40~50 mmHg 之间是合适的。同样考虑到不同年龄段儿童的平均动脉压、脑血流和脑氧代谢率存在区别,年龄较小的婴幼儿可以维持在推荐范围的低值,而年龄较大的青少年则可能需要比推荐范围稍高一点的脑灌注压。近年来越来越重视脑血管的自动调节功能,认为在不同脑血管自动调节功能状态下脑灌注压的目标是变化的,即最优脑灌注压概念,因此建议用压力反应指数(PRx)来滴定最优脑灌注压。

3. 脑电图监测 创伤后癫痫是 TBI 患儿常见的并发症,而非惊厥性发作具有隐匿性而不易被发现,将会导致神经功能恶化和更差的预后,持续的脑电图监测能及时发现痫性放电从而促使临床医师及时进行干预。TBI 患儿由于各种原因(如交感兴奋、肌肉颤动、肌强直等)引起的异常运动容易与癫痫发作混淆,脑电监测能准确地区分这些临床表现并减少不必要的抗癫痫药物使用。巴比妥药物治疗顽固性颅高压时脑电图也被用来监测重型 TBI 患儿处于何种状态(爆发抑制或电静息),从而指导控制巴比妥药物的剂量。脑电监测下无脑电反应性,无睡眠觉醒周期以及弥漫性慢波都提示 TBI 患儿的预后不良。

4. 其他脑监测 多模态脑监测可以提供更多关于脑血流和脑功能的信息。这些多模态脑监测技术主要包括脑组织氧分压(PbtO$_2$)监测、经颅多普勒超声(TCD)等,这些脑监测联合 ICP 监测和脑电图监测能为 TBI 患儿所需的进一步治疗提供更多信息。一些研究虽然发现 PbtO$_2$<10 mmHg 会导致不良预后,过低的 PbtO$_2$ 往往与脑组织缺血、线粒体功能紊乱和脑代谢异常相关,但是并没有足够的临床证据显示进行脑氧监测能够改善 TBI 患儿的预后。TCD 是一种简单快捷的床旁检测脑血流流速技术,能够用来评估 TBI 患儿的脑血管自动调节功能,当平均动脉压

(MAP)上升时脑血管收缩,而 MAP 下降时脑血管舒张,自动调节指数(ARI)≥0.4 时认为脑血管自动调节功能良好。研究发现 40% 的重型 TBI 患儿中脑血管自动调节功能受损,这与患儿的不良预后密切相关。

（四）**手术与治疗**

儿童重型颅脑创伤手术治疗主要是为了解除血肿、挫伤灶和凹陷骨折的占位效应并维持 ICP<20 mmHg。

1. 儿童常见颅脑创伤

（1）儿童的颅骨骨折：大部分为单一的线性骨折,不需要手术治疗,但合并以下情况可能需要手术治疗：脑脊液漏、颅内异物、感染伤口、有需手术处理的颅内血肿、凹陷性骨折。凹陷性骨折手术治疗的主要指征包括：凹陷深度>1 cm,合并较大的颅内血肿或脑挫伤,清除感染伤口,硬膜撕裂,解除因压迫静脉窦导致的颅高压,局灶性的神经功能损害,为了美化患儿外观的复位手术。另外儿童的颅骨骨折有可能因脑组织通过骨折缝疝出至皮下导致生长性骨折,可通过 MRI 检查证实是否有脑组织疝出,必要时需尽早手术治疗。

（2）硬膜外血肿：患儿往往症状轻微甚至无症状,患者仅表现为头皮血肿或颅骨骨折,建议硬膜外血肿厚度>10 mm 需要进行血肿清除手术。儿童硬膜外血肿手术指征可适当放宽,对于伴有明显临床症状及神经功能障碍体征,或一旦出现任何神经系统损害及病情加重,均可开颅手术,及时的手术治疗能显著改善硬膜外血肿患儿的预后。

（3）硬膜下血肿：患儿病情较重,常合并脑挫伤或者颅内血肿,临床表现以颅高压症状如昏迷和呕吐为主,常见病因是外伤和虐待,主要的手术方式包括囟门穿刺、钻孔引流和开颅减压。需要手术干预的危险因素主要包括：较低的 GCS,较高的 ISS 评分,更差的 CT 征象,影像学证实的脑实质损伤,中线移位超过 5 mm,受压或者闭塞的基底池以及神经功能损害。硬膜下血肿患儿特别是伴发严重脑肿胀者,术中剪开硬脑膜容易出现致命性的急性脑膨出,更应强调硬脑膜的多处、有序、小范围、渐进性阶梯减压,关闭硬膜时要扩大修补。

（4）儿童创伤性脑内血肿和脑挫伤：常见于额叶和颞叶。体积较小,占位效应不明显的脑内血肿和脑挫伤可保守治疗。当出现血肿进展性增大、水肿加重等而导致占位效应明显时,患儿颅内压升高,神经功能显著恶化,尤其中颅窝和颅后窝的病变进展迅速可导致脑疝发生,则需要手术干预降低颅压,维持脑灌注,必要时行去骨瓣减压术。

（5）儿童颅底穿透伤：因意外导致尖锐物体(如筷子、钢筋和火钳等)穿透颅底形成颅底异物穿通伤,此类患儿手术难度较大,通常需要颅脑创伤和脑血管团队以及颌面外科、眼科等相关科室共同手术,彻底清除异物并保护颅内重要血管和神经功能的完整。成功的手术以及合理的抗生素预防感染,颅高压的管理以及癫痫等并发症的防治,是取得良好预后的关键。

（6）新生儿发生颅脑创伤：常见原因是产伤,损伤类型主要是凹陷性骨折、硬膜外血肿和硬膜下血肿,由于临床表现没有特异性,很难被及时发现,常见的临床表现为癫痫和肌张力减低。手术治疗的指征主要包括血肿的厚度、中线移位程度以及合并凹陷性骨折和脑积水。新生儿的创伤后颅内血肿,往往不需要开颅手术,可以通过穿刺进行治疗。

2. 治疗

（1）去骨瓣减压术是指通过外科手术切除一部分颅骨达到降低颅内压的目的。去骨瓣减压的手术方式包括单侧或者双侧减压、硬脑膜扩大缝合、颞肌下减压、大骨瓣或者小骨瓣减压,这些手术方式的不同也对 TBI 患儿的预后造成了影响。一些研究显示去骨瓣减压治疗能显著地降低颅内高压,因此建议对于神经功能明显恶化、脑疝形成以及常规降颅压治疗无效的 TBI 患儿进行去骨瓣减压治疗。对于重型颅脑创伤患儿的难治性颅高压,早期(<24 小时)甚至超早期(6～12 小时)进行去骨瓣减压是安全而有效的,能改善患者的预后。去骨瓣减压术降低了儿童重型颅脑创伤的病死率,但是目前需要关注的是手术时机的选择、最适宜的手术技术和协同的治疗方法,从而使患者获得最佳的疗效。

（2）开放性颅脑创伤清创术后，以及闭合性颅脑创伤因颅内压增高行去骨瓣减压术后，往往遗有不同范围的颅骨缺损。颅骨成形术是一种常规的恢复颅腔完整性的手术，不仅能够恢复脑脊液动力学和颅脑外观，还能保护脑组织，有助于促进神经系统康复并改善神经功能预后，尤其是在儿童群体中。关于儿童颅骨修补的临床研究证据十分有限，关于骨瓣修补材料类型以及颅骨成形手术的最佳时机，尚未形成统一的最佳方案。儿童创伤后颅骨缺损的修补手术没有年龄限制，但是需要关注术前全身状况，神经系统和局部伤口的情况必须稳定，修补材料可选用自体骨、骨诱导材料或者合成材料，若采用自体骨进行修补，建议尽早行修补术。

（3）儿童重型颅脑创伤重症监护治疗主要包括高渗性脱水、镇痛镇静、机械通气、脑脊液引流、亚低温等降颅压措施，以及癫痫的预防。

（4）高渗盐水和甘露醇是高渗性药物，其主要机制均是通过升高血浆渗透压形成血-脑脊液间的渗透压差，从而发挥降低颅内压的作用。高渗盐水治疗儿童颅内高压的输注方案包括单次快速输注和连续性输注。研究表明相比于甘露醇、芬太尼和戊巴比妥，单次快速输注高渗盐水对于降低颅内压更加有效，推荐使用 3‰高渗盐水，剂量为 10～20 分钟内 2～5 mL/kg。3‰高渗盐水能显著地改善儿童 TBI 患者的局部脑组织氧和脑血流，高浓度（12‰）的高渗盐水比 3‰的高渗盐水能更好地改善液体平衡和肺水肿。使用高渗盐水治疗时应避免血钠过高，血钠长时间（>72小时）高于 160 mEq/L 有导致深静脉血栓的风险，高于 170 mEq/L 有导致血小板减少的风险。甘露醇临床上常用来降低颅内压，但在儿童颅内高压的研究较少。有研究表明比较快速输注等量20‰甘露醇和 3‰高渗盐水的颅内压下降水平和生存率无显著差异，也有研究表明高渗盐水的降颅压疗效更佳，未来需要更多高质量的研究来对比两种药物的效果。

（5）镇痛镇静是儿童颅脑创伤重要的治疗措施之一，但是目前的临床证据级别不高，其有效性和安全性评价不一致。在需要气管插管和机械通气的 TBI 患儿，可使用镇痛药和镇静剂增加其舒适性和耐受性，缓解患者-呼吸机不同步，这种不同步可能导致大脑血流量的突然上升而使 ICP 升高。镇痛剂和镇静剂可以降低 ICP，并改善脑血流。另一方面，镇痛剂或镇静剂可能引起动脉血压降低从而导致脑缺血和血管扩张，并可引起 ICP 的升高。因此需要警惕镇痛镇静剂所导致的脑灌注不足。

（6）脑脊液引流是神经外科临床最常用的治疗技术之一，主要包括脑室外引流（external ventricular drain，EVD）和腰大池外引流（lumbar drain，LD）。EVD 不仅可用于测量颅脑创伤儿童的 ICP，而且可以进行治疗性脑脊液引流。对于重型颅脑创伤儿童，若存在脑室内出血或脑积水，可考虑行脑脊液引流来控制颅内压增高。其中EVD 应作为首选方法，研究表明重度 TBI 患儿接受 EVD 和脑脊液引流治疗可有效降低患儿 ICP，控制 ICP<20 mmHg 可改善患儿预后。目前循证医学表明没有足够证据支持 LD 可改善患儿预后，且其禁忌证较多，禁用于脑疝和严重的颅内高压。

（7）亚低温治疗分为预防性亚低温和治疗性亚低温。预防性亚低温指的是在颅脑创伤早期颅内压未升高之前进行，而治疗性亚低温是在颅内压升高之后实施，是一种降低顽固性颅内高压的有效手段。荟萃分析显示预防性亚低温治疗与常温治疗相比并不能降低 TBI 患儿的病死率，也未能改善预后，在其他一些高质量的研究中也未能发现预防性亚低温治疗能降低病死率或者是改善预后。治疗性低温对于儿童颅脑创伤是重要的治疗措施，尤其在降低颅内压方面，但是目前的研究结果不一，其原因在于未基于 GCS 评分进行分层、体温测量方法、低温持续时间和复温时间的不一致，患者临床特征和头部 CT 特征、是否存在瞳孔固定、低氧和蛛网膜下腔出血均是影响其预后的重要因素。研究发现亚低温治疗的复温过程中，亚低温治疗组的颅内压会反跳甚至高于常温治疗组，因此建议缓慢复温[(0.5～1.0)℃/(12～24)小时]以减少并发症的发生。

（8）以往的研究认为创伤后容易出现脑充血

而导致颅内压升高,因此采取过度通气的策略使脑血管收缩减低脑血流量,从而达到降低颅内压的目的。但是最近的研究发现创伤后脑缺血比脑充血更常见,并且脑缺血与不良预后密切相关。一项回顾性队列分析发现早期(伤后 48 小时)严重低二氧化碳血症($PaCO_2 < 30$ mmHg)的发生率较高,而严重的低二氧化碳血症导致 TBI 患儿病死率明显增高。因此,过度通气在重型儿童颅脑创伤的治疗中仅被推荐为第二层次的治疗,且需要进行高级神经功能监测。

(9)巴比妥酸盐疗法是儿童重症 TBI 中 ICP 控制治疗二级疗法中的重要环节。研究发现预防性使用巴比妥酸盐可以增加病死率和致残率,所以不建议预防性使用巴比妥酸盐疗法,只有在正规一级治疗无效的危及生命的难治性 ICP 升高时,最后才建议使用,使用时必须保证血流动力学的稳定。

(10)多中心、双盲、安慰剂随机对照研究表明,糖皮质激素治疗不能改善重型颅脑创伤的预后。根据现有重症 TBI 的 RCT 和队列研究结果,糖皮质激素使用不仅无法改善预后,甚至可以导致更高病死率、致残率和并发症发生率(感染、糖尿病等)。因此目前不推荐常规使用糖皮质激素改善儿童重型 TBI 的预后或降低颅内压,但是不规避对于下丘脑-垂体轴损伤的患儿进行激素替代治疗。

3.并发症　儿童重型颅脑创伤常见的并发症主要包括外伤后脑梗死、创伤后癫痫和创伤性脑积水。

(1)儿童外伤性脑梗死主要发生在伤后 1~2 周内,由于儿童中枢神经系统解剖、生理特征相对于成年人存在较大差异,因此颅脑创伤后脑梗死的发病率较成人更高,临床表现也与成人外伤后脑梗死有较大差异。儿童外伤后脑梗死的主要原因包括脑血管发育较成人不完全,外伤时更易造成血管损伤;血容量少,外伤后容易出现低血容量而导致灌注不足,进而出现缺血缺氧;颅脑创伤后各种有害的神经毒性物质释放导致血管痉挛等。外伤后脑梗死的临床表现往往被原发病所掩盖,若出现与原发脑外伤无关的神经功能障碍如失语、偏瘫等临床表现,应及时进行影像学检查,CT 为首选方法,MRI 有助于确诊。轻型外伤性脑梗死可予以钙离子拮抗剂、神经营养药物治疗和适当扩容治疗,严重时可考虑去骨瓣减压以降低颅高压,解除脑疝。儿童脑组织及其神经功能尚处于发育期,神经功能可得到代偿,脑侧支循环易于迅速建立,因此儿童外伤性脑梗死的预后一般较成人更好。

(2)颅脑创伤后癫痫发作是常见的并发症之一,按发作时间主要分为两类:早发型在受伤 7 天之内,迟发型在受伤 7 天之后或者康复期。TBI 患儿创伤后早期癫痫发作的主要危险因素包括:受伤机制、GCS≤8 分、硬膜下血肿及年龄<2 岁等。儿童创伤后早期癫痫发作(PTS)是导致创伤后癫痫(PTE)的高危因素。相对于青少年来说,婴幼儿和儿童的癫痫发作阈值更低,因此增加了识别非惊厥性癫痫发作的难度。通过持续脑电监测发现 TBI 患儿较成人有更高的癫痫发病率。预防性使用抗癫痫药物能够显著降低儿童颅脑创伤后早期癫痫的发病率。有研究表明左乙拉西坦能有效地预防儿童颅脑创伤后早期癫痫的发生,但是对于儿童颅脑创伤后癫痫的预防,何种抗癫痫药物最有效暂时没有一致的意见。

(3)儿童颅脑创伤后脑脊液动力学紊乱可能导致创伤性脑积水的发生,其发生的危险因素主要包括年龄(0~5 岁)、颅脑创伤的类型(蛛网膜下腔出血、硬膜下血肿)、开放性颅脑创伤及电解质紊乱等。创伤性脑积水的手术治疗仍以脑室腹腔分流术为主,当腹腔有感染或者其他不适合脑室腹腔分流术时可考虑进行脑室心房分流。对于有危及生命表现(如脑疝)的患者以及情况不稳定而无法接受分流手术的患儿,可能需要采取过渡措施,通常放置临时脑室外引流管。分流手术的常见并发症主要包括感染、分流装置的机械故障及过度引流,这也是造成分流手术失败或者需要再次手术的主要原因。

二、论点形成过程

通过 MEDLINE 查阅 1980 年以来,以 pediatric (儿童)和 traumatic brain injury(颅脑创伤)为关键

词的相关文章,选择高级别临床研究文献,对所有儿童颅脑创伤相关的文献进行了总结。

三、科学基础与循证医学证据

相对于成人颅脑创伤较多的循证医学证据,儿童颅脑创伤的临床研究较少且证据级别不高,现将儿童颅脑创伤救治相关的文献总结如下。

2014 年,美国犹他州大学儿童医学中心的小儿神经外科医师和重症医师回顾性分析了 632 例中重度 TBI 患儿,使用基于鹿特丹 CT 评分的预测模型来预测 TBI 患儿的死亡风险,总共有 16%（101/632）的患儿死亡,研究结果显示基于鹿特丹 CT 评分的预测模型较好的预测了 TBI 患儿的死亡风险（AUC 0.80;95% CI 0.68~0.91）,研究者认为这种基于鹿特丹 CT 评分的预测模型可准确的预测 TBI 患儿的死亡风险。

2006 年,美国密歇根大学医学院小儿外科医师回顾了 942 例 TBI 患儿,其中将满足纳入标准的 40 例进行了分析。总共进行了 115 次 CT 复查,其中有 24 次（21%）是由于患儿颅内压升高,4 次（3%）是由于患儿出现神经功能恶化,只有因为颅内压升高和神经功能恶化复查的 CT 后有患儿需要进一步手术治疗,而常规复查的 87 次 CT 没有一例患儿需要额外的手术干预。研究者认为 TBI 患儿如果出现颅内压升高和神经功能恶化需要进行 CT 检查。

2008 年,美国罗马琳达大学医学院报道了 37 例弥漫性轴索损伤患儿,使用弥散加权成像（DWI）和表观弥散系数（ADC）图的参数预测患儿预后。患儿分为 5 组:① 对照组;② 所有 TBI 患儿;③ 轻度/中度 TBI 且预后良好;④ 重度 TBI 且预后良好;⑤ 重度 TBI 预后不佳。与重度 TBI 且预后良好[（82.5±3.8）×10^{-3} mm²/秒]儿童相比,重度 TBI 预后不佳[（72.8±14.4）×10^{-3} mm²/秒]患儿外周白质 ADC 值显著降低（P<0.05）。研究还发现,仅平均总脑 ADC 值就具有最大的预测结果的能力,并且可以在 84% 的病例中正确预测结果。文章认为 MRI 检查的 DWI 和 ADC 图序列可准确预测弥漫性轴索损伤患儿的预后。

2005 年,瑞典于默奥大学医学院回顾性分析

了 41 例使用颅内压靶向治疗的重型 TBI 患儿。患儿中位年龄为 8.8 岁（3 个月~14.2 岁）,格拉斯哥昏迷评分 7 分（3~8 分）,损伤严重程度评分 25 分（16~75 分）。所有患儿在初始 CT 扫描中都有病理发现。所有患儿都有颅内高压,治疗原则采用隆德概念,颅内压干预的阈值为 20 mmHg。共有 46% 的患儿进行了神经外科手术治疗,存活率为 93%,预后良好（GOS 4 分和 5 分）率为 80%,研究表明使用颅内压为靶向（颅内压 ≤ 20 mmHg）的综合治疗可改善重型 TBI 患儿的预后。

2005 年,美国宾夕法尼亚州大学医学院进行了一项总共 48 例重型 TBI 患儿亚低温治疗的随机对照试验,其中亚低温治疗组 23 例,常温治疗组 25 例。预后良好组的患儿平均 ICP 要显著低于预后不良组[（11.9±4.7）mmHg $vs.$（24.9±26.3）mmHg,P=0.036],预后良好组 ICP 低于 20 mmHg 的时间百分比显著高于预后不良组[（90.8%±10.8%）$vs.$（68.6%±35.0%）,P=0.01]。研究者发现颅内压>20 mmHg 是重型 TBI 患儿预后不良最敏感和特异性的指标。

2014 年,美国华盛顿大学医学院 Vavilala 等回顾性分析了 5 个儿童创伤中心总共 236 例重型 TBI 患儿,评估根据指南制定的临床指标与患儿存活率和出院时 GOS 评分之间的相关性。所有地点和治疗中心临床指标总的指南依从性为 68%~78%。与存活相关的 3 个临床指标分别为没有院前缺氧（调整 HR 0.20;95% CI 0.08~0.46）、ICU 早期营养治疗（调整 HR 0.06;95% CI 0.01~0.26）和 ICU 在没有脑疝的影像学或临床体征的情况下,$PaCO_2$ 超过 30 mmHg（调整 HR 0.22;95% CI 0.06~0.8）。与出院时良好 GOS 评分相关的 3 个临床指标分别为所有手术室脑灌注压>40 mmHg（调整 RR 0.61;95% CI 0.58~0.64）,所有 ICU 脑灌注压>40 mmHg（调整 RR 0.73;95% CI 0.63~0.84）和未手术（任何类型;调整 RR 0.68;95% CI 0.53~0.86）。文章认为虽然重型 TBI 患儿 CPP 的上限无法确定,但是保持最低 CPP>40 mmHg 是必需的。

2019 年,美国华盛顿大学医学院 Vavilala 等

在之前的研究基础上,前瞻性研究了 199 例 TBI 患儿,再次分析了根据儿童颅脑创伤指南制定的临床指标与预后之间的相关性。三个关键的临床指标分别是早期开始肠内(口服或管饲)或肠外营养;在没有脑疝的情况下避免任何原因的低碳酸血症($PaCO_2 < 30$ mmHg);并在诊断为严重创伤性脑损伤后维持脑灌注压(> 40 mmHg)72 小时。研究结果显示早期营养支持治疗与更高的存活率相关(RR 2.70,95% CI 1.54～4.73),也与出院时更好的 GOS 评分相关(RR 3.05,95% CI 1.52～6.11);维持 CPP> 40 mmHg 72 小时与更高的存活率相关(RR 1.33,95% CI 1.12～1.59),也与出院时更好的 GOS 评分相关(RR 1.53,95% CI 1.19～1.96)。研究认为遵从指南制定的临床指标(如维持 CPP> 40 mmHg),能够使重型 TBI 患儿得到更好的预后。

2016 年,美国杜克大学脑科学研究所分析了 16 例进行了持续脑电图监测的 TBI 患儿,旨在研究 TBI 患儿的持续脑电图监测结果与神经认知/功能结果的相关性。本组病例中最常见的病因是非意外性创伤(75%),最常见的损伤类型是硬膜下血肿(75%)。共有 15 例患儿接受了抗癫痫治疗,最常用的药物是左乙拉西坦。16 例患儿有 4 例(25%)诊断为癫痫,其中有 3 例没有临床症状,由持续脑电图监测诊断为非惊厥性癫痫。无反应模式、严重/暴发抑制和缺乏睡眠结构的脑电图特征与较差的神经认知/功能结果相关。作者认为基于持续脑电图监测的治疗策略可以早期发现癫痫并予以治疗,TBI 患儿的预后可以得到改善。

2022 年,美国威斯康星医学院回顾性研究了 123 例 TBI 患儿,其中进行了持续脑电监测组 27 例(21.9%),未持续脑电监测组 96 例(78.1%)。与未持续脑电监测组 TBI 患儿相比,持续脑电监测组患儿之前存在癫痫的比例更高(18.2% vs. 2.3%,$P = 0.014$),使用神经肌肉阻滞剂(52.4% vs. 24.1%,$P = 0.011$)的频率也更高。持续脑电监测组的格拉斯哥昏迷量表评分中位数更差(7 分 vs. 9 分,$P = 0.044$),两组在年龄、颅内压监测的使用或高渗治疗方面没有显著差异。持续脑电监测组比未持续脑电监测组更有可能接受治疗剂量的抗癫痫药物(66.7% vs. 28.1%,$P = 0.000 2$)。与未接受抗癫痫药物治疗的患者相比,抗癫痫药物治疗组在受伤后的第一次脑电图上出现了更多的癫痫发作(51.6% vs. 4%,$P = 0.000 1$)和更多的临床癫痫发作(55.8% vs. 0%,$P < 0.000 1$)。研究结果发现持续脑电图监测组 TBI 患儿需要更多的抗癫痫药物治疗,文章得出了持续脑电图监测能够发现更多的 TBI 患儿癫痫发生的结论。

2015 年,美国科罗拉多医学院回顾性研究了 81 例 TBI 患儿,其中有 50 例 TBI 患儿出现了弥漫性慢波,31 例 TBI 患儿未出现。与未出现弥漫性慢波的 TBI 患儿相比,出现弥漫性慢波的 TBI 患儿的住院时间更长(12 天 vs. 6 天;$P < 0.01$),需要机械通气的时间更长(7 天 vs. 2 天;$P < 0.01$),需要进行康复治疗患儿的比例更高(81% vs. 26%;$P < 0.000 1$)。TBI 患儿持续脑电监测出现弥漫性慢波预示着患儿更差的功能预后以及更长的康复时间。

2020 年,美国南加州大学医学院回顾性分析了 106 例硬膜外血肿 TBI 患儿的临床特征,其中 GCS 15 分的患儿有 42 例(40%),这 42 例 TBI 患儿中有 19 例(45%)进行了手术治疗,23 例(55%)未进行手术治疗。与未手术组患儿(3/23,13%)相比,手术组患儿硬膜外血肿厚度> 10 mm 的比例(17/19,90%)显著高于未手术组($P < 0.001$),手术组患儿硬膜外血肿平均厚度也显著高于未手术组(5 mm vs. 20 mm,$P < 0.001$)。作者提出硬膜外血肿 TBI 患儿的临床表现轻微,无论患儿是否有明显的临床症状,都应密切观察并及时复查 CT,以免延误手术时机。

2019 年,印度北邦大学医学院回顾性分析了 228 例接受了手术治疗的硬膜外血肿 TBI 患儿。大多数患儿年龄为 13～18 岁($n = 122$,53.5%),男孩占大多数($n = 182$,79.8%),最常见的受伤机制是高处坠落($n = 116$,50.9%),其次是道路交通事故($n = 92$,40.4%),最常见的血肿部位是额叶($n = 66$,28.9%),其次是顶叶($n = 54$,23.7%)。伤后 6 h 内进行手术的患儿死亡率为 2.2%(2/90),伤后 6～24 小时内进行手术的患儿病死率为 6％(6/100)，伤后 24 小时后进行手术的患儿病死率为 21.1％(8/38)。研究认为早期手术治疗可显著降低硬膜外血肿 TBI 患儿的病死率。

2001 年，澳大利亚墨尔本大学皇家儿童医院进行了一项随机对照试验，共纳入 TBI 患儿 27 例，其中去骨瓣减压组 13 例，常规治疗组 14 例。与随机分组前相比，常规治疗组随机分组后 48 小时平均 ICP 降低 3.69 mmHg，减压组去骨瓣术后 48 小时平均 ICP 降低 8.98 mmHg($P=0.057$)。6 个月 GOS 方面，去骨瓣减压组预后良好的患儿更多(7/13,54％)，常规治疗组预后良好的患儿较少(2/14,14％)，两组相比有统计学显著差异。研究的结论是，当颅脑创伤和持续性颅内压增高的儿童接受非常早期去骨瓣减压术和常规药物治疗相结合的治疗时，更有可能降低颅内压、减少颅高压发作，功能预后和生活质量更好。

2020 年，美国佛罗里达阿诺德帕尔默儿童医院荟萃分析了 78 例难治性颅高压 TBI 患儿接受了去骨瓣减压术后的预后情况。本组病例平均年龄为 10 岁，平均入院时 GCS 评分为 5 分，去骨瓣减压术前平均最高 ICP 为 40 mmHg，术后平均最高 ICP 为 20 mmHg，出院时平均 GOS 为 2 分，伤后 3 个月和 6 个月的平均 GOS 均为 3 分，伤后 7～23 个月和 24～83 个月的平均 GOS 均为 4 分。文章认为对于难治颅内压升高的 TBI 患儿行去骨瓣减压术可有效降低颅内压，减少颅高压带来的有害影响而改善 TBI 患儿的预后。

2022 年，印度尼西亚苏莫托综合大学医院荟萃分析了研究 119 例 21 岁以下患者的 126 次颅骨成形术(自体骨或植入物)后的术后感染和翻修率。结果显示自体骨(5/48)和植入物(1/17)在术后感染率方面没有显著的统计学差异($RR=1.26$；95％ CI 0.21～7.46；$P=0.80$)，自体骨(16/74)和植入物(3/52)在术后感染率方面也没有显著的统计学差异($RR=2.08$；95％ CI 0.83～5.25；$P=0.12$；$I^2=0\%$)。荟萃分析的结果表明自体骨和植入物的颅骨成形术在术后感染和翻修率上没有显著差异。

2016 年，美国匹兹堡大学医学院前瞻性研究了多种药物(3％高渗盐水，甘露醇，芬太尼和戊巴比妥)对颅高压(ICP＞20 mmHg,持续＞5 分钟)的效果。研究结果显示 3％高渗盐水(平均 −2.49 mmHg, $P=0.004$)、芬太尼和戊巴比妥可显著降低颅内压，降压速度也比其他药物快两倍，并且大脑灌注压得到了明显的改善(+4.10 mmHg, $P=0.005$)。文章认为 3％高渗盐水由于其快速降颅压和良好的颅内血流动力学作用，可考虑作为颅高压治疗的一线药物。

2019 年，印度班加罗尔国家神经医学中心进行了一项随机对照试验，共纳入重型 TBI 患儿 30 例，其中 3％高渗盐水组 14 例，甘露醇组 16 例。甘露醇组颅内压平均降幅为 7.13 mmHg，高渗盐水组为 5.67 mmHg，两组无显著统计学差异($P=0.33$)。死亡或植物生存发生率甘露醇组为 23.07％，高渗盐水组为 16.66％，两组无显著统计学差异($P=0.69$)。3％高渗盐水和甘露醇均能有效降低颅内压，两组药物对重型 TBI 患儿的治疗效果没有差别。

2022 年，美国匹兹堡大学医学院进行了一项观察性队列研究，共纳入重型 TBI 患儿 518 例，在入院时给予团注高渗药物治疗，其中 3％高渗盐水组 339 例，甘露醇组 105 例，高渗盐水联合甘露醇组 74 例。研究发现(未调整混杂因素)团注 3％高渗盐水可显著降低重型 TBI 患儿的颅内压(1.03±6.77 mmHg, $P<0.001$)，并能显著升高大脑灌注压(1.25±12.47 mmHg, $P<0.001$)，团注甘露醇也能显著升高大脑灌注压(1.20±11.43 mmHg, $P=0.009$)，但未观察到甘露醇显著降颅内压的效果。在颅内压＞25 mmHg 时，3％高渗盐水的比甘露醇降颅内压效果更好。在调整了混杂因素之后，3％高渗盐水和甘露醇的治疗都没有观察到和颅内压以及大脑灌注压有显著的相关联系。

2008 年，美国弗吉尼亚大学医学院回顾性分析了 96 例重型 TBI 患儿(GCS＜8 分，ICP＞20 mmHg)，82 名(85％)患儿颅内压得到了控制。控制 ICP 的方法包括 34 名(35％)患儿的最大药物治疗(镇静、高渗疗法和肌松)、23 名(24％)患儿的脑室外引流术和 39 名(41％)患儿的手术，其中 23 例行脑室外引流术的患儿中有 20 例(87％)

颅内压得到了控制。尽管采取了所有干预措施，仍有 14 名(15%)患儿出现难治性颅高压，并且所有这些患儿均死亡。多因素分析的结果也显示，难治性颅高压是重型 TBI 患儿死亡的危险因素。

2022 年，美国华盛顿大学国家儿童医学中心进行了一项观察性研究，共纳入了 1 000 例进行 ICP 监测的重型 TBI 患儿，其中脑室外引流组 314 例，未脑室外引流组 686 例，最后进行倾向性匹配分析了 98 对共 196 例患儿的数据。研究的主要终点 6 个月预后在两组之间没有显著的统计学差异[GOS - EP 中位数 0(−3～1)；$P = 0.08$]，但脑室外引流组显著降低了重型 TBI 患儿的颅内压(3.97 ± 0.12 mmHg，$P < 0.001$)。

2013 年，美国匹兹堡大学医学院进行了一项随机对照试验，共纳入重型 TBI 患儿 77 例，其中亚低温治疗组 39 例，常温治疗组 38 例，该研究在进行了中期数据分析后因发现亚低温治疗无效而提前终止。伤后 3 个月亚低温治疗组病死率为 15%(6/39)，高于常温治疗组的 5%(2/38)，但两组之间没有显著的统计学差异($P = 0.15$)。伤后 3 个月亚低温治疗组 GOS 预后不良率为 42%(16/38)，常温治疗组 GOS 预后不良率为 42%(16/38)，两组之间没有显著的统计学差异($P = 0.90$)。伤后 3 个月亚低温治疗组 GOS 评分预后不良率为 48%(18/38)，GOS 评分预后不良率为 51%(18/37)，两组之间没有显著的统计学差异($P = 0.73$)。文章结论亚低温治疗 48 小时并缓慢复温后未能降低重型 TBI 患儿的病死率，也未能改善 3 个月的功能预后。

2015 年，新西兰奥克兰大学医学院进行了一项随机对照试验，共纳入重型 TBI 患儿 50 例，其中亚低温治疗组 24 例，常温治疗组 26 例。12 个月功能预后方面，亚低温治疗组预后不良率 17%(4/24)，常温治疗组预后不良率 12%(3/26)，两组之间没有显著的统计学差异($P = 0.70$)。亚低温治疗组病死率为 13%(3/24)，高于常温治疗组的 4%(1/26)，但两组之间没有显著的统计学差异($P = 0.34$)。在亚低温治疗期间，亚低温治疗组的颅内压要比常温治疗组低 1.8 mmHg(95% CI 0.3～3.4；$P = 0.02$)，但两组的平均动脉压($P = $

0.44)和大脑灌注压($P = 0.77$)没有差别。

2008 年，美国华盛顿大学医学院回顾性分析了 464 例重型 TBI 患儿，研究发现 sTBI 患儿入院后 48 小时内发生低碳酸血症的比率很高，严重低碳酸血症是 sTBI 患儿死亡的独立风险因素，两次或者更多的血气 $PaCO_2 < 30$ mmHg 的 TBI 患儿病死率最高。1997 年，加拿大不列颠哥伦比亚儿童医院进行了一项前瞻性队列研究，共纳入了 23 例重型 TBI 患儿，进行了 38 次试验，每次试验收集了不同 $PaCO_2$ 水平下(> 35 mmHg、$25 \sim 35$ mmHg、< 25 mmHg)脑血流参数，结果显示 $PaCO_2$ 正常时大脑一个或多个局部缺血区域[定义为脑血流量 < 18 mL/(min $\cdot$ 100 g)]的发生率为 28.9%，而 $PaCO_2 < 25$ mmHg 时该值增加到 73.1%。文章认为低碳酸血症与脑缺血的发生有明确关系。

2022 年，首都医科大学北京儿童医院回顾性分析了 108 例 sTBI 患儿，早期(伤后 1 周)创伤性癫痫的发生率为 33.98%(35/108)。开放性 TBI 患儿早期癫痫的发生率为 52.17%(12/23)，闭合性 TBI 患儿早期癫痫的发生率为 27.06%(23/85)，两组之间有显著统计学差异($P = 0.022$)。入院时发热的 TBI 患儿早期癫痫的发生率 44.68%(21/47)。41 例接受手术的患儿全都进行了抗癫痫药物预防，早期癫痫的发生率 19.51%(8/41)，低于未进行抗癫痫药物预防的患儿(本组未进行手术治疗)40.30%(27/67)，但两组之间没有显著的统计学差异($P = 0.519$)。多因素分析显示入院时发热和开放性颅脑创伤是重型 TBI 患儿发生早期癫痫的危险因素。

2011 年，美国犹他大学医学院回顾性分析了 275 例重型 TBI 患儿，早期(伤后 1 周)创伤性癫痫的发生率为 12%(34/275)。多因素分析发现早期创伤性癫痫发生的独立危险因素为年龄 <2 岁(OR 3.0，95% CI 1.0～8.6)、GCS 评分 ≤8 分(OR 8.7，95% CI 1.1～67.6)和受伤机制为非意外创伤(OR 3.4，95% CI 1.0～11.3)。133 例患儿接受了抗癫痫药物治疗后有 8 例发生早期癫痫(6%)，142 例患儿未接受抗癫痫药物治疗有 26 例发生早期癫痫(18%)，两组之间有显著统计学

差异($P<0.001$)。多因素分析发现抗癫痫药物的使用是预防早期创伤性癫痫发生的保护因素(OR 0.2,95% CI 0.07~0.5)。

四、小结

本章节详细阐述了儿童颅脑创伤的救治,包括 TBI 患儿的临床特征、影像学表现、神经重症监护以及手术治疗等,具体流程见图 33-1。

五、前景与展望

由于儿童神经系统的解剖、生理、病理生理与成人有很大差别,因此其颅脑创伤的临床特点及治疗策略也与成人不同。但是儿童颅脑创伤的临床研究较少,证据级别普遍不高,大多是治疗病例系列的回顾性分析,循证医学的证据不足以支持指南做出推荐意见,很多时候治疗方案是临床医师根据自己的经验或者是所在医疗中心

的习惯做出的决策,甚至是直接参考了成人颅脑创伤的指南。一些关键的治疗措施例如亚低温治疗,虽然临床研究较多,但是研究者的方案异质性很大,对于亚低温治疗的时机,测温方式,维持温度的区间以及低温持续的时间等方面均大不相同,因此得出的结论也大相径庭,给临床医师带来了困扰。另一方面由于儿童的定义本身年龄跨度较大,小于 18 岁均属于这个范畴,但是显然婴幼儿和青少年在治疗上有着明显的差异,例如现有的研究就表明较小的婴幼儿可接受更低的大脑灌注压阈值,而年龄较大的青少年则需要更高的水平。以此类推在其他的治疗方面,也会存在着类似的显著差异。因此未来需要更多高水平的临床研究来完善指南的推荐意见,尤其是在 ICP 监测、CPP 阈值、镇痛镇静治疗及亚低温治疗等重点方向,以期改善 TBI 患儿的预后。

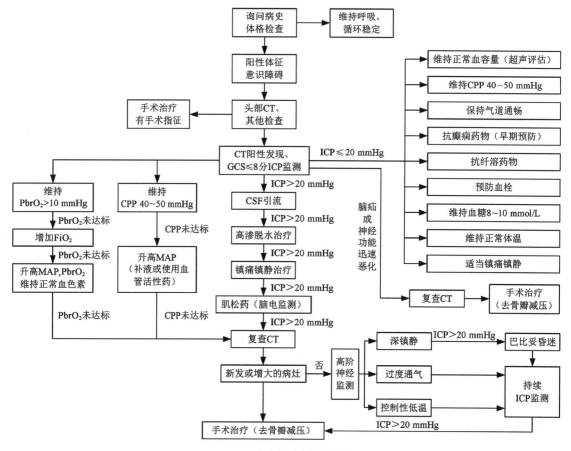

图 33-1　儿童颅脑创伤诊治流程

六、主要依据(表 33 - 1)

表 33 - 1　国内外有关儿童颅脑创伤救治的研究概要及结论

作　者	研　究　概　要	结　　论
Kate, 2014	回顾性研究了 632 例儿童颅脑创伤患者,使用鹿特丹 CT 评分进行死亡风险分层	基于鹿特丹 CT 评分的预测模型可精准预测儿童颅脑创伤的死亡风险
Figg RE, 2006	回顾性分析了 40 例儿童颅脑创伤患者,共进行了 115 次 CT 扫描	对于神经功能恶化或者颅内压增高症状的 TBI 患儿应进行 CT 检查
Galloway, 2008	回顾性分析了 37 例弥漫性轴索损伤患儿,使用弥散加权成像(DWI)和表观弥散系数(ADC)图的参数预测患儿预后	MRI 检查的 DWI 和 ADC 图序列可准确预测弥漫性轴索损伤患儿的预后,尤其是对于传统影像学检查正常的脑损伤区域有更高的阳性发现
Wahlstrom, 2005	回顾性分析了 41 例使用颅内压靶向治疗(隆德概念)的重型 TBI 患儿	使用颅内压靶向治疗(颅内压≤20 mmHg)的重型 TBI 患儿得到了良好的预后(存活率 93%,预后良好率 80%)
Adelson, 2005	48 例重型 TBI 患儿随机对照试验(亚低温治疗组 23 例,常温组 25 例)	颅内压>20 mmHg 是 sTBI 患儿预后不良最敏感和特异性的指标
Vavilala, 2014	回顾性分析了 5 个儿童创伤中心 236 例重型 TBI 患儿,评估根据指南制定的临床指标与预后之间的相关性	手术室内 CPP>40 mmHg 和 ICU 内 CPP>40 mmHg 均是与 sTBI 患儿预后良好相关的临床指标
Vavilala, 2019	前瞻性研究了 199 例 TBI 患儿主要研究目的为根据儿童颅脑创伤指南制定的临床指标与预后之间的相关性	根据指南推荐维持 CPP>40 mmHg 这一临床指标与出院时更高的存活率以及更好的 GOS 评分相关
Jarin, 2016	研究纳入了 16 例进行了持续脑电图监测的 TBI 患儿,分析 TBI 患儿的持续脑电图监测结果与神经认知/功能结果的相关性	共有 4 例 TBI 患儿发生了癫痫,其中有 3 例为非惊厥性发作。持续脑电图监测有利于早期癫痫诊断和治疗并改善 TBI 患儿预后
Snooks, 2022	回顾性分析了 123 例 TBI 患儿[持续脑电监测组 27 例(21.9%),未持续脑电监测组 96 例(78.1%)]	持续脑电图监测组 TBI 患儿需要更多的抗癫痫药物治疗,从而说明持续脑电图监测能够发现更多的 TBI 患儿癫痫发生
Nadlonek, 2015	回顾性分析了 81 例进行了持续脑电监测 TBI 患儿(出现弥漫性慢波 50 例,未出现弥漫性慢波 31 例)	出现弥漫性慢波的 TBI 患儿呼吸机天数、住院天数和康复治疗时间显著增加,持续脑电监测可预测 TBI 患儿预后
Cremonini, 2020	回顾性分析了 106 例硬膜外血肿 TBI 患儿的临床特征	硬膜外血肿临床症状轻微,本组病例中有 40% 患儿 GCS 为 15 分,但是这些病例中有 45%需要手术治疗。手术组患儿硬膜外血肿厚度>10 mm 的比例显著高于未手术组(90% vs. 13%,P<0.001)
Faheem, 2019	回顾性分析了 228 例接受了手术治疗的硬膜外血肿 TBI 患儿	早期手术治疗可显著降低硬膜外血肿 TBI 患儿的病死率。入院时运动评分、瞳孔反应、受伤后至手术的时间以及血肿的位置是决定硬膜外血肿 TBI 患儿预后的主要因素
Taylor, 2001	随机对照分析 27 例 TBI 患儿(去骨瓣减压组 13 例,常规治疗组 14 例)	去骨瓣减压术可降低 TBI 患儿的 ICP,减少颅高压发生频率,改善 TBI 患儿的功能预后
Elsawaf, 2020	荟萃分析了 78 例难治性颅高压 TBI 患儿接受了去骨瓣减压术后的预后情况	对于难治颅内压升高的 TBI 患儿行去骨瓣减压术可有效降低颅内压,减少颅高压带来的有害影响而改善 TBI 患儿的预后

续　表

作　者	研　究　概　要	结　论
Aprianto, 2022	荟萃分析了研究 119 例 21 岁以下患者的 126 次颅骨成形术(自体骨或植入物)后的术后感染和翻修率	荟萃分析的研究结果表明自体骨和植入物的颅骨成形术在术后感染和翻修率上没有显著差异
Shein, 2016	前瞻性分析了 16 例重型 TBI 患儿共 196 次脱水药物应用后的数据	多种药物(3%高渗盐水、芬太尼、戊巴比妥)均能降低颅内压,3%高渗盐水由于其快速降颅压和良好的颅内血流动力学作用,可考虑作为颅高压治疗的一线药物
Kumar, 2019	随机对照分析 30 例重型 TBI 患儿(3%高渗盐水组 14 例,甘露醇组 16 例)	3%高渗盐水和甘露醇均能有效降低颅内压,两组药物的治疗效果没有差别
Kochanek, 2022	队列研究了 518 例重型 TBI 患儿(3%高渗盐水组 339 例,甘露醇组 105 例,3%高渗盐水联合甘露醇组 74 例)	3%高渗盐水能有效降低颅内压并升高大脑灌注压,甘露醇也能升高大脑灌注压,但未能观察降颅压效果。在颅内压显著升高时,3%高渗盐水降颅内压效果更佳
Jagannathan, 2008	回顾性研究了 96 例重型 TBI 颅内压升高患儿的治疗策略和长期预后	控制升高的 ICP 是重型 TBI 患儿存活的重要因素,脑室外引流可有效控制颅高压
Bell, 2022	观察了 1 000 例进行了 ICP 监测的重型 TBI 患儿(脑室外引流组 314 例,未脑室外引流组 686 例)	脑室外引流显著降低重型 TBI 患儿颅内压,未改善 6 个月的 GOS 评分
Adelson, 2013	随机对照分析 77 例重型 TBI 患儿(亚低温治疗组 39 例,常温治疗组 38 例)	亚低温治疗 48 小时并缓慢复温后未能降低重型 TBI 患儿的病死率,也未能改善 3 个月的 GOS 和 GOS 评分
Beca, 2015	随机对照分析 50 例重型 TBI 患儿(亚低温治疗组 24 例,常温治疗组 26 例)	虽然早期亚低温治疗能降低重型 TBI 患儿的颅内压,但未能改善伤后 12 个月的病死率和预后
Curry, 2008	回顾性分析了 464 例重型 TBI 患儿的血气结果	重型 TBI 患儿入院后 48 小时内发生低碳酸血症的比率很高,严重低碳酸血症是重型 TBI 患儿死亡的独立风险因素
Skippen, 1997	前瞻性研究了 23 例重型 TBI 患儿,共进行了 38 次试验,每次试验收集了不同 $PaCO_2$ 水平下脑血流参数	$PaCO_2$ 正常时大脑一个或多个局部缺血区域[定义为脑血流量<18 mL/(min·100 g)]的发生率为 28.9%,$PaCO_2$ 在<25 mmHg 时,该值增加到 73.1%。低碳酸血症与脑缺血的发生有明确关系
Ji, 2022	回顾性分析了 108 例重型 TBI 患儿,早期癫痫的发生率为 33.98%(35/108)	重型 TBI 患儿发生早期癫痫的发生率高,多因素分析显示入院时发热和开放性颅脑创伤是重型 TBI 患儿发生早期癫痫的危险因素
Liesemer, 2011	回顾性分析了 275 例 sTBI 患儿,早期癫痫的发生率为 12%(34/275)	早期癫痫发生的危险因素包括年龄<2 岁,GCS 评分≤8 分,非意外创伤。抗癫痫药物的使用可预防早期癫痫的发生

参考文献

请扫描二维码
阅读本章参考文献

老年颅脑创伤救治

Treatment of elderly patients with traumatic brain injury

（冯军峰　何征晖　马子轩）

第**34**章

- 对于急性期老年 TBI 患者,首先需要进行风险评估,分析患者的既往健康状况、是否服用抗血栓药物、是否存在其他并发疾病以及受伤的严重程度。采取的治疗手段包括一般性的支持性治疗(如气道保护和镇静),并根据手术指征及手术禁忌证选择手术治疗或保守治疗,常见手术治疗方式包括开颅血肿清除、去骨瓣减压术、脑室外引流等。同时,老年患者需要进行围手术期的重症监护,以防止术后并发症。
- 对于慢性期老年 TBI 患者,如果出现慢性硬膜下血肿,可采用口服阿托伐他汀钙片治疗,需要手术的患者可采用钻孔引流术、神经内镜或介入治疗。

- 对于出现创伤后继发脑积水的患者,可考虑进行脑脊液分流手术。对于颅骨缺损老年 TBI 患者,推荐进行颅骨修补术来重建正常的颅脑结构和促进脑功能恢复。
- 对于出现其他并发症的老年 TBI 患者,如阵发性交感神经过度兴奋综合征、创伤性癫痫需要针对性地用药物治疗。对于 TBI 后出现神经功能障碍的老年患者则推荐积极进行神经康复。
- 对于全身基础情况较差、凝血功能显著异常、颅内创伤较严重、双瞳散大、预后较差的重型老年 TBI 患者,不推荐急诊开颅手术。

一、概述

颅脑创伤(traumatic brain injury, TBI)严重威胁生命健康。相较于中青年,老年人有其独特的生理特点,常合并基础疾病并长期使用药物,因而老年 TBI 有其特殊性。为此,本章总结了国内外老年 TBI 的流行病学和临床特点、诊断、治疗等方面的研究证据,为我国临床实践提供指导意见。

老年 TBI 的救治从其预防、诊断、治疗等角度展开,强烈推荐:① 在老年人的日常活动区域和护理院设置防跌倒设施,并安装安全监控设备以及时发现和救治受伤者;② 所有有头部外伤史的老年患者都应接受头颅 CT 平扫检查;③ 对于急性期内有明显占位效应或脑疝的颅内血肿或脑挫裂伤老年 TBI 患者,如果没有严重的禁忌证,应积极进行手术治疗;④ 对于出现明显脑功能障

碍的巨大慢性硬膜下血肿患者,应采用钻孔引流等手术治疗方法。

对于以下情况,推荐:① 对怀疑脑卒中的患者进行 MRI 检查,怀疑颅内动脉瘤破裂出血的患者进行 CTA 或 MRA 检查,必要时进行 DSA 检查。② 对于没有明确禁忌的急性中老年重度 TBI 患者,应进行脑室外引流术并颅内压监测,而对于病情平稳的老年轻型 TBI 患者,则应进行保守治疗。③ 老年 TBI 患者如果合并有脑卒中或严重的脑血管疾病,应进行相应的血管病治疗。④ 可耐受手术的老年 TBI 患者,如颅骨缺损和脑积水影响神经功能恢复,应该手术治疗。

对于以下情况,不做推荐:① 对有多种基础疾病、凝血功能显著异常、严重脑挫裂伤合并多发性脑内血肿的老年重型 TBI 患者,不推荐进行急诊开颅手术。② 对于预期预后极差的、双侧瞳孔

扩大的重型老年 TBI 患者,不推荐进行急诊开颅手术。

二、论点形成过程

论点形成过程:通过 PubMed 检索从建库以来到 2023 年 7 月有关老年颅脑创伤的文献,采用 MESH 主题词和自由词检索相结合的方法,分别以 brain/head injury/trauma、TBI、neurotrauma、traumatic encephalopath、age factors［MeSH］、old、older、geri、elder、aging、frail 等关键词进行组合检索,国内文献检索《中华神经外科杂志》《中华创伤杂志》《中国外科年鉴》等核心杂志,对相关老年颅脑创伤文献进行全面总结。

三、科学基础及循证医学证据

(一)流行病学和临床特点

1. 流行病学 欧洲 65 岁以上老年 TBI 占所有 TBI 患者的 27.8%,其中 32.4% 的老年 TBI 患者需要住院治疗,而 25.8% 的患者需要重症监护治疗。相较于既往数据,欧洲老年 TBI 患者在 20 年内增长了 2 倍。近年来,许多研究都发现脑外伤中这一流行病学的改变,即老年脑外伤患者总数和死亡人数上升,而年轻脑外伤患者总数和死亡人数下降。并且相比于年轻人,老年患者发生脑外伤的风险更高,2017 年美国老年人口占总人口的 15.2%。但同样在 2017 年,美国老年脑外伤患者占全部患者的 43.9%,老年死亡患者占总体死亡患者的 38.4%。

10 年前我国老年 TBI 占比为 9.8%,新近研究发现其占比达到 18.3%,增长速度与欧洲一致。在住院和重症监护治疗的 TBI 患者中,老年患者均占 17.0%。相较于 65 岁以下的 TBI 患者,老年 TBI 患者病死率更高(8.2% vs. 4.1%),出院后生活自理者占比更低(39.1% vs. 48.1%)。随着我国人口老龄化问题的日益严峻,不难想象在不久的未来老年脑外伤患者数量将可能超越年轻患者,成为医疗体系中脑外伤领域的主要负担。

2. 临床特点

(1)生理基础:不同于青壮年,老年人常合并有基础疾病,包括心血管系统、神经系统、内分泌代谢系统、运动系统和呼吸系统疾病。身体功能退化、基础疾病增多会使得老年人更易于发生 TBI,也会增加其治疗的难度,导致不良预后。一项对近 4 万例经历过一次 TBI 的老年患者的回顾研究发现,癫痫、阿尔兹海默病及相关痴呆和抑郁症是反复 TBI 的预测因子,心房颤动是唯一与重复性 TBI 风险增加相关的非神经及精神合并症。

(2)抗血栓药物服用史:老年人患有心脑血管相关疾病的比例更高,其服用抗凝和(或)抗血小板药物的比例也更高。美国大宗病例研究发现,平地跌倒的老年 TBI 患者中有 56.3% 患者服用抗凝和(或)抗血小板药物。中国 TBI 队列研究发现,老年患者中 15.7% 服用抗凝和(或)抗血小板药物。此类患者或基本有相关基础疾病的患者存在潜在凝血功能异常,增加伤后病情恶化风险。

(3)伤因和地点:2022 年最新研究显示,在老龄化严重的高收入发达国家,跌落伤(包括高处坠落伤和平地跌倒伤)是 TBI 的主要伤因。随着中国老龄化社会的进展,老年 TBI 患者跌落伤占比在增加。目前,我国 60 岁以上 TBI 患者主要伤因是交通事故伤(占 46.7%),跌落伤占 39.8%。若以 65 岁划分,中国老年 TBI 跌落伤为主要伤因(占 43.2%),交通事故伤占 42.8%。在 75 岁以上患者中,跌落伤占比更高(达到了 53%)。交通道路和居家场所是 60 岁以上老年患者受伤的主要地点,分别占 53.3% 和 32.4%。韩国近 1 万名 65 岁以上老年 TBI 研究发现,居家场所中最常见的受伤地点依次是房间或卧室(29.1%)、客厅或厨房(23.0%)、浴室(20.2%)、楼梯(15.8%)和室外空间(11.9%)。

(4)伤情分布:美国近 6 万例 50 岁及以上单纯闭合性 TBI 的数据库分析,81.8% 的患者为轻型(GCS 13~15 分),6.2% 为中型(GCS 9~12 分),12.0% 为重型(GCS 3~8 分)。我国 3 694 例 60 岁以上 TBI 队列研究发现,轻、中、重型分别占比为 57.4%、21.3%、21.3%,总计 21.1% 的患者做了手术治疗,11.1% 做了颅内压监测。

(5)损伤类别:TBI 急性期,脑挫裂伤和急性硬膜下出血是最常见的老年 TBI 损伤类型,分别占 64.4％和 55.5％,而急性硬膜外出血发生率显著低于青壮年(21.3％ *vs.* 37.3％),这与老年人脑萎缩、桥静脉易出血、硬脑膜和颅骨粘连紧密等生理改变相关。同时,老年 TBI 患者也容易合并四肢骨折、肋骨骨折等多发伤。部分易继发出血的老年患者发生轻型 TBI 后数周至数月,应警惕可能会出现慢性硬膜下血肿(chronic subdural hematoma, CSDH),此为青壮年发病率很低的疾病。研究结果显示,CSDH 发病率为每年 20.6～79.4/10 万人,其中 76.5％的患者为 70～79 岁的老年人。根据不同国家数据,65 岁以上老年患者中 CSDH 发病率为每年(8.2～58.1)/10 万人。

3. 老年人脑损伤预后　一项针对老年脑外伤患者的全面荟萃分析纳入 107 篇文献,分析发现 1981 年以来老年重型脑外伤和总体脑外伤的住院病死率呈下降趋势,但总体病死率为 16％(95％ *CI* 15％～17％),仍是一个较高的数字。若按 GCS 评分分为轻型、中型和重型,则住院病死率分别为 5％(95％ *CI* 3％～7％)、22％(95％ *CI* 12％～32％)、64％(95％ *CI* 58％～69％)。

4. 影响老年人脑外伤预后的因素　一项针对老年人的欧洲多中心前瞻性 Center - TBI 研究中发现年龄越大,异常 CT 表现,伤前患有严重疾病,受伤严重程度更高与伤后 6 个月功能预后较差相关。而另一项针对老年脑外伤患者的全面 Meta 分析中发现,年龄越大 1.70(95％ *CI* 1.58～1.83, *P*＜0.000 1),男性 1.32(95％ *CI* 1.24～1.41, *P*＜0.000 1),交通相比摔倒的受伤原因 1.19(95％ *CI* 1.00～1.42, *P*=0.044),GCS 中型相比于轻型 4.20(95％ *CI* 3.13～5.63, *P*＜0.000 1),GCS 重型相比于轻型 23.48(95％ *CI* 14.87～37.08, *P*＜0.000 1),瞳孔对光反射异常 3.22(95％ *CI* 2.09～4.96, *P*＜0.000 1),伤后低血压 2.88(95％ *CI* 1.06～7.81, *P*=0.038),伤前基础疾病 1.32(95％ *CI* 1.11～1.57, *P*=0.002 0)以及各种抗凝和抗血小板药物的使用 1.57(95％ *CI* 1.30～1.91, *P*＜0.000 1)都会导致住院 30 天内病死率的上升。而目前许多针对全年龄脑外伤的预后预测模型中(如 IMPACT 和 CRASH 模型),未能考虑到抗凝和抗血小板药物的影响,导致这些模型在预测老年脑外伤患者预后时准确性有待提升。

(二)老年颅脑创伤的诊断

对于老年性颅脑创伤,无论其为轻度还是重度,均应加以重视,避免误诊。老年人颅内空间较年轻人大,不易产生颅内压增高症状。如慢性硬脑膜下血肿,一般在老年人颅内压均不高,多数老年人以反应迟钝、记忆异常、言语混乱等为首发症状,而缺少神经系统定位症状。如果头部外伤史不明确,易误诊为脑血管疾病或老年痴呆。结合患者年龄、头部外伤的病史(包括受伤原因、地点)、临床表现(头部创伤部位疼痛、出血、血肿等)、症状(认知障碍、反应迟钝、肢体乏力等)及影像学结果,通常诊断并不困难。但在临床实践中,老年 TBI 有其特点,仍需特别注意。

(1) 老年 TBI 以跌落伤为主要受伤原因,包括日常生活区域的平地跌倒伤(27.2％)。一方面初始伤情轻,但前瞻性多中心队列研究已经明确提示:基于是否出现症状决定老年 TBI 患者行头颅 CT 检查的策略有漏诊可能。另一方面受伤病史欠明确,患者本人记忆不清或逆行遗忘,又没有现场人员,这尤其需要仔细检视头部外伤相关体征。

(2) 老年人是脑血管病高发人群,部分患者因脑血管意外而摔倒或头部外伤。对于初始受伤原因不明确的患者,需要警惕是否存在脑血管病发作。CT 平扫可以提供相关的特征性表现,如果出现严重蛛网膜下腔出血、与外伤不对应的脑内出血等,应及时加做头颈部 CTA 检查。如果 CT 影像与患者的临床表现严重不符,则需考虑头部磁共振等检查来排除缺血性疾病的发生。此外,由于老年患者动脉硬化和(或)血管淀粉样变的发生率较高,容易在伤后出现脑内出血进展,必要时行动态 CT、MR - SWI 序列检查。

(3) 老年患者伴有的基础疾病既是发生 TBI 的危险因素,又容易使病情加重。在明确 TBI 诊断的同时,也需要进一步明确发伤诱因,排查全身颅外病变导致的一过性晕厥摔倒等。另外,由于老年人反应迟钝、应变能力差,颅脑创伤时易发生合并伤,其症状和体征常被颅脑创伤所掩盖,易错诊,特别是腹腔内脏器官破裂出血、多发性肋骨骨折、血气胸等。如未能及时诊断处理可能会危及生命,应引起注意。

(4) 鉴于老年性颅脑创伤的固有特点,外伤后可发生迟发性病变、迟发性颅内血肿。根据国外研究综述,CSDH 的症状发生与患者外伤病史之间有 4～7 周间隔。因此,对于头部外伤后急诊 CT 检查正常的老年患者,在伤后 1～2 个月复诊可有助于排查 CSDH 的发生。

(三) 老年 TBI 急性期治疗

1. 风险评估

(1) 既往体健者:与 TBI 死亡风险相关的危险因素少,预后相对良好。

(2) 长期服用抗血栓药物患者:服用抗血栓药物的老年 TBI 患者,病灶出血增多和术中止血困难的风险显著增加。但最近多中心研究结果发现,伤前服用抗血栓药物对平地跌倒老年 TBI 患者并未增加术后颅内出血风险和病死率。出凝血功能、血栓弹力图等检查有助于手术风险评估,并指导围手术期相关治疗(停药、拮抗、延期手术等)。

(3) 合并基础疾病、并发疾病者:糖尿病、慢性心力衰竭、冠状动脉狭窄、肾功能衰竭、慢性阻塞性肺病是导致老年 TBI 患者术后低氧血症、低血压等继发性损伤的主要原因。目前多项临床研究结果显示合并多种基础疾病的老年 TBI 患者预后不良的可能性大。若脑血管疾病(动脉瘤破裂、血管畸形破裂导致脑出血、脑缺血意外等)是导致老年 TBI 的原因或并发疾病,患者出血进展及预后不良风险则明显增加。

(4) 病情危重者:相较于中青年患者,老年患者脑功能对创伤打击的恢复能力较差。大量研究均指出,年龄和病情严重程度是 TBI 患者死亡密切相关的危险因素。对于病情危重(ISS 评分≥25 分)的老年 TBI 患者,手术风险大、术后并发症多、在院病死率高、长期预后不良,恢复部分或完全自主生活更加困难。

2. 一般性治疗

老年性颅脑创伤应加强内科治疗,其中包括预防和治疗心脑血管疾病,保持血压稳定,防止继发性脑缺血、缺氧,做好气道保护、

适当使用镇静镇痛药物、预防应激性溃疡出血、肾功能衰竭和呼吸衰竭、及时诊治多发伤。

尤其需要指出的是,对于患有慢性高血压的老年患者发生颅脑创伤急诊时,因其已适应在较高的血压水平上进行脑血管自动调节,患者对脑灌注压的突然下降而失去自动调节的风险也增加了,因此在处理上倾向于保守,要考虑到药物对脑血流、血管自动调节及颅内压的影响而进行筛选,合理运用药物,避免抗高血压药物的突然干扰而进一步加重脑损伤。比如,用一些血管扩张药物治疗高血压,因同时扩张了脑血管,增加了脑血容量,导致颅内压增高却减少了脑灌注压,进一步加重病情;α、β 受体阻滞剂药物可减少动脉血管的压力而对颅内压的影响很小或没有影响,血压维持在自动调节的范围内;而作用在外周血管的钙通道阻滞剂,因可使脑血管扩张,增加颅内压力而使其使用受到限制;血管紧张素转换酶抑制剂对于轻度或中度高血压可以使用,但对有颅内高压的患者却可进一步提高其颅内压力;巴比妥类药物可用作抗高血压药物的替代治疗,因其在降低血压同时降低了脑血流量和脑氧代谢,大剂量时必须谨慎使用。总之,选择高血压药物要依据药物特性、脑血流量、脑灌注压和颅内压来决定。需要注意,在使用渗透性治疗时要考虑血容量、心脏负荷、肾功能和水电解质平衡等情况。

此外,还要注意系列 CT 复查、凝血功能监测、营养供给、肺部护理、深静脉血栓防治等。老年人常合并缺血性心脑血管疾病,在制订脑灌注压方案时需要更多考虑老年人的基础血压情况。伤后无手术指征、血肿不扩大者,伤后 48～72 小时可恢复抗凝治疗,伤后 1～2 周可恢复抗血小板治疗。

3. 手术治疗

(1) 围手术期处理原则:对心、肾、肝、肺等主要脏器功能在术前做好充分的评价,并给予适当的治疗。老年人代谢迟缓,对药物的吸收排泄亦慢,麻醉前用药应适当提前。巴比妥类药易使老年人呼吸抑制,且有时可引起烦躁不安,故一般应避之。老年人的呼吸道黏膜及分泌腺萎缩,呼吸道分泌物黏稠,手术前应给予小剂量阿托品。东

莨菪碱易引起谵妄,应用时要小心。全麻插管要求诱导平稳。术中对血压、脉搏和呼吸的监护间隔要短。对原患高血压者,术中血压维持不宜过低,以保证冠状动脉和主要脏器的血流灌注,同时也可减少术后血肿的机会。老年人手术中的意外变化比较多,因此手术时间不宜过长、操作动作不宜过大,以防意外。在掌握手术适应证和设计手术方案时应充分考虑到患者的周身情况以及术后的生存质量。术后患者尽量放在神经重症监护病房(NICU),在患者清醒前保持呼吸道通畅,可以适当地提供低流量给氧。应严密观察血压、脉搏、呼吸。对麻醉清醒前血压过高的患者,应及时给予降血压药物。老年 TBI 围手术期病情危重,器官功能多变,多种生理参数监测能够指导对老年 TBI 患者的个体化重症监护治疗,但同时也会增加经济负担。因老年人代谢效率减慢,适用于成年人的镇痛镇静药剂量可能在老年人中造成长时间积蓄导致镇痛镇静过度,可能引起致命性并发症,因此老年重症患者应避免术后长时间使用多种镇静镇痛药物。

(2)手术指征:由于老年人脑萎缩、颅内代偿空间较大,有较多的保守治疗的可能性。TBI 挫裂伤、血肿等病变的占位效应明显,颅内压持续升高的 TBI 患者,在无严重手术禁忌情况下,应优先考虑手术治疗。特别是比较单纯的急性硬膜下血肿,积极手术治疗可获得良好救治效果。目前,针对 65 岁以上老年人创伤性急性硬膜下血肿手术的多中心平行组设计的实用随机对照试验研究(RESET - ASDH 试验)正在进行,旨在评价早期血肿清除术与初始保守治疗对患有创伤性急性硬膜下血肿的老年人的(成本)效果。

(3)脑室外引流术(external ventricular drainage,EVD):EVD 通过释放脑脊液以降低颅内压力,廓清血性脑脊液。可同步应用脑室型颅内压(intracranial pressure,ICP)探头的监测,或者 EVD 末端接压力感受器,从而达到小创伤、低风险下的 ICP 实时动态监测,并有助于控制颅内压和降低 TBI 患者院内死亡风险,降低老年重型 TBI 患者的院内病死率和改善预后。

(4)开颅血肿清除术:开颅行脑挫裂伤灶和

血肿清除,可较彻底地止血。根据伤情、进展、脑搏动和颅内压情况,可选择合适的骨窗大小。术毕还纳骨瓣,可以减少后期发生颅骨缺损综合征、硬膜下积液、皮下积液等并发症,减少患者康复后的远期负担。

(5)去骨瓣减压术:去骨瓣减压术对于顽固性颅高压患者具有长期的积极疗效,其与缩短术后机械通气时间以及重症监护治疗时间相关。但术后需再次手术修补颅骨,增加了手术风险和经济负担。目前国际上尚缺乏老年 TBI 去骨瓣减压手术相关临床研究及证据。

(6)亚低温治疗:大于 70 岁的老年患者慎用亚低温治疗。

(7)其他:对于颅后窝血肿、前颅底骨折、脑脊液漏及视神经卡压等各种老年 TBI 情况,可考虑不同的急性期手术策略和技术,包括神经内镜手术等。

4.并发症与多器官功能衰竭处理　老年患者术后一旦发生并发症,病情恶化很快,因此应尽可能预防术后并发症的发生。

(1)肺部感染:是老年患者术后最常见的并发症,这不仅与老年人肺功能退化有关,同时也与老年患者常见的糖尿病、慢性支气管炎等疾病有关。为预防肺部感染与肺不张,应及时并正确地进行呼吸管理,如防止误吸、反复吸除咽部的分泌物、经常翻身拍背,病情允许时可以取半卧位以利于引流。对于痰液排出不利者应及早进行气管切开并进行呼吸道湿化,使用有针对性的抗生素治疗。

(2)心功能不全或心力衰竭:由于老年患者术前可能存在高血压或冠心病,以及手术期间使用脱水剂等,可能造成急性血容量降低,进一步加重心脏负担。其他因素如肺部感染、消化道出血、术中失血多,以及补液不足,都可能引起心肌供血不足。为防止术后心功能不全发生,应尽力避免上述诱发因素。术后将患者送入重症监护病房监护,以便及时发现心电图改变,对急性心肌梗死和意识障碍者更为重要。

(3)肾功能损害:术中失血和术后入液不足,以及甘露醇的使用,可能造成老年人术后肾功能损害,表现为血中尿素氮(BUN)的升高。因此,对老年患者应用甘露醇应谨慎,可以适当减量,如20%甘露醇每次125 mL。如认为脱水不足,可以辅以对肾功能损害小的利尿剂(如呋塞米等)。

(4)术后颅内血肿和脑梗死:是老年患者开颅手术后的严重并发症,由于术中老年患者血压波动过大、失血多,术后防止脑水肿限制入液,并使用脱水剂,加之老年患者血红蛋白浓度和血细胞比容增加,以及老年人本身血小板黏附和凝聚功能增强,进一步增加了脑血栓形成的概率。这一并发症多发生在术后或康复期,表现为与手术有关的意识障碍、肢体偏瘫等。发生脑梗死后,应及时给予低分子肝素等扩张血管的治疗。如伴发脑水肿严重者,应行去骨瓣减压。术后血肿因脑萎缩的应激反应多不严重,如发生在术后2~3天,血肿并不大,病情并不紧急,不一定需清除血肿,可以给予脱水并进行严密观察,多数病例是可康复的,有时二次开颅手术的打击对老年患者是比较大的。

有学者对老年人轻型颅脑创伤并发多器官功能衰竭(MOF)的危险因素进行总结,发现 MOF 是老年人轻型颅脑创伤后期的主要死因。而同期中重型颅脑创伤患者 MOF 的发生率、病死率低得多。而 MOF 的频度,以肺衰竭发生率最高,出现最早;其次为循环系统和消化系统;肾脏衰竭和弥散性血管内凝血(DIC)很少单独出现。衰竭器官的多少与病死率呈线性关系。发生 MOF 的高危因素包括伴有器质性疾病(如慢性支气管炎、肺气肿、冠心病、糖尿病等);颅脑创伤越重,发生率越高;感染。因此,对存在高危因素的患者应严密监护。早期发现器官功能受损情况,尤其要注意心、肺、肾、消化道、血糖及水与电解质的功能变化,及早采用预防性综合治疗,加强营养支持,有益于降低 MOF 的发生率和病死率。根据上述特点,对老年人颅脑创伤,无论其为轻型、中型或重型,均应加强观察,避免误诊,延误病情。

(四)老年 TBI 慢性期治疗

1. 慢性硬膜下血肿

(1)钻孔引流术:CSDH 最常用的手术方式为血肿钻孔外引流术,能够快速、显著地改善症状。对于意识状态较好但存在麻醉风险的老年 TBI 患者,可考虑局麻下手术。锥颅术(twist drill craniotomy)和小骨窗(minicraniotomy)开颅术后引流也被常用,前者被认为可以简化手术、减少创伤,后者被认为可以更为有效清除血肿,但是RCT 研究显示术后6个月的复发率并无统计学差异。

(2)药物治疗:口服阿托伐他汀钙片能够促进 CSDH 吸收,而对于单用效果不理想者,联用地塞米松口服可以提高药物治疗效果。国内临床研究结果表明,药物治疗对 CSDH 疗效比较明确。对于无明确手术指征者、拒绝行手术治疗的老年患者、病情复杂者或者术后患者,口服药物治疗提供了一个良好的选择。回顾性研究表明,口服阿托伐他汀钙可以减少 CSDH 术后复发率。

(3)神经内镜治疗:CSDH 在发展过程中形成新生包膜及血管,部分纤维分隔较多的患者,临床上可选择内镜下血肿清除术。有文献报道,相较于钻孔引流术,内镜下血肿清除术后患者CSDH 复发比例较少,但创伤、费用会增加。

(4)介入治疗:脑膜中动脉栓塞被认为是可能有效降低 CSDH 复发风险的一种治疗手段。不同栓塞剂对介入手术效果也有影响。介入治疗也肯定会增加患者费用。目前有多项临床研究正在开展,尚无定论,期待循证医学研究证据。

2. 创伤后继发脑积水 创伤后继发脑积水(post-traumatic hydrocephalus, PTH)是 TBI 后的常见并发症之一,发生率为2.4%~29.7%。在老年人群中,以正常压力或低压力性脑积水多见。脑室-腹腔分流术是 PTH 患者最常用的术式,研究认为腹腔镜辅助有助于减少老年脑积水患者术后并发症的发生。腰大池-腹腔分流术对颅内损伤较小,术后颅内感染等并发症风险低,但有过度分流或分流不足风险。对于压力不高的脑积水,有研究认为可以选择流出阻力低的心房分流以获得更好的长期分流效果,或选择更低压力阈值的可调压分流阀。

3. 颅骨缺损　颅骨缺损会引起患者头晕等颅骨缺损综合征表现,同时造成心理不适感。对于老年 TBI 患者术后的颅骨缺损,年龄本身不是颅骨修补术的手术禁忌。颅骨修补术能够重建颅骨结构和外观、恢复颅内压力和促进脑功能恢复,对老年 TBI 患者及其家属的生理、心理具有积极作用。

4. 其他　阵发性交感神经过度兴奋综合征常见于重型 TBI 患者,表现为心率快、血压高、呼吸快、大汗等交感神经兴奋症状。尽管该并发症常见于年轻 TBI 患者,但对于老年 TBI 患者而言,其与不良预后密切相关。α_2 受体激动剂(右美托咪定、可乐定)、神经调控剂(溴隐亭)等具有一定疗效,可以应用于老年 TBI 患者。创伤性癫痫少见于老年患者。早期服用抗癫痫药物不能降低老年 TBI 患者在 ICU 期间的早期癫痫发生风险,但与 7 天、30 天和 1 年病死率降低相关。此外,长期口服药物控制对于创伤性癫痫患者能够减少不良预后率。对于轻型老年 TBI, N - 乙酰半胱氨酸被认为可减少轻型老年 TBI 后的脑震荡后症状来发挥神经保护作用。睡眠障碍在老年 TBI 中非常普遍,往往导致生活质量低下,其发生与抑郁严重程度和疼痛程度密切相关。因此,针对 TBI 后睡眠障碍的干预措施可能会改善老年人的生活质量。此外,由于老年人神经再生修复能力弱,对于老年 TBI 患者出院后应积极进行神经康复治疗,以更好地改善预后。

四、小结

随着年龄增长,老年人遭受颅脑创伤的风险增加,但他们的临床表现和年轻人有所不同。因此,对老年人的颅脑创伤诊断和治疗需要特别的知识和技能。研究显示,老年颅脑创伤的预后与多种因素相关,包括年龄、性别、受伤原因、受伤严重程度、抗血栓药物使用等。诊断老年颅脑创伤时需要仔细考虑患者的基础疾病、外伤史、临床表现和影像学结果,并对可能的并发症保持警惕。老年颅脑创伤由于生理和生化特点的不同,治疗和预后与年轻患者有明显区别。首先,应强化一般性治疗,特别是对于高血压等内科疾病的管理;其次,针对可能的并发症,如肺部感染、心功能不全和肾功能损害等及时进行干预。手术治疗应依据病情的严重程度及患者的整体状况,选择合适的手术方式。在 TBI 慢性期,针对慢性硬膜下血肿、创伤后继发脑积水、颅骨缺损等问题采取相应治疗。总体上,老年 TBI 的治疗需要综合各种方法,重视并发症的预防和治疗,以期提高患者的生活质量和预后。

五、前景和展望

在我国人口老龄化日益严重背景下,老年颅脑创伤将成为医疗系统的重要负担。但目前许多颅脑创伤的研究常常将老年人排除在外,这意味着我们对老年人颅脑创伤的临床循证证据仍然有所欠缺。尤其是缺乏专门针对老年人颅脑创伤的专家共识和临床指南,可能导致诊疗的不规范化,从而影响患者的预后和生活质量。此外,与其他年龄段相比,老年患者的身体和生理特点也有所不同,因此需要专门的研究来探讨最佳的治疗策略。因此,未来应当重视并加大针对老年颅脑创伤的研究力度,开展更多针对老年颅脑创伤患者的高质量基础及临床研究。

六、主要依据(表 34 - 1)

表 34 - 1　有关老年颅脑创伤患者总体住院死亡率和危险因素的主要研究

临床试验	设计	纳入标准	研究方案	试验结果
Stefania Galimberti, Lancet Neurol, 2022	前瞻性队列 $n = 2\,993$	受伤 24 小时内入住欧洲 65 个中心的病房或重症监护室的 TBI 患者	开发并外部验证了一种针对 TBI 的虚弱指数,并观察其与 TBI 患者 6 个月 GOS - E 预后的相关性	老年人相比年轻人的 CENTER - TBI 衰弱指数更高,且该指数与 TBI 患者 6 个月 GOS 评分预后显著相关

临床试验	设　计	纳入标准	研究方案	试验结果
Matthew J Maiden, Am J Respir Crit Care Med, 2020	基于注册表队列 $n=540$	65 岁以上因 sTBI 入院 TBI 患者	在受伤后 6、12 和 24 个月,使用格拉斯哥扩展结果量表(GOS)评估功能状态	428 名(79%)患者在医院死亡,456 名(84%)患者在受伤后 6 个月内死亡,与较低的功能独立性相关的临床特征是损伤严重程度评分≥25 分和年龄较大
Keerat Grewal, CMAJ, 2021	回顾性队列 $n=77\,834$	急诊就诊的 65 岁以上 TBI 患者	根据服用抗凝药状态通过倾向评分匹配创建三组匹配队列,分析发生颅内出血以及 30 天病死率的危险性	服用华法林的患者相比未服用抗凝药以及服用 DOAC 的患者发生颅内出血的风险更高,但在发生颅内出血的患者中未观察到各组 30 天病死率的差异
Chun Yang, J Neurotrauma, 2022	前瞻性队列 $n=2\,415$	65 岁以上入院诊断为 TBI 的患者	收集并评估了人口统计学特征、损伤、临床特征、治疗和出院时存活率的数据。主要终点是出院时的生存状态	老年人中意外跌倒是 TBI 的主要原因,其次是道路交通伤害,总体院内病死率为 8.24%($n=199$)。危险因素包括性别、受伤原因、瞳孔对光反射异常、手术干预、低血压、伤前抗血栓治疗
R Sterling Haring, J Surg Res, 2015	回顾性队列 $n=950\,132$	美国 65 岁以上因 TBI 住院患者	患者按年龄、性别、受伤机制、合并症、受伤严重程度和其他因素进行分层。使用调整后的多变量逻辑回归探讨死亡概率	老年 TBI 患者最常见的伤害原因是跌倒,男性、更大年龄、伤前患有重大基础疾病、受伤程度严重与更高住院病死率显著相关,总体院内病死率11.3%($n=107\,666$)
Rongcai Jiang, JAMA Neurol, 29.907	Ⅱ期 RCT $n=200$	通过 CT 扫描诊断为慢性硬膜下血肿(CSDH)的患者	评估阿托伐他汀对治疗 8 周后血肿体积变化和神经功能的影响	CSDH 患者服用阿托伐他汀 8 周对血肿体积减小和神经功能改善有显著相关性
Pasquale Scotti, J Neurosurg, 2019	回顾性队列 $n=1\,365$	65 岁以上因 TBI 住院患者	评估抗凝、抗血小板药物对老年 TBI 患者发生颅内出血和住院病死率的影响	抗血栓(antithrombotic)治疗与老年 TBI 患者发生颅内出血可能性升高以及预后更差显著性相关,其中使用单一抗血小板药物与病死率升高无关,但同时使用阿司匹林＋氯吡格雷、使用华法林或 DOAC 与病死率升高相关
Ghneim M, J Am Med Dir Assoc, 2022	前瞻性队列研究 $n=2\,028$	年龄≥65 岁,CT 证实为 TBI 的患者	使用分类和回归树以及广义线性混合模型确定中度/重度 TBI 组的病死率、姑息性干预措施和出院至受伤前住所的预测因素	339 名患者(16.7%)患有中度/重度 TBI,病死率为 64%,危险因素包括 GCS<9 分,脑水肿,CT 发现出血进展
Suehiro E, World Neurosurg, 2019	回顾性队列研究 $n=711$	患有创伤性颅内出血的老年 TBI 患者	老年 TBI 患者的年龄、性别、损伤机制、入院时格拉斯哥昏迷量表、头部计算机断层扫描结果、抗血栓治疗、急性加重和出院结果进行分析	抗血栓治疗是老年 TBI 急性加重的唯一独立风险因素($P=0.004$),抗血栓药物的逆转可能对于抑制 TBI 患者病情恶化的风险很重要

续　表

临床试验	设　计	纳入标准	研　究　方　案	试　验　结　果
S, Hosomi, BMC Neurol，2021 $n=51\,726$	回顾性队列研究	年龄≥65 岁，数据库登记为 TBI 的患者	在调整潜在混杂因素后，采用多变量分析评估危险因素对院内病死率的影响	住院病死率的危险因素包括高龄、男性、服用抗血栓药物、伤后低血压、GCS 评分低
I. H. Gwarzo, Brain Inj, 2021 $n=17\,584$	回顾性队列研究	住院老年患者（≥65 岁）	使用单变量和多变量分析来确定与年龄至少在 65 岁以上的患者院内病死率相关的因素	住院病死率为 8.9%，危险因素包括高龄、性别、受伤原因、基础疾病
C. E. de Almeida, World Neurosurg, 2016 $n=48\,624$	回顾性队列研究	住院老年患者（≥60 岁）	描述巴西患有 TBI 人群的人口统计、社会和经济特征	老年患者住院病死率为 16.2%，危险因素包括高龄、性别
K. S. Eom, J Korean Neurosurg Soc，2019 $n=904$	回顾性队列研究	韩国神经创伤数据银行系统（KNTDBS）注册的 904 名 65 岁以上患者	研究与老年 TBI 相关的临床流行病学、性别差异、结果流行病学、社会人口统计学变量和结果	住院病死率为 6.4%，危险因素包括年龄、性别、受伤原因、TBI 严重程度更高、手术干预
W. W. Fu, PLoS One，2017 $n=43\,823$	回顾性队列研究	65 岁及以上的住院 TBI 患者	使用线性回归分析了入院率的趋势。使用 logistic 回归分析跌倒和住院死亡的预测因素	住院病死率为 15.8%，危险因素包括高龄、性别、受伤原因
Y. Li, J Clin Neurosci，2017 $n=13\,802$	回顾性队列研究	65 岁及以上住院 TBI 患者	分析老年人群中 TBI 的流行病学特征、损伤原因和结果	老年患者的 TBI 数量平均每年以 7.78% 的速度增加，住院病死率为 9.4%，危险因素包括高龄、性别、受伤原因
R. Grandhi, J Trauma Acute Care Surg，2015 $n=13\,802$	回顾性队列研究	65 岁及以上住院 TBI 患者	使用多变量 logistic 回归来比较不同组，并确定主要结果的预测因素，包括病死率、神经外科干预、出血进展、并发症和感染	住院病死率为 14.5%，华法林使用被确定为住院病死率增加的关键预测因素（$OR=2.27$；$P=0.05$）
K. A. Peck, Journal of Trauma and Acute Care Surgery, 2014 $n=353$	回顾性队列研究	55 岁及以上闭合性头部创伤的患者	分析抗血栓药物使用和住院病死率的关系	抗血小板药物与住院病死率增高有关

参考文献

请扫描二维码
阅读本章参考文献

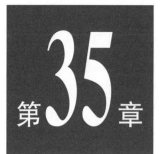

慢性硬膜下血肿的治疗

Treatment of chronic subdural hematoma

（江荣才　张建宁）

- 慢性硬膜下血肿是一种神经外科常见病但并非多发病,多发于 5 岁以下儿童和老年人。其病因并非都是脑外伤,其症状体征经常隐匿。其发病机制涉及血管生成异常、炎性反应和免疫调控等方面。
- 手术是其主要疗法,尽管有多种手术疗法,但不同手术的术后复发率和术后并发症发生率均不低,因

此国际范围内一直有人研究药物辅助治疗。阿托伐他汀钙及阿托伐他汀钙联合小剂量地塞米松短程治疗,是目前唯一经过严谨临床研究被证实可有效促进硬膜下血肿吸收的药物治疗。
- 近年来,头颈淋巴引流在该病中的发病作用受到重视,结合多种方法综合治疗,可能能够明显改善该病的诊疗效率。

一、概述

慢性硬膜下血肿(chronic subdural hematoma,CSDH)是血液集聚在蛛网膜与硬脑膜之间形成的慢性占位性病变,患者病史一般在 3 周以上。其发病率为 1.72～20.6/10 万人口,80 岁以上老年人年发病率可达 127/10 万人。随着人口老龄化,CSDH 的发病率不断升高。该病通常被认为是脑外伤的一种,但是越来越多证据显示,其实直接头部损伤导致发病的病例数远没有经典文献描述的那么高;该病的发病机制也并不清楚。局麻下钻孔引流手术仍然是该病治疗的一线选择,但是由于该病多数症状体征较轻,容易被患者忽视。迄今大宗病例统计,无论采用何种手术方法,尚不能完全避免术后复发,术后复发率为 10%～30%。许多患者及家属常拒绝选择手术治疗而倾向于药物保守治疗。尽管多数药物治疗没有经历多中心随机对照临床研究(RCT),已有的地塞米松治疗研究在 RCT 中被证实不能有效促进 CSDH 吸收,但以阿托伐

他汀钙为单药治疗或者阿托伐他汀钙联合小剂量地塞米松治疗方案,在多中心安慰剂双盲 RCT 和概念验证研究中被证实,可有效促进血肿吸收。新手术技术和药物治疗 CSDH 已经成为该病研究热点。

二、论点形成

主要借助 PubMed MEDLINE,以 "Chronic subdural hematoma" 为主题词,检索查阅了 1981 年以来有关慢性硬膜下血肿发病机制、病因分析及治疗等重要英文文献,尤其是近 5 年(2018 年以来)文献,并将作者团队自 2008 年以来发表的关于硬膜下血肿机制探索、临床回顾性文献及随机双盲对照大型研究等系列论著融合到文章中。借助国内万方网、作者单位图书馆网络检索,获得来自《中华神经外科杂志(中英文版)》《中华医学杂志》《临床神经外科杂志》等核心期刊的论著原文。通过重要文献阅读原文、一般文献阅读摘要并加以归纳总结等方式,取得支撑本文论点的完整信息。

三、科学基础与循证医学证据

(一) 病因及发病机制

1. 病因　CSDH 常被认为由外伤引起,但约 50％患者否认外伤史。除头部外伤外,其他与 CSDH 发病相关的危险因素包括:① 长期应用抗凝或抗血小板药。② 反复或急骤的颅内压力变化,如剧烈咳嗽、强烈过度用力(擤鼻涕、难产、便秘等),以及导致脑脊液过度流失的开颅手术、腰椎穿刺或脑脊液分流手术导致颅内压力降低等。③ 颅内蛛网膜囊肿术后导致颅内压力降低。④ 外伤性硬膜下腔积液或出血。

2. 发病机制　以往研究证实,桥静脉撕裂出血、渗透压增高、血肿包膜出血和局部纤溶亢进等均被认为与 CSDH 产生及发展有关,但迄今为止 CSDH 的发病机制仍不十分清楚。近期有证据表明,外伤等原因导致硬膜下腔局部血液和(或)脑脊液聚集,炎性细胞因子和血管内皮生长因子(VEGF)大量分泌聚集,导致血肿壁上幼稚血管的大量增生、血管内皮细胞受损、缝隙连接开放、通透性增高,并导致循环中的物质不断渗漏,血肿逐渐增大。同时,CSDH 患者体内存在的可调节性 T 细胞(regulatory T cells,Treg)和内皮祖细胞(endothelia progenitor cell,EPC)等相关抑炎、促修复因素不足,从而导致血肿壁上"幼稚血管新生-内皮细胞损害-血管渗漏"反复出现,可能是 CSDH 形成的关键因素。其他研究证实,免疫调节异常、血管修复成熟能力下降及硬脑膜淋巴系统在 CSDH 的发生、发展中也具有重要作用。

(二) 临床表现

CSDH 临床发病隐匿,进展缓慢,患者早期可无明显临床症状;当血肿液中炎症因子刺激脑膜和脑组织时,临床表现为头痛、头晕、头胀等,并常在体位变化或咳嗽时加重,部分患者可出现癫痫;当血肿增大颅内压增高时,患者可出现剧烈头痛、呕吐、视乳头水肿等表现,查体时还可见血肿压迫脑组织所致的言语不清、面瘫、单侧或双侧肢体力量减弱、病理反射阳性;当血肿巨大时,患者可出现偏瘫、失语、意识障碍,病情严重者可出现脑疝表现。血液化验可能发现血沉、D-二聚体和 C 反应蛋白异常,而白细胞及其分类多在正常范围内,但比正常人平均水平略高。头颅 CT 和 MRI 检查可现沿着脑轮廓边缘的新月形占位、中线结构移位,少数病程长的患者还会出现血肿钙化。由于 CSDH 高发的老年人群常常存在脑萎缩等颅内容积代偿因素,影像学显示的血肿大小与临床表现常不相符,为了准确及时地评估 CSDH 患者病情严重程度及其发展趋势,Markwalder 团队综合考虑患者临床症状严重程度及意识状态,提出了 MGS-GCS 评分(Markwalder Granding Scale and Glasgow Coma Scale,表 35-1),以便更准确地指导临床评估治疗。

表 35-1　MGS-GCS 评分系统

分级	评分	具 体 描 述
0 级	15	患者神经系统正常
1 级	15	无神经功能障碍,但有头痛或步态不稳等症状
2 级	13～14	患者嗜睡或定向障碍,或各种局限性神经功能障碍,如轻偏瘫
3 级	9～12	患者昏迷,但对有害刺激有适当反应;一些局部症状,如偏瘫
4 级	3～8	患者昏迷,对疼痛刺激缺乏运动反应;去大脑或去皮强直

(三) 诊断与鉴别诊断

1. 诊断　存在易患因素及颅脑创伤病史,又出现上述典型临床症状、体征时,高度提示 CSDH 诊断,尤其在老年人或者小于 5 岁的儿童更为多见。影像学检查通常是确诊的主要依据。CT 或 MRI 影像学检查可观察到患者沿着大脑周边分布的新月形占位,其密度或信号特征的不同与多与病程不同相关;单侧较大的血肿容易看到中线移位。

2. 鉴别诊断　部分恶性肿瘤、血液病侵及颅内时,其症状体征和影像学表现可与慢性硬膜下血肿高度相似,诊断时应排除恶性肿瘤脑膜转移或血液病脑病。此外,少数硬膜下脓肿、硬膜下积液患者的临床特征也与 CSDH 近似,应注意鉴别。DWI 序列的 MRI 能比较敏感地区别硬膜下积液与硬膜下血肿。

（四）治疗

血肿小于 40 mL、患者无明显临床表现的 CSDH，自行吸收消失的可能性较高，可在影像学监测下行观察随访。CSDH 的临床治疗方法主要有手术治疗、药物治疗和辅助治疗。对于长期使用抗凝抗血小板药物的 CSDH 患者，明确诊断后原则上应停药。在治疗过程中应避免剧烈咳嗽、过度用力等可导致反复或急骤颅内压力变化的因素。

1. *手术治疗* 对于影像学检查血肿巨大、中线结构移位严重、病情进展迅速、存在脑疝风险的 CSDH 患者，在无手术禁忌证时应首选手术治疗。手术治疗又分为钻孔引流手术、锥颅（引流）术、开颅血肿清除术。

（1）手术适应证：① 患者有癫痫或明显神经功能障碍，影像学检查血肿进展性增大。② 影像学显示血肿≥40 mL 或者中线移位≥1 cm 以上，患者有严重的颅内压增高临床症状和体征。③ MGS - GCS 评分≥3 级，有意识障碍。

（2）手术禁忌证：① 生命体征不平稳，预期近期内将死亡者。② 严重凝血机制障碍，即使穿刺也可能导致大出血患者。③ 手术部位或穿刺部位头皮感染者。

（3）手术前准备：CSDH 患者，特别是服用抗凝剂和抗血小板药物的患者（通常有严重的心血管疾病），必须进行彻底的麻醉评估，选择适合的麻醉方法；通常在手术前需要停用抗凝剂和抗血小板药物。对患者的麻醉评估应包括心肺功能检查、常规血液检查（血常规、出凝血功能测定、电解质和肝肾功能检查）和心电图，必要时可行超声心动图及胸腹影像学检查。合并癫痫的患者围手术期应使用抗癫痫药物治疗；对于有凝血功能障碍的患者，术前应纠正凝血功能障碍。

（4）手术术式选择：手术术式的选择应根据患者年龄、身体状态、耐受程度，结合血肿性状（是否分隔等），以及术者经验选择，优先选择创伤小、患者易于耐受的局麻下钻孔引流或锥颅（引流）术。影像学检查发现 CSDH 多层膜分隔或者存在明显的急性血肿成分的情况时，可选择开颅血肿清除术。在满足血肿清除的情况下，开颅骨窗应尽可能减小规模；小骨窗开颅内镜辅助下血肿清除术，可减少手术创伤，且可较为彻底清除血肿腔内物质，已被临床采用。清除血肿后可根据术中情况经骨膜下或骨窗放置硬膜下引流管。

（5）手术治疗结局：理论上清除硬膜下血肿可以让患者即刻解除颅内占位，改善患者神经功能。但是，有报道称，术后即刻谵妄率可以达到 18％，且与术中冲洗硬膜下腔有关，不同方式的 CSDH 的术后复发率长期保持在 10％～20％，高危患者的复发率可以高达约 25.6％。此外，手术治疗患者的病死率从 11.1％增加到 13.5％，90 岁或以上患者的病死率高达 38.4％。因此，是否选择手术，常常困惑患者、患者家属和医师。

2. *药物治疗* 药物治疗分为对症药物治疗和促进血肿吸收药物治疗。对症药物治疗能在一定程度上改善患者症状，但并不能阻断病情进展，可根据患者症状选用。促进血肿吸收的药物治疗可作为单一的治疗方法，也可被用于防治术后复发。此方法还可用于因手术禁忌证或因各种原因不愿意接受手术患者，尤其适合低龄儿童、高龄老人及术后反复复发的难治性 CSDH 患者。此外，对于因其他疾病不能停用抗血小板、抗凝药物，或合并凝血功能异常导致患者不能采用手术治疗时，药物治疗是一种安全有效的治疗方法。

（1）药物治疗适应证：① 生命体征平稳且 MGS - GCS 评分 0～2 级。② 影像学显示中线移位未超过 1 cm，无须紧急手术干预的患者。③ 合并多器官衰竭、凝血功能障碍等不适宜手术或拒绝手术的患者。④ 手术治疗时存在术后复发风险的患者。

（2）促血肿吸收药物治疗禁忌证：① MGS - GCS 评分 3～4 级。② 影像学显示脑组织受压严重、中线移位超过 1 cm。③ 出现意识障碍、恶心、呕吐等脑疝前兆。④ 对所使用药物过敏及具体药物相关禁忌证。

（3）促血肿吸收药物的选择

1）阿托伐他汀钙治疗：阿托伐他汀钙（3 - 羟基 - 3 甲基戊二酰辅酶 A 还原酶选择性抑制剂），以往被用于治疗高脂血症。研究发现，他汀类药物可提高循环血中 EPC 和调节性 T 细胞水平，具有促血管成熟和免疫调节作用,可改善 TBI 鼠模型的神经症状,抑制 CSDH 壁上的免疫炎症反应、促进血管和淋巴管修复,加快 CSDH 吸收。临床患者的实践及多中心 RCT 证实:小剂量阿托伐他汀钙治疗(20 mg/d),连续治疗 8 周以上,可以阻断血肿的进展,并加速血肿吸收,减少 CSDH 患者的转手术率和手术后复发率。临床实践中还发现阿托伐他汀钙相关的肝酶升高、横纹肌溶解等并发症的发生与用药剂量密切相关,且大剂量的阿托伐他汀钙(80 mg/d)在调动更多 EPC 的同时,大幅增加血管内皮生长因子(VEGF)、组织生长因子 β(TGF - β)、基质金属蛋白酶 9(MMP - 9)在血肿壁上的表达,这一特点,又会造成新的幼稚血管增生、发育不全,消减了阿托伐他汀钙产生的治疗作用。因此,使用阿托伐他汀钙治疗时,剂量的选择十分重要。

小剂量长疗程阿托伐他汀钙治疗(20 mg/d),连续治疗至少 8 周,直到神经症状体征消失、血肿吸收满意后停药(高证据等级,强推荐)。围手术期患者也适用该方案以减少术后复发概率(中等证据等级,强推荐)。用药期间患者血脂仍然升高者,可以适当增加阿托伐他汀钙用量,但从安全性考虑,不宜超过为调节血脂水平而限定的极量 80 mg/d(低证据等级,强推荐)。

2) 地塞米松治疗:地塞米松(dexamethasone,DXM)是一种人工合成的类固醇激素,通过抑制免疫炎症细胞集聚,吞噬、释放炎症介质,非特异性地抑制免疫炎症反应,减轻和防止组织的炎症反应。以往研究证实,虽然 CSDH 患者循环血中白细胞等免疫炎症指标并不高,但 CSDH 血肿壁和血肿腔内存在大量免疫炎症细胞和炎性因子等炎症反应的产物。早在 20 世纪 60 年代,国际上就有学者将大剂量地塞米松应用于 CSDH 的临床治疗。大剂量地塞米松(6~8 mg/d)能使 17% CSDH 患者免于手术,但显著增加并发症。2020 年的一项研究证实,地塞米松以 12~16 mg/d 作为起始剂量,后在 2~3 周内逐步减量直到停药,疗程总剂量超过 336 mg。虽然与安慰剂相比,地塞米松有降低 CSDH 手术复发率的倾向,但向心性肥胖、胃肠道损害和其他类固醇相关不良事件

等并发症发生率高,患者症状改善率也更低,其应用相关病死率也高于对照组。因此,高血压、糖尿病、血栓症、消化道溃疡、精神疾病、电解质代谢异常、心肌梗死、青光眼、库欣综合征等患者一般不宜使用类固醇激素。CSDH 高发于老年患者,而更年期后的女性使用地塞米松则增加骨质疏松副作用发生率。在较大剂量地塞米松治疗时,应慎重评估相关风险因素。

3) 阿托伐他汀钙、地塞米松联合用药:小剂量长疗程阿托伐他汀钙与短疗程小剂量地塞米松联合联合用药是一种优化的 CSDH 药物治疗方案,相关研究证实,阿托伐他汀钙与地塞米松在抑制 CSDH 血肿液诱发的血管壁炎症渗漏时,具有显著的协同增强作用。

阿托伐他汀钙、地塞米松联合用药是指在连续 8 周以上应用小剂量阿托伐他汀钙(20 mg/d)的同时,联合应用小剂量短疗程地塞米松治疗(首剂 2.25 mg/d,持续 1~2 周,4 周内逐步减量至停药)。此方案一方面可以增强对炎性反应导致的血管渗出的抑制作用,另一方面又可以避免地塞米松大剂量长期使用带来的副作用。临床概念验证(POC)研究证实,与单纯应用小剂量阿托伐他汀钙比,短期应用小剂量长疗程阿托伐他汀钙联合小剂量短疗程地塞米松治疗 CSDH 的疗效更加显著,且没有增加药物相关副作用。

4) 其他药物治疗:血管紧张素转换酶抑制剂则通过降低血肿液中的 VEGF,减低血管通透性,抑制血肿中血管的形成和发展,该治疗至今仍被一些神经外科医师采用,主要用于防止术后复发。抗纤溶药氨甲环酸具有抗纤溶作用,通过抑制纤溶酶原激活及纤溶酶活性发挥止血作用。临床病例报道及回顾性研究认为,氨甲环酸作为抗纤溶药物可用于治疗 CSDH,促进血肿吸收,减少复发。但是有研究认为抗纤溶药物会增加患者血栓事件的发生率,因此抗纤溶药物治疗还需要更加可靠的高级别循证医学证据。

许多中药均有活血化瘀作用,也可能有免疫调节作用,已有多篇文献报道五苓散治疗慢性硬膜下血肿疗效较好,但来自日本 2 项多中心的前瞻性随机对照双盲临床试验结果显示,它并不具

有预防 CSDH 术后复发作用,其疗效还有待更多数据来证实。

(4) 药物治疗的监测与评估:促血肿吸收药物治疗必须在规范的临床监测和动态临床及影像学评估下进行。接受药物治疗的 CSDH 患者原有神经症状、体征减轻和(或)影像学检查证实血肿减少,提示药物治疗有效。即便在用药疗程结束后,影像学检查证实血肿仍然未完全消失,如患者没有严重的神经症状和阳性体征,则可继续观察随诊。如在药物治疗过程中,患者原有神经症状、体征持续不能缓解甚至加重,且影像学检查证实血肿持续增大,提示药物治疗无效;此时,为避免患者可能因血肿增大导致生命危险,需及时转手术治疗。对于有手术禁忌证者可考虑采用血管内介入脑膜动脉栓塞治疗。

在药物治疗过程中应根据患者状况和用药方案制订相应的药物不良反应评估方案,必要时应增加相应的实验室检查。例如,阿托伐他汀钙服用者需注意患者是否有肌肉损害、肝损害等表现;地塞米松使用后,即便是小剂量短疗程用药,也应注意患者精神状态,是否增加消化道症状及感染表现等;应用类固醇激素者,还得关注患者的血糖、心率和血压等,及时纠正异常波动。药物治疗开始后的 2 周内至少接受 1 次头 CT 或头 MRI 平扫检查,定期进行血常规、肝肾功能、血脂和血糖检查,必要时测肌酸激酶和肌红蛋白等,以便及时调整治疗方案,必要时终止药物治疗。

3. 其他疗法 血管内介入栓塞硬脑膜动脉治疗 CSDH 是近年来兴起的又一项新技术,对于无脑疝风险、未合并癫痫的 CSDH 患者,硬脑膜动脉栓塞术可作为单一治疗方式实施,也可用于术后复发的复杂 CSDH 病例。

有研究证实硬脑膜淋巴管可将硬膜下腔的物质经头颈部淋巴系统引流至血液循环。CSDH 壁上有大量新生淋巴管,在 CSDH 的吸收过程中发挥了重要作用。头颈部手法按摩可以促进淋巴引流加快 CSDH 的吸收,可作为 CSDH 治疗的辅助措施。

遇到颅内压力高、头痛、恶心、呕吐者,通常可使用小剂量甘露醇或高渗盐水,也可以配合止痛药,以缓解临床症状,然后才开始制订血肿治疗方案(图 35 - 1)。

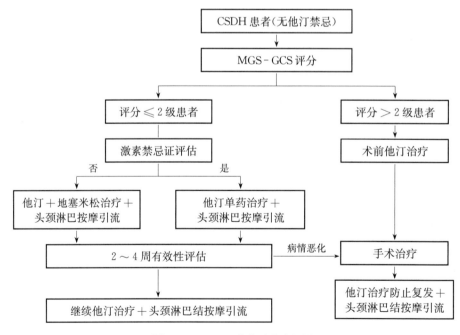

图 35 - 1 CSDH 药物治疗流程图

他汀单药治疗:口服阿托伐他汀钙(20 mg/d),总疗程至少 8 周;他汀+地塞米松治疗:他汀治疗同时口服地塞米松(起始 2.25 mg/d,持续 1～2 周后减量,4 周内停药)

四、小结

CSDH 是外力作用于头颅导致桥静脉破裂损伤形成的慢性硬膜下腔的血肿为主的占位性病变,明确有头部外伤史的患者仅为 50% 左右,相当一部分患者可能忘记外伤史或者根本无外伤史。包括脑外伤在内的各种原因导致的脑组织突然移位是其发病主要原因,而其发病机制涉及血管生成异常、免疫炎性反应、头颈淋巴管引流障碍等。依靠现代影像学设备 CT 和 MRI,其诊断并不困难。治疗方法多样,但以局麻下钻孔引流术为一线选择,近年又有人开发了经血肿侧硬脑膜中动脉栓塞术等方法,但无论何种手术方法均不能杜绝术后复发。各种文献均报道多种药物可有效治疗 CSDH,但经历过大型 RCT 且被证实可有效促进 CSDH 吸收的只有阿托伐他汀钙,而 POC 则证实阿托伐他汀钙联合小剂量地塞米松短期治疗有效。药物治疗已成为 CSDH 治疗的不可或缺选项。

五、前景与展望

CSDH 是一种慢性出血性疾病,全年龄发病,但多发于 5 岁以下儿童和 60 岁以上老人,老年人由于运动功能减退,常发生轻微摔伤,因此更容易发病,老年人已经是该病的最主要发病群体,且高龄和超高龄(≥90 岁)老人患者不断增加。由于老年人脑组有自然萎缩、脑组织不够饱满、脑组织与颅骨之间存在间隙,老年人的硬膜下血肿在颅内引起的占位效应往往有缓冲空间,加上病程较长,血肿导致脑组织的移位、挤压等作用都在缓慢中发生,因此绝大多数老年 CSDH 患者的症状体征轻微,甚至部分老年患者是在体检时偶然发病。虽然手术是该病的一线治疗,但是因老年人特殊的神经解剖特征和生理病理学特点,无论采取何种手术治疗策略,常不能避免术后复发,也难以避免术后并发症。而老年患者的症状体征多数潜隐,发病后还有机会勉强生活自理,而他们常有数种基础病,术后发生谵妄、发热等症状的比例并不低,是否选择手术治疗常常让术者、患者及其家属犹豫。部分超老年患者、有民族宗教因素影响的患者,甚至宁愿放弃治疗,也拒绝手术,态度之决绝,常出乎医师之意料。也因此,手术治疗之外的药物或其他疗法的开发备受重视,自从他汀及他汀加小剂量地塞米松短程联合疗法被临床研究证实有效后,因为其经常能弥补手术之不足且副作用较小,并无明确复发率还可减少术后复发率,开始逐步得到患者和家属认可,越来越多患者主动选择该疗法,他汀或者他汀加地塞米松治疗已经成为 CSDH 不可或缺的可选疗法,CSDH 的治疗策略正在发生改变。随着我们对 CSDH 发病机制研究的深入,可能发现决定 CSDH 治疗疗效的关键因子,将有望改善该病的总体预后。

六、主要依据(表 35 - 2)

表 35 - 2 形成慢性硬膜下血肿诊疗主要观点的研究概要及结论

作 者	研 究 概 要	结 论
Jiang R, 2018	196 例患者随机分配到阿托伐他汀钙(20 mg/d)或安慰剂治疗组,8 周后接受他汀治疗组血肿吸收较安慰剂组明显,且接受他汀组更多比例患者症状体征改善,更少患者因血肿增大而转为手术。没有患者因服用他汀导致严重并发症	阿托伐他汀钙可能是治疗慢性硬膜下血肿的安全,有效的非手术治疗方法
Huang J, 2019	2 个中心,1 281 例慢性硬膜下血肿病例出院时结果总结,未发生头部外伤比例高达 42.39%	CSDH 发病原因并非都是头部外伤

续 表

作 者	研 究 概 要	结 论
Wang D，2020	60例慢性硬膜下血肿患者被随机分配为接受阿托伐他汀钙和阿托伐他汀钙联合小剂量地塞米松治疗（地塞米松从2.25 mg/d，逐步递减到0.75 mg/d，共应用5周后停药），结果在5周时，接受联合用药组的血肿吸收优于单用阿托伐他汀钙组	阿托伐他汀钙联合小剂量地塞米松治疗 CSDH 较单纯阿托伐他汀钙更加有效，但还需要 RCT 研究证实

参考文献

请扫描二维码
阅读本章参考文献